杨维杰《伤寒论》经方应用讲座

杨维杰 著

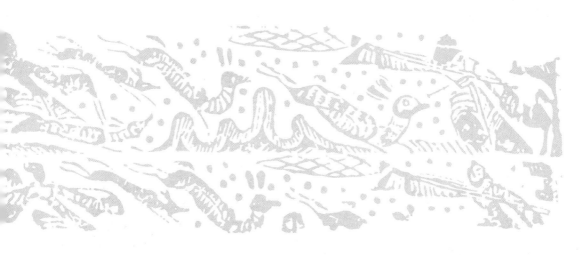

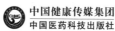
中国健康传媒集团
中国医药科技出版社

内 容 提 要

　　本书系作者将 40 年来赴世界各地讲学的资料加以整理而成。全书将《伤寒论》方剂分为十二大类，包括桂枝汤类、麻黄汤类、葛根汤类、五苓散类、泻心汤类、柴胡汤类、栀子豉汤类、白虎汤类、承气汤类、理中汤类、四逆汤类、杂方类。每个方剂从原文、要旨、释义、病机、组方及用法、方义、解析、鉴别比较、辨证要点、临床应用等方面详加解析。全书内容丰富实用，是学习《伤寒论》很好的参考书，适合中医工作者及中医爱好者阅读。

图书在版编目（CIP）数据

　　杨维杰《伤寒论》经方应用讲座 / 杨维杰著 . — 北京：中国医药科技出版社，2021.12
（2025.2重印）ISBN 978-7-5214-2732-5

　　Ⅰ . ①杨…　Ⅱ . ①杨…　Ⅲ . ①《伤寒论》—经方—临床应用　Ⅳ . ① R222.2

　　中国版本图书馆 CIP 数据核字（2021）第 202813 号

美术编辑　陈君杞
版式设计　也　在

出版　**中国健康传媒集团** | 中国医药科技出版社
地址　北京市海淀区文慧园北路甲 22 号
邮编　100082
电话　发行：010-62227427　邮购：010-62236938
网址　www.cmstp.com
规格　710 × 1000 mm $^1/_{16}$
印张　26 $^3/_4$
字数　510 千字
版次　2021 年 12 月第 1 版
印次　2025 年 2 月第 3 次印刷
印刷　河北环京美印刷有限公司
经销　全国各地新华书店
书号　ISBN 978-7-5214-2732-5
定价　**69.00 元**

获取新书信息、投稿、为图书纠错，请扫码联系我们。

自 序

近年来中医界流行经方讲座，不少人到处去听讲座，学了半天，连《伤寒论》六经提纲都不懂。什么是太阳病，什么是阳明病，也不知道，太阳经证、腑证更搞不清楚。其实他们学的是方剂，根本不是《伤寒论》。

经方六经病脉证治疗效极高，是高层次高水平的辨治方法。讲经方写经方不对《伤寒论》条文作精要分析，不谈《伤寒论》的辨证论治方法，不能让大家对《伤寒论》整体有了解，甚至连原条文都不附不提，直接就切入什么方能治什么病，举出一些验案，又不用合乎《伤寒论》的原理解说，把经方搞成了偏方。这样做怎么能发扬及推广经方？

不少医师及学生希望我能编写一本有原条文解说，对《伤寒论》辨证论治有指导帮助的书籍，以便能更精准、灵活地将经方用于临床，因此有了本书。

本书系我 40 年来讲学及讲座的资料，加以整理修订而成。包括 1980 年新加坡讲学、1981~1986 年台湾中医文摘社经方讲座、1997~1998 年台湾中华中医学说学理学会经方讲座、2004 年美国中医文化中心经方讲座、2005 年至今在美国几个博士班的《伤寒论》应用讲座。

回想 20 世纪 70 年代初（1971 年），维杰有幸承蒙经方大师姜佐景老师（著有脍炙人口的《经方实验录》）教诲，深入研究《伤寒论》。1994 年我考入北京中医药大学，攻读伤寒专业博士，师承当代伤寒泰斗刘渡舟老师，进一步深造，更上一层楼。藉此书出版之际，对两位恩师献上无尽的感激。

2013 年以来，笔者多次应邀前往台北，在国际中医学术大会经方论坛（每次都有来自十余个国家或地区的 2000 多人参加）担任主讲，与北京、南京、广州等地的伤寒论权威专家黄煌、傅延龄、陈明、李赛美等几位教授同台论述经方心得，受益颇深，对本书后期的增订帮助不少，在此同时致上感谢。

这本书原为《经方临床应用讲座——伤寒论》繁体本，于 2017 年在美国出版，出版以来甚受欢迎。应中国医药科技出版社之邀，决定以简体字出版，在内容上又做了部分调整与增补。本书的完稿还要感谢内人庄慕瑜医师的校对与编排。

最后必须说明的是，仲景之《伤寒论》学问深厚浩大，个人才识有限，纵然穷一生之力亦难尽其底蕴，这本书的完成，虽然花了不少时间及精力，难免有不尽完善之处，尚望高明不吝指正。

杨维杰

2020 年 6 月于洛杉矶

凡　例

书中每首方剂主要包括原文、要旨、释义、病机、组方及用法、方义、解析、鉴别比较、辨证要点、临床应用等项，下面对编次体例，略作说明。

一、原文：即《伤寒论》《金匮要略》之条文，以现行通用标准本（明代赵开美复刻的宋本《伤寒论》）为准。

二、要旨：对条文主要叙述目的及宗旨加以提要，使读者对本条文先有一个基本认识，方便进行下一步的研读。

三、释义：对条文加以注释解说，使读者对本条文之病因、病证、病机有较明确之理解，有助于正确应用该方剂。

四、病机：总结每一方证之全部条文，就其病机作一总钩弦，有利于读者根据病机应用经方。

五、组方及用法：根据《伤寒论》原著，除列出原方之组成、剂量、煎服、注意事项之外，对一些特别煎服法作了解说释疑。并附录了现代参考用量，可供临床参考。

六、方义：对方剂组成、配伍意义、煎服方法都做了分析，务求切合于病证及病机。

七、解析：解读分析条文文字文法上之疑点，对方证、病机、组方进行更深入的分析。可以说是本书最精华的部分。

八、鉴别比较：《伤寒论》中许多方子，或组方、或方证、或病机近似，咫尺之差，可能失之千里，在此特别加以比较分析，以求鉴别应用无误。

九、辨证要点：每方皆有其证候，有主症者，有证候群者，列于此有助于方证对应，迅速准确应用于临床。

十、临床应用：将方剂准确灵活甚至广泛地用于临床各科各病，当然是学习经方的最主要目的。本项除了广搜古今临床经验，加以分类分科分析陈述外，并加入了自己的临床经验，务求实用。

十一、内文之黑体字及下划线为特别提示，或为主要症状及治疗方剂，或为主要病机，以加深印象。

本书与一般经方书籍的不同之处至少有五点：①《伤寒论》全部的方子，都作了分析，不只是常用方而已。②对方剂原条文都作了诠释，学经方就要用经文，如此前后联系贯通，方可以了解条文原义及病机而活用于临床。③对方义解说得非常清楚，方便组方加减。④临床应用方面，与条文紧密结合，不只是学方剂，而是真正地在学《伤寒论》。⑤结合个人临床经验，发挥临床应用。

此外，为了帮助大家更好地掌握辨证论治，活用经方，书后另从《杨维杰经方论丛》中选出两篇有指导性的文章，以帮助读者更好地活用经方。

说　明

本书方剂共分十二大类，对于方剂之编次，原则如下。

一、以桂枝为主或桂枝汤加减为主的方剂，列入桂枝汤类。一般书籍之桂枝汤类，多将桂枝汤列在最前面，然后是桂枝汤的加减方，个人认为由于桂枝汤之组成为桂枝、芍药、炙甘草、生姜、大枣，其中包含桂枝甘草汤及芍药甘草汤，因此将桂枝甘草汤及芍药甘草汤列于最前面，如此当能使读者更容易对桂枝汤有多方面的了解。

二、以麻黄为主的方剂，或麻黄汤的加减方，就列入麻黄汤类。

三、以葛根为主的方剂列入葛根汤类。桂枝加葛根汤，有人将其列入麻黄汤类，本书将其列入葛根汤类，与葛根汤比较更易使用。

四、以茯苓为主的方剂列入五苓散类。

五、以黄芩、黄连为主的方剂，列入泻心汤类。

六、以柴胡为主的方剂列入柴胡汤类。

七、以栀子为主的方剂列入栀子豉汤类。

八、以石膏为主的方剂列入白虎汤类。

九、以大黄为主的方剂列入承气汤类。

十、以干姜为主或理中为主的方子列入理中汤类。

十一、以附子为主的方子列入四逆汤类。

十二、不在前述的列入杂方类。

目录

玖　承气汤类 / 261

拾　理中汤类 / 311

拾壹　四逆汤类 / 323

壹 桂枝汤类

一、桂枝甘草汤

【原文】发汗过多，其人叉手自冒心，心下悸，欲得按者，桂枝甘草汤主之。(64)

【要旨】本条论述过汗伤心阳而致心下悸之证治。

【释义】病在表，应当发汗，然不能发汗过多，应微似汗（就是微微连续地出汗），否则易发生他变。汗为心之液，发汗过多，心液受损，心阳亦随之虚弱，而引起心悸。心下悸，欲得按，是由于心阳损伤，心无所护，空虚而感惕惕然悸动。欲求外护，故见病人交叉两手，以手按护心胸部位，以求稍安。本条证候的主要病机是心阳不足。治用桂枝甘草汤补益心阳则愈。

【原文】未持脉时，病人叉手自冒心，师因教试令咳而不咳者，此必两耳聋无闻也。所以然者，以重发汗，虚故如此。(75)

【要旨】本条论述重发汗以致心肾阳虚的证候。

【病机】心悸及心阳虚是桂枝甘草汤证之基本主症及病机。这两条系发汗太多、损伤心阳的证治。因为发汗过多之后，心中阳气受损，或平素阳虚者，心阳虚故心悸而且有空虚感，喜得按捺，病人双手交叉于胸，以求暂安。心阳不足也会耳聋。

【组方及用法】

桂枝四两（去皮）　　甘草二两（炙）

上二味，以水三升，煮取一升，去滓，顿服。

参考用量：桂枝 12g，炙甘草 6g，水煎服，一次顿服。

【方义】桂枝甘草汤为构成桂枝汤之基本方，是温心阳复心阳之主方，最常用于治疗心动悸。

本方系由桂枝、炙甘草组成。方中桂枝入心，辛温通阳，能温筋通脉，有促进循环、补益心阳的作用；炙甘草甘温，益气补中。二药合用，辛甘化阳，温通心阳而不致发汗。心阳得复，则心得安宁心悸可愈。

本汤服法特点是一剂药汁一次顿服服完，意取药力集中，迅速通阳。

【解析】

桂枝甘草与悸

《伤寒论》及《金匮要略》中有关心悸及阳虚的条文很多，多与桂枝甘草汤相关。本方虽小，却是仲景治悸的基本方。后世补心阳之方皆从此方化裁而出，因而被历代医家公认为补心阳之祖方，可以说仲景在心阳虚损的治疗中，每方必用桂枝、甘草，该二药能改善循环效能，仲景用桂枝、甘草作为方基加味以制动悸、平冲气治疗冲逆之方甚多。

如治**悸**者有：

（1）炙甘草汤治脉结代，**心动悸**。（182）

（2）小建中汤治伤寒二三日，**心中悸**而烦者。（105）

（3）茯苓甘草汤治伤寒厥而**心下悸**。（355）

（4）苓桂甘枣汤治发汗后，其人**脐下悸**者。（65）

（5）四逆散之加减法中曰：**悸者**，加桂枝五分。（318）

治**气冲**者有：

（1）桂枝汤治太阳病，下之后，其气上冲者。（15）

（2）桂枝加桂汤治气从少腹上冲心者。（121）

（3）苓桂术甘汤治心下逆满，气上冲胸，起则头眩，脉沉紧……。（67）

（4）苓桂五味甘草汤治气从少腹上冲胸咽。（《金匮要略·痰饮咳嗽病脉证治第十二》）

（5）《金匮要略》防己黄芪汤方后说：气上冲者，加桂三分。

上述各方中四逆散、防己黄芪汤原只有甘草，因心悸而加入桂枝使成桂枝、甘草之组合，其他各方则原本即有桂枝、甘草之组合，可见桂枝、甘草合用，对心阳不足而致**心动悸**或**气上冲**者，有显著疗效，这是仲景的用药规律及用药经验之所在。

表 1-1　桂枝甘草汤加味治心悸比较

加味	主症
+茯苓 大枣 （苓桂甘枣汤）	脐下悸、欲作奔豚
+茯苓 白术 （苓桂术甘汤）	心下逆满、气上冲胸、起则头眩

续表

加味	主症
+龙骨 牡蛎（桂枝甘草龙骨牡蛎汤）	烦躁
+白术 附子（甘草附子汤）	骨节烦疼、掣痛、不得屈伸
+茯苓 生姜（茯苓甘草汤）	厥而心下悸
+茯苓 五味子（苓桂五味甘草汤）	手足厥逆、气由少腹上冲胸咽、手足痹、其面翕然如醉状、小便难、时复冒

仲景平冲气、治悸动都离不开桂枝、甘草两味，桂枝、甘草配合应用，以维护心气为主，对治疗动悸有独特的功能。仲景桂枝、甘草相伍之桂枝汤类方，多用于治疗心脏系之心律不齐一类病，与治疗心血管病有关。

【辨证要点】心悸，欲得按。

【治法】温通心阳，补养心气。

【临床应用】

本方温通心阳，补养心气，用以治疗由各种原因所致之心阳虚证，**以自觉心悸动不安、胸中空虚感为辨证要点**，同时可伴见面色少华、手足不温或胸背寒、神疲乏力、气短、冷汗出，舌淡苔白，脉沉缓弱或虚细或结。临床无论有否误汗伤心阳，**凡平素心阳不振，皆可应用**。亦常用于心阳虚而冲气上逆、痰饮等证。

本方临床应用广泛，调整血液循环、改善心肌供血、加强心脏代偿、纠正心功能不全的作用为甚多医者公认，以本方为基础方加味，能治疗因心阳虚心功能低下而出现的诸多症状。

本方最常用于以心悸、心下悸为主诉的疾病。以心血管疾病为多，如心动过速、心动过缓、心律不齐、房室传导阻滞、心源性哮喘、充血性心力衰竭。慢性支气管炎、肺源性心脏病之咳、喘、心悸（心阳虚，肺气不足之痰饮）等均有显效。**本方多用于治疗心率突然加快，因此要顿服。**

用桂枝甘草汤加味治疗低血压有效。亦常用以治疗低血糖、低血压或冠心病**心阳不足**而引起的**心悸头晕**。对于发汗过多所致的心悸、耳聋、头晕及失眠亦有效。

二、芍药甘草汤

【原文】伤寒，脉浮，自汗出，小便数，心烦，微恶寒，脚挛急。反与桂枝欲攻其表，此误也。得之便厥，咽中干，烦躁吐逆者，作甘草干姜汤与之，以复其阳；若厥愈足温者，更作芍药甘草汤与之，其脚即伸；若胃气不和，谵语者，少与调胃承气汤；若重发汗，复加烧针者，四逆汤主之。（29）

【要旨】本条以举例示范的形式论述误汗变证之救治法。

【释义】伤寒，脉浮自汗出，为太阳中风证。小便数，心烦，微恶寒，为少阴虚寒证。医者但注重脉浮，自汗出，反与桂枝汤以攻其表，而未顾及少阴之虚寒，此误治也。故咽中干、烦躁不安、吐逆、脚挛急等，阴阳两虚诸症蜂起。此时即当阴阳两救之。阳虚致厥需先复阳，故取甘草干姜汤甘辛以缓，令阳气渐复而不伤阴，则厥愈足温。若脚犹挛急者，更作芍药甘草汤酸甘化阴，滋其阴液，则其脚即伸，如此阴阳调和，其病可愈。若辛温太过，伤阴化热化燥，而谵语，可少与调胃承气汤调和胃气；若发汗太过，又以烧针劫迫使大汗出，而造成亡阳者，又当用四逆汤回阳救逆。

【浅解】原文论述伤寒兼阴阳两虚，误汗致变生他病，以及随证施治法。本条文可以说是对于误治后产生的各种变证而予以分别对待治疗的很好范例。

脉浮、自汗、微恶寒，是表阳虚，虽为桂枝汤证，可是，这里除了以上的症状之外，复夹有小便频数、心烦、脚挛急等症状，所以不是单纯的表证。**小便数**是里阳虚下焦虚寒，膀胱固摄失职不能制水。**心烦**是心气虚，**脚挛急**是阴虚阴液不足，不能濡养筋脉。总的来说，**这是表邪兼阴阳两虚，治当扶阳益阴解表**。但医生只看到微恶寒、自汗、脉浮等表邪未解的一面，忽视了阴阳两虚的一面，反与桂枝，欲攻其表。

这里的桂枝，系指桂枝汤而言，攻表即发表。这是说用桂枝汤但治其表，不顾里虚，那当然是错误的，就会导致误治。形成表里阴阳俱虚，或其他变证。

误治后的病情有几个转归：①**得之便厥，咽中干，烦躁吐逆**，这是阴阳两虚，阳虚为重，欲救这种危急症状，宜先用**甘草干姜汤**扶阳。服后厥冷便会痊愈，咽中干等各种症状，也会消除。然而**脚挛急**还是存在，则应改用**芍药甘草汤**，酸甘化阴，阴液得复，则挛急得解。②脚挛急缓和之后，若有便秘和**谵语者**，这是胃肠化燥，热实初结，给予少许的**调胃承气汤**，调整其胃肠功能。③若给予桂枝汤后，复再用发汗剂，或使用烧针而使之发汗，如此一误再误，必致汗多亡阳，脉微而四肢厥冷，此为肾阳虚重，则在甘草干姜汤基础上再加附子，即**四逆汤**，急救回阳。

总之，治病要掌握病机，要强调辨证，做到知常执变，至为重要。

【病机】原文论述伤寒兼阴阳两虚，误汗致变生他病，以及随证施治法。本方**芍药甘草汤**证系阴虚不能濡养筋脉，故筋脉挛急而疼痛。

【组方及用法】

白芍药　甘草（炙）各四两

上二味，以水三升，煮取一升五合，去滓，分温再服。

参考用量：白芍药、甘草（炙）各12g，水煎去药渣。取汁温服，日2次。根据多年临床经验，一般用量为白芍20~60g、炙甘草10~30g，两者以2∶1为宜。

【方义】本方属养血敛阴之补养剂。白芍苦酸微寒，能养血敛阴、柔肝止痛。炙甘草甘平，和中缓急止痛。一酸一甘，酸甘化阴，为缓急止痛良方。也是仲景治疗阴虚的基础方。

【注意】《伤寒论》280条说：太阴为病，脉弱，其人续自便利，设当行大黄、芍药者，宜减之，以其人胃气弱，易动故也。芍药毕竟属酸寒之品，虚寒腹痛则非所宜。胃气弱的人，纵然要用芍药、大黄，亦当减量用之。

【解析】

1. 芍药甘草配伍与经方

《伤寒论》全书113方，有30方用芍药，70方用甘草，其中以芍药、甘草相配伍的有24方，使用率达21%，足见两药的重要性。本方为缓急止痛良方，可治诸种痛证，为后世医家所推崇及广泛应用。许多方剂如桂枝加芍药汤、小建中汤、四逆散、桂枝芍药知母汤等皆为本方加味而成。其运用范围甚广。

2. 是白芍药，还是赤芍药？

芍药有赤、白两种。《伤寒论》中用芍药之30方，仅本方注明为白芍药。王晋三说：今里气不和，阴气欲亡，自当用白芍补营。目前中药学也多认为赤芍药性寒清热凉血化瘀，白芍药性平补血柔肝平肝。

从伤寒论原著来看，只有芍药甘草汤方之芍药明写为白芍药，其他方中之芍药就只是写为芍药，这样来看，除芍药甘草汤方用的是白芍药外，其他方用的都是赤芍药。芍药甘草汤能解痉、镇痛、镇静，此类病多为木土不和，白芍药较宜。但目前临床处桂枝汤方一般都用的是白芍，不过亦有用赤芍而取效者。

【临床应用】

本方能柔肝和血舒筋、缓急止痛，在《伤寒论》中，本方原即用于阴虚筋脉失养而出现脚挛急症候者。后世医家对本方的应用大加发挥，远远超过《伤寒论》适应证的范围。由于具有解痉、镇痛、镇静、消炎、促进溃疡愈合等作用，适用于消化、内分泌、神经各系统及外科方面一切因挛急所致的疼痛。

应用时在性质上抓住挛急的特点，在部位上又要突破脚的局限。不要忽略其养阴和血的一面，辨证施治才能使本方发挥更好的效果。在此根据个人经验将其应用总结为五大项：**挛急症、痛证、风痰证、血证、其他。**

1. 挛急症

芍药甘草汤又名去杖汤。日本·细野史郎说：芍药甘草汤对横纹肌、平滑肌的挛急，不管是中枢性的，或末梢性的，均有镇静作用……对身体的挛急有效，不仅对表在性的躯体和四肢的横纹肌，就是对深在的平滑肌性的脏器，如胃、肠……也能缓解其挛急，制止其疼痛。临床广泛应用于脏器平滑肌的痉挛，以及四肢躯干骨胳肌的痉挛。舒挛缓急镇痛作用极显著。**临床应用的关键是疼痛、挛急**。药虽两味，唯量较大，服数剂可愈。

（1）**广泛用于骨胳肌挛急疼痛的疾病**：骨胳肌的痉挛主要表现在四肢肌肉呈痉挛性、紧缩感（抽筋性）的疼痛，以阵发性、短时发作为特征。治疗**腓肠肌痉挛、急性腰扭伤、老年腰腿痛、坐骨神经痛**。

（2）**临床广泛用于平滑肌的病变引起的各种痛证**：以内脏平滑肌绞痛、剧烈痉挛等为特点的疾病。如胃扭转、胃脘痛、胃及十二指肠溃疡、萎缩性胃炎；胆绞痛、胆石症、胆囊炎；肾结石绞痛；阴缩证。还有如尿频尿急及尿失禁、顽固性咳嗽及支气管哮喘、泄泻、痛经（阴道痉挛）。

2. 痛证

芍药甘草汤善治各种疼痛，不少痛证有痉挛现象，有许多痛证与肝脾不和、精神紧张或郁闷有关。芍药甘草调肝脾、疏木土、祛风湿，几乎对一切疼痛均有效，尤其是与骨及关节有关的疼痛性疾病。如：风湿性关节炎、足跟痛或跟骨炎、颞颌关节拘挛疼痛、颈椎综合征、肩关节周围炎（五十肩）、化脓性髋关节炎及髋股头缺血性坏死。

一些神经性的疼痛，也常用芍药甘草汤治疗，效果卓著，如头痛、三叉神经痛、面肌痉挛剧痛（本方加葛根、知母、蝉蜕甚效）、肋间神经痛、带状疱疹后遗神经疼痛。

一些急性软组织扭伤，用芍药甘草汤治疗，效果也很好，如急性腰扭伤、落枕（即颈部扭伤）、车祸颈部受伤、脚踝扭伤等。

对所有**严重的痉挛或剧痛**，我个人除重用芍药甘草汤外，常加入止痉散，效果极佳，如面肌痉挛、重症头痛、书写痉挛、三叉神经痛等。

3. 风痰证

芍药入肝木；甘草入脾土，木主少阳主风，土主阳明主痰，甘草化痰方必用之。对于常突然发作或亢进兴奋之疾病，中医多归入风类。这类的病也可用芍药甘草汤为基本方治疗。如面肌痉挛、癫痫、顽固性呃逆、幽门梗阻、吞咽困难等。

此外一些风痰之证，如不安腿综合征、小儿睡中磨牙症、帕金森病、书写震颤症、小舞蹈病、小儿夜啼、小儿遗尿症等也可以芍药甘草汤配伍辨证施治。

4. 血证

本方还可用于血证。肝藏血，脾统血，芍药甘草汤调肝脾，岳美中认为芍药味酸，能敛能泄……肝藏血，酸而敛之收之则可止血，临床上凡吐血、便血皆可用之……妇女血崩辨证属脾不统血者，可在归脾汤中加白芍一二两，往往可收到止血效果。金匮小建中汤治衄即有芍药甘草汤之组合。

5. 其他

本方还能治疗许多其他疾病。

治腿脚无力、膝痛、坐骨神经痛等痛证，常以本方加重合入相应方中，疗效极佳。

有调整激素作用：治乳溢、女子多毛症、阳强不倒。

治疗急性乳腺炎：早期用之治疗甚效。如脓已成用本方则无效。

治疗痔疮：用本方加味银花、夏枯草各15g，煎水熏洗，坐浴。

治疗便秘：重用生白芍（24~45g）、生甘草（12~15g），治疗燥热、气滞、血虚型习惯性便秘。

治疗结石：本方与驱结石剂合用（如三金：海金沙、金钱草、鸡内金）治疗输尿管结石，结石越小，疼痛越剧者，药后均能排出结石。

治疗多种老年病：本方能缓急止痛且性味平和，常用于老年疼痛，对于老年人血管平滑肌痉挛导致的组织缺血缺氧之冠心病，以及前列腺肥大、习惯性便秘、老年肌肉颤动、疼痛、酸软麻木之症，亦多取效。

其他方面，如病毒性肝炎、细菌性痢疾、肛裂、梅核气也有用之者。

三、桂枝汤

【原文】太阳之为病，脉浮，头项强痛而恶寒。（1）

【要旨】本条为太阳病脉症总纲。

【释义】本条后世说是**太阳病提纲**。什么叫提纲？提纲两个字就是太阳病的纲领。对于太阳病的意义提出大纲，使人明了伤寒论所称的太阳病，究竟是怎样的疾病。凡见此脉浮、头项强痛与恶寒三症，即可诊断为太阳病。诊脉时，轻按指头便能应指的脉，称为浮脉。外邪客表，太阳受病，脉必应之见浮。头项部为太阳经脉所过，太阳经脉受邪，气血涩滞，经脉拘急，于是就出现头项疼痛，活动不能自如。邪闭太阳经表，阳气不得敷畅，则表必恶寒。而字，有必而必定之意，强调恶寒对辨证的重要性。

【原文】太阳病，发热、汗出、恶风、脉缓者，名为中风。（2）

【要旨】本条是太阳中风证的脉症提纲。

【释义】此条提出了太阳中风的四大主症：**发热、汗出、恶风、脉缓**。

风为阳邪，风阳之邪伤了卫阳之气，卫阳与风邪相抗争，风卫皆阳，两阳相搏则见发热，其为<u>正气</u>（即抵抗力，以后统称谓之正气）抵抗病邪的一种表现。发热一证常先见，而且突出，故本条把发热列在诸症之首。卫阳被风邪所伤，卫不固营；又因风性疏泄，袭于表则卫不固外，使营阴不能内守，于是营阴外泄故汗出。此汗出不是大汗出，只是扪之肌肤多是热而潮润。因风伤卫阳，汗出肌疏，故而恶风（怕风），恶风不同于恶寒，是有风则怕冷明显，无风则怕冷减轻。脉缓是与紧脉相对的脉，指脉搏柔弱弛缓，意味病势和缓。**脉浮为邪在表，脉缓为汗出营弱的反映**。总之，在太阳病脉症的基础上，只要同时出现前述脉症（头痛、恶风、发热、汗出、脉浮缓），就称之为太阳中风证。

按：因为已在前条提过太阳病的大纲，所以本条为避免重复起见，省略了脉浮、头痛等症。

此处之<u>中风</u>，即感受风邪而发生的病证，与今日之卒然昏倒，不省人事、口眼歪斜的属脑血管病范围的中风，名同而病异，不可混淆。

太阳中风证，也称太阳病表虚证，所以称其为表虚，与太阳伤寒表闭营郁之表实证相对而言。

【原文】太阳中风，阳浮而阴弱，阳浮者，热自发，阴弱者，汗自出。啬啬恶寒，淅淅恶风，翕翕发热，鼻鸣干呕者，桂枝汤主之。（12）

【要旨】本条论述太阳中风证的脉症与治法。

【释义】这条是使用桂枝汤最主要根据的一条。阳浮而阴弱，即切脉浅按之见浮，深按之则弱。浮为太阳本脉，浮是因热自外发之故；弱为气血不充于外，弱是因汗自内出之故。阳浮而阴弱也可解为病机，<u>阳浮</u>指体表有病邪，<u>阴弱</u>是指里（即是内脏）的虚弱。**阳浮者，热自发**是因卫阳浮盛于外，与邪抗争故而见发热，"阴弱者，汗自出"是卫阳浮盛于外与风邪抗争，因而失于卫外为固，致使营阴不能内守而自汗出。<u>啬啬恶寒</u>形容因寒冷而畏缩的状貌，<u>淅淅恶风</u>如被灌注或浇冷水般的恶风。<u>翕翕发热</u>是指热在肌表如火炙状。<u>鼻鸣干呕</u>是说病邪迫于肺则鼻鸣，逆于胃则干呕。**主之**即此证对此方，不须顾虑，放心用之，有非此方不可之意。《伤寒论》文中凡言某汤主之，表示为最适当的首选方剂。在伤寒论中，有<u>主之</u>两字之条文，最好能背诵之。

【原文】太阳病，头痛，发热，汗出，恶风，桂枝汤主之。（13）

【要旨】此条泛论桂枝汤之适应证，进一步扩大了桂枝汤的治疗范围。

【释义】这条并没有指明中风或伤寒，只要症状合乎**头痛、发热、汗出、恶风者**，就可用桂枝汤，扩大了桂枝汤的应用范围。

【原文】病常自汗出者，此为荣气和，荣气和者，外不谐，以卫气不共荣气谐和故尔，以荣行脉中，卫行脉外，复发其汗，荣卫和则愈，宜桂枝汤。（53）

【要旨】本条论述荣卫不和常自汗出的病理及证治。

【释义】症见经常自汗出，这是荣气无病，而在外的卫气不与荣气相和谐所致。在正常的生理情况下，荣行脉中而守，卫行脉外而固，相互为用，二者谐调方能内外通透，表里通畅。今因在外的卫气与荣气相离而不相和谐，卫气失去固外之功，以致荣气不能内守，故常自汗出。这种营卫不和的自汗出，可以桂枝汤发汗为治，因病本已自汗出，故谓**复发其汗**。桂枝汤有滋阴和阳、调和营卫的作用，用其发汗，可使营卫和合，卫外为固，荣阴内守，汗出自愈。使其营卫得和则愈。

按：姜佐景老师说：原病之自汗出者为病汗，以桂枝汤发汗所出之汗为药汗。

再按：宜某汤，表示此为类方中可选用的方剂；与某汤，表示无十分适当方剂，可试与之。桂枝汤条文共 19 条。用主之的有 2 条，即第 12 条、第 13 条。用宜共 14 条。用与、可与、却与者各 1 条。

【原文】病人藏无他病，时发热自汗出，而不愈者，此卫气不和也，先其时发汗则愈，宜桂枝汤。（54）

【要旨】本条论述卫气不和时发热自汗出的证治。

【释义】病人内脏无他病，惟有定时发热自汗出而不愈者，此为卫气不和也。这种证宜桂枝汤，先于发热出汗之前发其汗则愈。

【浅解】第 53、54 条为平常应用桂枝汤治疗杂病的根据因素。第 53 条为营卫不和，卫气不共荣气谐和，故自汗出。第 54 条为脏无他病、时发热自汗出证，说明抗邪力不足，时作时休。病人脏无他病，是指发热自汗出不是盗汗，也不是阳明热汗。两条共同的机理是营卫不和，卫外失司，腠理疏松，营阴不守，故皆可用桂枝汤。一为复发其汗，一为先其时发汗。这就说明了桂枝汤的治汗，是通过发汗而达到目的的。发汗之后，邪与汗同出，则营卫的功能得到平衡谐和，从而汗止，这就是桂枝汤功用的双向调节性。

此处所谓荣气合，实为荣气不合，也可说是强调语法。以上为病机，营卫本当并行（一起走），营卫不和则出汗，治则复发其汗，生病之汗为病汗，桂枝汤所发为药汗。使营卫调和则愈。徐灵胎说：自汗与发汗迥别，自汗乃营卫相离，发汗使营卫相合。自汗伤正，发汗驱邪。

这两条不提太阳病，不提伤寒中风，不见寒热、头痛、脉浮之表证，只提一个病字，意思是指一般杂病，临床上，对于没有寒热、头痛等表证的自汗出病人，使用桂枝汤，每可取效，即是明证。

【原文】太阳病，发热、汗出者，此为荣弱卫强，故使汗出。欲救邪风者，宜桂枝汤。（95）

【要旨】本条补述太阳中风卫强荣弱的病机，也提出邪风汗出之治法。

【释义】本条补述太阳中风病理，承续第53、54条。再指出太阳中风发热汗出之症，原因是风邪中于肌腠，基本病机为荣弱卫强，解肌驱风当宜桂枝汤，以调和荣卫。

【原文】太阳病，外证未解，脉浮弱者，当以汗解，宜桂枝汤。（42）

【要旨】本条论述太阳病脉见浮弱者，治宜桂枝汤解外。

【释义】外证指头痛、发热、恶风、恶寒等症状。未解，指曾服过发汗药而表仍未解，若同时见阳浮而阴弱之中风脉，从第12条阳浮而阴弱来推，当有营弱自汗之症。不可发汗过多，当用桂枝汤解肌祛风发汗为宜。宜桂枝汤有建议、斟酌之意，因此不说主之。

【原文】太阳病，外证未解，不可下也，欲解外者，宜桂枝汤。（44）

【要旨】本条论述表里同病，应先解外而不可下，治宜桂枝汤

【释义】太阳病，外证未解和第42条同义。当是指有头痛、发热、恶风、恶寒等症状。太阳病当以汗解，病在太阳，不论已汗或者已下，只要外证未解，尚有解外之机者，均宜桂枝汤解外，即或有里证，也当先表后里，不可下，下属逆治。解外之基本汗法虽有麻黄、桂枝两大类，但桂枝汤为伤寒中风杂病解外之总方，一般先选用之。宜桂枝汤亦有建议供参考斟酌之意。

【原文】伤寒发汗已解，半日许复烦，脉浮数者，可更发汗，宜桂枝汤。（57）

【要旨】本条论述汗后余邪未尽复发复烦的证治。

【释义】伤寒发汗指太阳伤寒，用麻黄汤发汗而言。太阳伤寒，服麻黄汤发汗，见脉静身凉者为向愈，今半日许复烦，且脉见浮数，说明只是暂时缓解，表邪未尽复聚，正气与之相争，故见复烦，脉浮数，亦表明病仍在表，故仍从发汗表解。因属汗后表不解，已经用过发汗之法，腠理已开，再汗只宜桂枝汤解表，不可再

施峻汗。

【原文】伤寒大下后复发汗，心下痞，恶寒者，表未解也，不可攻痞，当先解表，表解乃可攻痞，解表宜桂枝汤，攻痞宜大黄黄连泻心汤。(164)

【要旨】本条论热痞兼有表证的证治。

【释义】伤寒为病在表，纵然有里证，也应当先以汗解。今大下后，复发汗，先下后汗失其治序，属于误治。误治致胃气虚损，发生病变。大下阳邪内陷，热滞中焦，阻遏气机，从而导致心下痞硬。**此时虽经发汗，但表犹未解**，仍有外证存在，形成热痞兼表未解之证。心下痞，见恶寒。治疗当先表后里。宜桂枝汤解表。后用大黄黄连泻心汤攻痞。

【原文】阳明病，脉迟，汗出多，微恶寒者，表未解也，可发汗，宜桂枝汤。(234)

【要旨】本条论述风寒初犯阳明经表治以桂枝汤的脉证。

【释义】阳明病脉迟，多属热邪壅闭，汗出多，为阳明病应有之证。所谓阳明病法多汗也。然阳明病不应有恶寒，微恶寒者，表未尽解，此为邪在肌表将欲传里而表又未罢之象。因其脉迟而汗出多，仍属于表虚范围，故与桂枝汤解肌发汗散邪。

【原文】太阴病，脉浮者，可发汗，宜桂枝汤。(276)

【要旨】本条论述太阴病从外解的治法。

【释义】太阴病属里虚阴寒，脉应见沉而弱，今脉不弱而浮，说明中阳复振，正气抗邪有外出肌表之势。邪在表者，当用汗解，故曰"可发汗，宜桂枝汤"。取微似汗，解肌达表。为何不用麻黄汤发汗，而用桂枝汤解肌和营？由于太阴病在内营气不足，不宜用峻汗剂。治以桂枝汤既能解肌祛风，又能调和脾胃；驱邪而不伤正，故用于太阴脾虚而患风寒者最为适宜。

【原文】吐利止而身痛不休者，当消息和解其外，宜桂枝汤小和之。(387)

【要旨】本条在霍乱篇，系论述霍乱里和表未解的证治。

【释义】霍乱吐利止，说明里气已和，脾胃升降之机已复，病将向愈。身痛不休，表明表证未解。治当消息和解其外，是说正气受伤，津液未复，虽有表邪亦不可用麻黄汤类大发汗。再者，吐利之后，邪气已衰，亦不需峻汗。消息之，有斟酌变通之意，用桂枝汤外调营卫，内和阴阳，只宜小量微发汗就可以了。小和，是说少少与之，不令其过度之意。

【原文】下利，腹胀满，身体疼痛者，先温其里，乃攻其表。温里宜四逆汤，攻表宜桂枝汤。(《金匮要略·呕吐哕下利病脉证治第十七》)

【要旨】本条论述虚寒下利兼有表证的治法。

【释义】下利腹胀满，下利与腹胀满同见，是阳虚下陷、阴寒上逆、寒凝气滞于中的里虚寒证。中阳不运，浊阴不化则下利。身体疼痛是外有表邪。此为里寒兼表之证。宜四逆汤先温里，俟阳气恢复有抗邪之力，再以桂枝汤解表。(其他参见四逆汤之解说)

【原文】妇人得平脉，阴脉小弱，其人渴，不能食，无寒热，名妊娠，桂枝汤主之。(《金匮要略·妇人妊娠病脉证治第二十》)

【要旨】本条论述妊娠恶阻的辨证论治。

【释义】妇人寸口脉象平和，阴血不足，其人口渴，不能饮食而恶心呕吐，身无寒热，知无他病，为胎热上逆，是妊娠反应，为恶阻现象，可用桂枝汤调和治疗。

【原文】产后风，续之数十日不解，头微痛恶寒，时时有热，心下闷，干呕汗出，虽久，阳旦证续在耳，可与阳旦汤。(阳旦汤即桂枝汤)(《金匮要略·妇人产后病脉证治第二十一》)

【要旨】本条是论述产后中风的辨证施治。

【释义】产后中风系产后血虚，荣卫失调，腠理不固，风寒外袭。表证持续多日不解，风寒阻于太阳之经，故头微痛，恶寒，而时时有热。表邪将入里，故心下闷而干呕。荣被扰不守，故汗出。此产后中风时间虽久，若阳旦汤(即桂枝汤)证仍在，可与阳旦汤(即桂枝汤)，解散风寒，调和营卫。

【病机】本证之病机为风寒外袭、营卫失和。营卫本当并行，卫分受邪，失其卫外固密之职，以致营阴无护，失其营内守藏之性，形成了卫中邪盛、营中阴亏之营弱卫强及卫气不共荣气谐和之证。卫强，是卫阳呈病理性亢奋，是阳浮的变词。荣弱，指卫不护营，营阴外泄，是阴弱的变词。临床以汗出、恶风、脉缓为主症。桂枝汤能解肌发表驱风、调和营卫，使阴平阳秘则邪去而治之。

【组方及用法】

桂枝三两(去皮)　芍药三两　甘草二两(炙)　生姜三两(切)　大枣十二枚(擘)

上五味，㕮咀三味，以水七升，微火煮取三升，去滓，适寒温，服一升。服已须臾，啜热稀粥一升余，以助药力。温覆令一时许，遍身漐漐微似(微似指连续）有汗者益佳，不可令如水流离，病必不除。若一服汗出病瘥，停后服，不必尽剂。若不汗，更服依前法。又不汗，后服小促其间，半日许令三服尽。若病重者，一日一夜服，周时观之。服一剂尽，病证犹在者，更作服。若不汗出，乃服至二三剂。禁生冷、黏滑、肉面、五辛、酒醋、臭恶等物。

按：**桂枝**切细去皮好。**芍药**古时多用赤芍，现代多用白芍。**炙甘草**原为在火上烤，不烤焦，微黑就可（存性），也不是蜜炙（今人则用蜜炙）。**姜宜**切片。**大枣**应剥开（效力较大）。**㕮咀**就是用牙咬之，现在则是切片碎之，成分易煮出来。

桂枝汤方后的煎服法中指出，要使服汤后发汗，需要有 3 个条件：一是温服，二是喝热稀粥，三是覆被。

参考用量：桂枝 9g（去皮），芍药 9g，炙甘草 6g，生姜 3g（切），大枣 5 个（擘）。

【方义】本方原为风寒伤卫、营阴不固之证而设。主要在解肌祛风、调和营卫。方中桂枝汤为君，味辛性温，辛能发散，温通卫阳，而达解肌祛风散寒之功。芍药为臣，味酸性寒，酸能收敛，寒则走营，两者相协，一开一合，发汗而不伤阴，止汗而不留邪（双向调节）。生姜味辛助桂枝解肌泄郁，大枣味甘佐芍药和营养阴，甘草味甘平，调和诸药，镇坐中央，有安内攘外之功（甘草配芍药有养阴作用，所谓酸甘化阴；甘草配桂枝有温阳作用，所谓辛甘化阳）。

服用时一定要啜热稀粥，一是助药力以取汗，一是益胃气以化汗源。

桂枝汤主药桂枝的作用甚多，在《本经疏证》中就记载了桂枝有和营、通阳、利水、下气、行瘀、补中等 6 种作用。方中桂枝与白芍、生姜与炙甘草、大枣配伍精妙，组药能调理阴阳气血营卫，治实疗虚，医者善于加减化裁，除用于外感风寒表虚证外，还广泛用于多种疾病。

【汤禁】主要为 16、17、19、15 条。

太阳病三日，已发汗，若吐、若下、若温针，仍不解者，此为坏病，桂枝不中与也，观其脉症，知犯何逆，随证治之。**桂枝本为解肌，若其人脉浮紧，发热汗不出者，不可与之也。常须识也，勿令误也。**（16）

按：仲景提出桂枝本为解肌，意在点出桂枝汤与麻黄汤之不同点。本条的重点是脉浮紧，这表示风寒遏伏较剧，而且无汗，这是毛窍闭合紧密，肌腠郁滞严重。如此要用发汗的麻黄汤，而不能用一个只是缓和解肌的桂枝汤。"观其脉症，知犯何逆，随证治之"一语，可以说是辨证论治的滥觞。

若酒客病，不可与桂枝汤，得之则呕，以酒客不喜甘故也。（17）

按：平素嗜酒亦即长期大量饮酒之人，胃多湿热，多不喜甜食，桂枝汤内有甘草、大枣，皆属甘药，桂枝辛温。本方辛甘而温，甘助湿，温生热，则桂枝汤辛甘温散，助热而碍湿，故用之必呕。若必要用之，当灵活变通加减使用亦可避此禁忌。可用桂枝汤去甘味的大枣、甘草加芳香化湿、解酒醒脾之品，如葛花、枳椇子、佩兰等。一般加黄芩、黄连也可。

凡服桂枝汤吐者，其后必吐脓血也。（19）

按：服了桂枝汤出现呕吐，之后必会吐脓血。本条提示内热盛者禁用桂枝汤。因为有内热所以才会服热药后呕吐。若出现呕吐，必有其原因。可能有其他宿疾如内痈等，其人毒热内结体内，若再服辛热药品，以温助热必加重其热，内痈破裂（血管与黏膜等破裂），而脓血随出，由此可以理解内热盛者禁用桂枝汤。

太阳病，下之后，其气上冲者，可与桂枝汤。方用前法。若不上冲者，不可与之。（15）

按：其气，指的是太阳之气。上冲，指的是阳气没有内陷。其气上冲，可有二解，**一是指自觉胸腹中有气上冲**，表明邪未内陷，气不上冲，邪已内陷，表明病已入里；**一是说太阳病的脉浮、头项强痛等症依然还在**，就是正气上冲的具体表现，若无这些表现，则不能与桂枝汤。视其病状之变化，知犯何逆，随证治之。

【解析】

1. 关于桂枝汤的药物

桂枝汤的组成：桂枝三两（去皮）、芍药三两、甘草二两（炙）、生姜三两（切）、大枣十二枚（擘）。上五味，㕮咀三味。

（1）**桂枝**：切细去皮好。桂枝系药用樟科植物肉桂之嫩枝。最早见用于仲景《伤寒论》《金匮要略》。仲景所用桂枝皆为带皮之枝，若不用皮必注明去皮。关于去皮颇有争论，若以现在所用的桂枝去皮，就只剩下木质部，但药理研究表明桂枝的有效成分挥发油存在于外皮中，去皮之后，则疗效应该较差。因此有认为桂枝去皮系传抄之误，主张将去皮删去。

有不少的医家认为《伤寒杂病论》中的桂枝是肉桂。也有认为是肉桂去皮者。肉桂系药用樟科植物肉桂之干皮及大枝之皮，则可理解为去粗皮，剩余部分即为较细嫩之官桂，味较辛烈，含挥发油较多，作用较强。

从另一点看，张仲景未提桂枝是嫩枝还是粗枝，推想应该是比较粗的树枝去皮，即去粗皮，剩余部分不仅包括木质部，也包括桂皮，《本草经集注》说：凡用桂、朴、杜仲、秦皮、木兰辈，皆削去上虚软甲错，取里有味者秤之。应是此意，现代药典中也多规定是嫩枝。

目前有不少的医家在应用桂枝时，多桂枝、肉桂同用，或干脆用肉桂来代替桂枝使用。但在仲景《伤寒论》中似无用桂者，虽《金匮要略》五苓散用**桂**，据李克光主编之《金匮要略讲义》称：《浅注》所载五苓散方同《伤寒论》。是用桂枝，不是**桂**。（见痰饮咳嗽病脉证并治第十二五苓散条下校勘）当是。林干良先生亦认为《金匮要略》五苓散所用之桂系漏"**枝**"字而非肉桂。

据经验，对于营卫不和及汗出以桂枝为宜。肉桂则温阳作用较重，治气冲时可用之。

（2）**芍药**：为毛茛科植物的根，赤芍和白芍成分基本相同，关于桂枝汤中之芍药，是白芍还是赤芍？也是很有争议的地方。有人认为，芍药在汉代以前是赤、白不分的，《伤寒论》中用的芍药，势必既有白芍，也有赤芍。但**从《伤寒论》原著来看，只有芍药甘草汤方之芍药明写为白芍药，其他方中之芍药就只是写为芍药**，这样来看，除芍药甘草汤方用的是白芍药外，其他方用的都是赤芍药。从桂枝汤中之芍药主要作用在和营血，应是赤芍较佳。芍药甘草汤能解痉、镇痛、镇静，此类病多为木土不和，白芍药较宜。但目前临床处桂枝汤方，一般都用的是白芍，不过亦有用赤芍而取效者。汪琥认为：治禀质素壮，气血有余，壮热不止，脉却阳浮而阴盛，其外证仍自汗恶风者，方中当用赤芍以泻营中之实邪也。反之，若病者体质不壮，气血不足而热不解，脉却阳不浮而阴不盛，其外证仍自汗、恶风者，方中当以白芍补营中之血虚也。这就给应用桂枝汤时当用白芍或是赤芍，留下一个灵活变化的空间。

（3）**炙甘草**：**在伤寒论中除了治疗咽中痛的甘草汤用的是生甘草外，其余都是用炙甘草**。现今用的炙甘草都是以蜜炙为主的甘草，但古代的炙并不是指蜜炙。所谓的炙只是清炙，即在火上烤，温度不高，不烤焦，仅到药色微黄或干燥就可。今人则用蜜炙。

（4）**生姜**：要切片，**切成多片细片，可以使药物的成分易于煎出**，有助于吸收，加强作用及效果。有人为了方便，方中生姜用干姜来代替，须知生姜与干姜是有区别的：①生姜解表寒，干姜温里寒；②生姜散水气，干姜化水饮；③生姜振胃阳，干姜温脾阳。一般是不宜随便代替的。

（5）**大枣**：应剥开，**大枣就是红枣，不是黑枣**，大枣味甘性平，本经载其甘平。主心腹邪气。安中养脾，补少气少津液，身中不足，久服轻身延年。红枣皮红肉黄味甘，可谓心脾两治之药，配芍药能和营，配甘草能安神（甘麦大枣汤），**剥开则药物的成分易于煎出**，据研究剥开效力为不剥的 5 倍。

（6）**㕮咀**：是用牙咬碎的意思，入煎的药片越小越容易煎出成分，上述五味药，生姜切片，大枣剥开，剩下的三味则**㕮咀**咬碎，这样共煎效果才大。不过目前都用刀切代替咬碎，既方便又卫生。

2. 关于桂枝汤方后注服法对临床的启示

在桂枝汤后服法的论述竟有 86 字之多。它是这样写的：

以水七升，微火煮取三升，去滓，适寒温，服一升，服已须臾，啜热稀粥一升余，以助药力，温覆令一时许，遍身漐漐微似有汗者益佳，不可令如水流离，病必不除，若一服汗出病瘥，停后服，不必禁剂，若不汗，更服，依前法。又不汗，后服小促其间，半日许令三服尽，若病重者，一日一夜服，周时观之，服一剂尽，病证犹在者，更作服若不汗出，乃服至二三剂。禁生冷、黏滑、肉面、五辛、酒酪臭物等。

这段条文有几个要点是很有启示意义的。

（1）**微火煎煮**：原文说：以水七升，微火煮取三升，去滓，适寒温，服一升，由于解表药，都含有挥发油，气味芳香，易于发散，不宜火头过大，因此本方只宜微火慢煎，以水七升一次煎成三升，去渣温服，每次服一升（现在可以一碗计），这样最有利于益卫和营。

（2）**药后啜粥**：原文说：服已须臾，啜热稀粥一升余，以助药力，是说服桂枝汤后不久，需喝一些热稀粥帮助药物发挥作用。啜热稀粥，是桂枝汤所独有的辅助疗法，**热粥作用有二，一借热粥之热力助药力发汗，二是借谷气益胃气以滋汗源**。张令韶曰：汗乃中焦水谷之津，故啜粥以助药力，谷精足而津液通矣。柯韵伯曰：盖谷气内充，不但易为酿汗，更使已入之邪不能少留，将来之邪不得复入也。据柯韵伯经验以小米粥最佳，他说：粥有多种，唯粟米粥能畅胃气，生津液，最良。这意味着桂枝汤不是发汗药，病人服药以后之汗出，实系啜热稀粥后之谷气助之才有的结果。

（3）**温覆微汗**：原文曰：温覆令一时许，遍身漐漐微似有汗者益佳，不可令如水流离，病必不除。是说服药并喝热稀粥后，需覆盖衣被休息，温助卫阳，以助汗出。以微汗为度，出汗的程度以遍身漐漐微似（一说微似指连续）有汗出为佳，即全身湿润，轻微汗出为度，不可过汗，所谓不可如水流离，否则伤阳损阴病必不除。王三阳曰：太阳病汗出，服桂枝只使之似有汗者，邪已去矣。尤在泾曰：可谓汗出少者为自和，汗出多者为太过也。徐灵胎曰：此解肌法也，若如水流离，则动荣气，卫邪仍在。因温覆可以助阳，微汗不致伤正，过汗则动荣，卫邪不除。

（4）**中病即止**：原文说：若一服汗出病瘥，停后服，不必禁剂，是说服桂枝汤一服，如果汗出病愈，就不必再续服第二服药。徐灵胎曰：桂枝汤全料谓之一剂，三分之一谓之一服。尤在泾曰：中病即止，不使过之以伤其正也。因汗出过多会伤正气，所以必须中病即止。在此可以体会仲景重视治病留人的精神。

（5）**守方续服**：也可以说是未效守方。原文说：若不汗，更服，依前法。又不汗，后服小促其间，半日许令三服尽，若病重者，一日一夜服（一日一夜指日夜都服），周时观之，服一剂尽，病证犹在者，更作服若不汗出，乃服至二三剂。这段话是说若一服无汗，可按照前面的方法再续服第二服，又无汗，可缩短给药时间再服，半日左右可将三服服尽。若病情较重，可日夜皆给药，随时观察病情变化，可酌情连服二三剂，务期汗出病解。徐灵胎说：一服即汗不再服，无汗服至二三剂，总以中病为主。后世见服药得效者，反令多服。无效者，即疑药误，又复易方，无往不误也。这句话说得很好，治病若药证相符而效果不显时，不要怀疑方子不对随便换方，以至杂药乱投。应守方续服，并可缩短给药时间，直至中病为止。或许受桂枝汤的启示，吴鞠通《温病条辨》（吴鞠通《温病条辨》确实受《伤寒论》影响甚大，其第一方亦为桂枝汤）之银翘散的服法亦有异曲同工之妙，他说：病重者约二时一服，日三服夜一服；轻者三时一服，日二服，夜一服，病不解者作再服。这就提示我们在治疗急性病时要变通，病重者可以打破一日一剂的一般服法，以中病为要，以免病重药轻。

（6）**药后忌口**：原文说：禁生冷、黏滑、肉面、五辛、酒酪臭物等。是说服药期间，还应禁食生冷、油腻、不易消化、腐败变质及刺激性食物，以防损伤胃气恋邪伤正。张令韶曰：禁生冷等物者，恐中气虚，生冷之物能伤胃气也。柯韵伯曰：凡服药便当禁止，因桂枝为首方，故录其后。针方之理相通，临床针灸亦需忌口，如冰冷寒凉（影响气血畅通）、糯米（不易消化，耗胃阳）、木瓜、香蕉（黏腻）、油腻（如花生）、鸭肉（寒性）等。

通过对桂枝汤方服法的学习，应掌握上述药后啜粥、温覆微汗、中病即止、守方续服及药后忌口等 5 个方面，从而提高治疗效果。

3. 桂枝汤病理与营卫失调

发热、汗出、恶风、脉浮缓为太阳中风证的四大主症。而自汗出是与太阳伤寒证区别的主要症状。太阳中风证的病理论述主要为 12 及 53 条，**归纳为两个病理概念。**

（1）第 12 条说：太阳中风，阳浮而阴弱，阳浮者热自发，阴弱者汗自出……指出太阳中风证的基本病理是阳浮而阴弱，后世称之为**卫强营弱**；所谓**卫强**是卫气与风寒之邪抗争于表而出现以发热、恶风为主要症状的病理，并非指卫气强盛；**所谓营弱**，是卫气不能固外，导致营阴不能内守而出现以汗出、脉缓为主要症状的病理。**阳浮**就是卫受邪，风阳并于卫阳，所以发热很快，卫有风邪而强（卫强），营阴得不到卫的保护而外越，加上风阳之邪的开泄，所以在发热的同时自己就出汗。

（2）第53条说：病常自汗出者，此为荣气和，荣气和者，外不谐，以卫气不共荣气谐和故尔……。此处言**荣气和，**后世认为太阳中风证的基本病理是卫病荣未病；是卫气不共荣气谐和故尔，虽然荣未病，而在外的卫气不与荣气谐和，在外的卫气与荣气相离，卫气失去固外护荣的作用，使荣气不能内守，故常自汗出。也就是说太阳中风证的基本病理是**营卫失调**。用桂枝汤发汗可使营卫和合，卫外为固，营阴内守，则汗出而愈。**对于这条有两种意见：**

一是**卫气不和与风邪有关**：用桂枝汤复发汗，祛风邪而和荣卫。

一是**卫气不和与风邪无关**：是荣卫本身失去协调，而且条文中没有发热恶寒、头痛脉浮等表证，因此无太阳证的营卫不和说法较妥。观临床治愈无表证自汗出病人可证此说。

又营为阴，行于脉中，有营养五脏六腑、四肢百骸的功能。卫为阳，行于脉外，有温分肉、肥腠理、司开阖的作用。所以简要概之，营卫者，阴阳也。《伤寒论》中之营卫不和、不谐、不调之说，可谓即阴阳之不和。

用桂枝汤。**一为先其时发汗**。指明用药不但要抓住病理机制，还要掌握用药先机。**一为复发其汗**，说明桂枝汤之治汗，是通过发汗达到目的的。发汗之后，营与卫的功能达到谐和、平衡，从而止汗，这是桂枝汤功用的双向性。

4. 桂枝汤的配伍与双向调节

桂枝汤方之配伍有深义，阳药阴药配伍得宜，《医宗金鉴》谓其刚柔相济以相和。此方开阖相佐，刚柔相济，发汗而不太过，和营而不碍邪。既能发汗，又能治自汗出，这种双向调节的作用，是在调和营卫的基础下所进行的，其双向调节的作用则是根据3对配伍（桂枝配甘草温阳，调节心率；芍药配甘草益阴，调节大便；桂枝配芍药调节体温和汗液）而进行的。

综合桂枝汤各药的现代药理研究，该方主要能清热和抗炎、解痉、镇痛和镇静、改善心血管功能、增强血液循环、抗过敏。

桂枝汤类方即在上述三组配伍的基础上发挥双向调整作用，简述如下：

（1）**对于体温的双向调节**：能使营卫不和所致的体温升高或偏低的病理状态趋向正常。

（2）**对于汗液的双向调节**：既能发汗，又能止汗。又如桂枝加附子汤治漏汗不止。

桂枝温通卫阳，芍药敛阴和营，两药一散一收，一刚一柔，相配而能调和营卫。桂枝汤对体温，汗液失常的双向调节，即是基于营卫不和的前提而发生作用的。

（3）**对于心率的双向调节**：对心阳虚的心律异常，脉数胸满去芍药；脉沉迟无力用桂枝甘草汤；脉结代用炙甘草汤。

（4）**对于大肠功能的双向调节**：桂枝加苟药汤可双向调节大肠功能，下利用之利可止，便秘用之便可通。

（5）**对于血压的双向调节**：黄芪建中汤（以桂枝汤为组方基础）能温心阳，益脾胃之阳，补虚治疗诸不足，故可用以治心脾阳虚中气不振而阴阳失调之低血压。而用桂枝汤加龙牡，有益营卫以滋化源的作用，能治疗劳心过度、气血耗伤而血运失常的高血压。

5. 桂枝汤的属性探讨之一：桂枝汤是发汗剂还是止汗剂？

（1）桂枝汤能发汗，但并不属于发汗剂

柯韵伯在《伤寒附翼》里说：此为仲景群方之魁，乃滋阴和阳、调和营卫、解肌发汗之总方也。凡头痛发热，恶风恶寒，其脉浮而弱，汗自出者，不拘何经，不论中风、伤寒、杂病，咸得用此发汗。很多人即据之以为发汗剂。

但有更多理由足以说明桂枝汤不是发汗剂：

①**虚证不能发汗**。桂枝汤证是由于表虚汗出不彻，所以需要解肌微汗。一般来说虚证不能发汗，有汗便是表虚，表虚又怎能发汗？

②**本有自汗岂能发汗**。原文54条：病人脏无他病，时发热，自汗出而不愈者……宜桂枝汤。设若桂枝汤为发汗剂，那么病人常有自汗而不愈，再发汗岂不更加伤阳或伤阴吗？再看桂枝汤的禁忌：汗不出者，不可与也。更能说明其不是发汗剂。

③**啜热稀粥始得有汗**。桂枝汤本无发汗之功，之所以能发汗，全靠服药后啜热粥和温覆一时许的辅助条件。若桂枝汤真有发汗之功，又何需再啜热粥及温覆方能取汗呢？

④**微似有汗不是发汗**。仲景在服桂枝汤后嘱咐：微似有汗者益佳，所谓微似有汗，与微汗并不相同，而是微觉潮润似有汗而无汗之意。

⑤**桂枝之用不在发汗**。若说桂枝能发汗，《伤寒论》117条桂枝加桂汤是在桂枝汤原方基础上再加重桂枝3两组成，那么服后应该会发汗或大汗淋漓，然而事实上此方并无发汗作用，反而是治汗出以致气上冲的奔豚病，如此看来桂枝汤并无发汗之功。

（2）桂枝汤能止汗，但不属于止汗剂

认为桂枝汤是止汗剂的理由是：

①**认为能治汗出当然是止汗剂**。桂枝汤既可治外有表证的汗出证，又能治内无脏病的自汗证。特别是桂枝汤的禁忌：汗不出者，不可与也。汗出始能用，既然桂枝汤是在有汗的状况下服，就更说明了桂枝汤是止汗剂。

②认为桂枝汤能治表虚而止汗。中风是表虚，认为桂枝汤证是表虚，既是表虚不固，就当然应该止汗，而不是发汗了。

为什么说桂枝汤不是止汗剂？

桂枝汤之汗出系营卫不和。桂枝汤之汗出有外感所致，也有非外感之自汗。太阳中风之汗出其机理是风邪内侵，卫气开合固外功能失常而汗出。至于无外感之病常自汗出及病人脏无他病的自汗出不愈，既无感邪，亦无内脏病，病机同样是由于营卫失和，卫气失其固外开合之能，腠理疏泄，营不内守而汗自出。**用桂枝汤调和营卫，使营卫和则自汗止，而非止汗之功。**

总之，桂枝汤能发汗，但不属发汗剂，桂枝汤能止汗，但也不属止汗剂，其发汗及止汗的功能是因为它能调和营卫，因此应该说桂枝汤属调和营卫之和剂。

6. 桂枝汤的属性探讨之二：桂枝汤是和剂吗？

由于桂枝汤有调和营卫的特殊功效，故后世一些医家把桂枝汤称为和方之祖。《伤寒论》387条：吐利止而身痛不休者，当消息和解其外，宜桂枝汤小和之。此条中提出了用桂枝汤小**和**之，从此条文也可看出桂枝汤应为有调和作用的和解方。

刘渡舟老师指出：张仲景先抛出桂枝汤，并非偶然之举，而是用以说明治病的原则在于调和阴阳。历代医家将桂枝汤视为和剂的理由，主要在于桂枝汤能和解表里、调和营卫，有滋阴和阳、协调气血作用。

所谓和剂，是指具有和解作用，通过和解，能使内脏功能协调，气血阴阳平复，从而达到消除病邪的目的，这类方剂就是和解剂。桂枝汤不论是外感营卫不和或内伤杂病之营卫不和，皆能治之以平，而且能协调阴阳、气血，具有双向调节作用，当然可称之为和剂。

《伤寒论》中桂枝与甘草合用的方剂共40首，占论中方剂的32%。芍药、甘草共用的方剂24首，占论中方剂的21%。仲景在扶阳时常以桂枝甘草汤为基本方，重在温通心阳。而桂枝汤类方中去芍药类方和加桂类方都有扶阳的作用。芍药、甘草常用于营血亏虚而致筋脉拘急、腹痛等症。而桂枝汤类方中加芍药类方和去桂类方都具有滋阴的作用。由于本方具有调和营卫、滋阴和阳的内在结构，故而形成了它功能的多向性，以及能治多种外感内伤杂证之广泛性。诚如《金匮要略心典》所说桂枝汤外证得之能解肌去邪气；内证得之能补虚调阴阳。因此不少人将桂枝汤称之为和剂。

仲景治疗疾病强调阴阳和者必自愈，阴阳自和为治疗最终目标，调整阴阳平衡是仲景的重要治则，桂枝汤正合此法，因而突出了它的广泛适应性。据以上分析，**桂枝汤可说是一首能和解表里，调和营卫、气血、阴阳的和解剂。**

7. 桂枝汤的属性探讨之三：为什么有人说桂枝汤是补剂？

桂枝汤的归属，也有人主张属于补益剂者，认为本方既非专擅解表，又非和解之剂，应列入补益剂中。这种说法，亦有其道理。

凡读过《伤寒论》者皆知桂枝汤外可调和营卫、解肌祛风；内能调和脾胃及气血阴阳，其治疗范围甚为广泛。但若未读过《金匮要略》就不会知道桂枝汤甘温和中，能治疗因气血阴阳失和所致的虚损病证。正如《医宗金鉴》所说：后世一见桂枝，即为伤寒发汗之剂。是但知仲景用桂枝汤治伤寒，而不知仲景用桂枝汤治虚劳也。若知桂枝汤治虚劳之义，则得仲景心法矣。

桂枝汤由桂、芍、草、姜、枣组成。组方可以说是以补益药为主。其作用是益阴和营、温通助阳。益阴是补益阴血，助阳是扶助卫阳及心阳，可见其补益的作用。而此中的桂枝配甘草即桂枝甘草汤，可通利血脉、平冲制悸；芍药配甘草即芍药甘草汤，能益营阴、和气血、调肝脾，为舒挛急止痛之名方；甘草配大枣则益气和中，为《金匮要略》主治脏躁的甘麦大枣汤之主要组成部分。

再从《伤寒论》有关条文来看，也可证明桂枝汤是温补方，第21条说：太阳病发汗，遂漏不止，其人恶风，小便难，四肢微急，难以屈伸者，桂枝加附子汤主之。此因发汗太过，汗多则阳气外虚，汗多则津液内耗，其结果是既伤阳，又伤阴。桂枝汤加附子，可救治过汗所致之阴阳两虚证。第64条说：发汗过多，其人叉手自冒心，心下悸，欲得按者，桂枝甘草汤主之。桂枝甘草汤亦为桂枝汤之加减方，用于治发汗过多而喜按的心悸证。欲得按者，此证属虚无疑，病因为发汗过多，病机是心阳虚。足见桂枝汤不是发汗剂，而为温补心阳药。第121条说：烧针令其汗，针处被寒。核起而赤者，必发奔豚，气从少腹上冲心者，灸其核上各一壮，与桂枝加桂汤，更加桂二两也。此方是在桂枝汤原方基础上再加重桂枝二两组成，以救治素有内寒，复因烧针发汗，以致心阳受损阴寒之气上冲而发为奔豚证。由此可知，桂枝汤并非解表发汗之剂，而是温补心阳之方。

此外《伤寒论》93条的"救表，宜桂枝汤"。97条的"欲救邪风者，宜桂枝汤"。其中的所谓救，就有着救及补的意味。这些也在示人桂枝汤是为救虚而设。

在《金匮要略·血痹虚劳病脉证并治第六》中竟有四张以桂枝汤为基础方而加减的方剂来治疗虚劳病。这四张名方是：**黄芪桂枝五物汤**：血痹，阴阳俱微，寸口关上微，尺中小紧，外证身体不仁，如风痹状，黄芪桂枝五物汤主之。**桂枝加龙骨牡蛎汤**：夫失精家，少腹弦急，阴头寒，目眩发落，脉极虚芤迟，为清谷亡血失精，脉得诸芤动微紧，男子失精，女子梦交，桂枝加龙骨牡蛎汤主之。**小建中汤**：虚劳里急，悸衄，腹中痛，梦失精，四肢酸疼，手足烦热，咽干口燥，小建中汤主之。**黄芪建中汤**：虚劳里急，诸不足，黄芪建中汤主之。

仲景所谓的虚劳病即虚损不足之病证。多为气血阴阳虚衰，阴阳失调所致。四张名方都是以桂枝汤为基础，加减变化而成。从而可见，仲景用桂枝汤治疗虚劳，是取其温补为用的。正如《金匮要略心典》所云：桂枝汤，外证得之能解肌去邪气，内证得之能补虚调阴阳。

桂枝汤能调和荣卫表里，增强免疫力。体质虚弱的人，或因过度劳累，以致身体衰弱者，患感冒时常易出现桂枝汤证，桂枝汤能治之。因此也可以说桂枝汤是一种强壮剂。

综上所述，桂枝汤助心阳脾阳、疗虚劳调阴阳，皆从温补入手。它应属助阳滋阴的补益剂。

【**辨证要点**】发热，自汗、恶风寒，头痛，鼻塞流清涕，脉浮缓。

【**主症辨析**】桂枝汤证在《伤寒论》里主要是指太阳中风（表虚）证。**发热、汗出、恶风（寒）、脉浮缓**为太阳中风证的四大主症。而**自汗出**是区别于太阳伤寒证的关键症状。此外太阳中风，阳浮而阴弱，阳浮者，热自发，阴弱者，汗自出。啬啬恶寒，淅淅恶风，翕翕发热，鼻鸣干呕者，桂枝汤主之。**鼻鸣干呕**也是常见症之一，以下就发热、汗出、恶风、脉浮缓、鼻鸣干呕略作分析。

1. 发热

桂枝汤证可不发热，或发热不甚高（翕翕比喻发热之程度并不甚高），饮食可如常，而柴胡桂枝汤证，为弛张热，可高达 39℃，且多乏食欲。桂枝汤用于发热的疾病时，**恶寒**常会成为重要的适用目标。

2. 恶寒

桂枝汤证在《伤寒论》里主要治疗太阳中风（表虚）证。症见发热、恶风寒、头痛、汗出、脉浮缓等。此证在外感热性病初期较为常见。桂枝汤证的汗出多伴有恶风、畏寒等症状。脱了衣服就怕冷，穿多一点就烦热出汗。第12条虽同时列举出**恶风与恶寒**，但两者并不是都一起发生的，只要有其中的一个症状存在即可。

3. 汗出（出汗）

太阳中风，除会发热之外，同时也会自然出汗。

（1）桂枝汤的自汗可以不显著，其人皮肤必潮润。麻黄汤证则皮肤干燥无汗，这是一鉴别要点。

（2）桂枝汤之汗属微汗，随出随收；桂枝加附子汤证则漏汗不止；白虎汤证则大汗出。

4. 鼻鸣干呕

（1）鼻鸣（鼻塞，打喷嚏）：鼻塞，打喷嚏等最常出现，流鼻涕亦是。桂枝汤证流清水鼻涕，可整天淌流不停，甚至一天湿手帕数块，麻杏石甘汤证之眼屎鼻涕为黄脓，少而稠黏臭秽。

（2）太阳中风而呈现桂枝汤证者，发生干呕症状者较少，平素胃肠虚弱的人，虽仅患感冒，会因表邪的冲击，偶而会有干呕。在使用桂枝汤治疗这种疾病时，不必考虑有无干呕。

【临床应用】

桂枝汤为仲景群方之冠，在《伤寒论》《金匮要略》书中记述用桂枝汤的条文有十余条，以桂枝汤加味应用的条文也有十余条。之所以应用及加减如此之多，与桂枝汤的功效有密切关系。桂枝汤之主要功效：①解肌发表：用桂枝汤调和营卫，解肌祛风，常用治素体虚弱易感冒者。此类病人多属表阳不足，腠理不密，卫外抗邪较差，一经风寒外袭，多致营卫失调。②滋阴助阳，和营固卫：卫气不和常自汗出，桂枝汤能治卫弱自汗出，亦治卫强发热畏寒汗出。③健脾和胃：桂枝汤外可调和营卫，内能健脾和胃，适用于表邪而脾胃虚弱脉浮者。④温经活血：桂枝汤适用于寒邪外袭，营卫不和，以致血脉阻滞者。

桂枝汤不仅适用于外感风寒表虚证，而且广泛运用于各种内伤杂病。

本方为解表和营卫之良方，无论风寒、温热、各种杂病，凡是病机具有卫阳受伤，营气虚寒，或在里之阴阳不和，在外之营卫失调，即可加减使用。故《金匮要略》以此治下利里虽和而表不解之身体疼痛，以及妊娠初期气血不和之阴脉小、不能食等。

桂枝汤能治太阳病之中风：头痛，发热，汗出，恶风，鼻鸣，干呕。凡感冒表虚，而有发热、恶风寒、汗出、头痛、鼻鸣干呕，脉浮缓的，均可用桂枝汤治疗。太阳病如发热、恶风寒、头身痛等，经用麻黄汤类发汗后，仍会恶寒、恶风，发热者，也可使用桂枝汤。

亦治脏无他病时发热自汗出者，以及杂病自汗出，主要是病机皆为营卫不和，这就是异病同治。

本方运用极广，有人虽有胃病、肝病，但汗出恶风，脉浮弱，即可用之。加减亦治虚劳再生障碍性贫血。

本方常用于治疗下列病证。

（1）**感冒**：只要怕冷出汗，脉不紧即可用之。体质弱者感冒，多为桂枝汤证，盖虚人感冒易得中风。体质强者感冒多为伤寒麻黄汤证。用本方治疗风寒表虚型感冒、虚人感冒、风寒型流行感冒取得良效者不乏报道。一般容易感冒的人，以桂枝汤合玉屏风散加减有预防作用。

（2）**自汗、多汗**：不但外邪伤表营卫不和表虚自汗者当用，其他杂病之出汗亦可用。桂枝汤善于治疗自汗、多汗，尤常用于体质虚弱者（即虚人）的感冒，一般常见于办公人员及文弱书生。此类人感冒除汗出恶风外，还表现为感冒的反复发作，或迁延不愈，即可用之。若有时间性发作的出汗，可先其时复发其汗。

也有不发热而汗出异常的自汗者，此类病患常见于神经衰弱、自主神经功能紊乱者，这就是《伤寒论》第54条所说的"病人脏无他病，时发热，自汗出而不愈者，此卫气不和也"。对于这种情况，若有时间规律性发作，则宜先其时复发其汗。

汗出异常是本方的主治，刘渡舟老师治一男性汗出偏沮病人，其病为左半身经常汗出，而右半身反无汗，切其脉缓而略浮，舌苔薄白，用桂枝枝汤原方，服后啜粥取微汗，从此其病获痊愈。

伤寒大家柯韵伯亦曾说：愚常以此汤治自汗、盗汗……随手而愈。

（3）**发热**：桂枝汤对于体温有双向调节作用，能使营卫不和所致的体温升高或偏低的病理状态趋向正常。**一般低热**有明显的汗出恶风可用桂枝汤。**高热**如有恶风、脉浮缓、时汗出者，属营卫失和，以桂枝汤治之亦有效。

桂枝汤还可治产后风及**产后发热**，其病机均属阴血亏虚，营卫不和，风邪乘袭者，若产后血虚营弱，发热、自汗、恶风、便难者，用之甚效。此外本方引申还可治**发热性疾病**，如感染性发热或非感染性发热以及原因不明性发热。

（4）**常用于一切外感证久不愈者**，或低热日久不退、自汗恶风、指尖冷、脉虚数、营卫不调者。

（5）**妊娠反应**：《金匮要略·妇人妊娠病脉证治第二十》曰：妇人得平脉，阴脉小弱，其人渴，不能食，无寒热，名妊娠，桂枝汤主之。妊娠后脉小弱，呕吐不重，胃脘嘈杂不舒，或全身疲劳，困倦嗜睡，属营卫气血不和，用此方调之。一般服二三剂，既能缓解妊娠反应，又利于胎儿发育生长。

（6）**对一般神经衰弱亦有效**：西医学所称的神经官能症，经检查未发现器质性病变者，用桂枝汤芳香解郁有效。

（7）**久逸突劳**：平常很少出力，突然工作量较大出汗较多，致使全身疲劳、肌肉酸痛。

（8）**重病恢复期**：一般重病恢复期仍感全身瘫软，无力、食欲欠佳、精神不爽、自汗……，此时营卫尚未恢复，可服桂枝汤，可促使早日康复。

（9）**慢性疮瘍**：疮面薄浅，有少量渗出液，久不收口者，亦属全身营卫失调。用本方治疗，通过调和营卫可促使疮面早日愈合。

（10）**过敏性鼻炎**：多为卫气不固，风寒乘虚而入，营卫失调。桂枝汤合玉屏风散加减有效。

（11）**多种皮肤病**：由于风寒外感营卫不和，血脉瘀阻之皮肤病（如红斑、湿疹、荨麻疹、皮肤瘙痒、冬季皮炎、**冻疮**等），在冬季遇寒则发、得暖则减者，遇风冷则加剧者，以桂枝汤治疗甚佳。对以瘙痒、渗出、遇风冷尤甚为特点的皮肤病有效。

（12）**其他过敏性疾病**：如过敏性紫癜、哮喘、食物过敏等。

（13）**肠胃虚弱下利腹痛**：第 276 条：<u>太阴病脉浮者，可发汗，桂枝汤主之。</u>慢性下利而脉浮自汗恶风寒者，可用桂枝汤治疗。

（14）**加减治疗多种痛证**：桂枝汤加减可治疗多种痛证。余近年来临床常用桂枝汤加减治疗颈、肩、胃、腰背诸部损伤。①颈椎病、肩背痛：桂枝汤加葛根；②胸背痛：首选方为瓜蒌薤白汤，可用桂枝汤加瓜蒌、丹参；③胃脘痛、腹痛：桂枝汤加重芍药，如建中汤等；④腰腿痛（坐骨神经痛）：桂枝汤加白术附子甚效。⑤腰肌扭伤：桂枝汤加地龙、独活、丹参、炒杜仲。⑥睾丸痛：桂枝汤加川楝子、小茴香、荔枝核，治疗多例疝气有效。

（15）**可作太阳经之引药**：以桂枝汤作引药，可治疗太阳经之多种疾病。我以桂枝汤加香附、浙贝、玄参、牡蛎治疗委中肉瘤及背部脂肪瘤效果极佳，皆数剂而愈。

此外，用桂枝汤加减能治疗许多疾病，在桂枝汤加减方说明。

【**总按**】桂枝汤居《伤寒论》众方之首，临床应用比较广泛。在《伤寒论》112 方里，有桂枝的共 35 首，约占 31%。桂枝汤及其加减方共 22 个，约占 19%，且应用范围很广，所以把它排在前头论述。

《伤寒论》在方后立加减之方者，有小青龙汤、小柴胡汤、真武汤、通脉四逆汤、四逆散、理中汤等方，独不在桂枝汤方后立加减法，这是因为桂枝汤只要略有加减，其作用及方名就大不相同了。使用桂枝汤时，桂枝与芍药的剂量要相等，否则就不能起到调和营卫的作用。本方只要改变桂枝或芍药的剂量，就会改变治疗意义及方名。

桂枝汤之重要及可贵，就在于临床加减变化可治疗甚多疾病，由桂枝汤加减之方剂达 23 方之多，其加减法甚多，扼要言之，不外寒、热、虚、实四大法。

（1）**寒**：加附子能温阳，例如加附子为桂枝加附子汤，治太阳兼卫阳受伤表虚不固而漏汗不止者。

（2）**热**：加黄芩能清热，加黄芩成阳旦汤，治本方证兼见口苦脉数者。

（3）**虚**：加人参能补虚，例如加重芍药用量并加生姜、人参为桂枝新加汤，治疗因吐利而致阴液受伤、脉沉迟者。加饴糖能温中补虚、和里缓急，例如加重芍药用量并加饴糖，为小建中汤，治疗心脾两虚，气血俱亏，而见虚劳不足之证。加当归为当归四逆汤，治血虚寒者。

（4）**实**：加大黄能攻实，表里双解。加大黄为桂枝加大黄汤，治有表证而兼里实者。

其他可类推。

桂枝汤之加减变化还有如下规律：

（1）**随兼证而加减**：兼项背强加葛根，兼喘加厚朴、杏仁，兼阳虚漏汗加附子。

（2）**因病机而加减**：太阳病阳虚汗漏不止，加附子；阴液受伤，**气血俱虚**加重芍药用量并加生姜、人参。

（3）**因加减份量而与原主治不同**：如加桂枝二两为桂枝加桂汤，则平冲降逆，治心阳虚（不能制水），下焦阴寒之气（水寒之气）乘虚上冲引发的奔豚。桂枝汤倍芍药之量，为桂枝加芍药汤，治太阳病误下外邪未解，并太阴病，脾气伤、气血不和而腹满时痛。

其他可类推。

随兼证而加减一类的病可说仍有风邪在表，若只是增减桂枝或芍药用量或去之，则是中风病表邪已解，为治疗变化之杂病而设。

《金匮要略》21篇中有15篇主治方含有桂枝汤，《金匮要略·血痹虚劳病脉证并治第六》就有6方寓有桂枝汤结构。可见桂枝汤应用之广，要深一层探索桂枝汤之应用，需结合《金匮要略》同看。

本方应用虽多，但还是要注意其禁忌：一是外感风寒表实证，其人脉浮紧，发热汗不出者，不可与之也（16条）。**二是湿热内盛之人**，如：酒客病，不可与桂枝汤，得之则呕（17条），平素嗜酒亦即长期大量饮酒之人，胃多湿热。桂枝汤为辛甘之剂，辛能助热，甘能助湿，湿热壅滞于中，可使胃气上逆而致呕。举酒客而其他胃多湿热者亦在禁忌之内。**三是内热盛者**，如19条凡服桂枝汤吐者，其后必吐脓血也。本条提示内热盛者禁用桂枝汤。以温热必加重其热，必损伤阳络而吐血。**四是温热病人**，但恶热，不恶寒而渴者（《温病条辨》上焦篇），虽汗出亦不可用桂枝汤，桂枝汤属辛温之剂，服之以热助热，无异于火上添油，耗津劫液。

四、桂枝加桂汤

【原文】烧针令其汗，针处被寒，核起而赤者，必发奔豚，气从少腹上冲心者，先灸核上各一壮，与桂枝加桂汤，更加桂二两也。（117）

【要旨】本条论述误以烧针取汗致发奔豚的证治。

【释义】烧针即将针体烧热行刺，属火攻之一。寒为外邪之谓；核是指针处的隆起部分。烧针强令汗液外泄，汗为心液，必损伤心阳。心阳因之而虚，君火一衰不能制阴于下，则肾水必乘之逆动上冲，凌犯心阳，症见动悸从下腹往胸部上冲，状若奔豚。治宜在其隆起的地方各施灸一壮，然后给予内服桂枝加桂汤，重用桂枝益心通阳、温肾降冲，镇抑上冲之气，兼可解太阳表邪。

【原文】发汗后，烧针令其汗，针处被寒，核起而赤者，必发奔豚，气从少腹上至心，灸其核上各一壮，与桂枝加桂汤主之。（《金匮要略·奔豚气病脉证治第八》）

【病机】桂枝加桂汤系针对误汗损伤心阳（汗为心液，心阳因汗而虚），针处复感外寒，心阳虚（不能制水），下焦阴寒之气（水寒之气）乘虚上冲侵犯心胸的奔豚证而设。发作时自觉有气从少腹急冲胸咽，发作憋闷欲死。先用灸法温阳散寒，再予桂枝加桂汤温通心阳、平冲降逆。

【组方及用法】

桂枝五两（去皮）　芍药三两　甘草二两（炙）　生姜三两（切）　大枣十二枚（擘）

上五味，以水七升煮取三升，去滓，温服一升，本云：桂枝汤，今加桂满五两，所以加桂者，以能泄奔豚气也。

参考用量：桂枝（去皮）15g，芍药9g，生姜（切）9g，甘草（炙）6g，大枣（擘）（5枚），水煎两次温服。

【方义】本方温通心阳、平冲降逆。由桂枝汤加重桂枝用量（原三两成五两）而成。桂枝汤散风寒调和营卫，加重桂枝意在温阳散寒、下暖肝肾、降逆平冲，以治奔豚之气。

【解析】

1. 关于本方之加桂是桂枝还是肉桂

桂枝加桂汤，在桂枝汤的基础上重用桂枝五两，旨在通阳散寒，变调和营卫为温通心肾、散寒降逆之剂。对于方中之加桂问题，历来有不同的看法，究竟是加重桂枝剂量，还是另加肉桂，长期存在几种分歧意见。①认为加桂当加桂枝者，有柯琴、尤在泾、徐灵胎等。②认为加桂当加肉桂者，有方有执、余无言等。③视状况加桂枝或肉桂者，章虚谷认为，若平肾邪，宜加肉桂，如解太阳之邪，宜加桂枝。现代也有些人认为：加桂枝能温通心阳、固护卫气、平冲降逆；加肉桂则味厚入肾，能温肾元散少腹积寒，使寒水不致上冲。历代争论沿续至今，众说纷纭，莫衷一是。

这个问题从《伤寒论》原文中可以得解。下面几个理由可以认为原方之加桂应是加桂枝。

（1）此方是将桂枝汤的**桂枝增加其份量**而成的，桂枝汤之桂枝用三两，此方后注桂枝用五两，较桂枝汤多用二两，与条文更加桂二两之数符合。方后云**本云：桂枝汤，今加桂满五两**（桂枝汤之桂枝原为三两），与方中桂枝五两之数亦相符。加的当然是桂枝。

（2）**桂为桂枝之简写**。试看163条：太阳病，外证未除，而数下之，遂协热而利，利下不止；心下痞硬，表里不解者，桂枝人参汤主之。其组成则为：桂枝四两（别切）、甘草四两（炙）、白术三两、人参三两、干姜三两。上五味，以水九升，先煮四味，取五升，**纳桂**，更煮取三升，去滓，温服一升，日再、夜一服。这里桂枝简写为桂。可证117条之加桂亦为加桂枝。386条理中丸证之中，涉及加减白术者，皆直接简写术，亦同此义。

（3）仲景所有方剂中并无用肉桂之先例，纵是用桂枝，亦注明去皮据查东汉以前的医籍，并无肉桂之记载，桂枝与肉桂之分，系后世临床发展所衍生的问题。

不过，现代临床也有用桂枝汤加肉桂治疗奔豚取效者。关键看证候适合用哪个。

2. 关于奔豚之证治

《伤寒论》及《金匮要略》之奔豚有多种。如桂枝加桂汤证与《金匮要略》中的奔豚汤证，皆以气从少腹上冲咽喉为主症，皆名为奔豚。但二者的病因不同，治法亦有异。

桂枝加桂汤证系因外邪引起气冲，由于心阳亏虚，下焦寒气乘虚上冲，气从少腹上至心，治以桂枝加桂汤调和阴阳、平冲降逆。

奔豚汤证属肝郁气冲，病由惊恐等情志刺激，导致肝气郁而化热，并随冲脉上冲，以气上冲胸，腹痛，往来寒热。治以奔豚汤清热养血平肝、和胃降逆止痛。

以上二者之异，除属肝属肾不同之外，奔豚汤证多从热化，桂枝加桂汤证多从寒化，借此可以区别。

此外尚有欲作奔豚的**苓桂甘枣汤证**，这是下焦原来停有水饮，因发汗太过，心阳受损，水气内动，因而发生<u>脐下动悸</u>，而<u>欲作奔豚</u>，可用茯苓桂枝甘草大枣汤通阳降逆、培土制水。

兹将以上几种**奔豚**作简表对比以资鉴别如下：

表1-2　几种奔豚的比较

原文	奔豚，气上冲胸，腹痛，往来寒热，奔豚汤主之（《金匮要略》）	……气从少腹上至心，灸其核上各一壮，与桂枝加桂汤主之（《伤寒论》）	发汗后，脐下悸者，欲作奔豚，茯苓桂枝甘草大枣汤主之（《伤寒论》）
病机	肝气奔豚	肾气奔豚 已作奔豚，表证未解	欲作奔豚，无表证（证已在里）
证候	气上冲胸，腹痛，往来寒热	气从少腹上冲心，腹痛	发汗后，脐下悸者，欲作奔豚者
方剂	奔豚汤	桂枝加桂汤	苓桂甘枣汤

【鉴别比较】

桂枝加桂汤证与苓桂甘枣汤证

两者皆治奔豚。

（1）**桂枝加桂汤证**：系烧针发汗，**已作奔豚**，属心阳虚损，寒气上逆，气从少腹上冲心，故治以平冲降逆。以桂枝汤解表，加桂枝以散寒降逆。

（2）**苓桂甘枣汤证**：系发汗后，脐下悸，**欲作奔豚**，属心阳虚损，水邪欲动上犯心，故治以温阳制水。以桂枝、甘草缓冲逆，重用茯苓制水邪。

【辨证要点】奔豚，气从少腹上冲心。

【临床应用】

此条系《伤寒论》中少数针药并用之条文。虽说艾灸与汤药结合并治，疗效较高。不过，奔豚并非都是烧针所引起，有时不用灸法，单用桂枝加桂汤亦有良效。

本方主治奔豚证。病机上要注意把握心阳虚下焦阴寒之气上逆。临床证候要注意把握气从少腹上冲胸咽、发作时痛苦不堪、心悸或胸闷、神疲肢冷、舌淡苔白、脉细弱为辨证要点。

本方主治外感、头痛、头晕耳鸣、癔病（有癔球上冲症状者）、呃逆、神经官能症（尤其是胃肠神经官能症，见下面解说），某些心脏病等而见气直上中焦，觉心胸不适，甚或憋闷，窒息感等症状者。

余常用本方治胃肠型感冒，亦常用于治**胃肠神经官能症**：肝胃不和，见气逆上冲，胸脘胁肋攻冲作痛，或呕吐，或呃逆，或噫气，喜温欲按，舌苔白，脉沉弦而迟，效果较好。

五、桂枝加附子汤

【原文】太阳病，发汗，遂漏不止，其人恶风，小便难，四肢微急，难以屈伸者，桂枝加附子汤主之。（20）

【要旨】本条论述中风发汗太多伤阳而阳虚的证治。

【释义】太阳中风病，当与微汗，汗出应是遍身絷絷微似有汗者益佳，不可令如水流离，病必不除。若发汗不得法，发汗太多，汗腺肌腠开张之后收摄困难，而致汗漏不止，而且恶风。因汗漏不止，阳虚气化无力，膀胱寒水无以化气，津液亦耗伤，不能下输膀胱，故小便难。阳气虚不能温煦四肢，阴津伤体液失于濡养筋脉，所以症见四肢微拘急，难以屈伸，病之重点，在于汗漏而阳虚。以桂枝汤调营卫，附子强心温阳。阳复液回，诸症皆可愈。

【病机】发汗后，表未解，阳气受伤，津气亦损，筋脉失养。阳虚肌表不固，所以漏汗不止、恶风；津液受伤气化不力，则小便难；筋脉失养，故四肢微急难以屈伸。

【组方及用法】

桂枝三两（去皮）芍药三两　甘草三两（炙）　生姜三两（切）　大枣十二枚（擘）　附子一枚（炮，去皮，破八片）

上六味，以水七升，煮取三升，去滓，温服一升。本云：桂枝汤，今加附子，将息如前法。

参考用量：桂枝（去皮）9g，芍药9g，甘草（炙）9g，生姜（切）9g，大枣（擘）4枚，附子（炮，去皮，破八片）9g，水煎服。

【方义】桂枝加附子汤是在桂枝汤的基础上加熟附子而成，桂枝汤原方剂量不变，仅加小剂量炮附子。桂枝汤能解肌祛风及调和营卫，加少量的炮附子以温经、扶阳，使阳旺表固，邪去汗止，津液得复，诸症可愈。

【解析】

1. **此证为什么不用敛汗剂？**

此证既然漏汗不止，为什么不用敛汗剂？看看桂枝加附子汤的组合，桂枝汤之芍药三两、甘草二两（炙），芍药甘草汤之白芍药、甘草（炙）则是各等份，此方甘草加一两，共为三两，芍药也是三两，芍药甘草之比为1：1，相当于芍药甘草汤，由于剂量的调整，所以此方就有益阴和营的功效。阴复则小便难者得以自利，而四肢微急者亦得以缓解，而且芍药也有利小便的作用，其功效益阴和营，所以能治阴津耗伤所造成的小便难。

2. 关于附子应用

《伤寒论》中用附子，均有恶风或恶寒的症状，主要用于阳虚或亡阳、风寒湿痹痛、阳虚水肿等证。仲景用附子，分生用、炮用两种，一般阳虚证用熟附子，亡阳重急证用生附子。温阳用小剂量，回阳救逆用大剂量，祛瘀除痹治疗风湿痛用重剂量。下面再略加解说。

（1）**救亡阳（回阳救逆）**：用生附子（配伍干姜），一般则为<u>一枚</u>，如干姜附子汤、四逆汤、白通汤、白通加猪胆汁汤、四逆加人参汤、茯苓四逆汤等。重证则大者一枚，如通脉四逆汤及通脉四逆加猪胆汁汤。

（2）**治阳虚者**：多用炮附子一枚，如本方及真武汤、芍药甘草附子汤等。

（3）**治疗风湿痛者**：重用炮附子，轻者2枚，大剂量为<u>3枚</u>，适用于风寒湿痹镇痛。附子汤用炮附子2枚，甘草附子汤亦用炮附子2枚，桂枝附子汤、桂枝附子去桂加白术汤，用炮附子3枚。

本方（桂枝加附子汤）属治阳虚，其中之附子宜炮用、轻用。

（4）**关于附子配伍**：**配桂枝**祛风除湿、治经络肌肉痹阻；**配芍药**温经和营、阴阳并调；**配甘草**回阳和中；**配生姜**温散水气；**配干姜**回阳救逆；**配麻黄**治太少两感及寒湿痹痛；**配白术**温脾除湿；**配人参**回阳益气；**配芩、连、大黄**寒热并用清热除痞。

【鉴别比较】

表1-3　桂枝加附子汤与真武汤、四逆汤比较

桂枝加附子汤	真武汤	四逆汤
可兼有表证（头痛、发热、恶寒）	无表证	无表证
阳虚及阴，无水泛	阳虚夹水，水泛	阳虚严重，近亡阳
用炮附子	用炮附子	用生附子
阳虚及阴： 四肢疼痛且微急（强直）、难以屈伸、小便难等耗阴各症遂漏不止为特征	水泛： 心下悸、头眩、身瞤动振振欲擗地、下利等水气上冲或下泄 四肢沉重疼痛	亡阳： 汗出而厥 四肢拘急不解、疼痛 吐、利、手足厥冷、脉微细欲绝、恶寒蜷卧等

【辨证要点】太阳中风证。症见汗漏不止、恶风、小便难、四肢微急、难以屈伸。

【临床应用】

《伤寒论》原文中，**遂漏不止**本指汗出不止而言，然据临床实践，此漏汗可引申至其他体液因为阳虚不摄而漏泄不止者，这是取象的扩大应用。如鼻衄、便血、尿血、二便、经血漏泄不止、带下、鼻鼽（涕流不止）等。此漏汗指体液点滴缓缓漏出不止，非如大汗亡阳证。

小便难指小便频而涩，欲出无力，年高气虚及神经衰弱者均可见此症。

四肢微急、难以屈伸，是阳虚津伤、经脉失濡的表现。微急指明拘急程度并不十分严重，四肢活动不灵活，例如：坐久腰脊难伸、四肢萎弱酸紧、扳机手等。

本方临床应用广泛，如：①**阳虚**之感冒、自汗、二便不固、溢乳、经漏、带下、鼻衄、便血、尿血、涕流不止，以及疮疡瘀脓不尽、新肉不生、迁延不愈者；②**阳虚**而筋脉失养，如腰背拘急酸痛、风湿、类风湿、坐骨神经痛、中风半身强直、四肢萎弱酸紧、扳机手等；③背寒足冷者。产后受寒，有汗或无汗之四肢神经痛。

应用要点：注意把握症状上以恶风寒、自汗、疼痛、筋脉拘急、手足不温为主，病机上以表虚、阴阳两虚为主。

六、桂枝新加汤

【原文】太阳病，发汗后，身疼痛，脉沉迟者，桂枝加芍药、生姜各一两，人参三两，新加汤主之。（62）

【要旨】本条论述汗后津伤血虚、营气不足致身疼痛的脉症与治法。

【释义】本条是说有外感表证用发汗药发汗过多，损伤了卫阳和营阴，使筋脉和肌肉得不到足够的气血温煦和濡养，而引起身体疼痛。脉见沉迟，沉为表邪陷里，迟为营气不足，系夺汗血少之故。由于发汗而体液消耗，致血气亏虚运行迟滞，体失荣濡而疼痛。治用桂枝汤以和营阴，加芍药润血滋阴，加生姜益脉通阳气。加人参补气益胃助阴，助化津生血之源，令血脉充则身体疼痛可愈。

【病机】外感表证发汗过多伤营，筋脉失养而身疼痛，脉沈迟，为风寒表虚兼营气不足身痛证。

【组方及用法】

桂枝三两（去皮）　芍药四两　甘草二两（炙）　人参三两　大枣十二枚（擘）

生姜四两

上六味，以水一斗二升，煮取三升，去滓，温服一升。本云：桂枝汤，今加芍药、生姜、人参。

参考用量：桂枝 9g，芍药 12g，炙甘草 6g，生姜 12g，大枣 6g，人参 9g。

【方义】本方以桂枝汤调和营卫，重用生姜借其辛散之力走于外宣通卫阳，行血脉之滞，加重芍药滋阴养血，解痉缓急，并制姜、桂之辛散，勿使走肌腠而发汗，行于经脉而止痛。加人参补益气血滋生化之源，人参之用妙在气阴双补，在阴补阴，在阳补阳，更能针对脉沉迟而治。此中芍药、生姜用量同时加重，动静相制，敛散结合，共起和营卫、通血脉、养阴液、润筋脉的作用，从而止痛。

【解析】

1. 关于身疼痛

常见于风寒外束，营阴郁滞，脉浮紧者，宜以汗解，用麻黄汤治之。亦可见于营气亏虚肌肤失养之虚证。

本条系发汗后，伤其荣阴，荣虚不足以濡养筋肉故身疼痛；损其卫阳，阳气不足以温通血脉，故脉沉迟。本条应非风寒表虚兼证，而系表邪已尽而营血亦伤之证。此方的作用不在解肌而在于和营补气阴。

2. 关于方名

刘渡舟老师说：所谓新加汤，是指仲景在前人所创桂枝汤的基础上重用芍药、生姜又加人参而成。此外桂枝汤本为辛温解表法，此则一变为辛温酸甘和营法，亦可说新加之另一意义。

【鉴别比较】

桂枝新加汤证与桂枝加附子汤证

均为过汗后的变证。

（1）**桂枝新加汤证：系过汗伤津**，症见身疼痛、脉沉迟，属气营两虚，未见阳虚。

（2）**桂枝加附子汤证：系过汗伤阳**，阳虚汗漏，并见恶风、小便难、四肢微急、难以屈伸，属卫阳虚损，但尚未至亡阳。

【辨证要点】太阳中风，见身疼痛、脉沉迟。

【临床应用】

本方运用范围极广泛。不论有无表证，凡气营不足，脉道不充，经脉失养之身体疼痛者，均可投之。若未经发汗，平素体质阴血虚弱，外感有汗、身疼痛者，亦可用之。

本方目前常用于虚人感冒，头身肌肉骨节痛，产后身痛，以及因气血虚损，不足以营养肌肉筋脉所引起的肢体疼痛，以及倦怠、懒动、肌肉无力等症，还有各种虚损性疾病或病后调理，均可酌用本方。只要在**病机上把握气营不足、营卫不和即可**。

表证本宜汗解，但《伤寒论》有咽喉干燥者、淋家、衄家、疮家、亡血家、汗家不可发汗之说，即阴液不足者，不宜汗法。有人临床遇此等病患，不知将何从下手，实则《伤寒论》此条实已预示助阴解表之法，即以此方用之表证而兼营血不足者。

七、桂枝加厚朴杏仁汤

【原文】喘家作，桂枝汤加厚朴、杏子佳。（18）

【要旨】本条论述喘家患太阳中风的证治，也可说太阳中风兼喘的证治。

【释义】喘家即素有喘病的人，偶有感冒，即引起旧病共作。这里是说：素有喘病的人得了桂枝汤证，以桂枝汤治其新感，加厚朴、杏仁于桂枝汤中，兼平其喘。由此可以看到仲景治病，注重新病，其旧恙亦兼顾。

【原文】太阳病，下之微喘者，表未解故也，桂枝加厚朴杏子汤主之。（43）

【要旨】本条论述太阳表证误下，表未解，兼有邪陷致喘的证治。

【释义】此条所举示的微喘，系表邪（太阳中风之桂枝证）仍在而兼有里证者，不先治表而先行攻里，以致下后微喘，说明在表之邪稍稍入里，影响肺气不利而上逆迫胸，引起喘。也可说正气尚能与邪抗争，仍有外达之势，主要矛盾还在于表，即所谓表未解，故用桂枝汤解肌达表，加厚朴、杏仁降气平喘。

【病机】外感引动内在痰饮宿疾，或外感误下引起咳喘。

这两条条文从两个方面论述了桂枝加厚朴杏子汤的证治：19条为素有喘疾；43条为太阳误下，复外感风寒。发病的诱因不同，但风寒袭于肌腠，内迫于肺，肺寒气逆的病理则相同。

【组方及用法】

桂枝三两（去皮）　甘草二两（炙）　生姜三两（切）　芍药三两　大枣十二枚（擘）　厚朴二两（炙，去皮）　杏仁五十枚（去皮尖）

上七味，以水七升，微火煮取三升，去滓，温服一升，覆取微似汗。

参考用量：桂枝（去皮）9g，甘草6g（炙），生姜9g（切），芍药9g，大枣4枚（擘），厚朴（炙去皮）6g，杏仁（去皮尖）6g。水煎服。

【方义】本方即桂枝汤加厚朴、杏仁组成，本方系解肌、降气、定喘之剂。由桂枝汤调和营卫解表祛邪，并能调和气血、下气降逆。加厚朴宽中消痰下气，杏仁降气定喘镇咳。使表解里和，以降气平喘。乃标本兼治之法。

【解析】

治表虚而喘何以要加厚朴?

厚朴入脾、胃、肺经，为理气治湿要药，厚朴亦能理气化痰，尤其是除喉部一带的痰，如《金匮要略》治疗妇人咽中有如炙脔的半夏厚朴汤即是。咳喘者多有气上逆，甚者还会有胸腹胀满，厚朴能理气燥湿化痰，能除胸腹胀满，理气下气是治喘之本，这里厚朴、杏仁并用，且将厚朴置前，杏仁在后，就在强调降逆平喘必须标本同治，绝不可只用杏仁而忽视厚朴，在此厚朴必用。由于厚朴、杏仁有加强定喘之功，许多医师亦常加用于小青龙汤中增强其疗效，我个人医案中就有多例如此用之。

【鉴别比较】

本方治喘要与伤寒论其他治喘方鉴别。如麻黄汤、小青龙汤、麻杏石甘汤、葛根芩连汤等，可参见小青龙汤之鉴别比较。

【辨证要点】宿有喘疾，复感风寒。或平素有痰喘，外感触发者。

【临床应用】

桂枝加厚朴杏仁汤本为宿有喘疾，复感风寒而设。平素有痰喘，又因外感而触发，属表虚者，或桂枝汤证兼有咳嗽气喘者，都可用本方。

桂枝加厚朴杏子汤应用广泛，临床只要抓住风寒在表，营卫不和，肺气上逆之主要病机，即可投以本方，甚具效验，特别是外感咳嗽、年老体弱咳喘、慢性支气管炎、支气管哮喘、支气管扩张、小儿支气管炎等。

新感引动旧邪临床常见，尤其是慢性支气管炎病人常因感冒而诱发，符合本方之应用，余常用此方治疗多效。

八、桂枝加芍药汤

【原文】本太阳病，医反下之，因而腹满时痛者，属太阴也，桂枝加芍药汤主之，大实痛者，桂枝加大黄汤主之。(279)

【要旨】本条论述太阳病误下转属太阴腹满的证治。

【释义】这条是论述太阳病因误下而变为太阴病者及变为阳明病的两则治方。太阳病应以发汗的方法治疗，但因医师误下而发生腹满，时时腹痛者，是已经变为太阴病，故曰属太阴也。这是桂枝加芍药汤的主治。太阳表邪未解，主以桂枝汤，腹挛急作痛，主以芍药甘草汤。如果见胃肠失其传导秽滞肠中而便秘、腹满，发生剧烈腹痛者，属于阳明病，则以桂枝加大黄汤治之。桂枝汤加少量大黄运其传导，则表解里行，无邪陷之弊。

【病机】太阳病误下外邪未解，并太阴病，脾气伤、气血不和而腹满时痛。

【组方及用法】

桂枝三两（去皮）　芍药六两　甘草二两（炙）　大枣十二枚（擘）　生姜三两（切）

上六味，以水七升，煮取三升，去渣，温分三服。本云：桂枝汤，今加芍药。

参考用量：桂枝 9g，芍药 18g，炙甘草 6g，大枣 6g，生姜 9g。

【方义】本方即桂枝汤倍芍药之量而成。桂枝汤调和营卫，芍药量自倍且亦倍于桂枝，故强于和里缓急止痛。方中桂枝合甘草，辛甘温以通阳活络，芍药与甘草相合，酸甘化阴，和气血缓急止痛。姜、枣，益气和营补脾和胃，故本方能通阳益脾、和里缓急、活血止痛。

【辨证要点】腹满时痛。

【临床应用】

将本方认作桂枝汤与芍药甘草汤之合方，比较容易理解方义，更有助于应用。本方在桂枝汤调和营卫的基础上倍加芍药，突出了和里建中、缓急止痛的作用，临床常用来治疗各种消化系疾患引起的胃脘痛诸症，效果比较满意。

本方常用于治疗风寒外感兼脾虚腹满隐痛或下利者。本方证病人之特征，系自觉或他觉都有腹满。腹痛则系时痛时休。下利需要有腹满、腹痛为主诉。

常用于治疗虚弱的减肥体质的人之腹满、腹痛而下利者，其腹痛不是连续，而是有休止为特征，有人下利或便软不畅（有残留感，拉不干净）。多会兼有里急后重。

桂枝加芍药汤，一般以腹部膨胀而有呕吐、下利、时时腹痛为适用目标，但无呕吐和下利时亦可使用。用以治疗月经疼痛亦有卓效。还可用于拘挛性疼痛、产后乳房红肿胀痛、慢性菌痢、阴亏便秘等。

九、桂枝加大黄汤

【原文】本太阳病，医反下之，因而腹满时痛者，属太阴也，桂枝加芍药汤主之。大实痛者，桂枝加大黄汤主之。（279）

【要旨】本条承上文，论述太阴之邪外迫阳明的证治。

（太阳病当从表解，今反误下而伤阴，胃津亏损，阳明化热，大便干结，腹痛板实拒按，本方主之。）

【释义】见前节桂枝加芍药汤。

【禁忌】**太阴病，脉弱，其人续自便利，设当行大黄、芍药者，宜减之，以其人胃气弱，易动故也。**（280）

【释义】桂枝加大黄汤为表证误下脾气伤，络瘀而气滞，腐秽不行而设。大黄、芍药为酸苦破泄之品，脾胃虚弱者当慎用或减量而用，否则易伤动中阳而致变证。

【病机】本病表证入里，兼阳明，以腹部大实痛为主，腹痛较剧，难以缓解，揉按愈甚，大便不通。

【组方及用法】

桂枝三两（去皮）　大黄二两　芍药六两　生姜三两（切）　甘草二两（炙）
大枣十二枚（擘）

上六味，以水七升，煮取三升，去渣，温服一升，日三服。

参考用量：桂枝 9g，芍药 18g，生姜 9g，炙甘草 6g，大枣 6g，大黄 6g。

【方义】桂枝加大黄汤为太阳阳明合病、解表通里、表里并治之轻下剂。桂枝加大黄汤系桂枝加芍药汤再加大黄而成。桂枝汤调和营卫，芍药有缓和肌肉紧张之作用，能缓急止痛。再加大黄走而不守，更增泻实之效。诸味相协，以解表通便去阴实。

【解析】本方历来争议颇多，有认为本方系表里双解，有认为系治里之剂。有认为属虚证，也有认为属实证，莫衷一是。但根据临床，从医案中应可得知桂枝加芍药汤为太阳太阴并病，证较偏虚，桂枝加大黄汤为太阳阳明并病，证较偏实。

李培生医师认为本条是太阳误下伤脾，邪陷太阴，脾伤气滞络瘀之里证、实证。李克绍医师也认为本病是脾家实。

【鉴别比较】

桂枝加芍药汤与桂枝加大黄汤

腹满为两者俱有之症，然位同而功能各异。

（1）**桂枝加芍药汤**：系表证未罢，而**阳邪已陷入太阴**，太阴病主开主出，则秽腐之出不利，故腹时痛。满而时痛，为下利之兆，故倍芍药以滋脾阴而除满痛，此用阴和阳法也。桂枝加芍药，有小建中之意。

（2）**桂枝加大黄汤**：系表邪未解，而**阳邪陷入阳明**，阳明病主纳主合，则腐秽燥结而不行，故大实痛。大实而痛，是燥屎之征，则加大黄以润胃燥，而除其大实痛，此双解表里也。桂枝加大黄，有调胃承气之意。

表 1-4 桂枝加芍药汤与桂枝加大黄汤比较

	桂枝加芍药汤	桂枝加大黄汤
原文	本太阳病，医反下之，而产生以下转归： 因而腹满时痛者，属太阴也，桂枝加芍药汤主之	大实痛者，桂枝加大黄汤主之
组成	桂枝汤倍芍药	桂枝汤倍芍药加大黄
病机	太阳误下，外邪未解，并于太阴病	肠胃有宿食，复感外邪，内外合病，并于阳明
病位	太阳太阴并病	太阳阳明并病
病性	太阴病方。表虚兼有里虚寒证、阴证	阳明病方。表虚兼里实证、阳证
症状	**邪陷太阴故腹满时痛或下利** 表未解：发热（或不发热），恶寒，头痛，有汗 腹满时痛，喜温喜按，按之有弹力 下利泥状便或黏液便，便时有里急后重感 舌苔薄白	**因有宿垢，故腹满而大实痛** 表未解：发热（或不发热），恶寒，头痛，有汗 腹满而痛拒按 大便秘结，或下利不爽 舌尖苔白而根部薄黄
方义	调营卫和脾，表里两顾之合剂 桂枝汤调和营卫以解表，倍用芍药以和脾治痢止痛	解表通里，表里并治之轻下剂 桂枝汤调和营卫，加大黄通里导滞
应用	外感风寒，表虚自汗兼脾虚腹满隐痛或下利者	外感风寒，表虚自汗兼肠胃有宿食，腹实满疼痛

【辨证要点】腹满而实痛拒按，大便秘结，或下利不爽。

【临床应用】

桂枝加大黄汤，临床多用于太阳阳明并病，亦即外有太阳之表证、内有阳明之里实者。

常用于治外感风寒，表虚自汗兼肠胃有宿食，腹满实痛者。

又常用于治肠炎伴有里急后重或大便秘结、肠痉挛或肠麻痹性便秘等。

更常用于治疗痢疾，《皇汉医学》载用本方治疗痢疾腹痛。有用本方治疗痢疾初起有表证，腹痛而里急者。也有用于治疗表未解而夹食滞，大便不利者。

用本方加减治疗一些其他杂症而有便秘者，例如治疗顽固性荨麻疹，昼夜瘙痒无度，有畏寒，大便燥结难下者，用桂枝加大黄汤治疗，很快得愈。

余曾治一中年妇女，严重便秘，多年来大便困难，需用手抠才能出来，用本方 10 剂后可不用手抠，再服小柴胡汤加肉苁蓉、当归数剂，每日大便正常。

十、小建中汤

【原文】伤寒二三日，心中悸而烦者，小建中汤主之。（102）

【要旨】本条论述伤寒夹虚，心中悸烦的证治。

【释义】伤寒二三日，为太阳病的表证时期，新感不久，即见心中悸而烦，而且不因汗、吐、下就出现心中悸而烦，这是其人气血不足。虽有表证，因有里虚的证候者，不宜攻表，应先补其里虚。《医宗金鉴》说：必其人中气素虚，虽有表证，亦不可汗之。盖心悸阳已微，心烦阴已弱，故以小建中汤先建其中，兼调营卫也。就是说其人中气素虚，营卫气血生化不足，心失所养，再感外邪，正气耗散，阳虚则悸，阴虚则烦，烦悸并见，阴阳气血虚弱可知。虽有表证，亦不可汗之。宜用小建中汤补其里虚，俟心悸镇静之后，若仍有表证时，再行攻表。

【原文】伤寒阳脉涩，阴脉弦，法当腹中急痛者，先与小建中汤，不瘥者，与小柴胡汤主之。（100）

【要旨】本条论述土虚木乘，少阳病夹有里虚的证治。

【释义】伤寒，浮取脉涩，沉取脉弦直有力。涩为血少，意味血行不良而正气不易荣行于外。弦主拘急，表现腹内拘急。如此气血不充，中虚有寒，应会发生腹中挛急作痛，此系少阳病而兼里虚，可先以小建中汤温中散寒、补虚缓急，若没有痊愈，再与小柴胡汤治之，则邪随少阳转枢外达而愈。

【原文】虚劳里急，悸衄，腹中痛，梦失精，四肢酸疼，手足烦热，咽干口燥，小建中汤主之。（《金匮要略·血痹虚劳病脉证并治第六》）

【释义】虚劳病常是阴虚及阳；或阳虚及阴，而致阴阳两虚，当阴阳两虚时，阴阳失调，就会出现一些寒热错杂症状。阴虚生热，则衄血，手足烦热；咽干口燥（虽然觉得口内唾液少而干燥，但是不想喝水）；阳虚生寒，则里急、腹中痛；营血不足，则心悸；肾虚阴不能内守，则梦遗失精；气血虚衰不能营养四肢，则四肢酸疼（手足懒倦而疼痛）。这种状况要用小建中汤治疗。

【原文】男子黄，小便自利，当与虚劳小建中汤。（《金匮要略·黄疸病脉证并治第十五》）

【原文】妇人腹中痛，小建中汤主之。(《金匮要略·妇人杂病脉证并治第二十二》)

【病机】本证为中阳不足，心脾两虚，气血俱亏，而见虚劳不足之证。阴虚则在内在下，阳虚则在外在上，本证病机为阴阳不和而偏于阳虚者。

【组方及用法】

桂枝三两（去皮） 甘草二两（炙） 大枣十二枚（擘） 芍药六两 生姜三两（切） 胶饴一升

上六味，以水七升，煮取三升，去滓，纳饴，更上微火消解，温服一升，日三服。呕家不可用建中汤，以甜故也。

参考用量：桂枝9g，芍药18g，炙甘草6g，生姜9g，大枣6g，饴糖30g（桂枝倍芍药加饴糖）。

按：本方中必须加饴糖，如果去之不用，则起不到建中汤应有的作用。如果没有饴糖，可将药物蜜炙，提高甜度，因甘能缓。但以饴糖为佳。

【方义】本方为甘温建中补虚之剂，主治阴阳俱虚肝木乘脾之虚劳证。由桂枝汤倍芍药加饴糖而成。方中重用饴糖为君，甘温入脾，温中补虚，和里缓急，配芍药酸甘化阴养营血；倍用芍药为臣，则全方从桂枝汤之走表而往里走于腹部；桂枝、甘草为伍，可扶心阳治心悸；姜、枣辛甘温，温中补虚。在桂枝汤之基础上加味，由偏表方变成补脾建中的补益方。中阳得运则中州建立，营卫自和，气血生化，则虚劳发热、腹痛、心悸等各症可除，此为建中之名的由来。本方阴阳兼顾而以温阳缓急为主，肝脾同治而以补中暖脾为要。

【解析】

关于心中悸而烦

心中悸而烦是气血不足（**气虚则悸，血虚则烦**）的表现。伤寒二三日，心中悸而烦，表明伤寒新感不久，不因汗吐下，就出现心中悸而烦。《医宗金鉴》说：必其人中气素虚，虽有表证，亦不可汗之。盖心悸阳已微，心烦阴已弱，故以小建中汤先建其中，兼调营卫也。这是说中气素本亏虚，营卫气血不足，心失所养，再感外邪，耗散正气，阳微则悸，阴弱则烦，烦悸并见，阴阳气血虚弱可知。故用小建中汤调和营卫补脾建中，则阴阳气血调和，虚损可复，悸烦可除。

【鉴别比较】

小建中汤与桂枝汤

两方药物仅相差一味，小建中汤与桂枝汤药品相同，不过芍药加倍，再加胶饴而已，但功用各有不同。

（1）**桂枝汤**：以桂枝为君，辛甘发散，以驱邪为主。

（2）**小建中汤**：以饴糖为君，配芍药酸甘相合，以补中为主。

【辨证要点】太阳伤寒见心中悸而烦者。四肢懒倦，或全身懒倦；阳脉涩，阴脉弦；或脉洪大而无力者。这些都是里虚之证。

【临床应用】

本方之应用不一定非得有表证，**症状**上掌握心悸心烦、虚寒性腹中急痛，或腹中隐痛喜温按、四肢乏力；**病机**上掌握脾胃亏虚、气血不足，即可应用小建中汤。伤寒阳脉涩，阴脉弦，法当腹中急痛伤寒二三日，心中悸而烦者，皆因中阳已虚，所以先治其里，温建中阳，调和营卫，虚者亦可复而解。

本方首在建中，能治中阳不运，脾胃虚寒，有镇痉、镇痛、滋养之作用，能缓急止痛。是使胃肠强壮之药方，胃肠虚弱之人最适宜。

常用于治疗虚寒腹痛、胃脘痛，虚劳发热（阴阳气血营卫失调），以及改善体质。

1. 虚寒腹痛、胃脘痛

（1）**虚寒腹痛**：本方专治腹中虚寒，尤治腹痛如神，症见脘腹拘急疼痛，时痛时缓，按之则减，是气痛（重按之则愈痛而坚者，当有积也），气痛不可下，下之则愈甚，此系虚寒证。此外治疗因脾胃虚寒、中气不足所引起的多种病证。虚证胃脘痛、消化不良、胃弛缓、胃下垂、胃或十二指肠溃疡，其痛时作时止，按之痛势得减，腹部濡软，可用本方。

（2）本方临床常用于治疗慢性胃炎，不论是萎缩性胃炎或浅表性胃炎，并对胃和十二指肠球部溃疡均有良效（加黄芪为黄芪建中汤效尤佳）。慢性肝炎、肋间神经痛、小儿的慢性腹痛，亦常用本方。蛔虫性腹痛见有脾胃虚寒症状者可用小建中汤加川椒、乌梅等治疗，疗效显著。

（3）有时亦可用于慢性腹膜炎。对于腹膜炎病人，没有腹水者，服用小建中汤颇能奏效。

2. 虚劳及虚劳发热

（1）**虚劳及虚劳发热**：**本方系阴阳气血营卫失调所致诸证之总方**，常用本方治疗虚寒性寒热、虚劳等。虚弱体质，有贫血倾向易疲劳者，均可使用。《金匮要略》用治：虚劳里急，悸衄，腹中痛，梦失精，四肢酸疼，手足烦热，咽干口燥。即虚劳各症，如：神经衰弱而见衄（亡血），心悸、腹中痛或遗精者；黄胖病，脸面发黄，全身无力，动则气喘，脉象虚弱，舌淡不华者；低热或手足烦热、盗汗、易出汗、频尿量少、四肢酸痛，乏力等属于阴阳气血失调者。此即所谓因虚成损，积损成劳，因脏腑气血亏损所导致的慢性衰弱性疾病。

治疗阳虚发热，多认为即后世甘温除热法之滥觞。

（2）**产后或经后腹中拘急疼痛**，喜温欲按，心悸多梦，手足心热，脉沉涩无力。加当归用之尤良。还治寒性妇科月经不调及痛经。

（3）**常用于血液系统疾病**。血液系统疾病基本上在中医也属虚劳范畴。如再障性贫血、白血病、溶血性黄疸、缺铁性贫血等。西医学中之慢性肝炎、肝腹水、消化性溃疡、结核病、疲劳综合征、肿瘤晚期等疾病，病迁延而见体质耗损，体力衰弱，皆可按虚劳论治。还可治老年抑郁症。

3. 改善体质

本方着眼于虚弱状态改善体质而用方，其意义远大于缓解腹痛，是改善虚弱体质的名方。本方为改善虚弱小儿体质常用之重要方剂，小儿甚多脾胃消化系统虚弱者，身体虚弱的儿童，往往在患感冒时，呈现小建中汤之证。虽有发热，但脉不浮，不头痛而发生腹痛。对于容易感冒的儿童，给予小建中汤服用一段时期，气色转佳，同时也不易罹患感冒。对于小儿虚弱体质之夜尿尤为常用之效方。

4. 其他

用于治疗帕金森综合征见双手震颤，病机属肝脾气血虚弱，以小建中汤加党参、黄芪、山药等补益脾气药，再加当归、首乌等养血柔肝之品，双手震颤减轻。

按：前述症状兼血虚者加当归；兼气虚者加黄芪。本方加当归，名当归建中汤，治产后体虚、腹中疼痛，或少腹拘急、痛引腰背、不能饮食、营血内虚者。本方加黄芪，名黄芪建中汤，治虚劳诸不足，气虚自汗、短气、困倦者。黄芪为补虚扶弱之品，综合全方其补虚益气之功更优于小建中汤，治小建中汤证并见少气、自汗、恶风、倦怠乏力、脉微而弱者。黄芪建中汤治疗虚寒性胃及十二指肠溃疡病甚效。

注意：呕家不可用此方，因其甘能腻膈，服之则呕吐益甚。

十一、炙甘草汤

【原文】伤寒脉结代，心动悸，炙甘草汤主之。（177）

【要旨】本条论述太阳之邪传入少阴而阴阳两虚，脉结代，心动悸的证治。

【释义】伤寒泛指一切外感热病而言，若未及时治疗，循经传入少阴。少阴包括心、肾两脏，不传足少阴肾，便传于手少阴心。若心之阴阳气血俱虚，阴血虚心无所养，阳气弱不能鼓动脉气，则会有心慌悸动不安之感，即会出现结代脉。动，述其甚也。心动悸，形容心跳动得很厉害。脉结代即脉律不整而有歇止的一类脉象。脉搏缓中时而一止，止无定数者，为结脉。止有定数者，代脉也。或说终止良久再来者谓之代。

按： 引起结代脉的原因很多，主要有三，即气血虚衰、血瘀、痰阻。本条之脉结代，属于气血虚衰，血运迟缓无力，原系平素体质气血虚耗，脏气衰微。心脏为维持其运血之职，勉力搏动，但因血虚难乎为续，终而一止以致间歇也。从脉结代、心动悸来看，可见心脏之气血虚衰甚剧，急当复生血脉，故急以炙甘草汤滋养心血而通阳复脉。

【原文】 脉，按之来缓，而时一止复来者，名曰结。又脉来动而中止，更来小数，中有还者反动，名曰结，阴也；脉来动而中止，不能自还，因而复动，名曰代，阴也。得此脉者，必难治。（178）

【要旨】 本条补叙结代脉的脉形及预后。

【释义】 诊脉的时候，脉波的来势缓慢（或说一息脉来四至），而有一时停止（有间歇现象），继之复来者，名曰结脉，是阻滞不通的意思，属阴也（亦虚象也）。又脉来中止之后，再来稍快，即止后之一动与下次搏动间隔较小，而后又恢复原来的跳动者，称之为更来小数。

也有不经小数，只稍停顿即恢复正常跳动的为反动，相对无小数而言，其止无定数。此属阴证之类，曰结脉。结脉的出现，往往由于正气虚衰，阳气不足，阴寒偏盛，气血凝滞所致。其脉属阴，其证属阴，故为阴也。

脉来缓，缓中一止，间歇时间长，停后不能更见小数，不能自还（似乎不能以自己的力量再搏动，犹如求人代续一样），而其停止似为休息状态，忽又搏动者，名曰代脉。属阴也（亦虚也），得此脉者，病必难治。

按： 间歇脉有三种，即促、结、代。数而中止者为促脉；结脉与代脉则属于缓而中止的一类。

【病机】 本方证之病机以心阴阳气血俱虚为主。阳虚心气弱不能宣通脉气，脉气不能接续而脉结代，阴虚不能荣养心血故出现心动悸。也就是说气血不足、（心）阴阳两虚为基本病机。

【组方及用法】

甘草四两（炙）　生姜三两（切）　人参二两　生地黄一斤　桂枝三两（去皮）
阿胶二两　麦门冬半斤（去心）　麻仁半升　大枣三十枚

上九味，以清酒七升水八升，先煎八味，取三升去滓，纳胶烊消尽，温服一升，日三服。

参考用量：炙甘草 12g，川桂枝 6g，生地黄 15g，人参 9g，生姜 6g，麦门冬 9g，麻仁 9g，阿胶 9g，红枣 12 枚。

【方义】病机属心阴阳气血俱虚。本方药物可分为三组：炙甘草、人参、大枣等甘温之品，意在补益心气；麦冬、麻仁、生地、阿胶等阴柔之药重在养心阴；生姜、桂枝、清酒辛温功在振心阳。重用炙甘草调养中宫，甘温补中益气生液，以为复脉之本，并缓急养心而为主药。《名医别录》谓其能通经脉，利血气。且甘能缓急，缓其动悸之急迫也。人参大补元气，炙甘草、人参、大枣共用，能补益中焦，滋化源，化生气血。阿胶、生地滋阴补血，麦冬、麻仁增液润燥，共用滋心阴补心血、滋心阴充脉体，资生化之源；由于阴液无阳则不能生化，故加生姜、桂枝温阳通脉，可使本方滋阴而无滞结之患。煎时加清酒（米酒）助药力而通血脉。诸药合用，补而不滞，温而不燥，能滋心阴、温心阳、补心气、益心血，血气调畅，则血脉复常而动悸自安，故名之为复脉汤。

按：此方若无生地黄，用干地黄也有效。虽然说煎此方时，要加酒，若无酒亦可只用水煎。但是由于地黄有滞胃的倾向，所以用酒煎，较容易被吸收。例如八味丸亦用酒送下，因此还是有酒效果较好。本方用酒，能起通经作用，尤其是通心经。

【解析】

1. 本方用药特点

本方用药有几个特点，尤其是与药量及煎服法有关。

（1）**重用炙甘草**：在方中为主药，用量仅次于生地，《伤寒论》113 方，仲景用甘草者多达 70 方，没有一方比此方量更重者。

（2）**重用大枣**：本方大枣用量为 30 枚（仲景用大枣一般为 12 枚），是其他方的 2.5 倍，是张仲景《伤寒论》《金匮要略》方中用大枣量最大者。

（3）**重用生地**：虽方名炙甘草汤，但用最重者则是地黄。其用量达一斤，为仲景群药之冠。

（4）**巧用清酒**：在煎煮的溶媒方面，一定不能忽视用酒。用清酒作为煎剂，是本方独具一格的巧妙配伍。地黄、麦冬等阴柔黏滞之品，得清酒之辛通，使其能补而不滞。

本方为补虚复脉之名方，又堪称补法之滥觞，清代著名温病学家吴鞠通《温病条辨》中根据温病病机的特点，以本方为基础，去掉辛温的桂枝、生姜、清酒、大枣，随证加减，创新脱颖化裁了多个复脉汤，如加减复脉，一甲、二甲、三甲复脉，大定风珠和救逆汤 6 个新方，就是在本方的基础上衍化而出的方剂，治热邪灼伤真阴，阳亢阴竭诸证。

2. 关于炙甘草配伍

仲景用炙甘草的方子很多，其配伍如下：

（1）**配伍桂枝**：辛甘通阳，活利血脉，平冲制悸，如桂枝甘草汤治疗发汗后，心下悸，欲得按者。又如炙甘草汤治疗脉结代心动悸者。

（2）**配伍芍药**：酸甘化阴，舒挛缓急，如芍药甘草汤。

（3）**配伍姜、枣**：和胃健脾生津。

（4）**配伍峻剂**：缓和峻药，如调胃承气汤缓和大黄泻下之力；麻黄汤、麻黄附子细辛汤中，缓和麻黄发汗之力。

【辨证要点】脉结代，心动悸。

【临床应用】

炙甘草汤病机以心阴阳气血俱虚为主。主症为**脉结代、心动悸**。临床只要见到心动悸、脉结代，便可以应用炙甘草汤。本条之舌证或红，或正常而无苔，或有裂痕。副证可以有气短、失眠。患伤寒（外感）而热退之后，脉结代而心悸者，是为炙甘草汤的主治，这种现象以年轻人之病毒性心肌炎最多。

本方临床应用广泛，只要抓住气血亏虚和心律不齐这些主症，就可应用本方。

现代被用来治疗各种原因引起的心律失常（心律不齐）；对由心脏过劳、甲状腺功能亢进、心脏神经官能症等引起的期外收缩或心动过速，更为常用。常用于治疗各种心脏病、心律失常，如病毒性心肌炎、风湿性心脏病、冠心病、心绞痛、心房颤动、病态窦房结综合征、早搏等。这些病多能见到脉结代、心动悸。期前收缩，亦名过早搏动（早搏），是心律失常中最常见的一种，其脉象与中医学所描述的结代脉相吻合，用本方加减治疗有效。

据观察心律不齐虚证多，而实证少。本方的组成着重于补心气、通心阳，不仅对功能性心律失常有效，对器质性病变所致之心律失常和心力衰竭也有效。临床上室性早搏、心房纤颤、冠心病、风湿性心脏病、病毒性心肌炎、病态窦房结综合征等都可以出现脉结代、心悸动，见此脉症均可采用炙甘草汤。用本方加味治疗这些病证出现心悸脉结代病人，能收到纠正心律的功效。

用本方合生脉散治疗冠心病频发室性早搏常取得良好效果，尤其是偏气阴两虚者疗效较好。本方用于心肌病、自主神经功能紊乱等引起的心律失常，效果很好，不仅能消除病人主观的症状，还能改善心电图。

实际上其应用范围远不止于此。除了心血管病外，也常用于消化系统疾病、妇儿疾病、突眼性甲状腺肿及其他眼病、调养等。此方能活利心胸一带血液，用来隆乳亦有疗效，但需耐心服用一段时间。

大家说：但对于下利者，和容易下利者，则以不用较为安全。然《类聚方广义》说：若下利者，去麻子仁，加干姜，水煮之为佳。加减得宜，下利仍可用。

此外，对肺结核、神经衰弱等虚劳性疾病，也有一定疗效。还用于低血压、喘咳、汗证、视物昏蒙、青盲、瞳神干缺病等。

此方我常用于心血管病，常用治脉结代（心律不齐）、心动悸、心动过缓、尤其是治疗病毒性心肌炎多例颇效。也曾用于治疗风湿性心脏病、再生障碍性不良性贫血、白细胞减少症、血小板低少等。还用治呃逆、胃脘痛，又曾用治甲状腺功能亢进症眼突，都有相当疗效。

在应用本方时，根据病证进行加减。如偏阳气不足，可加黄芪；偏阴虚，可加五味子；夹血瘀，可加桃仁、红花之类或丹参；夹痰湿，可加瓜蒌、半夏。治较频繁之心律不齐，我常加入五味子，有所谓生脉散在内，疗效更高。

此方是一剂强壮强心剂。对于形体消瘦，动辄气喘心慌，大便干者，或肿瘤病人经过手术、化疗、放疗后，也可用本方加生脉散调服。

十二、桂枝去芍药汤、桂枝去芍药加附子汤

【原文】太阳病，下之后，脉促，胸满者，桂枝去芍药汤主之。（21）

若微恶寒者，桂枝去芍药方中加附子汤主之。（22）

【要旨】论述误下伤阳而胸满、恶寒之证治。

【释义】太阳病不以汗解而反攻下，致使邪气下陷于胸中，邪滞于胸，胸内烦满（闷），胸满是因为下后由于邪气的上冲所引起，阳气拒邪欲出外达，故脉见急促，说明病有外解之势。治疗仍以桂枝汤作为主方，去芍药之酸收，恐敛邪不散，有碍胸满。若见微恶寒者，乃下后阳虚病陷少阴，要在前方中加炮附子温阳固表。

【病机】本证为太阳病误用苦寒下泄伤阳，邪陷胸中，胸阳不振，然未与痰水瘀血相合，正气仍能奋起抗邪，正邪交争，故见胸满与脉促，若阳气损伤较重则见微恶寒。

【组方及用法】

桂枝去芍药汤

桂枝三两，去皮　甘草二两，炙　生姜三两，切　大枣十二枚，擘

上四味，以水七升，煮取三升，去滓，温服一升。

参考用量：桂枝（去皮）9g，甘草（炙）9g，生姜（切）9g，大枣（擘）4枚。

桂枝去芍药加附子汤

桂枝三两，去皮　甘草二两，炙　生姜三两，切　大枣十二枚，擘附子一枚，炮，去皮，破八片

上五味，以水七升，煮取三升，去滓，温服一升。

参考用量：桂枝（去皮）9g，甘草（炙）9g，生姜（切）9g，大枣（擘）4枚，炮附子9g。水煎服。

【方义】胸满乃误下所致，脉促，为胸阳力争之反应。表示人体正气仍能奋起抗邪，阳气欲求向上向外伸展之势，说明心阳受损不重，故用桂枝汤解肌调和营卫。去芍药者，系因胸满由阳虚所致，芍药酸寒阴柔有碍胸中阳气之宣畅，又恐敛邪而不利桂枝之辛甘发散，去芍药者即是减阴助阳，俾使桂枝能够充分发挥效能。

若兼见脉微恶寒者，便非表证的恶寒，为阳气损伤较重，于本方中再加附子温经扶阳。

【鉴别比较】

1. 桂枝去芍药汤证与桂枝加芍药汤证

（1）**桂枝去芍药汤证**：因误下后，脉促、胸满，系邪未下陷而胸阳被遏。去芍药则加强温阳之力。

（2）**桂枝加芍药汤证**：太阳病医反下之，因而腹满时痛，系邪已下陷入里而脾虚气滞。

胸满或痛者，不用芍药。腹满时痛者，重用芍药，此为仲景用药之心法。加芍药则加强滋阴之力。

2. 桂枝去芍药加附子汤、桂枝加附子汤、桂枝附子汤

表1-5　桂枝去芍药加附子汤、桂枝加附子汤、桂枝附子汤比较

	桂枝	芍药	炙甘草	生姜	大枣	炮附子	煎服法	特点
桂枝加附子汤	3两	3两	3两	3两	12枚	1枚	水七升，煮取三升，温服一升	桂枝汤原方，轻用炮附子。调和营卫、兼顾表阳，酸甘化阴（筋脉不利）
桂枝去芍药加附子汤（本方）	3两	去之	2两	3两	12枚	1枚	水七升，煮取三升，温服一升	

	桂枝	芍药	炙甘草	生姜	大枣	炮附子	煎服法	特点
桂枝附子汤	4两	去之	2两	3两	12枚	3枚	水六升，煮取二升（较浓）分温三服	重用桂附，去芍药减少甘草，酸甘药物减轻，辛热药物更重。祛风温寒。治身微肿，全身痛，风湿相搏，重痛

【辨证要点】脉促、胸满而没有热象。

【临床应用】

胸满并非皆由下之所致，要灵活看待。无论有汗无汗或下之与否，凡属阴寒凝滞、胸阳不振者，均可用之。只要见脉促、胸满而没有热象，便属于本汤证。

在实际临床上，胸满往往会扩及到季肋下，成为他觉的胸下满和心下满。桂枝去芍药汤临床多用于治疗胸闷、心悸、咳逆、支气管哮喘伴肺源性心脏病、慢性胃炎、胃下垂等。有些冠心病属阳虚阴盛者，常伴胸满、短气、咳喘或夜发心绞痛较重者，也可以本方加减，治之颇效。若寒象或阳虚较重者则加附子，即以桂枝去芍药加附子汤治之。还可治哮喘、风湿性关节炎、类风湿关节炎等。

桂枝去芍药汤在临床应用时，如能考虑其加味方，才能扩大其应用。如太阳病中篇的**桂枝去芍药加蜀漆龙骨牡蛎救逆汤**，治疗各种原因引起的心阳虚损，兼痰浊阻窍之神志症状，主治心悸、心神不宁，甚至惊恐狂乱、卧起不安。

又如此方与麻黄细辛附子汤的合方，即《金匮要略》**桂枝去芍药加麻黄细辛附子汤**，原主治：**气分，心下坚，大如盘，边如旋杯，水饮所作，桂枝去芍药加麻辛附子汤主之。**（《金匮要略·水气病脉证并治第十四》）。现根据其主治常用于治疗心阳不足，或肺脾阳虚，寒水内停，气机不利之心腹证如鼓胀等；或心肾阳虚，肾水上凌所致喘咳；或脾肾阳虚水泛证、肾病综合征等疗效甚好。桂枝去芍药加麻辛附子汤对水肿、鼓胀（腹水）、痞气、癥瘕等病证，只要辨证确切，多获良效。陈修园的消水圣愈汤，即桂枝去芍药加麻黄细辛附子汤加知母而成，称为治水肿第一方，对气血痰水互结之单腹胀，投本方直捣其痰水气血之巢穴（《医学从众录》）。如此其应用范围则较为广泛，亦为重要的方剂。

十三、桂枝去桂加茯苓白术汤（苓芍术甘汤）

【原文】服桂枝汤，或下之，仍头项强痛，翕翕发热，无汗，心下满微痛，

小便不利者，桂枝去桂加茯苓白术汤主之。(28)

【要旨】本条论述汗、下后水邪内停，兼太阳经气不利的证候及治疗。

【释义】从条文仍字可知，本条所举诸症，汗、下后仍在，说明汗、下之前就有，此证非汗下所能治，以致病仍不解。症结在于水饮内停，故小便不利，心下满微痛。水阻三焦，气机不得畅达则无汗。此全责之于水，予以桂枝汤或攻下之，不但未能奏效，反而会里虚更甚。为此，解表得先行水，水去则表里自然调畅，所以暂且去除作用于表的桂枝，加入茯苓、白术温中健运利水。给予本方后，会使尿量增加，驱除停滞于心下的水和消除膨满，且会随着汗出而解热，头痛、项强也会自然地消除。

【病机】本条为水邪阻遏太阳经气，气水郁结。阳气不达肌表，故外见头项强痛、翕翕发热，无汗等表气不和的太阳类似症；水与阳结，膀胱气化不利，影响里气不和，故内见心下微满痛，小便不利。辨证要点在于小便不利一症，因膀胱气化不行，而使水气内停，本方利小便解阳郁，而解表、泻下皆非本病之所宜。

【组方及用法】

芍药三两　甘草二两(炙)　生姜(切)　白术　茯苓各三两　大枣十二枚(擘)

上六味，以水八升，煮取三升，去滓，温服一升。小便利则愈。本云：桂枝汤，今去桂枝加茯苓、白术。

参考用量：芍药9g，甘草(炙)6g，生姜(切)、白术、茯苓各9g，大枣(擘)4枚，水煎两次温服。

【解析】

1. 历代医家对此条原文的争执

历代医家对这条原文的认识和理解很不一致。

(1)**认为错误者**：清人徐大椿说：凡方中加减法，皆佐使之药，若去其君药，则另立方名。今去桂枝，而仍以桂枝为名，所不解也。钱天来也说：治之以桂枝去桂加茯苓白术汤，未详其义，恐后人传写之误，未可知也。即或用之，恐亦未能必效也。而《医宗金鉴》的作者吴谦更是直接提出去桂枝当是去芍药之误。

(2)**遵从原文者**：多数医家皆认为应遵从原文，即桂枝汤去桂加苓术：如王肯堂、尤在泾、柯韵伯、陈念祖、徐灵胎、刘渡舟等。理由：①无汗忌桂；②表邪夹饮，不可攻表，必治其饮，饮去则表自解，方后有小便利则愈一语，可见以利小便为主；③桂枝去桂加茯苓白术汤方后有云：本云桂枝汤，今去桂枝，加茯苓白术，此亦为去桂，而非去芍之佐证。

有关论述，再略举述如下。

刘渡舟老师说：桂枝去桂加茯苓白术汤方后注云：小便利，则愈，说明本方作用不是发汗而是通利小便，无需桂枝走表以解肌，故当去之。

奥田谦三在《伤寒论讲义》中表述了同样见解，说：此方不事解肌，而主逐水。是本方去桂枝加苓术，以弱散表之力，强逐水作用之所以也。

曹颖甫说：……去桂枝者，则以本病当令水气内消，不欲令阳气外张故也。就是说用桂枝则使药力向上向外，反而阻碍利水作用使药效难以充分发挥。

冉雪峰分析本条与 15 条（太阳病，下之后，其气上冲者，可与桂枝汤，方用前法；若不上冲者，不得与之）的病机之后说：气上冲者用桂枝，不上冲者不得用桂枝。不上冲而又下陷者，更不能用桂枝，去桂枝义旨，明白显昭。

个人以为：对于诸家解释，仍有争议之处，只有用实践来作为检验的标准最为实际。既然临床上有实际效果，就应当以去桂为妥。从经验来看：桂枝汤之作用在于促进自内向外、向表之气的流动，故出现头项强痛、翕翕发热、无汗、心下满微痛之症状，用桂枝反不利于下部停水之病，去掉桂枝保留芍药，则向上力量减弱，再加入苓术，则利尿走下。小便利则愈。

2. 本方证为什么不用五苓散以利小便？

本方辨证的关键是在小便不利，为什么不用五苓散以利小便？五苓散方后注说：多饮暖水，汗出愈。用发汗利水法，使外窍通则里窍自利，是表里双解法；本方则是利水使里窍通，则水邪去，经脉自和，是利水以和外之法。

唐容川说得很清楚：**五苓散**是太阳之**气不外达**，故用桂枝，以宣太阳之气，气外达则水自下行，而小便利矣。此方（桂枝去桂加茯苓白术汤）是太阳之**水不下行**，故去桂枝，重加苓术，以行太阳之水，水下行则气自外达，而头痛、发热等症，自然解散。无汗者，以微汗而愈矣，然则**五苓散重在桂枝以发汗，**发汗即所以利水也；**此方重在苓术以利水，**利水即所以发汗也。实知水能化气、气能行水之故。

对于以无汗为理由不得用桂枝，个人认为那是针对桂枝汤中风证而言，至于桂枝汤治杂病或桂枝汤之加减方则未必一定要有汗才能用，以桂枝汤为基础加减的一些方子如桂枝加桂汤、小建中汤、炙甘草汤、温经汤、当归四逆汤等都不必然有汗出，本证去掉桂枝成为桂枝汤的加减方，所以本证虽无汗，依然可用。而且方后注说小便利，则愈，说明本方的作用不是发汗，而是通利小便，也无需桂枝走表以解肌，故可以去之。

3. 刘渡舟老师之独特见解

刘渡舟老师对此条有独特的见解，他认为：

（1）伤寒论中有对应关系，桂枝汤去芍药或桂枝汤加桂枝等于温阳；桂枝汤去桂枝或桂枝汤加芍药等于养阴。桂枝和芍药，一阳一阴，在临床上具有二分法的意义。既有桂枝加桂汤，就有桂枝加芍药汤，有桂枝去芍药汤，就应该有桂枝去桂汤，这样一来，使得阴阳相互对应，符合疾病变化及治疗的客观规律。从这一点分析，桂枝汤而去桂这种情况确实是存在的。

（2）从药物组成来看，不妨将它与苓桂术甘汤对应起来，就能更清楚地认识去桂的意义。

仲景用真武汤扶阳利水，就有猪苓汤育阴利水以对应之，这是因为人体水液代谢的失常关系到阴和阳的两个方面。**以此规律出发，苓桂术甘汤是水证的通阳之法，理论上应有和阴之法，《伤寒论》中虽无径称苓芍术甘者，但第28条桂枝去桂加茯苓白术正是苓芍术甘汤之实质**。从药物组成看，不难发现其苓芍术甘四味药物正好与苓桂术甘四味药物有桂枝与芍药阴阳对应的特点。而其中有生姜、大枣，则犹如苓桂术甘汤有苓桂枣甘汤、苓桂姜甘汤之变通。

（3）仲景为什么不直接称之为苓芍术甘汤，可能有两个原因。①突出桂芍两药之对应，第21条（太阳病，下之后，脉促，胸满者，桂枝去芍药汤主之）与第28条前后对比，使人对照看待，以见胸满与心下满微痛两证有上下之不同；前者为去芍留桂；后者为去桂留芍。②仲景惟恐后人在"头项强痛，翕翕发热"上抓住桂枝不放，而过分执着于桂枝的解表作用，故点名要去桂枝而留芍药。

【鉴别比较】

表1-6　桂枝去桂加茯苓白术汤与五苓散比较

	五苓散	桂枝去桂加茯苓白术
共同处	发热、小便不利	
病机	太阳之气不外达	太阳之水不下行（水郁）
方义	用桂枝宣太阳之气，气外达，水自下行	去桂枝，重用苓芍，行太阳之水，水下行则气自外达 芍药在此协同苓术有去水气、利小便的作用，正如真武汤的组成中有茯苓、白术、芍药、生姜及附子
邪的出路	多饮暖水，汗则愈	小便利则愈

【辨证要点】头项强痛，翕翕发热，无汗，心下满微痛，小便不利。

【临床应用】

本证病机为内有停水，临床应用只要抓住症状头项强痛，翕翕发热，无汗，心下满微痛，小便不利者。方证对应就可用之，不一定要经过服桂枝汤或下之。

本方具有通阳达表、利水化饮之功，主要用于治疗外感病，水不气化，营卫失和，发热久不去者。或湿热为患之发热小便不利，而有轻度伤阴者。或湿热夹阴虚之一般外感后，或湿病有热不甚者。本方腹证，有所谓心下满微痛者，对慢性胃炎、慢性胃肠炎、溃疡病、肝炎等消化系统，若有上述见症更多采用。应用于水郁发热、水郁经气不利的头项强痛，常获良效。也有人用以治疗某些癫痫伴有心下悸、按之软、小便不利而涩者。

此外临床常会遇到有头痛与项强病人，投予葛根汤无效，若辨证为无汗，心下满微痛，小便不利者，给予桂枝去桂加茯苓白术汤祛除心下的停水后，头痛和项强便会随之而愈。这是学伤寒论必须了解的道理。

【启示】本方在争议之后，值得注意的是，这个方子也带给我们不少启示。

（1）发现和阴利水之法。仲师为什么要设立这样一条方证？刘渡舟老师对此条有独特的见解，最值得一提的是与温阳利水相对应的和阴利水之法。这是刘渡舟老师晚年提出的一个颇具影响的学术观点。详见前面解析之三。

（2）分析思维要执常知变。本条之所以会引起争论，主要是桂枝汤去掉了主药桂枝，与一般人所知之常理不同。以桂枝汤解肌发汗祛除表邪，以及化气行水，祛除停水，此治法之常理。而本方却偏偏去桂，这就要突破一般思维，从变法中探究。深入分析服桂枝汤而表证仍在，就说明此表证并非外感所致。再者，心下满而且痛，当然也就不是一般轻浅的心下有水气，而是脾失转输水气内停，膀胱气化失常，其他各症皆因于此。其类似外感之症亦因于此。亦即水病为因为常，其他症状皆为变为果。

（3）治病必须掌握病机所在，全面具体分析问题。不要一看有头项强痛、翕翕发热之表证，就认为非桂枝不可，若诊得头痛与项强时，就遽而投予葛根汤，是为错误的治法，要看病机所在。临床常诊察到与本条所论的病证相同的病人而给予桂枝去桂加茯苓白术汤、苓桂术甘汤、真武汤等予以祛除停水后，头痛与项强便会随之而愈。学伤寒论者不可忘记这个道理。否则，属于头痛医头、足痛医足的片面治法，治标不治本。

（4）辨证必须透过现象看到本质。注意水邪假象，以免误诊。水邪之病可有外热假象，临床上运用经方之际，对于这种极易造成误诊之病状，当倍加注意。桂枝去桂加茯苓白术汤证有此现象，真武汤证亦有这种现象，临床上值得重视。真武汤证：太阳病发汗，汗出不解，其人仍发热，心下悸，头眩身瞤动，振振欲擗地者，真武汤主之。其中的"汗出不解，其人仍发热"也是这种现象。水邪导致体表卫气受阻，形成了疑似表证，若不从水邪着手，勉强发表，可能反使病情恶化。能否辨别这种疑似表证，用桂麻剂，还是温里或祛湿剂，有时攸关生命，在真武汤中，这种情况尤其紧要，必须特别重视。

（5）注意伏邪激越之象。桂枝去桂加茯苓白术汤及真武汤证，此两证可说皆因水邪之病而有外证假象，投予表证药方无效，或说因而出现虚阳外越之象，或说真正病证，也就是水邪引致之病证，常在投予表药后才出现。这也可说是一种伏邪激越之象。在疑似表证而投用桂麻剂无效时，另见有虚寒证之同时，应该考虑潜伏水邪之可能性（即水郁发热）。

十四、桂枝甘草龙骨牡蛎汤

【原文】火逆下之，因烧针烦躁者，桂枝甘草龙骨牡蛎汤主之。（118）

【要旨】本条论述火逆烧针误治而致心阳虚烦躁的证治。

【释义】火逆、下之、烧针，一误三误，形成烦躁。强调因烧针烦躁，说明火逆致使心阳重伤，扰乱神明，神气外浮，故见烦躁。治当在桂枝甘草汤补心通阳基础上，加龙牡收敛心气、潜镇心神。

按：日本吉益东洞认为本文有误，根据本条主方以桂枝甘草汤为基础，将本条原文改成"火逆、烧针、汗之，因烦躁者……"，这样似较符合实际。此条是因火迫汗而损伤心阳的变证，与桂枝甘草汤证之病机皆为心阳受损，故以桂枝甘草汤为基础加味治疗。

【病机】本证是火逆（烧针等）迫汗，汗出多致心阳虚损，心神浮越，而烦躁之证。

【组方及用法】

桂枝一两（去皮）　甘草二两（炙）　牡蛎二两（熬）　龙骨二两

上四味，以水五升，煮取二升半，去滓，温服八合，日三服。

参考用量：桂枝 3g，龙骨 6g，甘草（炙）6g，牡蛎（熬）6g（此量略轻，可加倍用之），水煎分三次温服。

【方义】本方炙甘草量倍于桂枝，温养心气为主，桂枝温通心阳为辅。龙骨、牡蛎重镇潜阳、镇惊安神；牡蛎平肝潜阳。龙牡相须为用，镇心伏肝，安神潜阳。四药同用，炙甘草、桂枝温养心阳以治本，龙骨、牡蛎重镇浮阳以治标，为温养心阳、潜镇安神、标本兼治之方。

【鉴别比较】

1. 桂枝甘草龙骨牡蛎汤证与桂枝甘草汤证

皆为损伤心阳。

（1）**桂枝甘草汤证：**此为**发汗过多**造成，心下悸，欲得按者。以桂枝甘草汤温复心阳即可。

（2）**桂枝甘草龙骨牡蛎汤证**：此为火逆下之造成，心神浮越之烦躁。病情较桂枝甘草汤证为重。因此本条除温复心阳外，还需潜镇安神，于桂枝甘草汤中再加龙骨、牡蛎。

【辨证要点】心阳虚损，心神浮越，而烦躁之证。

【临床应用】

本方现代常用于治疗心悸、虚烦、脏躁、心律失常、心神不安（神经官能症、神经衰弱）、癫狂（精神分裂症）、眩晕、阳痿、早泄、滑精等。**病机上只要把握心阳虚损所引起的病证，皆有效。**

本方可治疗心阳受伤、心神浮越不安所引发的失眠。此类失眠一般要比阴虚火旺、心阴不足所致的失眠难治。桂枝甘草龙骨牡蛎汤能敛阴、潜阳、镇摄、敛神。治疗此类失眠，比用安神镇惊之品效果明显。

对一些经施灸后发生动悸亢进而不能睡眠者，用此方顿服，可获得较好的效果。

十五、桂枝去芍药加蜀漆牡蛎龙骨救逆汤

【原文】伤寒脉浮，医以火迫劫之，亡阳，必惊狂，卧起不安者，桂枝去芍药加蜀漆龙骨牡蛎救逆汤主之。（112）

【要旨】本条论述伤寒误用火劫亡心阳而导致惊狂的救治之法。

【释义】伤寒，脉浮，病在表也，应以汗解，医师误以火热迫劫发汗，汗为心液，过汗伤心阳则心怯而**惊**；阳伤水津不化聚而成痰浊，扰乱神明则**狂**，而卧起不安。治用桂枝汤通阳；去芍药以减阴助阳；加龙牡敛心潜阳、镇静安神；蜀漆苦寒，可降火开结。合用通阳定惊、安中制狂。

【原文】火邪者，桂枝去芍药加蜀漆牡蛎龙骨救逆汤主之。（《金匮要略·惊悸吐衄下血胸满瘀血病脉证治第十六》）

【病机】本条论述太阳病中风证误用火法，致心阳虚损兼痰浊而发生惊狂的证治。太阳中风脉浮为太阳病邪在表，宜用桂枝汤等顺应病势微汗，不可发汗。若逆其病势，以火迫劫发汗，汗为心之液，汗出津液受损，不仅阴伤亦伤及心阳，心藏神，神失所养，出现亡阳，心阳亡失，水津不化聚而成痰浊，乘心阳之虚而扰之，引起惊狂、起卧不安，虚则惊，实则狂，故而惊、狂并见。此系治法之逆所致心阳亡失之逆证，故仲景取救逆之法与方治之。

【组方及用法】

桂枝三两（去皮）　甘草二两（炙）　生姜三两（切）　大枣十二枚（擘）牡蛎五两（熬）　蜀漆三两（去腥）　龙骨四两

上七味，以水一斗二升，先煮蜀漆减二升，纳诸药，煮取三升，去滓，温服一升。本云：桂枝汤，今去芍药，加蜀漆、牡蛎、龙骨。

参考用量：桂枝9g，甘草6g（炙），生姜9g（切），大枣4枚（擘），牡蛎15g，蜀漆9g，龙骨12g。水煎服。

【方义】枝枝去芍药加蜀漆牡蛎龙骨救逆汤能温通心阳，涤痰镇惊安神。在桂枝汤的基础上，去芍药之酸苦阴柔，取桂枝、甘草相配，通心阳复心气；生姜、大枣补益中焦而调和营卫；蜀漆辛苦微寒，可涤痰消饮；重用牡蛎助蜀漆消痰饮，配龙骨潜镇浮游之神气，安神治心神浮越，诸药共奏温补心阳、涤痰镇惊之功，而收调和阴阳之效。

【鉴别比较】

表1-7　桂枝甘草龙骨牡蛎汤、桂枝去芍药加蜀漆牡蛎龙骨救逆汤、
柴胡加龙骨牡蛎汤比较

	桂枝甘草龙骨牡蛎汤	桂枝去芍药加蜀漆牡蛎龙骨救逆汤	柴胡加龙骨牡蛎汤
病因	火逆下之，因烧针	伤寒脉浮，医以火迫劫之	伤寒八九日，下之
症状	烦躁	亡阳，必惊狂，卧起不安	胸满烦惊，小便不利，谵语，一身尽重，不可转侧
治疗	温养心气，镇惊安神	温通心阳，涤痰镇惊安神	和解少阳，疏肝和胃，清热镇惊

【辨证要点】心阳不足，心悸，心神不宁，烦躁不眠，甚至惊恐狂乱，卧起不安。

【临床应用】

本方能温敛心阳、镇静安神，用于治疗各种原因引起的心阳虚损，兼痰浊阻窍之神志症状，主治心悸，心神不宁，甚至惊恐狂乱，卧起不安。本方对施灸的反应热和用热炉取暖所引起的发晕也有效验。火伤和烫伤内服本方亦有效果，服后会很快地减轻疼痛。

十六、芍药甘草附子汤

【原文】发汗，病不解，反恶寒者，虚故也，芍药甘草附子汤主之。(68)

【要旨】本条论述汗后阳虚恶寒之治法。

【释义】发汗表证消除之后，恶寒亦应随之而止才是，但反而恶寒，加入反字，用以显示这时的恶寒非为表证的恶寒，乃为少阴阳虚的恶寒。注文虚故也，说明此本少阴阳虚之体，复感太阳表证。发汗解表，因汗出而营卫外虚，内则少阴本气愈伤，形成表里皆虚，治用芍药甘草附子汤助阳固本、益阴和营。此时的恶寒，用附子剂回复其阳，便会随之消除。

【组方及用法】

芍药　甘草（炙）各三两　附子一枚（炮，去皮，破八片）

上三味，以水五升煮取一升五合，去滓，分温三服（疑非仲景方）。

参考用量：芍药、甘草（炙）各9g，附子9g（炮）水煎服。

【病机】本条论述汗后阴阳两虚的证治。阴虚不能濡养筋脉，筋脉失养则挛急疼痛；阳虚不能固表则汗出恶寒，阴虚用芍药甘草汤，素体阳虚或发汗太过而伤阳耗液，导致阳虚不能温煦腠理，故出现发汗后不发热反恶寒征象。阳虚而加炮附子以温经回阳，故芍药甘草附子汤属阴阳双补之剂。

【方义】本方由芍药甘草汤加附子组合而成，芍药甘草附子汤，芍药养血柔阴，甘草缓急止痛，甘芍相伍，甘酸化阴；然其剂量比第29条芍药甘草汤的剂量各少一两，主要是本方证兼阳虚之故。附子温阳散寒，甘草补中益气，附、甘相配，辛甘化阳。且附子得芍药之酸敛，走表卫驱恶寒无伤阴之弊；芍药伍附子之辛散，养里血祛挛急无凝滞之虞。故芍药甘草附子汤属阴阳双补扶正之剂。

【辨证要点】芍药甘草汤证，而兼有手足发冷、恶寒等症。

【临床应用】

此方是用于芍药甘草汤证兼有手足发冷、恶寒等症者。本方适用于阴血不足致筋脉挛急疼痛证而阳虚者。以恶寒肢冷、肌肉挛急、舌淡少津、脉微细为辨证要点。有用本方治愈发热服阿司匹林后汗出、背心啬啬恶寒、时欲沐阳光、多日不解者。

临床曾用芍药甘草附子汤加味治疗病程较久或中西医治疗未获显效的软组织损伤、肩关节周围炎、原发性坐骨神经痛、类风湿关节炎等，疗效甚佳。

贰 麻黄汤类

一、麻黄汤

【原文】太阳病，或已发热，或未发热，必恶寒，体痛，呕逆，脉阴阳俱紧者，名曰伤寒。(3)

【要旨】本条为太阳伤寒证的脉证提纲，提出太阳伤寒证的主症主脉。

【释义】太阳病包括中风、伤寒二证。第2条指明太阳中风的脉证，此条第3条则指出太阳伤寒的脉症。

或已发热，或未发热，表示发热有早有晚。但终究要出现，由于人体体质不同，正气有盛衰，感邪有轻重，故发热有迟有速，若风寒较盛卫阳被郁，未能及时达表抗邪，则暂不发热。也有素体阳盛，感寒发病立即出现发热的。

必恶寒表示恶寒为伤寒表证的主症，一定会出现，此系卫阳被伤，肌表失其温煦，故见恶寒，恶寒者纵然身居密室，覆被向火，也不能减轻。

体痛是太阳伤寒主症之一。寒主收引，其性凝滞，寒邪伤人，外闭卫阳，内郁营血，而致营卫气血涩滞不利，故体痛，即周身疼痛。

寒邪束表影响肺气不利，也会波及胃，胃气上逆致呕逆。

脉阴阳一般是指尺、寸之脉。阳指关前寸部，阴指关后尺部，这里的阴阳则包括寸关尺在内。紧脉，为脉搏见弦硬有力之象，主寒主痛主实，结合太阳病总纲之脉浮，就是寸关尺三部之脉都见浮紧，浮脉主病在表。伤寒系寒邪外束，无汗而表气不宣，其病机为表实无汗，卫闭营郁，所以表现为三部俱现浮紧。

【原文】太阳病，头痛，发热，身疼腰痛，骨节疼痛，恶风无汗而喘者，麻黄汤主之。(35)

【要旨】本条论述太阳伤寒表实证的证治。

【释义】本条提出头痛、发热、身疼、腰痛、骨节疼痛、恶风、无汗、气喘等8个证候(**此谓之麻黄八症**)，是伤寒的表现，治以麻黄汤。太阳伤寒是寒邪束表，毛窍闭塞则无汗，肺主皮毛，表邪不得汗出，迫于肺故喘。麻黄八症，言痛者有四，此皆因寒邪束卫闭营，阳气不得旁达，则见一身尽痛。故用麻黄汤发汗开表、通阳散寒。

【原文】太阳病，脉浮紧，无汗发热，身疼痛，八九日不解，表证仍在，此当发其汗。服药已，微除，其人发烦目瞑，剧者必衄，衄乃解，所以然者，阳气重故也，麻黄汤主之。（46）

【要旨】本条论述太阳伤寒日久不解，服用麻黄汤病解时可能发生的反应及证治。

【释义】本条是倒装句，麻黄汤主之应接于此当发其汗之后。

患太阳病，经过八九日，病邪多为已经离去太阳，而传入少阳、阳明等部位，而此病患虽经过八九日，却仍然还有脉浮紧而无汗，发热、身疼痛等症状，是为尚有表证存在，不拘日数如何，应当以麻黄汤发汗。服用麻黄汤后，会因为病邪与药相击，而引起目眩，甚则会流鼻血，这是病邪将欲离去时，出现的一时性现象。注文之乃解，即是病邪随着衄血同时发散而愈的意思。这时的衄血，与发汗具有同样的意义。可见，衄以代汗也是表邪外解的一种途径，也可称之为红汗。之所以如此，是因阳气重，这里的所谓阳气，是指表邪而言，即表邪郁积日久太深太重，化热而热伤阳络致衄。

【原文】太阳病，脉浮紧，发热，身无汗，自衄者愈。（47）

【要旨】本条承上条再论太阳伤寒表实可自衄而解。

【释义】脉浮紧、发热身无汗，属太阳伤寒表实证。系太阳伤寒营卫郁闭之状。血汗同源，异名同类。皆以水谷为源，取汁变化而赤，入于脉中者为血；水精四布，行于脉外腠理毫毛者是为汗。太阳伤寒表实，阳气上盛，内迫营分，邪侵脉络，从而导致衄血。衄血成为邪气外出的途径，通过衄血将营分的寒邪祛出体外。其病可愈。

按：本条与上条不同。上条是八九日不解服用麻黄汤后，阳郁甚者，可出现乃解，是得药助乃衄解。本条未言发病时间长短，又未经服用麻黄汤治疗，是自衄而愈，此系其人身体壮实，抗邪有力，因机体自然抗病能力的发挥而祛邪外出。

【原文】伤寒脉浮紧，不发汗，因致衄者，麻黄汤主之。（55）

【要旨】本条论述伤寒衄而未解的证治。

【释义】不发汗，指失汗之治。本条论述伤寒当汗未汗，阳郁致衄者，邪当随衄而解，但病仍未解者，宜麻黄汤治之。

寒邪外束，脉见浮紧，不得汗出，原应用麻黄汤发汗，如果未予发汗而任其发展，则邪气会郁积，终致发生衄血。病仍未解者，应以麻黄汤主治之，则衄血便会停止，病邪也会消散。

按： 46 条是说服麻黄汤后发生瞑眩，同时引起衄血而趋于痊愈的证治，此条则是对发生衄血者，用麻黄汤便会痊愈的证治，应前后互相参酌明确其理。

【原文】太阳与阳明合病，喘而胸满者，不可下，宜麻黄汤。（36）

【要旨】本条指出太阳与阳明合病重在太阳的证治。

【释义】本条言太阳与阳明合病时，如见喘而胸满症状，是由表邪闭郁，胸中阳气不得流畅，肺气不得宣降，以致气逆邪壅所致。病在表，病位高。因势利导，驱邪应发汗解表，病邪不在阳明之里，**不可下**；故用麻黄汤发表宣肺，表解则喘满自平。

言与阳明合病，意在将两者作鉴别，阳明内实之腹满而喘，病在里，病位低。因阳明病之腹满而喘，是邪实于胃肠之里，为腑气不通，浊气上逆所致，系先满而后生喘，有别于太阳表证，宜通下而解，不可汗。本条寓意可汗、可下的辨别。

【原文】太阳病，十日以去，脉浮细而嗜卧者，外已解也。设胸满胁痛者，与小柴胡汤；脉但浮者，与麻黄汤。（37）

【要旨】本条论述太阳伤寒日久的三种不同转归及治法。

【释义】太阳病十日以上的三种不同转归：①若太阳病，十日以去，见脉浮细，嗜卧，为外已解；②若太阳病，十日以去，见胸满胁痛，为小柴胡汤证；③若太阳病，十日以去，见脉但浮，为麻黄汤证。

太阳病十日以去，是说太阳伤寒日久。此时脉浮细而嗜卧（太阳本脉当浮），说明表邪渐衰，是为外证已解之象，只待正气恢复即可痊愈。若见胸满胁痛者，是日久病传少阳，应与小柴胡汤和解表里；若脉但浮而不细者，见太阳之脉，是病仍在表，未见内传，有是证，则用是药，故予麻黄汤仍从表解。从本条看，提示凡有太阳之脉者，仍似以解表为定则。

【原文】脉浮者，病在表，可发汗，宜麻黄汤。（51）

【要旨】本条论述伤寒病在表，可用麻黄汤发汗。

【释义】本条只举脉，未言症，这是仲景经常使用的一种举脉略症的笔法。这是简文，桂枝汤也脉浮。脉浮病在表，浮主表病，脉浮代表了表证，因此，原文说病在表。宜因势而透发之，使之汗解，故宜发汗。但未必得用麻黄汤发汗，必须是脉浮无汗者，当然还应该有一些麻黄汤证的其他症状，就更能放手应用麻黄汤。宜麻黄汤之宜字作斟酌用，并非肯定之意。

【原文】脉浮而数者，可发汗，宜麻黄汤。（52）

【要旨】本条重申脉浮数者，可用麻黄汤发汗。

【释义】本条承 51 条立论，是补充讨论麻黄汤证的脉象，病在表，故可发汗，宜麻黄汤。这条跟上面 51 条一样，只是脉浮而数，桂枝汤也是脉浮而数，如果自汗，要用桂枝汤，无汗的要用麻黄汤，因为前面说过，所以在这里简约言之。麻黄汤证不只是无汗，必须具备太阳伤寒的证候，如头疼、腰疼、骨节疼，等等，浮数脉象才可用麻黄汤。此条也是采用了举脉略症的写作手法。

以上两条强调表证辨脉的重要，即可汗之表证，脉一定浮或浮而数。

【原文】阳明病，脉浮，无汗而喘者，发汗则愈，宜麻黄汤。（235）

【要旨】本条论述邪伤阳明病脉浮无汗而喘的治法。

【释义】冠以阳明病，这是太阳病传阳明病。阳明风寒外束，脉浮为在表，表邪郁肺，气失宣降，故气逆而作喘。无汗而喘，为在外在表，表不解，得先解表，所以治用麻黄汤发汗。

【病机】风寒束表，卫阳闭郁，营卫凝涩不得畅行，腠理闭塞，**故无汗**。肺主皮毛，表邪不得汗出，内迫于肺肺气不宣，**故喘**；寒邪束卫闭营，阳气不得旁达，**故见一身尽痛。**

【组方及用法】

麻黄三两（去节） 桂枝二两（去皮） 甘草一两（炙） 杏仁七十个（去皮尖）

上四味，以水九升，**先煮麻黄**，减二升，**去上沫**，纳诸药，煮取二升半，去滓，温服八合。**覆取微似汗，不须啜粥。**余如桂枝法将息。

参考用法：麻黄 9g，桂枝 6g，甘草 3g，杏仁 10g。水煎服。宜温覆而不须啜热粥，覆取微似汗出为佳。

服法：服桂枝汤时，要啜热粥以助药力，但麻黄汤发汗之力甚强，故无啜热粥的必要。服麻黄汤宜温覆而不须啜热粥，取微似汗出为佳，切不可大出汗。应用麻黄汤应重剂分服，酌情进退。

一般服过麻黄汤后就不可再服麻黄汤（因属于发汗峻剂），可用桂枝汤（桂枝汤（发汗兼益营）、葛根汤（发汗中兼生津）续服。同样，服过大承气汤（因系下药峻剂）后就不可再服大承气，可用调胃承气汤。

【方义】本方为逐邪发汗宣肺解表之峻剂。方中麻黄辛温，可发散风寒，开腠理而发汗，开毛窍利肺气，故能宣肺平喘；桂枝通营达卫，通阳解肌，温经散寒，助麻黄发汗；杏仁利肺下气，助麻黄平喘，与麻黄配伍一表一里，一宣一降，互为平喘之要药；甘草调和诸药而护正。用本方发汗，必须注意温覆，因为麻黄汤发汗作用的峻与否，在于温覆与否，不可忽略。

【解析】

1. 关于麻黄汤之八症

35 条之头痛，发热，身疼腰痛，骨节疼痛，恶风无汗而喘，此为麻黄八症， 即头痛、发热、身疼、腰痛、骨节疼痛、恶风、无汗、喘。**可以归为三大部分：** **①寒热（发热、恶风寒）；②疼痛（头痛、身疼、腰痛，骨节疼痛）；③无汗而喘。** 有时一些类似症仍宜鉴别。如果身体疼痛但兼有重或烦痛者，应考虑风湿在表，冬日雨多感冒常如此，可加入白术。如有口渴、心烦等并见，此为表寒里热，病情较轻且病情偏表则仍可用本方（如 37 条、235 条），重者，若烦重者有可能要用大青龙汤。如果病人脉象不浮反沉者，可能系体虚外感，是麻附细辛汤证。

2. 关于麻黄汤组方

麻黄汤之所以能治病，关键在于发汗，所以用麻黄汤不能畏麻黄之发汗。麻黄汤中麻黄与桂枝的剂量之比，以 3 : 2 为准，麻黄与甘草的剂量之比，以 3 : 1 为准，如此服之较能奏发汗之效。也就是说用药时要注意麻黄 : 桂枝 : 炙甘草的剂量比例应该是 3 : 2 : 1，否则就会影响发汗的效果。

其中桂枝二两、甘草一两。桂枝与甘草为 2 : 1，与桂枝甘草汤比例相同。桂枝甘草汤能治心悸，对麻黄发汗可能导致的心动悸有预防作用。因此麻黄汤虽为解表剂，但在发汗解肌的同时，能够发汗而不伤正。

再来看看麻黄的配伍：

（1）**麻黄配桂枝**：麻黄配以桂枝，更添温补表阳之功；麻黄与桂枝的比例，影响发汗多少。

麻黄 3 : 桂枝 2，系一般发汗，如麻黄汤。

麻黄 3 : 桂枝 1，系大发汗，如大青龙汤（故应慎用）。

麻黄 3 : 桂枝 3，出小汗，如小青龙汤（就是 1 : 1）。

麻黄 1 : 桂枝 2，小汗出，不会主动出汗，可能有小汗出，如桂麻各半汤。

麻黄 1 : 桂枝 3，可能不出汗，也可能微出汗，如桂二麻一汤。

由于麻黄汤证痛症非常突出，所以，有认为麻桂相伍的另一意义是在加强止痛之功。

（2）**麻黄配甘草**：麻黄汤配以炙甘草，并将甘草列于杏仁之前，其意有三：①调和诸药。②甘缓止咳喘。③甘温扶正气，使发汗而不伤正。

麻黄类汤发汗多少，与麻黄、甘草比例也有关。

麻黄汤的麻黄用 3 两，甘草只用 1 两，如此则麻黄的发散之力不受甘草甘缓之性的掣肘。

桂麻各半汤、桂枝二麻黄一汤、桂枝二越婢一汤 几方中，甘草的用量与麻黄持平甚至超过麻黄的用量，所以这几首方剂的发汗力量甚小甚微。

（3）**麻黄配杏仁**：麻黄汤中麻黄、杏仁的配伍也很重要。《本草求真》说杏仁的功能：既有发散风寒之能，又有下气除喘之力。麻黄汤证喘症非常突出，必伍杏仁之宣降，利肺下气，助麻黄泄卫畅营平喘。两者一降一宣能使咳喘自除。注意用麻黄汤取汗时杏仁用量不能低于麻黄用量。

3. 何以麻黄先煎?

仲景方中用麻黄诸方 23 首，其中除麻黄杏仁薏苡甘草汤、厚朴麻黄汤 2 首方剂外，麻黄在方中均先煮，去上沫，纳诸药。是什么道理？

先煮麻黄与去沫：①**先煮麻黄**：麻黄具有解表发汗作用的主要成分是挥发油，先煮则挥发以**减其悍烈之性，使发汗而不致太过。如此一来，则煮药时间愈长应该是发汗之力愈小**。又麻黄含麻黄碱，有兴奋中枢神经、大脑皮层下中枢的作用，用量过大会引起兴奋、失眠、不安、震颤等不良反应，而先煮麻黄能破坏麻黄碱，减少毒性。②**去沫**：沫是谓先煮麻黄一味时浮起的泡沫。因为沫令人烦。方有执认为："以其轻浮之气过于引气上逆也，所以去之"。

4. 关于衄用麻黄汤

《伤寒论》有衄家不可发汗、亡血家不可发汗之说，而麻黄汤证 46 条及 55 条衄却用麻黄汤，是否矛盾？

这个问题先来看看 46 条：太阳病，脉浮紧，无汗发热，身疼痛，八九日不解，表证仍在，此当发其汗。服药已，微除，其人发烦目瞑，剧者必衄，衄乃解，所以然者，阳气重故也，麻黄汤主之。服药已，微除，其人发烦目瞑，剧者必衄，衄乃解，是本条的重点内容，这是因为没有及时用麻黄汤发汗，邪气不得发越，郁遏太甚，阳气重故也，此时用了麻黄汤，久郁之阳得辛温发汗之力鼓动，向外涌动，邪正交争，也仅仅能稍稍出点汗，使卫分之邪稍减而营中之邪却不能尽去，若反应剧烈，而引起目眩，甚则会流鼻血，这是病邪将欲离去时出现的一时性现象。注文之乃解，即是病邪随着衄血同时发散而愈的意思。这时的衄血，与发汗具有同样的意义。汗血同源，邪不从汗解，即可从衄而解。

再看 55 条：伤寒脉浮紧，不发汗，因致衄者，麻黄汤主之。本条论述伤寒麻黄汤证，因为错过了发汗的时期，以致发生衄血，衄后表证仍在者，仍需用麻黄汤解表治疗。因致衄，在于内郁之阳气太盛，不得表散，迫血妄行引起，用麻黄汤发散表邪，升散内郁之阳气，则不止衄而衄自止。

关于衄用麻黄汤另有一说：伤寒致衄是否可用麻黄汤，关键在于衄血是否成流。陈修园说：伤寒脉浮紧，不发汗因致衄者，其衄点滴不成流，虽衄而表邪未解，仍以麻黄汤主之。俾玄府通，衄乃止，不得以衄家不可发汗为辞。据此说法，则太阳病表寒实证衄血仍可用麻黄汤的辨证要点，首先在于<u>发热恶寒、无汗、身疼痛、脉浮紧</u>的表寒实证仍在，其次在于虽有衄血，但点滴不成流。如其表寒实证已罢，即使衄血点滴不成流，亦不可用麻黄汤，仍应谨守<u>衄家不可发汗</u>之戒，以免引起不良后果。

至于<u>衄家不可发汗</u>、<u>亡血家不可发汗</u>之说，**重点在家字**，<u>家</u>可作经常解，就是说经常衄血的人，或经常有着出血以致亡血已多的人，也是不能用麻黄汤的。

【发汗禁忌】凡非表证或津液亏损**阴虚**者或**阳虚**者均宜禁忌。

49 条：脉浮数者，法常汗出而愈。若下之，**身重心悸者**，不可发汗，常自汗出乃解。所以然者，尺中脉微，此里虚。须表里实，津液自和，便自汗出愈。

50 条：脉浮紧者，法当身疼痛，宜以汗解之。假令**尺中迟**者，不可发汗，何以知然？以荣气不足，血少故也。

83 条：**咽喉干燥者**，不可发汗。

84 条：**淋家**（指素有小便淋沥或尿道涩痛的人）不可发汗，发汗必便血。

85 条：**疮家**（指久患疮疡的人），虽身疼痛，不可发汗，汗出则痉。

86 条：**衄家**（平素常流鼻血的人），不可发汗，汗出必额上陷，脉急紧，直视不能眴，不得眠。

87 条：**亡血家**（经常失血的人），不可发汗，发汗则寒栗而振。

88 条：**汗家**（平常容易出汗的病人），重发汗，必恍惚心乱，小便已阴疼，与禹余粮丸。

89 条：病人**有寒**，后发汗，胃中冷，必吐蛔。

上述可大概分为：

1. 阴虚

咽燥，淋家，疮家，衄家，亡血家，尺中脉迟（荣气不足）。

2. 阳虚

汗家，胃寒中冷，尺中脉微。

患有太阳病之所以不可发汗，大都是因表病而里虚阴虚或阳虚之故。

1. 阴虚者

咽喉干燥者、淋家、疮家、衄家、亡血家等不可发汗，是因为体内阴虚之故。如果误用麻黄剂辛温发汗，必致更加灼伤阴液而助长阳热，发生热伤血络而出血，或热动肝风而发痉，或热扰心神而不眠等变证。

2. 阳虚者

汗家病人有寒（即指素有内寒者）、**身重心悸者、尺中迟者**等不可发汗，是因为体内阳虚之故。如果误用麻黄剂辛温发汗，必致更加耗散阳气而助长阴寒，发生寒栗而振、恍惚心乱、尿已阴疼、吐蛔等变证。

表2-1 发汗禁忌条文比较

条文	脉证	病因	误治逆证
49	下之，身重心悸，尺中脉微	里虚	里更虚
50	身疼痛，尺中迟者	荣气不足	荣血更亏
83	咽喉干燥者	阴虚	阴必更虚
84	淋家	下焦有热津液亏	必便血
85	疮家，身疼痛	疮疡破溃，气血不足	必痉
86	衄家	阳亢，阴血亏虚	额上陷，脉急紧，直视，不得眠
87	亡血家	气血两亏	寒栗而振
88	汗家	心液亏虚	恍惚心乱，小便已阴疼
89	病人有寒	胃中冷，有寒	胃中冷，必吐蛔

【鉴别比较】

1. 桂枝汤与麻黄汤

同有发热恶寒，头痛身痛，脉浮。

（1）**麻黄汤**：脉浮紧，无汗。无汗用麻黄开腠理，麻黄汤用桂枝，助其鼓荡外出之力。

（2）**桂枝汤**：脉浮缓，而有汗出。桂枝汤本为解肌，不在发汗，桂枝汤中不用麻黄。

此表证有汗无汗之不同，亦即麻桂二方方治之分野。

2. 麻黄汤、桂枝新加汤、附子汤证身痛的鉴别

三者都有身痛。

（1）**麻黄汤**：**身痛**为头、身、腰、骨节痛，**病机**为风寒束表，卫闭营郁，脉浮紧，应予发汗解表。

（2）**桂枝新加汤**：**为身体痛**，脉沉迟，恶风寒发热，汗出，**病机**为汗后营卫不和，气营两伤，脉沉迟。从临床角度看，本证身痛以肌表痛为多，故以益气养营。

（3）**附子汤证**：**身痛**为身体痛、骨节痛，手足寒，背恶寒，口中和，脉沉，**病机**为肾阳虚，寒湿盛。

三者细辨之，不难辨治。

【辨证要点】发热、恶风寒、头痛、身疼、腰痛、骨节疼痛、无汗而喘、脉浮紧。

【临床应用】

这里第 35 条省略脉象。如果备齐这里所列举的症状时，即：①**寒热（发热、恶风寒）**；②**疼痛（头痛、身疼、腰痛，骨节疼痛）**；③**无汗而喘**，则不需论及脉象，也能知道是麻黄汤之证，若再加脉浮紧则更确切。

患感冒的时候，平素体力旺盛者，多呈现为麻黄汤证；平素体力衰弱者，则多呈现为桂枝汤证。如坐办公桌者则多呈现为桂枝汤证；室外劳动者多呈现为麻黄汤证。这是就一般情形而言，不过也有例外，不一定都是如此。

麻黄汤临床应用广泛，古今以麻黄汤为主加减方达 40 余首，使用注意：①**在症状上**要注意把握具备无汗（表实）、咳喘、疼痛。②**在病机上**要注意把握风寒束表、卫闭营郁、腠理闭塞，肺气不宣。依此用方，一般能收理想治疗效果。

本方除用于**风寒外感表实证**（感冒重恶寒无汗）外，治疗肺炎及上呼吸道感染亦获良效，治疗流行性感冒一般服二三剂即汗出热退而愈；**治疗风寒咳喘**，素患气管炎及咳喘者，若突感风寒，恶寒无汗，喘咳加重，脉象浮紧，该方 1 剂可解。麻黄汤之所以能治病，关键在于麻黄的发汗作用，所以用麻黄汤不能畏麻黄之发汗。

冬天的重感冒，以前常用麻黄汤。若身体疼痛但是又酸又重，则用麻黄加术汤（因为有湿）较合适。目前用荆防败毒散较多。

治肾炎阳证水肿大都表现服后小便增多，不一定出汗而达治病目的。

也用于**风寒闭塞**之太阳经循行途径为寒邪所束而**红、肿、痛者（如两足弯委中一带）**，以及风寒湿痹痛、四肢拘挛、肩凝等。慢性关节炎病人，因感风寒湿气而使症状加重，关节痛甚，症见发热无汗、脉浮弦者，可以麻黄汤治之。后世凡治痹证疼痛多有麻黄。

治疗因感受寒邪而致的皮肤病：如荨麻疹、白疕（音同比：头上的疮）、白癜风等，多由风邪侵袭腠理，血燥、血涩不能荣养肌肤。其形如疥疹，色白而痒，搔之起白屑，治宜疏透腠理，养血祛风，可用麻黄汤合四物汤。本方治小儿银屑病疗效甚佳。还可治麻疹不透。

对于急性鼻炎或慢性鼻炎急性发作表现为轻微寒证，如流清涕、鼻塞等，亦有效（治此余则以小青龙汤应用较多）。治疗小儿遗尿以麻黄汤加减取效亦多。治多睡症亦多效验。

二、大青龙汤

【原文】太阳中风，脉浮紧，发热恶寒，身疼痛，不汗出而烦躁者，大青龙汤主之。若脉微弱，汗出恶风者，不可服之，服之厥逆，筋惕肉瞤，此为逆也。（38）

【要旨】本条论述了伤寒表实兼内热烦躁的证治禁忌，以及大青龙汤误服后的变逆。

【释义】明明是太阳伤寒，但说是太阳中风，此为提醒句，提醒此病是伤寒。太阳病表实无汗，故脉浮紧、发热恶寒、身疼痛。以上症状同麻黄汤，这些之前为麻黄汤证，表寒外束，而字之后的烦躁是本证特点。此为里有热郁故加上石膏。不汗出而烦躁，即其烦躁是由不汗出而来，是因邪实于表，闭遏卫阳太甚，热无宣泄之路而反扰于内，心神不安（太阳与少阴相表里，太阳郁热内扰，必然影响到少阴心神）所致。故治用大青龙汤解表清里。若脉微弱，汗出恶风，为阳虚，大青龙汤是发汗峻剂，不可服之，否则必阳随汗泄，而见厥逆、筋惕肉瞤等亡阳变证（后果严重，此条行文上首尾呼应，很有深义，当细思之）。

【原文】伤寒脉浮缓，身不疼但重，乍有轻时，无少阴证者，大青龙汤发之。（39）

【要旨】本条承上条补述大青龙汤之用及其与少阴证的鉴别。

【释义】脉浮缓强调及提醒不要以为是桂枝汤证，但重应是有寒郁水湿留滞。伤寒当脉浮紧身疼痛，若见脉浮缓，身不疼但重，说明表有水湿留滞；此处强调乍有轻时，无少阴证者，是因为很容易和少阴病的四肢沉重相混，此条要和少阴病作鉴别，故提出无少阴证者。

少阴病的阳虚较厉害，不会乍有轻时，会一直很累、无力、身体沉重，且还会有其他如怕冷、四肢发冷及一切阴寒证状（此条省略了应有的发热、怕冷等太阳证症状）。此外从水湿来看，乍有轻时也是言**水湿在表**尚未到一身悉肿的程度，这与少阴病的脉沉小便不利、四肢沉重疼痛等**水邪在里**者不同，在表宜宣发，在里则宜温化，治则不同。故云大青龙汤发之，发之，即发散体表水湿之气。

按： 38条言太阳中风，但症状悉为伤寒症状；39条言伤寒但脉浮缓、身不痛，却不似伤寒证，有认为此两条为交叉强调句，启示后人应仔细辨证。

【原文】病溢饮者，当发其汗，大青龙汤主之，小青龙汤亦主之。（《金匮要

略·痰饮咳嗽病脉证并治第十二》)

【释义】溢饮，即四肢水肿之病，乃素有水饮内停，复感风寒，外邪束表，卫气被郁，肺失宣降，三焦决渎失司，不得发越，遂成此病。本方所治之溢饮，当是表有邪、内有郁热者。症见恶寒发热、身体疼重、皮肤肿满、不汗出而烦躁等。小青龙汤证病机为溢饮兼表证而有寒饮。

【病机】本方证为外有风寒，里有郁热，表里俱实。表邪紧束，郁热不宣，脉见浮紧。烦躁是因邪实于表，闭遏卫阳太甚，热无宣泄之路而反扰于内，心神不安（太阳与少阴相表里，太阳郁热内扰，影响到少阴心神）所致。证以表证重并兼里热。

溢饮则是饮停于里，复感风寒，外邪束表，卫气被郁，肺失宣降，当汗出而不汗出，三焦决渎失司，不得发越，遂成此病。

【组方及用法】

麻黄六两（去节）　桂枝二两（去皮）　甘草（炙）二两　杏仁四十枚（去皮尖）生姜三两（切）　大枣十枚（擘）　石膏如鸡子大（碎）

上七味，以水九升，先煮麻黄减二升，去上沫，纳诸药，煮取三升，去滓，温服一升。取微似汗。汗出多者，温粉粉之。一服汗者，停后服。若复服，汗多亡阳遂虚，恶风，烦躁，不得眠也。

参考用量：麻黄 15g，桂枝 6g，炙甘草 6g，杏仁（去皮尖）9g，**石膏 30g**，生姜（切）9g，大枣十枚（擘）5g。

按：《伤寒论》中石膏用法只提出碎，没有提出先煎，还是应强调先煎，以更有利于药效发挥。此外临床解热，石膏一定要用生石膏。

【方义】本方解表清里，为表里双解之发汗峻剂。本方系在麻黄汤的基础上加上石膏清里热，麻黄汤发汗解表，治喘咳；石膏辛寒清热，同时可牵制麻桂的温而宣郁热；姜枣，助宣发，且培中气。

大青龙汤是由麻黄汤麻黄倍量，再加石膏、生姜、大枣而成。由于本证外寒闭甚，郁热内扰，其病机偏重于表寒，故本方在麻黄汤方基础上倍麻黄（即由三两加至六两），散寒解表之力更强。生姜、大枣调和营卫，并能滋汗源，使祛邪不伤正。

《成方便读》认为大、小青龙汤二方发汗逐饮之功，犹如青龙之兴云治水，但依其发汗力强弱而分别命名为大、小青龙汤。

【解析】

1. 用量比例

用量比例有深义。本方与麻黄汤均为发汗峻剂，但用量比例及作用则不同。

麻黄汤主治伤寒表实，其发汗方法是单刀直入，独驱其寒，故不用石膏、姜、枣。**麻黄、桂枝、甘草比例为3∶2∶1**。**大青龙汤**方中重用麻黄达六两（原方），乃仲景方中用麻黄量最重的，而与桂枝、甘草的比例为3∶1∶1。麻黄汤服后需温覆取汗，本方则未言之，相比之下，大青龙汤可谓是真正的发汗剂。

大青龙汤主治表寒外束，而里有郁热不宣（不是单纯伤寒而是里已化热，所以肺炎可以用）。因为表邪颇甚，故原方麻黄重用至六两，且仍用桂枝助麻黄发汗。可是桂枝对郁热不宣之烦躁有抵触，故只用二两，并且加甘寒的石膏为伍以缓和其抵触。此比例非常重要，如果违反此原则，如桂枝用量加重，或麻黄量不够，则可能不足以解表，而反增里热。另外，因为本方虽有里热，但表寒也盛，故石膏用量亦不可过重。

2. 关于组方

（1）本方亦可视为麻桂合剂去芍药，加石膏。第38条中风**脉浮紧**，有异于桂枝汤证。发热恶寒，身疼痛，不汗出，与麻黄汤同，而**烦躁**则又有别于麻黄汤证，故取麻桂合剂倍麻黄加强散寒解表之力，去芍药之滋阴收敛，加清热除烦躁之石膏。一变辛温解表之麻黄汤变为辛凉解表剂。

（2）亦可视大青龙汤为麻黄汤与越婢汤（麻石草姜枣）的合方，麻黄汤发汗解表散寒，主治太阳表寒实证；越婢汤发越阳气清热散水，主治水气病风水夹热证。故大青龙汤能发汗解表，又能清宣郁热，主治太阳病表寒里热证及溢饮邪盛于表而里热证。

（3）**麻黄与石膏**：两者相伍两条中主治重点不同。第38条的特点是**烦躁**，以清热除烦为主，必须加入石膏。为了防止发越不透，恐石膏有寒中之弊，所以又倍加麻黄。而第39条的特点是**身重**，必须大力发泄，所以倍用麻黄，又恐麻黄过于辛热，所以必须加入石膏。

（4）本方配伍石膏，石膏非但不碍麻桂解表，而且有利于汗出散邪（大青龙汤证表郁严重，表寒内热），并能迅速除表里壮热。而且加入石膏就等于合入麻杏甘石汤，这就使本方有了治疗痰饮咳喘的作用，这或许是《金匮要略》将其列在"痰饮咳嗽病脉证并治"篇的原因吧。

【禁忌】若脉微弱，汗出恶风者，不可服之，服之厥逆，筋惕肉𥆧。（38）

注意：此方麻黄用量比麻黄汤还大1倍，所以服大青龙汤后易大汗出，且极易导致亡阳。而素体阴虚者，又更易阴竭，而致阴阳两竭。因此对于素体阳虚，或表虚多汗，脉微弱者，应忌用大青龙汤。误用之，可致汗出不止、四肢逆冷、筋惕肉𥆧等亡阳虚脱症。

大青龙汤为发汗之峻剂，服本方除要预备止汗物品外，还要预备补阳或益阴之品以善其后。服大青龙汤取微汗为佳。汗出多者，当以温粉扑之，以防汗多伤正。所谓温粉，可参《千金要方》之温粉方。煅龙骨、煅牡蛎、生黄芪各三钱，粳米粉一两，共研细末，和匀，以绢包之，缓缓扑于肌肤以达止汗目的。总之，用大青龙汤，之后要用的方子也要想好，看病时要想到好几步。

【鉴别比较】

1. 大青龙汤与桂二越婢一汤

俱有里热。

（1）**大青龙汤**：为太阳病表实里热。

（2）**桂二越婢一汤**：为太阳病表虚（故用桂枝汤）里热。

按：大青龙汤方，是深于麻黄汤，浅于白虎汤，相参差于桂枝二越婢一病机的进退方剂。

2. 大青龙与小青龙汤

俱为两解表里之剂。

（1）**大青龙汤**：系表有寒里有郁热，而表证重，以无汗烦躁为主。

（2）**小青龙汤**：系表有寒里有水饮，而里证重，以咳喘为主。

故解表之药虽同而治里之药则异。

又：大、小青龙汤虽同治饮水流行，归于四肢，当汗出而不汗出，身体疼重的溢饮证。

（1）**大青龙汤**：为溢饮兼有郁热，多为新病。表证较重，以发热不汗出，烦躁为主，治法偏重发汗。

（2）**小青龙汤**：为溢饮表寒里饮俱盛，多是久病痰饮，里饮较重，以咳喘、呕逆为主，治法偏重行水。

【辨证要点】恶寒发热，恶寒显著，热势壮盛，头身疼痛剧烈，烦躁不安，无汗，肌肤干燥，脉浮紧有力。

【临床应用】

大青龙汤为麻黄汤变化而来，适用于身体疼痛，发热恶寒，无汗烦躁，此因阳气闭郁在里，表示还有里热，而烦躁一症即为内热。此条既然是麻黄汤的兼证变方，以方测证，表实证脉应浮紧。此方为表寒里热实证，即麻黄汤证加上烦躁而更严重者。

大青龙汤主要辨证要点为不汗出而烦躁。但日本学者大村光明曾列举感冒发热，但无恶寒、烦躁，而用大青龙汤治愈的数例病人，说明只要有表实里热证便可应用本方收效，而恶寒、烦躁也不一定是必具症。

此外脉浮缓或可说为一时现象，也可以是溢饮之脉象。何谓溢饮，《金匮要略》

说：饮水流行，归于四肢，当汗出而不汗出，身体疼痛，谓之溢饮。溢饮的治疗，《金匮要略·痰饮咳嗽病篇》第 27 条说：**病溢饮者，当发其汗，大青龙汤主之**。水湿之为病，病情以**身重**为主症，且多时轻时重，或受气候影响，或受劳累影响。大青龙汤证身不疼但重，乍有轻时，其证有时轻有时重，因此临床对于四肢沉重，尤在天气阴沉潮湿时病情加重，或身微浮肿伴轻微疼痛，脉浮缓者可用之。对此，若能《伤寒论》与《金匮要略》联系前后参读，临床自无疑惑。也从而可见第 39 条的大青龙汤证是属**表湿里热**之候，它和第 38 条**表寒里热**之候的大青龙汤证是大同小异的。

大青龙汤的使用指征明确，用对了治疗肺炎很有效。常用于感冒、流行性感冒、麻疹、胸膜炎、急性关节炎、丹毒。

大青龙汤也是治疗水湿夹杂病的主方，常用治溢饮。全身浮肿、打喷嚏，流鼻涕，水气乱动的都可能是溢饮。此外又治急性眼病（眼目疼痛，流泪不止，赤脉怒张，云翳四围）、烂睑风，涕泪稠黏，痒痛甚者，加车前子时有奇效。急性皮肤病性浮肿、全身浮肿（病人眼睑浮肿）等，用之甚效。

由于本方所主治的是太阳病表寒里热实证，且其发汗作用较之麻黄汤尤为峻猛，故只有在无太阳表里虚象，或无少阴虚象的情况下才能放手使用，所以第 38 条指出若脉微弱，汗出恶风者，不可服之，服之则厥逆，筋惕肉瞤，此为逆也。运用本方还要注意体质。第 39 条指出无少阴证者，大青龙汤发之。仲景说无少阴证者乃可服之，无少阴证提示了年高体弱者不宜用此方。

用此方应作好救逆准备，预防阳脱之变。一般认为真武汤为本方救逆之剂，可以参考使用。

三、小青龙汤

【原文】伤寒表不解，心下有水气，干呕发热而咳，或渴，或利，或噎，或小便不利，少腹满，或喘者，小青龙汤主之。（40）

【要旨】本条论述表寒兼内有水饮的证治。

【释义】心下，即胃。其人胃有水气，外寒引动内饮，见干呕发热而咳等胃失和降、肺失宣降的表寒里水证。水饮为邪，变动不居，可随三焦气机升降，产生多种或然症，或渴，或利，或噎，或小便不利，少腹满，或喘。强调水气，知病兼表里，未全化水，用小青龙汤化气外宣而作汗，内散行水以利小便，是为标本兼顾之治。

【原文】伤寒心下有水气，咳而微喘，发热不渴，服汤已，渴者，此寒去欲解也，小青龙汤主之。(41)

【要旨】本条承第40条补叙小青龙汤证的主证及服药后寒去欲解的机转。

【文法析疑】此条小青龙汤主之，应接于发热不渴之后，应该是伤寒，心下有水气，咳而微喘，发热不渴，小青龙汤主之，并非服完药口渴了，寒去欲解，再用小青龙汤主之。这是倒装句法。

【释义】将发热置于咳而微喘之下，表示此证较前条的病位为深。咳而微喘是因水饮上逆所致。发热而不口渴，乃为心下停滞水饮的关系。前条的或渴是为或然症，乃系随着水饮的动摇，而呈现或渴，或下痢，或嚏等症状，而本条系水饮较盛者，反而会不口渴（未见化热亦不渴）。这是小青龙汤的主治。旁注说：服汤已（服用本方后），渴者（发生口渴），表示水气动，心下的水饮已去，表里之气调和的表现，将欲清解的征象。故曰此寒去欲解也。

【原文】肺胀咳而上气，烦躁而喘，脉浮者，心下有水，小青龙加石膏汤主之。(《金匮要略·肺痿肺痈咳嗽上气病脉证并治第七》)

【要旨】本条论述寒饮夹热的咳喘证治。

【释义】本条肺胀咳喘之病机是外感风寒，内有饮邪郁热。由于外邪束表，故脉浮；水饮溃肺，故咳而喘逆；饮邪郁久化热，故烦躁。治宜解表化饮、清热除烦，以小青龙加石膏汤主治之。

肺胀的成因有二：一为外感风邪，内夹水饮；二为饮热内结。其主证为上气喘而躁及咳而上气。其治法为发汗逐饮。此条为肺胀偏于热性的。可将此条文分析为：心下有水气，脉浮者（有表），咳而上气，喘（以上为小青龙汤），烦躁（故加石膏）。

【原文】病溢饮者，当发其汗，大青龙汤主之；小青龙汤亦主之。(《金匮要略·痰饮咳嗽病脉证并治第十二》)

【要旨】本条论述溢饮的证治。

【释义】溢饮是水饮外溢于肌表，可见身体疼重等症。虽然《金匮要略》本节在处方上举出两种，但这两种处方的使用法，不是随便任用的。溢饮有邪盛于表而兼郁热者，可见脉浮紧、发热恶寒、身疼痛、不汗出而喘、烦躁之症，治疗方法宜大青龙汤，发汗兼清郁热。亦有表寒里饮俱盛者，则见恶寒发热、胸痞、干呕、咳喘之症，宜小青龙汤，发汗兼温化里饮。

【原文】咳逆倚息，不得卧，小青龙汤主之。(《金匮要略·痰饮咳嗽病脉证并治第十二》)

【要旨】本条承上条继续论述小青龙汤的证治。

【释义】咳逆倚息，不得卧，是倚靠枕头而呼吸，不能平卧，平卧则咳剧。这是支饮的主症，形容咳嗽之剧。此条虽未言其他证候，当有发热干呕、吐涎沫、微喘等症。由于素有停饮，复又外感寒邪，内饮外寒，互相搏击，发为本病。故用小青龙汤解外寒而除内饮。

【原文】妇人吐涎沫，医反下之，心下即痞，当先治其吐涎沫，小青龙汤主之；涎沫止，乃治痞，泻心汤主之。(《金匮要略·妇人杂病脉证并治第二十二》)

【要旨】本条是论述寒饮误成痞的先后治法。

【释义】涎沫是一种非痰非水的物质，因素有水饮，又感风寒所致。

妇人吐涎沫，系上焦有寒饮迫肺所致，治应温散，而反误用攻下，伤其中气，即成心下痞证，此与伤寒误下成痞同一机转。虽经误下成痞，但犹吐涎沫，可知上焦仍有寒饮未去，故治当先用小青龙汤温散外寒、消除内饮，治其吐涎沫，俟涎沫止，再用泻心汤类治心下痞，这样先后分治，与伤寒表解乃可攻痞同理。

【病机】本方证为风寒外束、水饮内停或外溢之证。即所谓外寒内饮，系小青龙汤证病机的概括。伤寒表不解，意指感受风寒之邪，出现发热、恶寒、头痛、无汗等一系列外感症状。第40条"表不解，心下有水气"及第41条"伤寒，心下有水气"之心下即胃脘部位，水是言其形，气则指太阳本寒之气。心下有水气，是指病人素有水饮宿疾。外寒引动内饮，形成表里同病。由于水饮变动不居，故有许多的或然症。水饮犯肺则咳喘，犯胃则干呕、吐涎沫，下注则下利，水饮四溢则肤肿腹满。

【组方及用法】

麻黄三两（去节）　芍药三两　干姜三两　五味子半升　甘草（炙）三两
桂枝三两（去皮）　半夏半升（洗）　细辛三两

上八味，以水一升，先煮麻黄减二升，去上沫，纳诸药，煮取三升，去滓，温服一升。

若渴，去半夏，加栝楼根三两；若微利，去麻黄，加荛花，如一鸡子，熬令赤色；若噎者，去麻黄，加附子一枚，炮；若小便不利，少腹满者，去麻黄，加茯苓四两；若喘，去麻黄，加杏仁半升，去皮尖。且荛花不治利，麻黄主喘，今此语反之，疑非仲景意。

参考用量：麻黄9g，芍药9g，干姜6g，五味子3g，甘草（炙）6g，桂枝6g，半夏9g，细辛3g。水煎两次温服。

【**方义**】本方为解表散寒、蠲饮降逆、表里双解之剂。方以麻黄汤加桂枝汤为基础，合祛寒化饮之苓甘五味姜辛汤组成。方中麻黄宣肺平喘，桂枝助麻黄加强表散之力。桂枝与芍药调和营卫。芍药、五味子，酸敛主阖，镇咳逆敛肺气。细辛、干姜，辛散温散水饮。细辛与五味子配伍，细辛辛散开肺，五味子酸敛肺气，两者一散一收，一开一阖，相互制约，止咳平喘作用很好。另外干姜与五味子也是一开一阖，对寒痰为患咳逆上气有很好的疗效。甘草和中，且助芍药、五味子以安肺。全方辛散而不伤肺耗正，酸敛而不束肺碍邪，为治疗风寒夹饮而见咳喘之常用方，止咳平喘作用很好。

【**解析**】

1. 关于方名

青龙系东方木神，色主青，主万物发育，名大者，发汗力强似龙可兴云致雨，名小者能治水驱邪如龙潜隐于波涛之中。古人以此来命名是借此说明本方发散外邪、温化里饮的功效。张秉成曰：<u>名青龙者，以龙为水族，大则可兴云致雨，飞腾于宇宙之间；小则亦能治水驱邪，潜隐于波涛之内耳</u>。《成方便读》曰：二方发汗逐饮之功，犹如青龙之兴云治水，但依其发汗力强弱而命名<u>大、小青龙汤</u>。

2. 小青龙汤为什么多或然症？

小青龙多或然证，其道理在于<u>心下有水气</u>，因水气的特性是可聚可散、可上可下、可外可内，这就是该方肺以外症状较多的原因。内有水饮，则水留胃中，故干呕而噎。水寒射肺，故咳而喘。水停则气不化津不生，故渴。水渍肠间，故下利。水蓄下焦，故小便不利。正如张锡纯《医学衷中参西录》所说：<u>水散为气，气可复凝为水。心下不曰停水，而曰有水气</u>。阐明了水气的特点，而且纠正了某些人饮停胸肺之误解。

3. 关于水气病及伏饮

前面讲过几个水气病的方子，这里小青龙汤又谈到水气。在桂枝去芍药加茯苓白术汤曾经讲过，里面有停水，不利水，表不解，所以<u>服桂枝汤，或下之，仍头项强痛，翕翕发热，无汗，心下满，微痛</u>，小青龙汤与桂枝去芍药加茯苓白术汤类似，小青龙汤证心下有水气，虽发汗而表不解，为什么表不解，是由于心下有水气，一般药发汗而表不解，是指用麻黄汤类发汗而表不解。若里饮不去，则伤寒表不解，纵然服发汗药也不行，而且容易造成许多坏病。所以这一条与桂枝去芍药加茯苓白术汤、真武汤一样。由于这个发汗药的刺激，反而激动里水而变病百生。

一般而言，有饮病之人，此类饮邪，若无外感或饮食寒凉等诱因，常潜伏不发，有时见头眩，或胃病，或溏泄，或胸闷，或肢体酸重，或肌肉跳动，即<u>水饮</u>

潜伏于内之征兆，可谓之伏饮。所以我们用这个方子要注意伏饮水邪。这个我在桂枝去芍药加茯苓白术汤、柴胡桂枝干姜汤及真武汤中都有详细解说，此处从略。

关于<u>心下有水气</u>，一般都以病因或病理机转作解，认为咳、喘、干呕诸症，才是其症状，可以将心下有水气作为心窝部振水音来解释。余亦曾遇几例或有咳喘带痰，或有鼻炎涕多，而主诉心窝部有振水音（<u>心下有水气</u>）的病人，服用小青龙汤有效。可以说**心下有水气**的概念，是综合鼻涕、喘咳（湿性的）、咯痰（稀薄水样、黏液性的）、心窝部水振音的一个整体概念。把心下有水气看成是一个综合性病理概念，应该是合理的。

4. 小青龙汤对气道痉挛的解痉作用

支气管哮喘的临床表现主要有痰、喘两大证候（寒型），而以喘尤为重要。哮喘的发作，主要是由于支气管平滑肌痉挛而致喘促，腺体分泌亢进而见痰，痰液黏稠则更增加了气道的阻力而加重喘促，统观小青龙汤方中有芍药、甘草、麻黄、五味子、半夏等祛痰解痉之药，故选用此方实为治疗哮喘较理想之方药。小青龙汤治疗哮喘，其主要作用在于解除气道痉挛，尤其是芍药、甘草二味，是发挥解痉作用的主要药物。一些使用西药喷剂的病患，使用喷剂虽能止喘，但随后痰多反而不爽，在服过小青龙汤后，觉得痰去人爽。

5. 小青龙汤证之辨证

小青龙汤属风寒夹水饮，症状多为寒水之症，如眼屎稀薄，泪水流不停，痰液白、稀薄量多，或面浮肿、腹满、跗肿等。若病久甚至眼胞浮肿、发黑（水环）等，嘴边也有可能出现水环、水斑（黑黑的点点）。下面两位老师经验可为参考：

（1）姜佐景老师在《经方实验录》中认为习游泳而得水气、多进果品冷饮而得水气、行冒雨露因得水气、夙患痰饮为风寒所激等4种状况皆是使用小青龙汤的指标。

（2）刘渡舟老师指出临床运用本方要抓住几个关键：

①**辨气色**：寒饮为阴邪，易伤阳气，胸中阳气不温，使营卫行涩，不能上华于面，可见面色黧黑，称为<u>水色</u>，或见两目周围有黑圈环绕称为水环；或见头额、鼻柱、两颊、下巴的皮里肉外出现黑斑，称为**水斑**。按经验，嘴唇很多。

②**辨咳喘**：可以是咳重而喘轻，或喘重而咳轻，也有咳喘甚重，甚则倚息不能平卧，每至夜晚加重者。

③**辨痰涎**：色白质稀，形如泡沫，落地为水，或吐痰为蛋清状，触舌觉冷。

④**辨舌象**：舌苔多呈水滑，舌质变化不大，但若阳气受损时，可见舌质淡嫩，舌体胖大或齿印。

⑤**辨脉象**：寒饮之邪，脉多见弦象，因为弦主饮病（水气）（《金匮要略·痰

饮篇》：脉偏弦者饮也。痰饮者，当以温药和之）；如果是表寒里饮，脉多为浮弦或浮紧，若病久入深，寒饮内伏，脉多见沉。

⑥**辨兼症**：水饮内停，往往随气机而变动，出现许多兼证，如水寒阻气，兼噎；水寒犯胃，兼呕；水寒滞下，兼小便不利；水寒流四肢，兼肿；外寒不解，太阳气郁，兼发热、头痛。

以上不必悉俱，符合其中一二个主症时，即可使用小青龙汤。

按余个人的经验，使用本方的病人还有两项常见的指征：①受寒加重；②舌多淡润而胖，并有齿印，苔薄白、白滑或无。

总之，此方所主，内有痰饮，外有风寒。除了表证外，痰饮的**水证**是辨证关键。呼吸道分泌物的特征、舌象这些自不必多说。就面部而论，刘渡舟导师的经验是观察**水色**，即面色黧黑；**水环**，即两目周围有黑圈环绕；**水斑**，即头额、鼻柱、两颊、下巴的皮里肉外之处出现黑斑。

此外，使用本方的基本方证是咳嗽、胸满气急、喘息，多伴随大量的痰液，尤以夜间为多。痰的性状清稀或成泡沫为特点。喀出来的痰放在杯子里，几个小时就化成水泡一样。

适用小青龙汤之咳喘病人甚多，临床极为常用。现代人喜食冰冷，胃中素有水气，加上感冒，尤其是冬日，则外寒引动内饮，多出现小青龙汤证。舌象多为胖大水滑舌。

咳久必致喘，喘亦多兼咳，不论咳或喘，只要基本方证及病机合乎前述者，即可径予小青龙汤加诚。个人临床亦常用小青龙汤出入变化治疗气喘、肺气肿等。

6. 本方加减

汤内药味轻重之变：表实无汗恶寒较重，加重麻黄。表虚有汗，应以桂枝、芍药为主。对汗多者应去桂枝，并重用白芍敛汗。在有外感新邪时，芍药因为酸能收敛，不宜重用（刚得病，不要过于收敛）。久病则相反，咳嗽初起细辛用量稍多，咳久肺虚者，轻用干姜、细辛而重用芍药、五味子。咳喘较重，加厚朴、杏仁（或再加苏子）。本方主要以麻黄、干姜两味药起作用，麻黄量大宜先煎，量小则后下，可提高疗效。

西医学在治疗哮喘发作时，首先是解除气道痉挛。小青龙汤不仅能解痉还能化痰，减少气道的阻力，故为治疗哮喘的重要方药，其中解除喘促首推芍药、甘草两味药物，两药同时也有消炎、脱敏等作用，剂量上要足够大。又苔白腻，寒邪内盛，也宜减轻五味子。

小青龙汤之重要加减如下：

（1）**小青龙加石膏汤**：若痰饮夹热，可采用温清并治，以小青龙加石膏汤加减，效果甚佳。临床应用亦多。《金匮要略》：肺胀，咳而上气，烦躁而喘，脉浮者，心下有水，小青龙加石膏汤主之。麻黄与石膏配伍也有利水作用，如越婢汤。石膏除清热作用外，尚有消炎解毒功效（仲景方加石膏或桔梗，即有消炎作用）。小青龙加石膏汤除有小青龙汤证的一系列症状外，还应兼见咳痰不易、先稠后稀、口渴饮少、鼻孔干热、咽喉干疼、胸闷烦躁、舌尖偏红、苔白少津或罩淡黄苔、脉象弦数等症。麻黄与石膏配伍也有利水作用，如越婢汤、大青龙汤。

（2）**小青龙汤加附子汤**：熟附片有扶阳散寒的功能，因此，在小青龙汤中加入熟附片可振奋一身之阳，增强机体的活动能力和抗病能力，以治疗哮喘（寒喘）和慢性支气管炎。此类病人往往脾肾不足，阳虚失运而致痰湿内盛。此方用于水饮迫肺之咳喘属脾肾阳微者（上见喘息咳嗽，下见尿少水肿，外见四肢厥逆、恶寒蜷卧、脉沉细），每获显效。此中之附子与麻黄、细辛又为麻黄细辛附子汤，功擅外解太阳之表、内散少阴寒邪。

（3）**小青龙加大黄汤**：咳嗽日久，肺失肃降，大肠传导失司，遂致腑气不通大便秘结，更加剧肺气上逆，必须上下并治，既要化饮散寒，宣降肺气，又须泻肠通腑，方能收致全功。若面热如醉，此即金匮所谓：胃热上冲其面，加大黄以利之。

【鉴别比较】

1. 小青龙汤、麻黄汤、麻杏石甘汤、桂枝加厚朴杏子汤治喘比较

（1）**小青龙汤**：喘咳是**素有内饮**、外感风寒而引发寒饮上逆射肺之故，在麻黄汤证的基础上，伴有呼吸急促、喘咳剧烈、口唾白沫、舌苔白润等症，应无汗，偏于里饮。〔太阳病表实兼里有寒饮（寒饮喘）〕

（2）**麻黄汤**：喘为**风寒袭表**、肺气不宣引起，在喘的同时，伴有发热无汗、头痛恶寒、肢体痛、舌苔薄白、脉浮紧等外感风寒的症状。（太阳病表实）

（3）**麻杏石甘汤**：喘为**风热壅肺**，喘时，伴有发热汗出、口微渴，舌红苔薄白微干或苔薄黄等风热的症状。〔太阳阳明病，里热病（热喘）〕

（4）**桂枝加厚朴杏子汤**：微喘属**表虚兼喘**，是外感风寒，表邪迫肺，营卫失调而引发，症见发热、恶风、汗出、脉浮缓，兼有微喘。偏于表证。〔太阳病表虚兼有内寒咳喘（寒喘）〕

2. 小青龙汤与大青龙汤

均为表里两解之法，同为表寒。

（1）**大青龙汤**：用于**表寒而里有热**者。治以发汗解表散寒为主，兼清阳郁之里热而除烦躁。表证较重，以发热、不汗出、烦躁为主，在《金匮要略》中，大青龙汤证是溢饮兼表证而有内热。治法侧重发汗。

（2）**小青龙汤**：用于**表寒而里有寒**者。治以温化寒饮为主，兼解表寒，以治咳喘。本汤证里饮较重，以咳喘、呕逆为主，在《金匮要略》中小青龙汤是为温散心下水饮而设。治溢饮兼表证而有寒饮。治法侧重行水。

3. 小青龙汤证与五苓散证

同为表不解有水饮。

（1）**小青龙汤证**：是寒饮聚于心下，以咳喘为特征；其水饮动而不居。

（2）**五苓散证**：是膀胱气化不行，以小便不利为特征。其水饮留而不行。

4. 小青龙汤与《金匮要略》之射干麻黄汤

（1）**相同点**

两方都是外感风寒及外寒引动内饮，都有麻黄、细辛温经散寒，都有半夏、五味子，都有寒咳症状。

（2）**不同点**

①**小青龙汤**：风寒束表症状较为突出。小青龙汤重在发汗解表化饮。本方是麻黄配桂枝，麻、桂同用，发汗解表力强，适用于风寒外袭、水饮内停射肺的恶寒发热、咳喘痰稀。

②**射干麻黄汤**：外寒较轻，气上逆，咳喘症状较为突出，喉咙里有痰，有痰鸣的声音，喉中水鸡声表明排痰较为困难。本方是麻黄配射干，是以宣肺祛痰为主。本方虽有麻黄，不用桂枝，而与射干、紫菀、款冬花等药相伍，止咳化痰力胜而解表散寒力逊，为与小青龙汤不同之处。

此外，小青龙汤有一个重要特点，因为是饮，易咳，痰很容易咳出来，痰多清稀。痰的性状为清稀或成泡沫为特点。而射干麻黄汤表现出来的排痰就困难些，痰不容易化开。

【注意】小青龙汤中有麻黄、桂枝、细辛、干姜，这些药物辛温燥烈有余，尽管它也有芍药、五味子这些养阴、敛营、护正的药物，但毕竟辛温燥烈偏盛，一般不宜长期服用，否则恐造成伤阴、耗血、伤气，或气虚、气冲。服用小青龙汤后的几种不同转归及处理方法，在《伤寒论》中没有提到，而在《金匮要略》里就说得比较详细。

小青龙汤，散寒逐饮。时气触发：

①下焦冲逆：桂苓五味甘草汤，平冲逆。

②肺饮复动：苓甘五味姜辛汤，温肺散饮。

③饮邪上逆：桂苓五味甘草汤去桂加姜辛夏汤，逐饮止呕。

④水饮外溢：苓甘五味加姜辛半夏杏仁汤，宣疏肺气。

⑤夹热上冲：苓甘五味加姜辛半夏大黄汤，利其胃热。

余临床40多年，尚未有因服用小青龙汤而产生变化症者。例如治疗过敏性鼻炎，一般病人服用小青龙汤7~10日后，状况改善，就改用补中益气汤善后。

【辨证要点】小青龙汤总的来说，是治表寒兼水气的方剂，水和寒是本证的病理基础，**本方证以咳喘肿为主要临床症状**。临床证候：咳嗽气喘，鼻流清涕，咳不爽，牵引胸痛，背部或有冷感，如掌大，咳剧甚则呕逆，痰多清稀而白，小便不利，或腹痛下利，或浮肿，或眼赤痛多泪水。舌多为胖大舌，有齿印，水滑或湿润苔，眼眶周围有黑圈（水环），脸上有黑色斑点（水斑）。咳喘遇寒加重，入夜加重（因为夜属阴寒），不能平卧。脉为水气脉，弦脉，浮弦或沉弦（伏饮）。或有其他水气兼症如渴、利等。

【临床应用】

本方为解表散寒、温肺化饮之方剂。应用于外感咳喘，表有寒邪、内有水饮的病证，是太阳病兼咳嗽气喘及水气的方剂，特别是心下、肺部有寒饮，以及皮肤有水肿者。治疗外感风寒引起的气喘、咳嗽、喷嚏、鼻塞、干呕、痰多而稀薄者，疗效甚捷。运用本方，以恶寒发热、无汗、喘咳为辨证要点。一般多由感冒风寒，淋雨受凉或恣啖瓜果生冷等，造成水气干肺发病。但从临床验证看，外感风寒并非必要的发病条件，水邪才是发病的首要原因。临床不少咳嗽不止者，并无风寒犯表症状，但却有上述病史。

应用本方，参照舌诊，更能掌握，由于寒饮内伏津液不化，舌苔多呈水滑，舌质多淡嫩而胖，边有齿痕。

寒饮为患，变证百出，我将此方之主治根据经验归为下列几类：咳喘、溢饮鼻炎、溢饮眼病、溢饮浮肿。下面略作分析。

1. 咳喘

本方是急慢性咳喘病的常用效方。用于治疗外感寒邪、内有水饮迫肺之咳喘，疗效颇好。可喘咳并见，也可仅喘不咳，或仅咳不喘。

咳喘是小青龙汤证主要症状，但必须属于寒性喘息性咳嗽，以咽痒和遇冷则作为主要指征，饮冷亦能加重。《金匮要略》痰饮咳嗽病篇言本方治疗咳逆倚息不得卧，表示本方可治严重的咳嗽。常在夜间加重，咳时倚息不得卧，甚或牵引胸胁、腹部作痛，以双手捧腹而躬其背。可说越是咳嗽严重，本方的效果也就越好。

又《金匮要略·肺痿肺痈咳嗽上气病脉证治第七》第14条说：肺胀，咳而上气，烦躁而喘，脉浮者，心下有水，小青龙加石膏汤主之。由此可知，本方加石膏还能治肺胀、肺气肿、肺源性心脏病等。本方证喘息而有烦躁症状者，或热象较本方明显者，可用小青龙加石膏汤温清并治。

本方常用于流行性感冒、急慢性支气管炎、支气管哮喘、肺炎、湿性胸膜炎、老年性肺气肿。此类病患咳嗽多伴随大量的痰液，痰稀薄呈泡沫状，色白或透明，量多而不易咯出；即使咳出时为稠痰，放置不久便如水样。尤其是夜间痰更多。一般多由感冒、淋雨受凉、贪食瓜果生冷而引发。也有遇冷则咳、干咳无痰，甚或咽痒则咳者。

咳嗽入夜加重者，我常以小青龙汤合入金水六君煎，甚效。

咳久必致喘，喘亦多兼咳，不论咳或喘，只要基本方证及病机合乎前述者，即可径予小青龙汤加减。个人临床常用小青龙汤出入变化治疗气喘、肺气肿等。

有些咳喘病人在将欲发作的时候，尿意频数。此为心下水气的变动所致，亦适合用小青龙汤。有些咳喘病人甚至咳而遗尿，中医学称此为膀胱咳，也可算是溢饮，用小青龙汤亦有效。

用本方治小儿支气管哮喘，小儿喘、满、呕、肿症，明显痰液清稀者，以该方原量酌减，用之极效。小儿百日咳，表证未去，脉浮细或浮弱，频咳上逆，不得眠者可用小青龙汤加杏仁、桑白皮，疗效迅速，可使发作减轻，病程缩短。若口渴舌干，脉浮大有力，可合麻杏石甘汤。

肺源性心脏病和肺气肿属肺肾两虚者，轻证一般用轻剂量即可收效。若静坐时亦有气促等症，可重用麻黄、桂枝加蛤蚧；并发感染合麻杏石甘汤加鱼腥草。肺源性心脏病诱发心力衰竭，见发热、咳嗽、痰多、端坐呼吸、下肢浮肿，证属痰浊阻肺，本方合三子养亲汤，同时配合针灸鱼际、尺泽等穴，效果更好。

2. 溢饮鼻炎（过敏性鼻炎）

本方是治疗咳喘及过敏性鼻炎最常用的方剂。过敏性鼻炎鼻子会流出大量清稀鼻涕或鼻水，可类比于痰饮，经常喷嚏频连，可类比于鼻鸣或咳。用于秋冬，天气一转凉，甚至夏天一进冷气房就开始打喷嚏、流鼻水的过敏性鼻炎，极为有效。临床多半是夏天时多吃了瓜果、冰冷，到了冬天一感冒，外寒引动内饮则发作为此证。

3. 溢饮眼病

溢饮眼病（包括结膜炎、泪囊炎、虹膜炎之类），多因水气上冲而发，症见目赤泪多、眼眵（读音吃，眼屎之意）少而稀薄、羞明、疼痛、喜温，亦多与咳喘并发。我曾治几例泪囊发炎，眼睛多泪如雨滂沱而下者，此亦可视为一种水气、溢饮，用小青龙汤合杞菊地黄丸加减，治疗甚效。泪囊阻塞哭而无泪，亦可用小青龙汤加远志、石菖蒲等通窍药而愈。

4. 溢饮耳炎

卡他性中耳炎，症见耳内有堵塞或发胀感，听力下降，低音调耳鸣，常因擤鼻、改变头部或牵拉耳廓听力暂有改善，可用小青龙汤加减。

5. 溢饮浮肿

《金匮要略》谓：饮水流行，归于四肢，当汗出而不汗出，身体疼重，谓之溢饮。本方证的浮肿，可以为明显的肿，也可仅只面目轻微浮肿。病人可因水饮溢于肤表而浮肿腹满、小便不利，常因外感风寒引起，多与咳喘并发。支气管炎、湿性胸膜炎、肺气肿病人，若见轻微浮肿喘息者用之皆有效。

6. 其他

本方主治水气病，但并不止于上述范围，由于水饮为邪，变动不居，可随三焦气机升降，产生多种或然症，或渴，或利，或噎，或小便不利，少腹满，或喘。都可用小青龙汤，化气外宣而作汗，内散行水以利小便，标本兼顾。

个人临床治愈过百例以上喘证，从抓主症的观点，80%的喘证可用小青龙汤加减。在辨证上，有一些重点：多为胖大舌，有齿印，水滑或湿润苔，眼眶周围有黑圈（水环），而脸上有黑色斑点（水斑）。遇寒加重，入夜加重（因为夜属阴寒），不能平卧。脉为水气脉，弦脉，浮弦或沉弦（伏饮）。或有其他水气兼症如渴、利等。

我在临床上，治疗咳嗽、气喘、支气管炎用小青龙汤效果已很好，如再加厚朴、杏仁，效果更佳。可参看本书桂枝加厚朴杏仁汤之简析。此外，麻黄与石膏配伍，石膏除了清热外，尚有消炎解毒功效，消炎解毒仲景最常加石膏或桔梗。黄痰多并有感染，用石膏亦有消炎作用。麻黄配石膏也有利水作用，如越婢汤、越婢加术汤等。

本方散寒除饮，收效甚捷。但稍偏热燥，不可久服。病证减轻后，可用张锡纯之从龙汤祛其痰邪，或苓桂剂如《金匮要略》之茯苓桂枝五味甘草汤或苓甘五味加姜辛夏杏仁汤加减，宣肺蠲饮。余则用参赭镇气汤固本。

四、麻杏甘石汤

【原文】发汗后，不可更行桂枝汤，汗出而喘，无大热者，可与麻黄杏仁甘草石膏汤。（63）

【要旨】本条论述汗后邪热乘肺壅肺作喘的证治。

【释义】本条之大，应是指体表，所以大热并不是高热的意思，是谓体表的热。乃对里热而言。一般汗后表不解，仍可用桂枝汤解表，但要观其脉症，今汗后表无大热，却见汗出而喘，说明里热渐盛上壅于肺，里热不能用桂枝汤。应清宣肺热定喘。宜麻杏甘膏汤。

【原文】下后，不可更行桂枝汤，若汗出而喘，无大热者，可与麻黄杏仁甘

草石膏汤。（162）

【要旨】本条论述误下太阳之后，邪热内陷于肺的证治。

【释义】太阳病误下后表不解者，仍可用桂枝汤解表。言下后不可更行桂枝汤，知邪已内陷化热。无大热是指表无大热而里热盛，外蒸上壅致汗出而喘，治宜麻杏甘石汤清热宣肺定喘。

【病机】本方病机为风寒化热、热遏肺闭之证。里热壅肺则熏蒸作汗，肺气闭塞则气逆咳喘。出汗仍会喘，在此强调汗出与喘的关联性。理论上说，汗一出，肺气得以宣解，应该不喘，今汗出表示外有热，因为汗出散热故体表无大热，仍喘表示肺气闭郁，不能透过毛孔发散而解，所以肺气闭郁、肺热严重。

【组方及用法】

麻黄四两（去节）　杏仁五十个（去皮尖）　甘草二两（炙）　石膏半斤（碎，绵裹）

上四味，以水七升，煮麻黄减二升。去上沫，纳诸药，煮取二升，去滓，温服一升。

参考用量：麻黄12g，杏仁10g，甘草（炙）6g，石膏（碎、绵裹）24~30g。水煎两次温服。

要注意方中麻黄与石膏1：2的比例关系。石膏要用生品，不必先煎。

【方义】麻杏甘石汤是由麻黄汤去桂枝改石膏而成。换言之，只变换一味药，就由辛温解表改为辛凉解表。本方为宣肺清热之表里双解剂。麻黄辛温，开肺气疏其壅滞，宣肺散表；石膏辛寒入肺清泄肺热，又能清胃热，胃热清则津回渴止，且能解肌热，肌热解则身热、自汗等可愈。麻黄与石膏配伍，开泄肺气，直清里热。且石膏用量多于麻黄，可间制麻黄辛温之性，而为辛凉之用。故汗出不忌麻黄，无大热不忌石膏。杏仁宣降肺气佐麻黄以降气平喘。甘草安胃和中、调和诸药。四药相伍共奏辛、凉、甘、润之作用。

从药量上分析，麻杏石甘汤中麻黄四两（麻黄汤中麻黄三两），用量反重于解表发汗峻剂麻黄汤一两，可见外邪壅肺之重；杏仁50个，较麻黄汤减少20个（麻黄汤杏仁70个），说明气逆而喘，只是标证；辛寒的石膏用量为半斤，为辛温的麻黄用量的一倍，起主要作用，足见邪热迫肺之急。

古人用麻黄重在配伍：麻黄配干姜（小青龙汤）治寒喘；麻黄配石膏（麻杏甘膏汤）则治热喘。寒热不同而用麻黄则一，突出了麻黄治喘的特效。

【解析】

关于无大热及无大热何可更用石膏，有汗何可更用麻黄

无大热不得用石膏，是指白虎汤而言。首先要了解无大热的字义。原文说本方证汗出而喘，无大热。此无大热历来争议很大。事实上是具有本方证的病人，体温有高达40℃者，而身热不扬，乃是热遏在里的缘故。病机是由于邪气内传于里，邪气窒遏肺气而致喘，肺热壅盛蒸迫而致汗出，邪气内入，肺有郁热或痰热而表反无大热。

石膏与知母配伍，能清阳明里热，今与麻黄、杏仁配伍，能清肺热而平喘，表无大热而里热迫肺者，用之甚当。此处之无大热，也可以说是作为一种突出强调文句，提示注意，有可能无表面大热，而是大热在里，就如同大青龙汤中明明是太阳伤寒，偏说是太阳中风，引起读者注意。**有汗不可更用麻黄**，是指麻黄汤而言，麻黄需与桂枝为伍，发汗之力才显著，与石膏相伍，主发泄在里之郁热，故有清肺热宣肺气的作用，虽也有发汗作用，但发汗之力较小，其意不在发汗而在定喘。故无汗、有汗皆可用。因为喘所以汗出，石膏用量多于麻黄，以间制麻黄辛温之性，而为辛凉之用，故汗出不忌麻黄。治疗肺热咳喘，切不可因汗出而畏投麻黄，也不可因气喘而去掉石膏，只要见肺热气壅，就可放胆使用本方。

【鉴别比较】

1. 多种喘症之区别与用方

（1）**麻黄汤**：寒邪闭表，肺失宣降的无汗而喘。

（2）**小青龙汤**：外有表寒，内有水饮，外寒和内饮相合，水寒射肺出现的咳喘。

麻黄汤证的咳喘及小青龙汤证的咳喘，都是无汗的。

（3）**桂枝加厚朴杏子汤**：外感风邪引发宿喘。

（4）**麻杏甘石汤**：汗出而喘，无大热者。

汗出而喘，就排除了麻黄汤证的无汗而喘，排除了小青龙汤证的外有表寒无汗，里有水饮射肺的咳喘。不可更行桂枝汤，就排除了桂枝汤。

（5）**葛根芩连汤**：利遂不止，脉促者，表未解也，喘而汗出者。本证有泻利。此是热入阳明大肠。

（6）**大承气汤**：有喘冒不得卧，有微喘直视，有不大便、燥屎等。

葛根芩连汤与大承气汤两者皆是热入阳明。阳明病为里热里实证，里热里实逼迫津液外越，自然会多汗，里热外蒸，气逆上冒则喘。此两者病在肠。大肠与肺相表里，故喘。

（7）**气脱亡阳**：**汗出而喘**也要和气脱亡阳证相鉴别，气脱亡阳证必是大汗淋漓，四肢逆冷，脉微欲绝，两者决不可错认。

2. 麻杏甘石汤与麻黄汤

两方仅一味药之差。

（1）**麻杏甘石汤**：系麻黄配石膏，属辛凉宣肺，主治<u>汗出而喘</u>，为表寒里热壅肺，重心在透表清肺。

（2）**麻黄汤**：系麻黄配桂枝，属辛温发汗，主治<u>无汗而喘</u>，为表寒闭肺，重心在发表宣肺。

3. 麻杏甘石汤与大青龙汤、白虎汤皆用石膏之区别

麻杏甘石汤和大青龙汤所治的都是表寒里热实证。麻杏甘石汤及白虎汤同是治肺炎，一为高热口渴烦躁（偏阳明），一为以咳喘为主（偏太阳）。

（1）**大青龙汤**：本方证**表寒重于里热**，主要症状为壮热，恶寒显著，头痛身疼剧烈，烦躁，手足不安，肌肤干燥无汗，**处方麻黄重于石膏**。重用麻黄，以辛温解表为主，用姜桂宣卫阳，用石膏兼清郁热。

（2）**麻杏甘石汤**：本方证**里热重于表寒**。此高热以喘咳为主（偏太阳）。主要症状为头痛、发热、有汗、不恶寒、咳喘、气促、烦渴。**处方石膏重于麻黄**，本方重用石膏，整个方剂以辛凉为主，清宣肺热。无恶寒，不用姜桂，喘不在胃，不需粳米。

（3）**白虎汤**：如果**麻杏甘石汤**进一步发展为汗出而喘、身大热而不恶寒、但恶热的里热壅肺证，则宜用白虎汤专清里热。高热以口渴为主（偏阳明），烦渴有汗，需以粳米保胃阳。

柯韵伯在《伤寒附翼》说：麻杏甘石汤是<u>大青龙汤之变局，白虎汤之先着</u>。的确有一定道理。

表 2-2　大青龙汤与麻杏甘石汤比较

	麻杏甘石汤	大青龙汤
相同处	都有麻黄、石膏。都具外寒内热（表里，太阳、阳明同治）	
	表寒轻、里热重	**表寒重、里热轻**
不同处	头痛 有汗或无汗 不恶寒、咳喘气促 分泌物：眼屎稠而秽。痰黄稠浊黏，难咳出 烦渴、小便短赤	头痛身疼痛剧烈 肌肤干燥无汗 恶寒显着 分泌物不稠，泪水少 痰色白 烦躁
	重用石膏。辛凉为主，清宣肺热	**重用麻黄**。辛温解表为主，兼清郁热

【辨证要点】**主症**是汗出而喘。本方证为阳证、里热、实证。肺热气壅为急，故**咳喘气促**，甚则**鼻翼扇动**，一般有汗。烦渴，小便短赤，大便秘结。至于痰，

则多成黄绿色，量少而黏稠，不易咳出。

【临床应用】

据现代药理实验，本方解热、平喘、镇咳作用均极显著。

本方**病机**是**肺热壅盛**，**肺气闭郁**，**主症**是汗出而喘。**汗出**排在喘之前，有重要鉴别意义，此方与麻黄汤之无汗而喘、葛根黄芩黄连汤之喘而汗出均不同。

本方为宣肺清热之表里双解剂，具有宣肺降逆、清热平喘之功，常用于**邪热壅肺之各病证**，即发热及咳喘性疾病，如感冒、咳嗽（气管炎）、哮喘、肺炎（大叶性肺炎、支气管肺炎）、小儿麻疹（常用）、百日咳、白喉、烂喉痧（石膏治疗喉咙病变很不错，喉属肺系）。对热极喘证（因热极、**热郁肺叶**造成心脏负担、心率加速的气喘），本方有显著的解热镇咳定喘的作用，一般用本方加入黄芩、百部；热盛可加银花、连翘、栀子、鱼腥草等加强清热解毒。

本方对于**幼儿的喘息性支气管炎**多能奏效。对于**小儿热证气喘**，可用麻杏甘石汤加桑白皮、浙贝、紫菀等止咳化痰、降气平喘，效果甚好。**小儿高热不退**又伴气喘，以麻杏甘石汤加味能很快退热，改善气喘。

治疗小儿肺炎可加韦茎、鱼腥草，或加银花、枇杷叶、茅根、牛蒡子，疗效皆极好。治疗小儿百日咳病机属风热袭肺，痰壅咳逆的以本方加百部、款冬。对于小儿体质虚弱者，治疗肺炎及百日咳时皆可配入粳米。热退即撤，否则易致呕恶、腹泻。

治疗急性气管炎属肺热者，加韦茎、鱼腥草，疗效甚好。对一般支气管炎，经用麻黄汤发汗而热退之后，仍会喘咳者，往往使用本方。如果使用小青龙汤治疗咳喘，出现喘咳加重（水热互结之故），就可改用麻杏石甘汤来治疗。如上气烦躁，亦可用小青龙加石膏汤治之。

此外能治**五官病**，鼻蓄脓用麻杏甘石汤加桑白皮、鱼腥草、桔梗等药有效。还治**多种眼科疾病，**如流行性结膜炎（天行赤眼）、急性结膜炎、角膜溃疡（花翳白陷）、化脓性角膜炎（凝脂翳）、急性虹膜睫状体炎（瞳神干缺）、眼球突出（鹘眼凝睛）、角膜深层炎（混睛瞳）、麦粒肿等。应用时应具备以下指征：病人身体较健康；眼部具有红、肿、羞明涩痛，泪水及眼眵亦必稠黏臭秽，畏热喜凉，日晡转剧等风热症状；舌淡白尖红，苔微黄，脉浮数或浮紧，口渴，小便短赤，烦躁。注意：急性青光眼（绿风内障）虽有外症亦不宜此方。

亦可用于**治疗痔疮**，盖因肺与大肠相表里。肛门又称魄门。

常用于某些皮肤科病证：本方用于荨麻疹反复发作者，在治疗时酌加防风、浮萍、地肤子等，获得良效。其他皮肤病临床时只要其病机为邪热壅肺，不必固守汗之有无及热之高低即可用之。合四物汤加味治疗银屑病、荨麻疹、传染性软疣、痤疮等皮肤科病证。皮肤病证的病机阴血燥亏为其本，再因外邪风热或肺经风热搏于肌肤所致，治疗以麻杏石甘汤宣散肺经肌肤之郁热并合四物汤（地黄用生地）活血凉血、养血润燥。皮疹之发，色红者，多为肺经郁热，用本方加味治疗甚效。

治疗麻疹，热型重用石膏，寒型重用麻黄。配连翘清心、桑白皮清肺，对头皮屑、痒可缓解。对脂漏性皮肤病、干癣、异位性皮肤病也有效。

由于高热会伤气、阴，服本方后，邪去病减转阴虚者，可用益气养阴之竹叶石膏汤善后。

治疗肺炎，麻杏甘石汤与白虎汤是最常用的方子之一，两者应加以区别。白虎汤之高热以口渴烦躁为主（偏阳明），麻杏甘石汤之高热以喘咳为主（偏太阳）。

本方有时会引起食欲减退，故对胃肠虚弱者，应注意使用。心力衰竭、营养不良等体质衰弱病人禁用本方。

按：治疗水肿（急性肾炎水肿常因喉咙或扁桃腺炎等感染引起）时消水肿只用麻黄发汗不够，可用越婢加术汤，方中有石膏，加上石膏尚能清热消炎解毒（古代没有消炎药物，桔梗、石膏非常重要）。

五、麻黄附子细辛汤

【原文】少阴病，始得之，反发热，脉沉者，麻黄附子细辛汤主之。（301）

【要旨】本条论述太阳、少阴两感的麻黄附子细辛汤证。**也可说是少阴表证的辨治。**

【释义】少阴病是脉微细，但欲寐之证。少阴病，是以脉微细、无热为常，若病少阴，肾阳气虚，只有恶寒，不会发热。少阴与太阳经脉络属，脏腑表里相通，今反发热者，是兼有太阳证也。始得之言开始时就出现这样的病证，若日期稍久，偏于虚的一面较多，初期偏寒的一面较多。今见太阳之表热，其脉反沉，知寒邪初犯少阴之里，单纯少阴病无论在任何时候，都不应该发汗，只有兼太阳证，才可以发汗，用麻黄附子细辛汤助其阳以解表。

【原文】气分，心下坚，大如盘，边如旋杯，水饮所作，桂枝去芍药加麻辛附子汤主之。（《金匮要略·水气病脉证并治第十四》）

【释义】气分病是肾虚阴凝，水饮积聚，其症见心下痞闷，有坚块，形状如盘杯，用桂枝去芍药加麻辛附子汤通阳开结、温散水饮、调和营卫，服温药取汗，气机调畅，寒水消散，诸症可除。

【病机】本方证系太阳、少阴两感，即少阴肾阳素虚，感受寒邪。麻黄附子甘草汤病机与麻黄附子细辛汤相同，为少阴、太阳两感证。少阴病一般而言是怕冷，此反发热，是少阴病又得了太阳病；或者是少阴体质（肾阳虚）而得了感冒病。第 301 条、第 302 条两条不同在于时间长短而已，始得之；及得之二三日。两方是一法之加减。

【组方及用法】

麻黄二两（去节）　细辛二两　附子一枚（炮，去皮，破八片）

上三味，以水一抖，先煮麻黄，减二升，去上沫，纳诸药，煮取三升，去渣，温服一升，日三服。

参考用量：麻黄 6g，附子 9g，细辛 3g。水煎两次温服。

【方义】本方为温阳发汗、表里并治之剂。发热无汗，为太阳之表；脉沉、但欲寐为少阴之里。本方由麻黄、细辛、附子三味药物组成。麻黄发汗解表；细辛温经散寒；附子温经固元阳，附子与麻黄并用，则寒邪散而阳不亡。三药合用，可内散少阴之寒、外解太阳之表。于扶阳之中促进解表，解表中不伤阳气。

【解析】

1. 关于细辛不过钱

《本草别说》：细辛若单用且用末，不可过半钱匕，多即气闭塞，不通者死。细辛不过钱一般是指单用或不经水煮服用粉末的情况；若有所配伍及煎煮，经验上可用至三钱。小青龙汤中细辛量与芍药、甘草同为三两。当归四逆汤中原方细辛亦用三两，与桂枝量同。若多味药物以上合用因互相作用，且经煎煮，则用至三钱无妨。细辛用量太小效果不彰。临床实际应用，凡病人无严重心血管疾病，可以长服数月无不良反应。

2. 细辛用量

仲景细辛用量可分两种情况：

①**治疗内有寒饮和血虚寒凝之厥时**，发挥细辛散寒化饮功用，**用量多为三两**（现代：三钱，即 9g），如小青龙汤、当归四逆汤及其类方等。②**虚实夹杂，但阳虚较重**，防其通阳发散太过，**减轻细辛量为二两**，并且用时多与附子相伍，取附子温经助阳，如麻黄附子细辛汤、大黄附子汤等。

细辛一般参考用量

寒痹（坐骨神经痛）温经散寒、化瘀通络：**方中细辛用三钱**（9g）。**哮喘：方中细辛用二钱**（6g）。**嗜睡：细辛用 2g**（约八分）。**失音：方中细辛 2g**（约八分）。

用量多在二三钱。五六分太少，不太有效，小儿五六分，大人至少八分。

3. 关于太少两感证与少阴表证

所谓的太少两感证是指第 301 条的麻黄附子细辛汤证和第 302 条的麻黄附子甘草汤证。太少两感即太阳与少阴同时感受外邪而发病，从而形成少阴兼夹表证。少阴不应会发热，今始得之即出现发热，所以称之为反发热。

太阳为病应当脉浮，今脉不浮反沉，脉沉为病在少阴，发热为病在太阳，因此叫做太少两感。也就是太阳和少阴同时为病，法当温里发表、表里双解，用麻黄细辛附子汤温阳解表。

本条述证简略，仅用发热代表病在太阳，结合临床还当有恶寒、身痛等表证。用脉沉代表病在少阴，结合临床还当有神疲、身倦等里证。

六经皆可具有表证。麻黄附子细辛汤证应是属于少阴表证。亦即平素具有少阴体质，如具有体倦神疲、脉象沉弱、恶寒怕冷、腰膝酸软等症状，突然感受寒邪而发病。

【鉴别比较】

麻黄附子细辛汤与麻黄附子甘草汤

两者皆治里虚证兼表实寒证，但病程长短不同，症状亦异。

（1）**麻黄附子细辛汤：本方侧重于表实，**方中只用一味附子治里虚，而用麻黄、细辛二味治表实。本方含细辛，发汗之力胜于彼方，所主少阴病，始得之。本方用细辛，其方证在寒、疼痛的程度上要比麻黄附子甘草汤方证严重。

（2）**麻黄附子甘草汤：本方侧重于里虚，**方中只用麻黄一味治表实，而用附子、甘草两味治里虚。本方用甘草，发汗力缓，所主为少阴病，得之二三日，治在微发汗。

【辨证要点】本方证系少阴肾阳虚之体，又感受寒邪。**临床证候：**语轻音嘶，头痛，发热，无汗，脉微沉细或沉迟，舌淡润或水滑，苔薄白，腰酸肢楚，身蜷肢冷恶寒，但欲寐（困倦嗜卧）。

【临床应用】

麻黄细辛附子汤证系太阳、少阴两感（也有说是少阴病初起病在表者），主要功能和治疗特点是温散寒邪、辛通固阳、扶正解表。根据少阴体质发病的理论和通阳散寒的功能特点，本方临床作用广泛，而且疗效独特，钱天来称本方为温经散寒之神剂。在辨证方面，即**少阴肾阳虚体**（容易怕冷、兼有手足寒、困倦嗜卧或精神萎靡倦怠、痰液清稀、小便清长等少阴证）**又感受寒邪，**简而言之，就是虚弱体质患了感冒。寒客肌肤、筋骨或脉络。发热、恶寒、兼有头项强痛、肢楚或喘咳等表证；因素体阳虚，正气不能托邪外达，故脉不浮反沉（正气虚，抵抗力不强不能对抗病邪），并兼有手足寒、困倦嗜卧等少阴证（感冒好累又想睡觉的就是这个证。如果睡不着的不是此证）。用本方最宜。

无论病程长短，只要辨证为外感加内体阳虚，就是本方的使用依据。不论有无发热，凡症见精神萎靡、倦怠、严重恶寒、脉微弱者，可以考虑应用本方。其中畏寒、倦怠无力、嗜睡、脉沉迟为辨证选方的主要指征。

本汤证可因以下病因致病：①素体肾亏或阳虚，感受风寒；②睡中受寒；③伤了肾又感冒，如房事或遗泄前后受寒等（太阳与少阴同病，症状常见有恶寒重、小腹急痛、阴茎抽痛或缩阴症等。）；④月经前后受寒，也与肾虚有关。

临床适用范围广泛，可用于阳虚、寒邪外袭所引起的各种病证：阳虚体质的感冒，阳虚或衰弱小儿麻疹，寒伏少阴皮下青色血斑等。

也常用治产后水肿、肾病水肿等。《金匮要略·水气病篇》：气分，心下坚，大如盘，边如旋杯，水饮所作，桂枝去芍药加麻辛附子汤主之。可见此方亦能主治水肿。由于少阴肾为水脏，太阳膀胱为水腑。根据"实则太阳，虚则少阴"的理论，水肿初起的实证多关太阳，而日久由实转虚的虚证则多关少阴，若水肿而见虚实错杂证的，则多关乎太阳和少阴。病在太阳和少阴的，宜用麻黄细辛附子汤或麻黄附子汤等以发表温里。桂枝去芍药加麻辛附子汤对水肿、鼓胀（腹水）、痞气、癥瘕等病证，只要辨证确切，多获良效。（参见本书桂枝去芍药汤之临床应用）。

对于病机属于肾阳虚衰的肾病综合征、慢性肾炎；肾阳虚衰气化失常所致的癃闭；寒邪直中外肾经脉凝敛收引所致的缩阴证；某些功能低下性疾病亦皆有效。

王肯堂谓本方治肾脏发咳，咳则腰背相引而痛，甚则咳涎，治疗肾阳素虚外感风寒所致的慢性咳喘（即寒入少阴的咳嗽，包括衰弱老幼的肺炎）：入夜增剧，痰质清稀，甚者夏天背部敷棉衣，或咳则腰背相引而痛，本方治疗效果明显。

治疗暴哑：张路玉谓暴哑声不出，咽痛异常，卒然而起，或欲咳而不能咳，或无痰；或清涎上溢，脉多弦紧，或数疾无伦，此大寒犯肾也，麻黄附子细辛汤温之，并以蜜制附子噙之，慎不可轻用寒凉之剂。临床治疗寒痹失音，以麻黄附子细辛汤加石菖蒲、蝉蜕、桔梗治疗颇效。

感冒咽痛：对于阳虚体质喉咙痛（咽痛而无局部鲜红肿大者）的感冒，在疾病早期使用，可控制病情向难治的急性支气管炎发展。对于暴哑声不出之咽痛，尤其是寒邪侵袭闭郁肾经所致的暴哑声不出之咽痛，有显效。

对于阳虚失固，风寒侵袭所致的齿痛头痛，亦有疗效。

亦常用于某些心阳不振所致的心脏病，如心动过缓、病窦综合征、窦性心动过缓、肺源性心脏病心力衰竭、低血压、嗜睡等。

日本人喜用此方治疗过敏性鼻炎，服后几小时即可镇住。

坐骨神经痛属太阳、少阴并病，使用此方效果也好，遇寒冷而加剧者用本方更佳。

我曾以此方应用于下列疾病：少阴声嘶（失音）、心动过缓（临床常用于治疗心动过缓，例如一病例心率 48 次 / 分已多年，服药 2 周后升至 65 次 / 分，巩固 1 周停药，多年来皆维持此数据）、四季无汗（辨证为肾阳虚，无力鼓汗外达）、低血压、嗜睡、遗尿、小便不禁、感冒（属阳虚者），以及痛痹（风湿性关节炎、三叉神经痛、肩周炎、坐骨神经痛），属阳虚感寒者（遇寒冷天气则疼痛加重者），本方有较好的止痛效果（加牛膝、薏苡仁，效果明显）。

六、麻黄附子甘草汤

【原文】少阴病，得之二三日，麻黄附子甘草汤，微发汗。以二三日无里证，故微发汗也。（302）

【要旨】本条承第 301 条论述太阳、少阴两感的麻黄附子甘草汤证。亦即承上条辨少阴表证时间稍长之证治。

【释义】此无里证即无吐、利、汗出等亡阳重证，非无少阴里证。

本条承上条叙述少阴病见表证的发热，若发热始得之而未治，至二三日发热仍在，无下利厥逆等里证，仍可表解。因为发病，已有二三日，时间较长，正必有所耗伤，要顾虑显现里证，顾虑本身之虚，发汗就需要轻些，故于前方去细辛之辛散，益以甘草之甘和，微发其汗，助阳和中以解表。

【原文】水之为病，其脉沉小，属少阴，浮者为风，无水虚胀者为气，水，发汗即已，脉沉者，宜麻黄附子汤（即《伤寒论》之麻黄附子甘草汤方），浮者宜杏子汤（汤失无方）。《金匮要略·水气病脉证并治第十四》

【释义】麻黄附子汤即甘草麻黄汤加附子而成，组成同麻黄附子甘草汤，药味虽同，药量有异，本方治疗里阳不足、水气偏胜之证。水，发汗即已，乃指风水病而言，风水脉浮者为风气胜，脉沉者为水气胜。治当发汗行水、温经助阳。方以麻黄开表发汗，配附子温里助阳，甘草调和其中，如此配伍，可使风水解，阳气复振，其病自愈。对阳虚而患风水者，用之甚宜。此方治阳虚风水为主，麻黄附子甘草汤治阳虚外感为主。

【病机】本方证系太阳、少阴两感，即少阴肾阳素虚，感受寒邪。麻黄附子甘草汤病机与麻黄附子细辛汤同，为少阴太阳两感证，**但本证病轻且缓。**

少阴病一般而言是怕冷，此反发热，是少阴病又得了太阳病；或者是少阴体质（肾阳虚）而得了感冒病，太少两感。无里证，指无吐利厥逆等少阴寒化证。说明感邪证候轻，较之麻黄细辛附子汤证病情更为轻浅，故治疗为微发汗。此外两条不同在于时间长短，一为始得之；一为得之二三日。两方是一法之加减。

【组方及用法】

麻黄附子甘草汤

麻黄二两（去节） 甘草二两（炙） 附子一枚（炮，去皮，破八片）

上三味，以水七升，先煮麻黄一两沸，去上沫，纳诸药，煮取三升，去渣，温服一升，日三服。

参考用量：麻黄6g，附子9g，甘草（炙）6g。水煎两次温服。

《金匮要略》麻黄附子汤

麻黄三两 甘草二两 附子一枚（炮）

上三味，以水七升，先煮麻黄，去上沫，纳诸药，煮取二升半，温服八合，日三服。

《金匮要略》麻黄附子汤与《伤寒论》之麻黄附子甘草汤，药味虽同，药量有异，则功效不尽相同。《伤寒论》用治阳虚外感，《金匮要略》用治阳虚风水。

【方义】本方为温阳发汗、表里并治之剂。若只发汗而不助阳，则阳虚不能鼓邪外出，且若一旦发汗，恐有阳随汗泄之虞。若只助阳而不发汗，则风邪无从发泄，邪无出路。

方由麻黄、甘草、附子三味药物组成。麻黄发汗解表，附子温经助阳，炙甘草以和中，作用在微发汗。三药合用，可内散少阴之寒、外解太阳之表。于扶阳之中促进解表、解表中不伤阳气。麻黄附子甘草汤较之麻黄附子细辛汤因证轻且缓，故去细辛走窜之性，加炙甘草之甘缓，欲其温经解表，而不欲辛散太过。

【临床应用】

治疗太阳、少阴两感证，适用于脉症较虚或发病较久者。尤怡谓：寒邪不可不发，而阴病又不可过发。方中甘草易细辛，其发散作用减轻，而且不会伤及正气。

本方治疗病变与麻黄附子细辛汤相似，若肾阳素虚，感受外邪数日，则表现出本虚标实之证。辨证凡属肾阳不足、寒邪外袭者亦皆可以此方加减施治。心律失常型冠心病，每以虚寒为多，用麻黄附子甘草汤治疗，心动过缓者加参、芪，合并低血压加桂枝甘草汤，心律不齐加炙甘草汤。

《金匮要略》有：水之为病，其脉沉小，属少阴，浮者为风，无水虚胀者为气水，发其汗即已，脉沉者宜麻黄附子甘草汤，浮者宜杏子汤（方失）。此文看起来很复杂，但其重点为：水之为病，其脉沉小，宜麻黄附子甘草汤。可由此知道此方的用法。承《金匮要略》之麻黄附子汤意，本方治疗水肿，一身悉肿，恶风寒，不发热，身无汗，口不渴，舌苔白，脉沉。小便不利者，加茯苓、桂枝；浮肿甚者，加防己、车前子等。

七、麻黄连轺赤小豆汤

【原文】伤寒，瘀热在里，身必黄，麻黄连轺赤小豆汤主之。(262)

【要旨】本条论述湿热发黄而兼表证的治法。

【释义】伤寒表邪无汗，热郁于里不得外散，与湿蕴结，蒸而身黄。因其表邪未解，故用麻黄连轺赤小豆汤宣表清热利湿。

【病机】此属表寒外闭、湿热内郁。既有表寒又有内湿，而且燥湿相间、瘀毒胶结、寒热互杂。或说内有湿热兼有外邪，有外邪则发热恶寒（感冒现象）。汗不得出，里热郁蕴，邪郁则皮肤瘙痒，湿热蕴蒸则身目发黄。

【组方及用法】

麻黄二两（去节）　连轺二两（连翘根）　杏仁四十个（去皮尖）　赤小豆一升　大枣十二枚（擘）　生梓白皮一升（切）　生姜二两（切）　甘草二两（炙）

上八味，以潦水一斗，先煮麻黄再沸，去上沫，纳诸药，煮取三升，去渣，分温三服，半日服尽。

※ **记忆法**：麻黄连轺赤小豆(构成全方的 3 个主要药物)，杏梓白皮草姜枣(其他药物)。

注：**潦水**，雨水也。成无己谓：取其味薄，不助湿热。今多用清水。又雨季水灾，称潦，或说潦水是指湿泥巴踩后沉淀，取净水煮用。

参考用量：麻黄 6g，连轺 12g，杏仁 9g，赤小豆 15g，大枣 6g，生梓白皮 9g，生姜 6g，炙甘草 6g。

【方义】从方名来看，麻黄、连轺、赤小豆当是方中的主药，本方为发表、清热、利湿之剂。原系治**外有表邪、瘀热在里**的身发黄，**此为偏于表的治黄方剂**，为麻黄汤加减化裁而来，麻黄汤可发汗解表，去桂枝恐其有助瘀热，赤小豆下水、排痈肿脓血，为水血互阻致病的要药，连翘主寒热、热结，甘草、大枣健脾和中。

原方用连翘根，今多用连翘；梓白皮清泄湿热。梓白皮现多以桑白皮代之。桑白皮甘寒，泻肺平喘，利尿消肿，亦有人以茵陈代桑白皮。

按： 冉雪峰先生指出：……麻黄发表易知，麻黄解里难知。各注均释此麻黄为表，实太隔阂。所以然者，经论是着眼瘀热二字，热当清，热既瘀，清之未必去，故借麻黄冲激之大有力者，以开发之。此说颇有见地。

【解析】梓白皮现多以桑白皮代之。 亦有以白鲜皮、茵陈代之。

桑白皮清肺热，但偏于上半部，也治痒；白鲜皮治癣，偏于下部。湿为阴邪，湿疹以大腿部以下、鼠溪部、脚踝多。前人有用白鲜皮治疗风黄、急黄的记载。白鲜皮可治急慢性肝炎，因其可以治疗湿热郁滞所引起的皮肤痒疮、湿疹等，故对于肝炎引起的皮肤病也有良效。肝炎引起的黄疸则用茵陈。归纳结论：偏于上位的肺热则用桑白皮（也有祛黄作用），偏于下位的如湿疹类则用白鲜皮，黄疸用茵陈。

按： 余常用止痒之三大药物：地肤子、白鲜皮、刺蒺藜。三味止痒药，首推地肤子，痒得再厉害，地肤子一两用下去，马上减轻一半，再加上白癣皮则能好上七八分。地肤子、白癣皮，治疗湿疹的痒甚效。另外一味止痒很好的是刺蒺藜（祛风），此三味药物祛风止痒很好。

【鉴别比较】

治黄疸三大方

（1）**茵陈蒿汤：** 汤中因有大黄，所以**治里**，特点是腹满且里热较重，病位偏于里。

（2）**栀子柏皮汤：** 汤中用栀子、黄柏、甘草，湿热郁阻三焦，**不表不里**。

（3）**麻黄连轺赤小豆汤：** 有麻黄，故应兼无汗、恶寒、体痛等太阳表证，偏表热，身黄发热有湿，故湿**偏于表**。属于黄疸兼有表证。

表 2-3　茵陈蒿汤、栀子柏皮汤、麻黄连轺赤小豆汤比较

	茵陈蒿汤	栀子黄柏汤	麻黄连轺赤小豆汤
症状	发热身黄、**小便不利、大便不畅或闭结**、**口渴**、**心中懊恼**、头部微汗出、舌苔黄燥、腹满	发热身黄、小便不利或黄赤、**胸中烦闷**、**口苦**、舌苔黄腻、渴不多饮	身黄发热、**无汗恶寒**、**身疼**、小便不利、脉浮
特征	里热而实、**病位偏于里**	**湿热郁阻三焦**，病位不表不里	表邪未尽、**病位偏于表**

【辨证要点】 身黄发热，无汗恶寒，身疼，小便不利，脉浮。

【临床应用】

本方以解表、清热利湿（外解表邪，内清湿热）为主，外能解表散热，内能利湿化毒，开鬼门、洁净府两法兼备。适用于外有表邪、内有湿热的多种病证。凡风寒失解内陷，肺气宣肃失司，湿热内郁之证，尤其是湿热郁表之实证，脉浮表不解的，效果甚好。广泛运用于湿疹、风疹或疮疡湿毒引起的浮肿、黄疸、小便不利、无汗等，常可奏效。分别略述如下。

临床用于急性黄疸初起。急性黄疸之病，较多的是由于湿热之邪蕴郁而不得发越宣散所致。湿热之邪外溢于皮肤，则为黄疸，所以黄疸多与表郁有关，可用麻黄剂宣之散之。《古今医统》载本方治疗伤寒郁热在里，身目发黄，中湿身痛。《千金方》用麻黄醇酒汤治黄，亦是其例。治疗急性黄疸性肝炎早期兼表证者，或黄疸不甚重者，常 2~3 剂即收效。

本方亦不限于治发黄，可治疗很多病。此方现在是**治疗湿热皮肤病很常用**的方子，尤其对以皮肤瘙痒、水疱、糜烂、渗出等为特征的皮肤科疾病有效。湿疹、湿疮、荨麻疹、病毒性疱疹、过敏性皮炎、脂溢性皮炎、寻常性痤疮等湿热郁于表皮，颜色偏红、流湿水，或颜色偏红的皮肤病就都可以应用。由于胆红素的刺激，病人可以出现皮肤瘙痒，应用本方可以有效地得到解除。然对于非黄疸性皮肤瘙痒，本方亦一样有效。身痒是皮肤症状，大多由于邪气郁于皮肤所致，宣而散之是较为直接的治法，可用麻黄剂宣散之。《类聚方广义》用本方治疗癣内陷、一身瘙痒、发热喘咳肿满者。

疮毒内陷性水肿是本方的应用重点。本方亦可治湿疹内陷、慢性肾炎、过敏性紫癜合并肾炎者。对疮毒内攻、浮肿喘满等症确有捷效。此类疾病先有皮肤的化脓性感染，如脓疱疮等，后出现发热、水肿等肾炎症状，且后者常常伴随前者而反复发作。清除原发病灶是根治肾炎的关键，本方确为的对之方。又善治慢性肾炎小便不利续发的皮肤瘙痒。余治疗多例小儿异位皮炎及荨麻疹，以伴见浮肿、少尿，发生皮肤病性肾炎者，效果更佳。

本方常用于因瘀热在里，发热、水肿、小便不利的泌尿系疾病，尤其是辨证属湿热者。治疗急性肾炎的疗效很好，特别是小儿急性肾炎者甚佳。治非淋球菌性尿道炎、淋病、膀胱炎等也有效。治疗急性肾炎的风水型或慢性肾炎急性发作者，原因不明的眼睑或面部血管神经性水肿，均有一定的效果。

八、桂枝麻黄各半汤

【原文】太阳病，得之八九日，如疟状，发热恶寒，热多寒少，其人不呕，清便欲自可，一日二三度发。脉微缓者，为欲愈也；脉微而恶寒者，此阴阳俱虚，不可更发汗、更下、更吐也；面色反有热色者，未欲解也，以其不能得小汗出，身必痒，宜桂枝麻黄各半汤。(23)

【要旨】本条指出了太阳病日久不愈邪衰的3种转归：即自愈、表里阳虚、小邪稽表，以及小汗解表的冶法。

【释义】太阳病，正邪交争八九日之久，仲景提出3种转归，剖析入微，这条如果这样断句就会更容易明白：

太阳病，得之八九日，①如疟状，发热恶寒，热多寒少，其人不呕，清便欲自可，一日二三度发。脉微缓者，为欲愈也；②脉微而恶寒者，此阴阳俱虚，不可更发汗、更下、更吐也；③面色反有热色者，未欲解也，以其不能得小汗出，身必痒，宜桂枝麻黄各半汤。

得之，乃系疾病进行得很缓慢，此条所论的症状，虽为太阳病，但已发病八九日，病邪仍未侵入于里，仍然停留在表，可见病势进展缓慢，所以称为得之八九日。

第一种状况：正邪交争见热多寒少，又无少阳、阳明证，且见脉微缓，说明邪衰正复，故病可不治而愈。

患太阳病已有八九日不愈，若为通常情况，病邪必会入侵于里，变为少阳病或阳明病，或三阴病，但因为病势进展缓慢，所以虽然已经过八九日，而仍然停留在太阳病的病位。可是，太阳病的热型(发热恶寒)已经变为与少阳病的热型(往来寒热)相似了，所以用如疟状表示它的状态。即好像疟疾一样，交替显现发热、恶寒，并且发热的时间比恶寒的时间长。像这种状况，一般的医师，可能会被此热型及发病后经过八九日的日数所惑，诊断为少阳病而给予小柴胡汤。这种误治，是常易发生的。如果将本条的重点只放在发病的日数，则八九日为呈现阳明里实证的时期，一般初浅的医师，便会遽而诊断它为阳明病，而用承气汤等攻下，也是可能的。因此，特用其人不呕的语句表示并非少阳病。同时，又以清便欲自可即不便秘之谓，明示亦非阳明病。

脉微缓是脉见微微和缓之象，脉微见其缓弱，说明这个邪已经衰了。

若是邪盛则多为脉紧。以上脉证，反映了邪气渐退太阳之气已复，表里气和，故为欲愈之兆。

第二种状况：脉微而症恶寒，说明病进邪胜，言阴阳俱虚即表里皆虚。脉微而恶寒，脉微是少阴阳虚之脉，恶寒为太阳阳气虚衰，有邪传少阴之势。太、少阳气俱虚，表、里阳气皆衰，故云阴阳俱虚。表里阳虚，而表邪尚在，治当温阳固本为急（可选用芍药甘草附子汤、四逆汤之类），切不可再用汗、吐、下伐正气而虚其虚。文中的更字，说明在此变证出现之前，已经用过汗、吐、下等不恰当的治法。

第三种状况：正气有来复之机，呈面热（面色红）身痒，属表邪郁遏之象。表热出不来，所以脸发红身必痒。这是因其不得小汗出而热郁于肤表所致，这是表未解的一种证候，也是病证向愈的趋势，故当解表，因病久正气耗伤，治宜小汗作解。只要一得小汗出，病就好了。

将上下文联系起来，即表证多日不解，发热恶寒，热多寒少，不呕，二便正常，面色赤，一身发痒，就构成桂枝麻黄各半汤证，宜桂枝麻黄各半汤治疗。

【病机】本条论述太阳病正气略虚，微邪郁表证侯的产生机制及其证治。本证的基本病机是病程日久，邪气渐微，正气欲复，微邪久羁肌表而不解，病属太阳轻证。病在太阳，至八九日之久，而不传他经，则知其表邪本微。同时，微邪犯表，竟然留连八九日而不得外解，亦可知其正气不充。因其病久邪微，寒少非麻黄汤所宜，因其表闭无汗，热多又非桂枝汤所胜。只能用桂枝麻黄各半汤治疗。

【组方及用法】

桂枝一两十六铢（去皮） 芍药 生姜（切） 甘草（炙） 麻黄（去节）各一两 大枣四枚（擘） 杏仁二十四枚（汤浸，去皮尖及两仁者）

上七味，以水五升，先煮麻黄一二沸，去上沫，纳诸药，煮取一升八合，去滓，温服六合。本云：桂枝汤三合，麻黄汤三合，并为六合，顿服。将息如上法。

参考用量：桂枝 6g，芍药、生姜、甘草、麻黄、杏仁各 3g，大枣 4 枚。

【方义】桂枝麻黄各半汤，由桂枝汤与麻黄汤减量即**取桂枝汤、麻黄汤原剂量的 1/3 合方而成，**因其剂量比为 1：1，故名各半汤，是小发其汗的辛温偶方轻剂。其中桂枝汤调和营卫、滋充汗源，麻黄汤疏表达邪、开闭祛邪、小发其汗，如此则既得小汗祛邪之功，又无过汗伤正之弊，极尽刚柔互济、相得益彰之妙。

本证因风寒久留太阳，阳气佛郁在表不得越，以致不得小汗出，非桂枝汤所能解。面有热色，身痒，但不痛，也无恶风寒之证，则又非麻黄汤之所宜。

唯有二方合用，且制小其剂，方切合病情。

林亿等主张不该称本方为桂枝麻黄各半汤，实际上是只用各方的 1/3 量，而称为各半殊有不妥，并说应称为合半汤。山田正珍则说，这是一半为桂枝汤，一半为麻黄汤的意思，不必拘泥二汤的分量，仍可称为桂枝麻黄各半汤。

柯韵伯主张一剂桂枝汤，一剂麻黄汤，分而煎之，各取每次服量的一半，合而饮之。

【临床应用】

桂枝麻黄各半汤，是由桂枝汤的 1/3 量与麻黄汤的 1/3 量合为一方而组成的，故可用于桂枝汤则力不足麻黄汤则力过强者。柯韵伯主张应先煮麻黄，才是正式的煎法，但一般多为自始就与他药共煎。

本方主治表郁轻证。太阳表病日久不解，证情向轻，发热微恶寒，热多寒少，或兼邪郁于表，欲汗不得而面赤身痒之状，但不呕不渴，二便自调，舌苔薄白，脉浮缓。本方对于邪少势微，且又有欲出外解之机，以面有热色、身痒为主症者最为适宜。

桂枝麻黄各半汤，是以发热的状态好像疟疾一样寒热往来，且发热的时间比恶寒的时间长，发作次数为一天二三次，又因不出汗而身体发痒为适用目标。

后世医家用以治疗偏虚感冒、疟疾、产后发热、皮肤痒证及内耳病等疗效显著。

曾治疗患感冒月余，微热不退的妇人，给予本方而颇有效果。又用于皮肤发痒的少年，每到夜晚睡暖之时，便会发痒，给予服用本方而获得效果。对于顽固性荨麻疹病人遇天阴则发作者，用西药、针灸、中药治疗无效，用麻桂各半汤数剂而愈。

九、桂枝二麻黄一汤

【原文】服桂枝汤，大汗出，脉洪大者，与桂枝汤，如前法；若形似疟，一日再发者，汗出必解，宜桂枝二麻黄一汤。(25)

【要旨】本条论述服桂枝汤大汗出后，出现两种不同情况的证治。

【释义】本桂枝证，服汤汗不如法，致大汗出，此时的脉洪大，是医者拔苗助长，汗泄阳气，外盛一时的反应，与白虎汤证的热盛于内者迥然不同。故仍服桂枝汤如前法，啜粥以壮谷气，则精胜而邪却。

然此大汗出后，津气愈虚，寒邪中于肌又复伤于表，而毛窍欲闭，肌表同病，形似疟状，主治应太阳肌表兼顾。宜桂枝二麻黄一汤，以桂枝善于解肌，麻黄专于发表，于解肌中少少宣透表邪汗出必愈。

【病机】桂枝二麻黄一汤证系正气略虚，微邪恋表之候，与桂枝麻黄各半汤证一致，但病情更轻。太阳中风证，服用桂枝汤用不如法，汗出太过，所幸病者素体不弱，虽正气挫伤，但邪之大部亦从汗解，仅留残余微邪复闭肌表所致。其证情已较汗前为轻，从发热恶寒持续发作，变为间歇如疟，一日二发，可知其病情更轻，邪气更微。以桂枝二麻黄一汤调和营卫，微汗散邪，于解肌和营中而轻发汗最宜。

【组方及用法】

桂枝一两十七铢（去皮） 芍药一两六铢 麻黄十六铢（去节） 生姜一两六铢（切） 杏仁十六个（去皮尖） 甘草一两二铢（炙） 大枣五枚（擘）

上七味，以水五升，先煮麻黄一二沸，去上沫，纳诸药，煮取二升，去滓，温服一升，日再服。本云：桂枝汤二分，麻黄汤一分，合为二升，分再服。今合为一方。将息如前法。

参考用量：桂枝 7.5g，芍药 6g，生姜 3g，炙甘草 3g，麻黄 2g，杏仁 3g，大枣4 枚。

【方义】本汤与桂枝麻黄各半汤药味相同，唯剂量更轻，取桂枝汤原剂量的5/12，取麻黄汤原剂量的 2/9 而合方，其发汗剂量比桂枝麻黄各半汤更少。属辛温轻剂，适于正气略虚，微邪恋表证候之较轻者。如此则调和营卫之力略增，而发汗开表之力稍弱，故为微汗之剂，用于大汗出后微邪闭表者最宜。

【解析】

关于"脉洪大，与桂枝汤"

乍看此条，似有矛盾，以桂枝汤这样平稳的药，也会大量出汗，应该是虚证至相当的程度。脉无变为洪大的道理，而对于洪大的脉再给予桂枝汤，也是不合实际。

虽脉转洪大，而不见大热大烦大渴等症，是得药助而抗邪力旺盛之象，其病仍在太阳，未入阳明，故仍可如法服用桂枝汤以竟全功。

在《金匮要略·虚劳病》条下，有论述大脉是属于虚脉（**夫男子平人，脉大为劳，极虚亦为劳；劳之为病，其脉浮大**）的条文。此即是依据发热与脉大而使用桂枝汤加味方。这个时候有时会恶风，有时没有恶风，并不头痛的也有。对于此证，若给予服用桂枝汤则脉会转为正常，热也会随之消退。因此可以认为并无矛盾。

【鉴别比较】

桂枝二麻黄一汤与桂枝麻黄各半汤

两方的作用基本相同。

（1）**桂枝二麻黄一汤**：证如疟状发生于发汗之后，风寒外束不甚，故方中桂枝汤的份量多于麻黄汤。

（2）**桂枝麻黄各半汤**：证如疟状而无汗，身痒面赤，并未经过发汗，风寒外束较甚，故方中麻桂二汤份量各半，略有差异。

【临床应用】

本方现多用于感冒的治疗。常用于大汗之后，正气受挫，残余微邪复闭肌表，寒热如疟，一日二发，舌苔薄白、脉浮缓为辨证要点。

亦用于疟疾或如疟状，热多寒少，肢体惰痛者，以本汤于先发时，温覆发汗，则一汗即愈。(《皇汉医学》)

十、桂枝二越婢一汤

【原文】太阳病，发热恶寒，热多寒少，脉微弱者，此无阳也，不可发汗，宜桂枝二越婢一汤。(27)

【要旨】本条论述表郁生热轻证的治法，也可以说是表邪内传轻证及治法。

【释义】太阳病，发热恶寒属必见之症，见发热多而恶寒少，表示寒邪束表日久已有部分化热之势，也说明邪渐离表。若全部化热，则必见但热不寒而反恶热的阳明里热证。今尚有恶寒，故尚未尽化热。脉微弱是与脉浮紧相比较而言。可有两说，一是正胜邪衰，则脉当缓而不弱，今热多寒少，脉不缓，而微见其弱，是去表入里之象，属太阳向阳明内传的初期脉症。也可以说因寒邪已部分化热，故脉由原来的浮紧也随之变为缓弱之象，或者说不那么紧张有力了。

阳主表，成无己对此无阳也在第 161 条作注时说：表证罢为无阳在此指已无伤寒表实证而言，无阳则不可用麻黄汤发汗。故对这种外症未净，里热渐长之证，即表郁而生热之轻证，治用桂枝二越婢一汤少少清肃表里，外祛小邪，内彻微热。

也有一说：本条宜桂枝二越婢一汤应移在脉微弱者之前，即是说，太阳病寒热往来如疟状而热多寒少的，宜用桂枝二越婢一汤主治。若脉现微弱的，是属阳气虚甚，必须温补扶阳，决不可误用本方发汗。

【病机】本方证的病机是太阳病表邪郁而不解，余邪还未尽除，郁久化热人里开始转化阳明，属表里同病。脉呈微弱，是阳气虚弱的表现，不可再发汗，以免更为损害阳气。**发热恶寒**，则外有风寒束表无疑。**热多寒少**，其恶寒轻微，邪势已衰，既指症象，亦指病机趋势。以桂枝二越婢一解肌以却小邪，辛寒内彻微热为宜。

【组方及用法】

桂枝（去皮）　芍药　麻黄　甘草（炙）各十八铢　大枣四枚（擘）　生姜

一两二铢（切） 石膏二十四铢（碎，绵裹）

上七味，以水五升，煮麻黄一二沸，去上沫，纳诸药，煮取二升，去滓，温服一升。本云：当裁为越婢汤、桂枝汤合之，饮一升。今合为一方，桂枝汤二分，越婢汤一分。

按：一两等于24铢。

参考用量：桂枝7.5g，芍药6g，生姜3g，炙甘草3g，麻黄2g，石膏（碎，绵裹）15~24g，大枣4枚。水煎两次温服。

【**方义**】本方由桂枝汤与越婢汤相合而成，桂枝二越婢一汤，取桂枝汤原剂量的1/4，取越婢汤原剂量的1/8而合成复方，同剂量比为2：1。越婢汤由麻黄、石膏、杏仁、大枣、炙甘草组成，为辛凉之剂。用越婢汤清透里热、发越郁阳，用桂枝汤外散表邪，共奏微发表汗、兼清里热之功效。

《医宗金鉴》在桂枝二越婢一汤方后注中说：麻黄、桂枝……若温覆取汗，则为发荣卫之药，轻剂不温覆取汗，则方和荣卫之方也

方名越婢，有两种解释：一般是说越有发越之意，婢同卑，指地位低下，力量弱小。越婢指发越之力较小如婢，不如大青龙汤发汗清里作用为大。其二则是《外台秘要》把越婢汤称为起脾汤，说明本方有发越脾气、通行津液的作用。

【**解析**】

1. 关于此条亡阳之解说

后世不少注家，认为本条是倒装句，把本条作了语句上的调整，改为"**太阳病，发热恶寒，热多寒少，宜桂枝二越婢一汤。脉微弱者，此无阳也，不可更汗**"。并把脉微弱当作极微的阳衰之脉，即微为脉细而软，或如欲绝，或似有似无的脉状，弱为没有紧张力的弱脉。这样的脉意味着气血两虚，所以把无阳解作亡阳。亡阳者，阳气灭也，阳气失也。本条讨论表郁里热证治，与亡阳并无关系，脉微弱是与脉浮紧相比较而言。已如前【释义】所述，故这种解释与作者原意不符，仍以成注之言为是。

2. 大青龙汤汤禁与桂二越婢一汤

在大青龙条后没有提出"脉微弱，汗出恶风"的治法，但桂枝二越婢一汤证条文中有"**太阳病，发热恶寒，热多寒少，脉微弱者，此无阳也，不可发汗，宜桂枝二越婢一汤**"的论述。因此有认为对大青龙汤禁忌证提出用桂枝二越婢一汤为主方者，根据桂枝二越婢一汤条，用方证类比法进一步分析，可以使我们有深入认识。

仔细考察不难发现，大青龙汤证明指为太阳病表实里热而立，反证桂枝二越婢一汤证为太阳病表虚里热而设；二者虽皆为里热，但表之虚实不同。

对于 27 条的"脉微弱者，此无阳也，不可发汗"应深入探讨。既曰热多寒少，脉如何能微？正确的理解是：脉微弱是与脉浮紧相比较而言。脉由原来的浮紧随之变为缓弱之象，不那么紧张有力了。不可发汗，是指不能大汗，如果一点汗也不许发，则桂枝二越婢一汤中的桂枝、麻黄就无处着落，因此应理解为发微汗以祛邪。

再从组方药味上比较分析，大青龙汤是由麻黄汤与越婢汤合方而成，桂枝二越婢一汤是由桂枝汤与越婢汤合方而成。桂枝二越婢一汤也可以说是大青龙汤的加减方，以芍药代替大青龙汤方中的杏仁，就是桂枝二越婢一汤。由此可以看到桂枝二越婢一汤证与大青龙汤证的一些关联处。这样，就为分析大青龙汤证的变化形式提供了治疗方法。用芍药是对应脉微弱的。从其药物的构成知道它是用于较大青龙汤证为虚的药方。

【鉴别比较】

1. 大青龙汤与桂二越婢一汤

俱有里热。

（1）**大青龙汤**：证为太阳病**表实里热**。表寒里热之程度较重，发汗清热力较强。是麻黄汤加石膏。无汗，脉浮紧，烦躁，用麻黄汤加石膏表而清之。

（2）**桂枝二越婢一汤**：证为太阳病**表虚**（故用桂枝汤）**里热**。表寒里热之程度较轻，发汗清热力较前者为弱。只是由于症现寒热如疟状，故桂枝汤的用量多于越婢汤。有汗，脉微弱（实为浮缓），烦躁，用桂枝汤加石膏，解肌而清之。

2. 桂枝二麻黄一汤、桂枝麻黄各半汤、桂二越婢一汤

以上三方，《医宗金鉴》作了如下比较：桂枝二麻黄一汤治形如疟日再发者，汗出必解，而无热多寒少，故不用石膏之凉也。**桂枝麻黄各半汤**治如疟状，热多寒少，而不用石膏，更倍麻黄者，以其面有怫郁热气，身有皮肤作痒，是知热不向里而向表，令得小汗以顺其势，故不用石膏之凉也。**桂枝二越婢一汤**治发热恶寒，热多寒少而用石膏者，以其表邪寒少，肌里热多，故用石膏之凉，佐麻桂以和营卫，非发营卫也。

万友生说：其实三证都属太阳病涉少阳者，但病机重心仍在太阳。**桂麻各半汤**所主是未经发汗的太阳少阳的表寒证，**桂二麻一汤**所主是已经发汗的太阳少阳的表寒证，**桂二越一汤**所主是未经发汗的太阳少阳的表寒里热证。

【临床应用】

桂枝二越婢一汤，不但以之治疗感冒（热多寒少之感冒）。尚治风湿痛风初起，寒热休作，肢体疼重，或挛痛，或走注肿起者，先与此方发汗。也治疟疾，热多寒少，肢体惰痛。尚有用于治疗肾炎及早期类风湿关节炎者。

越婢汤出于《金匮要略》，可用以参酌研究。如果明白越婢汤证，那就能够推察其与桂枝汤的合方，该是怎么样的病证了。与桂枝二越婢一汤最接近的处方为大青龙汤，虽然方中药物的份量不尽相同，以芍药代替大青龙汤方中的杏仁，就是桂枝二越婢一汤，从其药物的构成知道它是用于较大青龙汤证为虚的药方。

桂枝二越婢一汤的发热未必应与疟疾的发作一样，交替出现恶寒发热，不过发热比恶寒为甚罢了。颜面有时会因为发热而带红，有时亦会发生头痛和身体疼痛。因此，也可用于风湿痛和神经痛等症。

叁 葛根汤类

一、葛根汤

【原文】太阳病，项背强几几，无汗恶风者，葛根汤主之。（31）

【要旨】本条言邪客太阳、经输不利，项背强的证治。

【释义】太阳表邪不解，经脉受邪，气血运行不畅，经输为之不利，因而出现项背强几几的证候。若项背强几几，无汗而恶风寒的，则为伤寒表实证，是寒邪外闭，邪实于表而经输不利所致。治当发汗散寒、输通经脉，用葛根汤主之。

【原文】太阳与阳明合病者，必自下利，葛根汤主之。（32）

【要旨】本条论述太阳与阳明合病而见下利的证治。

【释义】两经或两经以上病证同时发生，无先后次第之分者，谓之合病。太阳阳明二经同时发病，谓太阳与阳明合病。在此是指太阳与阳明经同时受邪，既表现有恶寒发热、头项强痛等太阳经表证，又有下利的里证。本条的二阳合病，其中以阳明经邪为重，这可从必自下利一症而知。所以称为自下利，是说不是因用泻下所引起的下利，也不是因为邪毒侵入胃肠内所引起的下利，乃因合病而起的下利。由于太阳的病邪堵塞于表，以致理应漐然而出的阳明的汗，失去汗路而不能外泄，反迫于里而引起下利。此表里皆病，表解则里和，故治应解表邪、起阴气、升津液以止下利。治用葛根汤以解经表之邪、升阳明之气。表解则里和，下利必自止，没有使用阳明病治剂的必要。

按：第31条为太阳伤寒，寒邪深入经隧，而经输不利。临床在伤寒表实证基础上，以项背强几几为主要特征，用葛根汤发汗解表、升津舒筋。

第32条虽曰太阳阳明合病而见下利，但由表邪较重内迫阳明大肠所致，故用葛根汤发汗解表、升阳止利。

【原文】太阳病，无汗而小便少，气上冲胸，口噤不得语，欲作刚痉，葛根汤主之。（《金匮要略·痉湿暍病脉证治第二》）

【释义】痉病又称太阳痉病，从太阳经开始起病，有头项强痛、发热恶寒等表证。太阳病无汗是表实证，今无汗而小便反少，提示在里之津液已伤。又因无汗则邪气不能外达，小便少则邪气不能下行。不外达，不下行，势必逆而上冲于胸，为胸满。邪气由经络侵入阳明，致阳明筋急，则口噤不得语，甚至面赤头摇、项背强直。凡此属太阳阳明之证，欲作刚痉之先兆，故曰欲作刚痉。以葛根汤治疗之。

【病机】风寒表邪袭入太阳经输，经气不利，津液不能敷布，筋脉失养，故见项背强几几；风寒外束，故见无汗、恶风表实证。

若太阳之邪不外解（无汗、恶风），反而内迫阳明，下走大肠，传导失职，则见泄利。

太阳、阳明合病欲作刚痉者，表（外）实里（津）虚，太阳病无汗，小便应增多，今小便反少，乃津液不足。正气不能托邪外达，又不能推邪下行，气机不得通利，则气上冲胸。手足阳明经脉环唇，分别入上下齿，津虚不濡经脉，故口噤不得语。此即为刚痉即将发作。

【组方及用法】

葛根四两　麻黄三两（去节）　桂枝二两（去皮）　生姜三两（切）　甘草二两（炙）　芍药二两　大枣十二枚（擘）

上七味，以水一斗，先煮麻黄、葛根减二升，去白沫，纳诸药，煮取三升，去滓，温服一升。覆取微似汗。余如桂枝法将息及禁忌。诸汤皆仿此。

参考用量：葛根12g，麻黄9g，桂枝6g，芍药6g，生姜9g，甘草6g，大枣4枚。

【方义】本方治疗风寒袭表、太阳经输不利之证，葛根性味甘辛，能生津液、濡润筋脉，又能解表祛邪，为主药；桂枝汤调和营卫、敛阴和营助胃气；表实无汗，故于桂枝汤中加入麻黄三两发汗祛邪。用于表证引起的筋脉失养及泄利，表解里自和，里和则泄利止。

现代药理研究表明：麻黄含丰富的麻黄素，温服能兴奋交感神经而发汗，通过发汗方法退热。也可止身疼腰痛、骨节酸痛。冷服可利尿。葛根有抗凝血作用：治血栓、胆固醇及血脂偏高。颈部僵硬多有血管硬化，葛根能治疗之。葛根也有降血压作用。

【解析】

1. 葛根先煮之理

葛根为根块，久煎才能保证有效浓度；葛根性轻质重，虽系解表药而宜先煮。

2. 麻黄、葛根先煮之理

（1）麻黄为太阳经药，兼入肺经，肺主皮毛；葛根为阳明经药，兼入脾经，脾主肌肉。先煮麻黄、葛根，减二升，后纳诸药，则是发营卫之汗为先，固表收阴于后，不使热邪传入阳明，以断太阳阳明之路。

（2）现代药理研究发现：葛根含有大量淀粉，与麻黄同煎能提高麻黄碱的溶解度，并且能固定麻黄中具有解表发汗作用的挥发油。且含有葛根黄酮，降低麻黄碱的毒性。

3. 本证为何不用麻黄汤加味?

因为麻黄汤为发汗峻剂，恐过汗伤阴津液更虚，筋脉愈失其养。用桂枝汤加麻黄、葛根，发汗散寒而不致大汗伤筋，又有芍药、甘草酸甘化阴，缓和筋脉之拘急，恰合病情。

4. 葛根汤与逆流挽舟

太阳与阳明合病，下利或呕，用葛根汤治疗，下利为阳明病为里病，从太阳从上治表，此即著名的逆流挽舟之法。实际上，这即是求本论治。即：症状是因太阳表邪内迫，引起大肠传导失职而下利、胃失和降而呕吐，病本在表，治表即所以治里。

【鉴别比较】

1. 葛根汤与麻黄汤

同治太阳伤寒，风寒外束，表实证。因其无汗表实，故均用麻桂。两者皆脉象充实有力，浮紧。

（1）**葛根汤证**：有项背强几几，而无喘证，重在经输不利，故主以葛根舒筋，本方之颈项疼痛、拘紧更为突出，所以葛根的剂量重于麻黄。

（2）**麻黄汤证**：以喘咳为主，而无项背强几几，重在肺气失宣，故佐以杏仁，发汗定喘。

2. 葛根汤与黄芩汤、大承气汤

同样治合病下利证。

（1）**葛根汤**：**太阳与阳明合病者，必自下利，葛根汤主之**（32 条）。此为表邪迫及大肠，表证为主，治在太阳。

（2）**黄芩汤**：**太阳与少阳合病，自下利者，与黄芩汤**（172 条）。此为，少阳邪热移行大肠，半里证为主，治在少阳。

（3）**大承气汤**：**阳明少阳合病，必自下利……脉滑而数者，有宿食也，当下之，宜大承气汤**（256 条）。此为内有宿食，热结旁流，腑实证为主，治在阳明。

3. 葛根黄芩黄连汤与葛根汤

皆治下利。均属表里同病，又皆有下利之候。

（1）**葛根汤证**：为太阳与阳明合病之自下利。为表邪未陷、里热未盛之下利。既表现有恶寒发热、头项强痛、无汗等太阳经表证，又有下利的里证。辨证的眼目在于无汗。因表邪未陷，重在解表，解表以治里。表邪一散，下利就会自然停止，治以葛根汤，葛根用四两。

（2）**葛根芩连汤证**：此条为表邪已陷、肠热甚重之利遂不止。为里热与外邪相结为患，证见发热、下利、脉促、兼有汗出而喘，辨证的眼目在于喘而汗出。因已陷而成为里热，治以清热止利、表里双解，用葛根黄芩黄连汤，葛根用半斤。

【辨证要点】葛根汤证属阳证、实证，表中夹里，外寒里热。证候：既有头项强痛、身楚、恶寒发热、无汗等太阳病症状，又有项背强几几或呕或腹泻等里证，脉多浮紧等。

又或清阳不升，津液失于输布，小便反少，口噤不得语。将出现卧不着席、脚挛齘齿等欲作刚痉之症。

【临床应用】

临床葛根汤证以风寒外束较重，太阳经输不利，胃失和降，肠失传导为主要病机；以头项或项背部强急不舒、恶寒发热、无汗或兼有腹泻、脉多浮紧为用方要点，可伴有下利。

葛根汤能发汗解肌散邪，升津舒筋缓挛，兼可升阳止利。无论外感病或者内伤杂病，只要具备太阳经输不利病机者，皆可应用本方化裁施治。

葛根汤的适应证颇广，临证时如能将葛根汤加减化裁，就能诊治更多的病证。诸如感冒、流行性感冒、气管炎、麻疹、乙型脑炎、刚痉、欲作刚痉、口噤、面瘫、眼皮下垂、眼睑脓肿、重症肌无力、颈肌病、风湿肩背痛、急性胃肠炎、表实下利、急性菌痢、中耳炎、慢性鼻炎、鼻腔蓄脓症、副鼻窦炎、花粉症、皮炎、湿疹、化脓症、荨麻疹、皮肤瘙痒症，还有头痛、偏头痛、流行性腮腺炎、缺血性脑梗死、产后受风、全身疼痛无汗、夜尿等，只要符合本方证病机者，均可加减用之，每获良获。方中葛根用量宜大于麻黄，麻黄略大于桂枝。

1. 感冒

本方是治感冒的常用方。在**病机**上要注意把握风寒在表，太阳经输不利，或兼胃失和降、肠失传导。**症状**主要为头项强痛、恶寒发热、无汗或兼有腹泻，脉多浮紧。舌苔薄白、咽喉不红为重要参考。夏秋之间淋雨受寒而得病，常呈现本方证，用之即效。现代常运用治疗感冒、流行性感冒、胃肠型感冒。支气管炎、麻疹、痘疮、脑膜炎、淋巴腺炎、扁桃腺炎、丹毒、猩红热及其他急性传染性热病，几乎都可使用葛根汤。使用时间以发病后约 1~2 日为多，当然以具有前述症状最宜使用。在治疗胃肠型感冒时，注意可酌加和胃燥湿之品，切忌固涩，避免关门留贼。葛根汤尚可治疗暑天感寒头痛。

2. 颈肩项背及腰脊强硬疼痛

葛根汤具有发汗解表、生津液、舒筋脉作用，此方用于项背强急，虽人人皆知，但经方之妙用常不可思议。比如长年肩背酸痛，其痛势连心下时时剧痛者，若以此方可一汗而其痛如失。临床常用于落枕、颈椎病、肩关节周围炎、创伤性滑膜炎、流行性脑脊髓膜炎、腰椎间盘突出症、急性腰扭伤、慢性腰肌劳损等。服药后，微似汗出者收效颇佳。

项背强几几，就是颈部、肩背部显得僵硬，转侧不利，属于刚痉，用葛根汤可很快缓解。大体来说，葛根汤证是沿着足太阳膀胱经强硬，或发生疼痛。项背强硬这症状，是自后头部而至项部，沿着太阳小肠经而朝向肩胛关节发生强硬酸痛。有时会沿着脊柱而扩及腰部发生强硬。不但发生强硬，甚至在此部发生疼痛。所以葛根汤可应用于上臂神经痛和肩关节周围炎，复可治项背强硬而应用于腰痛。可以说：整个手足太阳经皆能治，包含项背、腰、肩胛、颧部。尤其以强痛拘急、紧束不舒为特征者多用本方。再略作分析叙述如下。

（1）**落枕：**早上睡觉醒来出现**落枕**病况，用葛根汤加减可即刻治愈，若体质较弱或平日多汗者，则以桂枝加葛根加味。治疗落枕常牵涉肩峰肩井穴痛，此处属少阳经，加入一味柴胡作牵引，常可一剂而愈。

（2）**颈肌风湿症：**表现为颈项肌肉酸痛，俯仰转侧不能，甚则延及背部及上臂疼痛。本方具有扩张血管、旺盛血行、解肌发汗、舒筋缓痛作用。笔者曾以葛根汤为基本方，随证酌加防风、秦艽、羌活、威灵仙、白术等，治疗多例，获得较满意的效果。

（3）**颈项凝硬症状：**对动脉硬化症、颈臂综合征、三叉神经痛等各种不同慢性疾病的颈项部强硬酸痛症状，均凭颈项凝硬及颈旁压痛顿服葛根汤，迅速取得消除颈项凝硬症状的效果。

（4）**肩关节周围炎：**尝以葛根汤加桑枝、鹿含草、秦艽、威灵仙、木瓜，治愈多例。

（5）**颈椎间盘突出：**对于颈椎病之颈背强急者，尝以葛根汤加丝瓜络、木瓜、威灵仙、羌活、秦艽等，治愈数十例。应用本方时须重用葛根，上肢麻木伴恶心眩晕者加橘红、半夏，痛甚者加全蝎。

（6）**咀嚼肌痉挛症（颞颌关节症）：**颞颌关节僵硬、疼痛、不能咀嚼食物，张口受限。本方加重葛根、白芍二两，甘草一两以上为佳，水煎温服，疗效甚佳。

（7）**强直性脊柱炎**：尝用葛根汤加秦艽、羌活、狗脊、钩藤、钗斛、鹿衔草、威灵仙、鸡血藤等祛风填髓壮筋抗痉挛，效果很好。

（8）**梨状肌综合征**：应用葛根汤加重白芍一至二两，甘草五钱。效果很好。

（9）**膝关节术后积液**：手太阳是主液所生病，葛根汤善治手足太阳病，以本方加味治疗膝关节半月板切除术后关节内积液，或滑囊液不足肢膝关节病，疗效甚佳。

3. 头面五官病证

本方为太阳阳明合病之方，分析手足太阳阳明经络所过，五官皆在其内，所以善治五官之病，因此，对于头面部的疾病多有应用的机会，具体如下。

（1）**头痛**：能治前额痛及眉棱骨痛、头顶痛和后头痛。前额眉棱到后脑头痛，为足太阳膀胱经的头痛。用葛根汤加引经药白芷，再重加川芎扩张血管，可收止痛效果。

（2）**眼皮下垂无力**：眼皮下垂用葛根汤为主方，效果很好。但此类病患多为虚弱体质，余用桂枝加葛根汤治愈较多。

（3）**头部及眼皮不自主震颤**：包括头颈部不自主的抽搐及颜面神经震颤。用葛根汤加钩藤、秦艽松弛解痉有效。

（4）**颜面神经麻痹**：周围性面瘫，口眼歪斜，尝用葛根汤治疗本病数十例，病发在一月内者，数剂而愈。病程在3个月内仍然有效。病程较久者加大葛根用量。但对于病程1年以上者，疗效较缓。

（5）**鼻蓄脓症**：手太阳是主液所生病，加苍耳子、桔梗多用于治疗蓄脓症，由于肝经经过吭嗓（鼻咽深部），余以葛根汤合小柴胡汤治疗益佳。

（6）**嗅觉长期失灵**：此系风寒久郁，肺气失宣所致。治宜发散风寒、清解郁热、宣畅肺气，以葛根汤加桔梗、辛夷花、苍耳子、蝉蜕、防风、白芷等有效。

（6）**过敏性鼻炎**：葛根汤用治过敏性鼻炎，也有很好疗效，对于湿寒型尤佳。用葛根汤为主方，再加抗过敏的荆芥、防风、蝉蜕效果就很好。如伴眼痒，可再加木贼草。此外加苍耳子、辛夷，多用于治疗慢性鼻炎。

（7）**酒渣鼻**：阳明经上至头面，用葛根汤加清热药凉血药如银花、连翘、生地、桑白皮、牡丹皮等药治疗酒渣鼻，效果很好。

（8）**面部痤疮**：阳明经上至头面，面部痤疮，清热泻火药不效，可用葛根汤加清热药凉血药如银花、连翘、生地、桑白皮、牡丹皮等药治疗，效果很好。

（9）**麦粒肿**：葛根汤加眼科药，如决明子、茺蔚子、车前子等，可治愈麦粒肿。

（10）**睫毛倒卷**：眼胞属脾胃，加健脾补气药，如党参、黄芪、山药等药，效果相当好。

此外，三叉神经痛、暴聋、中耳炎、牙龈炎、牙周脓肿、牙髓炎、扁桃体炎等五官科疾病也有较多的应用机会。

4. 解肌升阳治皮肤病

本方有解肌之效，可治表证。善治皮肤病变。皮肤炎症、急性湿疹、化脓症、周身肌肤瘙痒、荨麻疹（周身瘙痒剧烈难忍者，重用葛根，加蝉蜕、地肤子、白鲜皮），其分泌物干而浓或无分泌物，或仅极少的痂皮；以及皮下脓疡、筋炎、蜂窝组织炎、淋巴腺炎、淋巴管炎、面疔、背痈等，**有太阳阳明合病之病机者，用之甚效**。即伴有发热、恶寒、头痛等症状，而脉浮紧，或虽无发热症状，而有脉浮紧者。本方治疗急性乳腺炎，效果满意，发热者加石膏、黄芩；患处红肿者加夏枯草、蒲公英。本方治皮肤病变，尤其善治上半身局部性化脓性浸润。

5. 治下利

太阳、阳明合病，必自下利，葛根汤主之。风寒两感，造成肠胃型的感冒（腹泻），用葛根汤有止利效果，对于流行性感冒的下利、大肠炎、赤利的初期使用葛根汤，系本方的活用。用于急性肠炎、细菌性痢疾的初起发热、恶寒、脉数者，属于逆流挽舟之法。但如属病毒性感染，则用葛根芩连汤为佳，因为黄芩、黄连都有清热解毒杀菌效果。

葛根汤尚可治风寒郁闭咳喘、眩晕、鼻衄、流行性脑脊髓膜炎等。

有人以葛根汤作为提神剂，实则一些含有一定剂量麻黄的处方，如小青龙汤、麻附细辛汤等，都有提神作用，能抗疲倦。在开夜车准备考试时可以偶尔服之。个人多年经验，含有麻黄的处方，千万不要服用太晚，否则会影响睡眠，不过虽失眠，但不觉精神疲累，服用黄芪也有这样的状况。

二、桂枝加葛根汤

【原文】太阳病，项背强几几，反汗出恶风，桂枝加葛根汤主之。（14）

【要旨】本条论述太阳中风，经输不利的证治。

【释义】项背强几几，是项背之间强硬的意思。太阳经脉行于项背，风邪侵入，经气不利，进而津液不能上达濡养经脉，故呈此象。太阳病，有项背强几几者，仲景认为不应有汗出，今汗出故曰反。本条与葛根汤证之"项背强几几，无汗恶风"症状相反，而有汗出，所以说反汗出。也可以认为是为了论述后条（第31条）的葛根汤证埋下的伏笔。在汗出之上加个反字，乃是因为若有项背强硬时，症状与葛根汤证一样，应以有汗、无汗作为区辨。

【病机】风寒之邪侵袭肌表，营卫不和，致汗出恶风。太阳经循行项背，风寒之邪入于太阳经输，阻碍经气不能敷布，以致筋脉肌肉失其濡养，是以病人项背强急。

【组方及用法】

葛根四两　麻黄三两（去节）　桂枝二两（去皮）　芍药二两　生姜三两（切）甘草二两（炙）　大枣十二枚（擘）

上七味，以水一斗，先煮麻黄、葛根减二升，去上沫，纳诸药，煮取三升，去滓，温服一升，覆取微似汗，不须啜粥。余如桂枝法将息及禁忌。

参考用量：葛根 12g，桂枝 6g，芍药 6g，生姜 9g，甘草 6g，生姜 4 枚。水煎服。

【方义】桂枝汤调和营卫、解肌祛风治本，加葛根滋津润燥、缓解拘急。全方可疏经通络，解除经脉气血的凝滞。

【解析】

1. 关于本方有否麻黄

本方原书中有麻黄，宋林亿校正此书时认为，加麻黄为误，当去之。其理由如下：①此方名为桂枝加葛根汤，并未提说加麻黄；②反汗出不应再用麻黄；③葛根汤治疗"项背强几几，无汗恶风者"，桂枝加葛根汤治疗"项背强几几，反汗出恶风"，两者症状不同，方药应不同。

的确，不应该有麻黄，有麻黄就是葛根汤了。

2. 关于本方的份量比例

此方药物的份量也值得商榷。葛根汤中，桂枝和芍药都减量了。但桂枝加葛根汤是桂枝汤的加味，若桂枝和芍药都减量，比例不对，就不能叫桂枝加葛根汤，应该把麻黄去掉，芍药改三两，桂枝也改回三两，一切合乎桂枝汤，然后再加上四两葛根。这个方子的煎服法与桂枝汤一样，但是不必喝稀粥。

【鉴别比较】

1. 桂枝加葛根汤与葛根汤

皆能治项背强几几。辨证眼目在于无汗、有汗。

（1）**葛根汤**：治**脉浮紧无汗**，太阳伤寒兼项背强几几，故方中有麻黄。

（2）**桂枝加葛根汤**：治**脉浮缓汗出**，太阳中风兼项背强几几，故方中无麻黄。

【辨证要点】汗出、恶风、项背拘急为临床特征。

【临床应用】

凡表虚之证兼有太阳经气不利皆可使用。余常用于治疗**落枕**（落枕常常除了颈项强硬外，肩井穴附近也会紧痛，肩井穴属少阳经，加入一味柴胡作引经药，疗效神速）。

此外曾用治**项背强痛、口眼歪斜（面神经麻痹）、颞颌关节炎、面肌瞤动、重症眼皮下垂**、痉挛搐搦症、动脉硬化肢体震颤、颈椎骨质增生、痢疾、神经官能症抽搐、荨麻疹、面部偏侧浮肿、颈项肌肉痉挛、肩关节伤痛、原发性震颤等。

临床上还常用本方治疗冠心病的胸背疼痛，以及高血压动脉硬化所引起的后脑部疼痛等。

至于以无汗与汗出为依据，多半是用于外感有热的疾病，至于无热的疾病，例如肩胛酸痛、神经痛、蓄脓症等，很多都是不会出汗的病症，所以不能作为用方的依据，临床可以根据体质之强弱决定用哪个方子。

据经验，过去以葛根汤证较桂枝加葛根汤证为多。现今由于体质关系，余之经验桂枝加葛根汤之应用机会较葛根汤为多。

三、葛根加半夏汤

【原文】太阳与阳明合病，不下利，但呕者，葛根加半夏汤主之。（33）

【要旨】本条承 32 条论述太阳与阳明合病，不下利但呕的治法。

【释义】两经或两经以上病证同时发生，无先后次第之分者，谓之合病。太阳阳明二经同时发病，谓太阳与阳明合病。太阳与阳明合病，在此是指太阳与阳明经同时受邪，既表现有恶寒发热、头项强痛等太阳经表证，又有下利或呕吐的阳明经证，在此则不下利，而以呕吐为主。

虽然呕、下利所表现的形式各不相同，但均为太阳与阳明合病，只是气机一上一下而已。太阳寒邪内趋，合于阳明，升降失司，影响大肠，传导失司则见下利，治以葛根汤。影响胃，胃失和降则见呕逆，治以葛根加半夏汤，解表降逆以和里。

【病机】本条论述太阳阳明合病但呕的证治。本条与葛根汤证同是太阳病风寒不解，内犯阳明。阳明主肠胃，病在肠者，清阳不升则下利；病在胃者，浊气不降则呕逆；肠胃俱病，则升降失司而呕利并作。

【组方及用法】

葛根四两　麻黄三两（去节）　甘草二两（炙）　芍药二两　桂枝二两（去皮）生姜二两（切）　半夏半升（洗）　大枣十二枚（擘）

上八味，以水一斗，先煮葛根、麻黄，减二升，去白沫，纳诸药，煮取三升，去滓，温服一升。覆取微似汗。

参考用量：葛根 12g，麻黄 9g，桂枝 6g，芍药 6g，生姜 6g，甘草 6g，红枣 4枚，水煎服。

【方义】本条不下利但呕逆，用葛根汤加半夏和胃降逆止呕。葛根虽为升散之品，但本证因有呕逆，所以不忌葛根，以半夏和降以制之。

【解析】

本条之不下利但呕者是否有误?

有注家根据 32 条太阳与阳明合病者，必自下利一语，认为本条不下利但呕者，为不但下利，而呕者之误。何以言之? 前条言太阳阳明合病，必自下利，今不下利，从何而知为太阳阳明合病? 在临床上，表气不和影响里气不和而呕的情况很多见，可以说呕为太阳兼证，如桂枝汤证中有干呕，麻黄汤证中有呕逆等皆是。呕为少阳主证，不下利而呕，难道不可能是太阳少阳合病吗? 葛根为升发之品，半夏为降逆止呕之品，设本条为不下利，而系上逆作呕，则不应再加葛根助而升发之。本条（33 条）系承接上条（32 条）而来。上条为自下利，此条再多一呕证，故仍用葛根汤为主，再加半夏以止呕。

通过临床实践证明，葛根汤加半夏不止治太阳阳明合病下利，也治呕。因为葛根汤本就治下利，又同时有呕，则加半夏。汤本求真亦谓此方可治下利而呕吐者。

【辨证要点】本方主治葛根汤证兼呕逆者，以发热恶寒、无汗身痛、项背强几几、呕吐、苔薄白、脉浮紧为辨证要点。

【临床应用】

本方具有发汗解表散寒、和胃降逆止呕之效。在临床上，表气不和影响里气不和而呕的情况很多见，如桂枝汤证中有干呕，麻黄汤证中有呕逆等皆是。有些人，一感外邪即见吐利不止，现称之为胃肠型感冒。此类病患，应以解外为主。外邪得解，里气自和。升降复常，吐利便能自止。

在临床实际应用的时候要注意一点，葛根药性甘寒，《神农本草经》说它：治身大热，消渴，它于胃并不怎么合适。半夏能够去水，我们平时用葛根汤的时候，这个人若胃不好，胃气虚喜停水的，也应该要加半夏，它与甘药可一起发挥健胃作用，所以我们用葛根汤时，这个病人纵然是不呕，但若是胃不好，食欲不好，也以加半夏为佳。

四、葛根芩连汤

【原文】太阳病，桂枝证，医反下之，利遂不止。脉促者，表未解也，喘而汗出者，葛根芩连汤主之。（34）

【要旨】本条论述太阳病误下后，表证未罢，邪气化热下陷于里，下迫大肠成为协热下利之证治。

【释义】太阳病桂枝汤证，医师反用下法，因此说医反下之。非但表邪未解，并致里气受损，外邪乘虚入内下陷，而发生利遂不止。这种外有未尽之表热、内有热迫之下利，一般称之为协热下利，是误治造成的。脉促，就是由浮缓变为急促，表明表邪尚存还未解。但有向外欲出之势。喘而汗出者，是表里俱热，大肠与肺相表里，表示邪热已进入阳明，因里热而使其出汗。

此证下利以表里皆热为特征，证属表里同病，故用葛根黄芩黄连汤清热止利、表里双解。

【病机】本方证为太阳表证未解，邪热内陷，太阳阳明合病。表邪未解而欲解，故脉象急促。肺与大肠相表里，里热熏蒸，热迫于肺，气逆上冒，肺失宣肃，则喘而汗出，协热内陷，协热下注大肠，则暴注而作利。

【组方及用法】

葛根半斤　甘草二两（炙）　黄芩三两　黄连三两

上四味，以水八升，先煮葛根减二升，纳诸药，煮取二升，去滓，分温再服。

按：由八升最后煎取二升，浓缩为1/4，表示煎煮时间要求较长。

参考用量：葛根15g，黄芩9g，黄连9g，甘草（炙）6g。水煎服。

【方义】此方表里双解，解表加清里热，以清里热为主。方中葛根为主药，轻清升发解外，且升津液。芩、连苦寒清里热止利，并能清热厚肠、坚阴止利。佐以甘草和中缓急，协调诸药。而葛根配伍黄连，也体现了升降相因的配伍关系。葛根升脾之清阳止泻，黄连味苦降胃火，清胃肠湿热，二者一升一降，一脏（脾）一腑（胃），能够调畅中焦的升降作用。

葛根黄芩黄连汤是《伤寒论》中以葛根为主药的方剂之一，然葛根重用至半斤，则是罕见的。**重用葛根**，其性平偏凉而味甘辛，轻清升发，既能解肌表之邪热，又可升发清阳之气以止利，使表解里和。据张仲景用葛根的经验，似乎病人下利越重，葛根用量就越大，这个经验值得借鉴。

此方葛根也要先煮，但是不用去沫。在煎法上先煎葛根，后纳诸药，则解肌之力优而清中之气锐（《伤寒来苏集·伤寒附翼》卷上）。此外葛根这个药，溶解于水的时间比较久一点，所以它要先煮。

【解析】

关于本方主治证之表里问题

（1）一般认为系**主治表里同病**。本条文云：太阳病，桂枝证，医反下之，利遂不止，脉促者，表未解也；喘而汗出者，葛根黄芩黄连汤主之。明确指出本证为表证未解，里热下利，喘而汗出的表里同病证候。持此观点的有柯琴、喻昌、徐大椿、尤怡等著名医家。目前之《方剂学》教材是将葛根黄芩黄连汤放在表里同病剂分类中。

（2）亦有认为是**主治里热下利证为主**：脉促者，表未解也。见脉促，是知正气不因误下而虚，邪尚在表，则仍可从表而解，可用葛根汤治疗之；反证脉不促而卜利，同时见到喘而汗出，则是阳邪入里已成为协热卜利之候，故用葛根芩连汤以清里热，里热得清，则喘、汗、利诸症都可同时而解。

（3）认为是**主治表里同病但以里热证为主**：本方虽曰为表里双解剂，但从本方组成的药物分析，方中解表作用的药物仅葛根一味，而葛根亦有清热止利的作用，此方清里热之功尤著，可用于热利而兼有表证者，收解表清热之功。但是在实际应用时，对于热利而无表证者，亦能获清热止利之效。所以不必拘泥于有无表证。

从临床实际来看，葛根黄芩黄连汤虽为表里双解之剂，然从用药来看，本方具解表作用的药物仅葛根一味，葛根解肌表的作用，与其配伍有关。葛根不配以麻桂而配以芩、连，可见其主要作用是以清热治里为主，解表为辅。尤其适用于里热下利较重，表热较轻的证候。

【鉴别比较】

1. 葛根芩连汤与葛根汤

参看葛根汤，已有比较。

2. 葛根芩连汤、麻杏甘石汤、麻黄汤

三方均主喘证。

（1）**葛根芩连汤**：误下邪陷，里热气逆，症见**下利，喘而汗出**。病位在肠，由热邪熏蒸所致。

（2）**麻杏甘石汤**：或汗或下后，邪热壅肺，**汗出而喘，无下利**。病位在肺，由肺失清肃引起。

（3）**麻黄汤**：风寒外束，肺气郁闭，**无汗而喘，无下利**。

3. 葛根芩连汤证与桂枝人参汤证

两证虽皆为太阳病误下，邪陷入内造成同为表里不解下利的病变。但却是两个不同的证候，应该区别清楚。

（1）**葛根芩连汤**：太阳病，桂枝证，医反下之，利遂不止。**病机**是太阳误下陷入阳明，**邪从热化**；邪热煎迫，大肠失司而下利。**病性**系表里俱热。**夹邪热利**。症状：利遂不止，脉促，喘而汗出表未解。处方清热解表止利。

（2）**桂枝人参汤**：太阳病，外证未除而数下之，遂协热而利。**病机**是太阳误下陷入太阴，**邪从寒化**；寒湿不化，阴邪凝滞而下利。**病性**系表寒里寒。**夹邪寒利**。症状：利下不止，心下痞硬；用桂枝人参汤方温中解表止利。

4. 葛根芩连汤与黄芩汤、白头翁汤

均治热利。

（1）**葛根芩连汤**：所治为协热下陷，**利遂不止。脉促者，表未解也，喘而汗出者**。本方表里双解，而以清里热见长。

（2）**黄芩汤**：所治为**太阳少阳合病，自下利者**。本证为邪犯少阳，内迫阳明。胆火上炎，则见发热、口苦、咽干、目眩。热邪内迫阳明逼液下趋，则腹泻。重在清热止痢、和中止痛。

（3）**白头翁汤**：主治**热利下重、下利欲饮水者**。为热毒深陷血分之热痢。肝气犯胃、胃肠气机郁滞，气机疏泄失常，而<u>下重</u>；肝热下注大肠损伤肠络，则下利脓血赤多白少。治疗以清热解毒、凉血止痢为主。

【辨证要点】主症：利不止，脉促，喘而汗出者。**证候**：腹痛、腹泻，既为热利，其大便味臭黏秽，虽下利而不爽，肛门灼热，暴注下迫，里急后重，发热口渴，喘而汗出，脉促。常有饮食不洁史。

【临床应用】

葛根芩连汤辛凉透表解肌、苦寒清热止利，主治表里皆热、里热下利证。本方名为表里同治之剂，从组方原则来探讨，以清里热为先，以解表邪为后，因此临床无论有无外感，以湿热下利为主引起的各种胃肠疾病，均可选用本方。

尤其适用于表不解（无表证者亦可用本方）而又有热泻、热痢的病证，不论有无表证，只要是由于内热所引起的泄泻、下痢（粪便臭秽或便下脓血）、急性肠炎、细菌痢、湿温（肠伤寒）、暑温（乙型脑炎）、麻疹合并热利、口疮、齿痛、赤眼等病证，皆可应用，立见显效。

1. 急性肠胃炎、湿热痢疾

以腹泻为主症的疾病，如急性肠炎、痢疾、小儿中毒性肠炎等多见本方证。芩、连为解毒重要药物，清热解毒，故治疗急性肠胃病、热毒病很好。

（1）**肠炎腹泻**：此方证有葛根解表，芩、连燥湿去湿热、健脾胃、解毒。可用于各种肠炎泄泻而属表里皆热者。本方加秦皮、厚朴、槟榔、木香、白头翁等为基本方，治疗慢性溃疡性结肠炎以实证为主而偏于湿热者。

（2）**急性胃肠炎**：本人经验不只是急性腹泻，上吐下泻也可以用，即急性胃肠炎，常以此方治疗甚效。汤方用量葛根 5 钱（15g）、黄芩 3 钱（9g）、黄连 2 钱（6g）、甘草 1 钱（3g）是我个人常用的量。芩、连、草本是泻心汤的主要成分，而三个泻心汤可治各式肠胃病、幽门杆菌、上吐下泻等，都有腹泻症状。

夏天天气热，加上吃瓜果，湿多，湿热一合，腹泻就可以用。本方具有清热止利、兼以解表功用。

葛根芩连汤表里兼治，是出门旅行必备之药。对于不慎吃坏食物而上吐下泻，即急性胃肠炎，颇为好用。用浓缩药粉亦可，服后很快见效。

（3）**传染性肠胃病证——痢疾**：《伤寒论》之下利，包括泄泻和痢疾两类病证，利，是由于自身肠胃功能虚弱所致。临床见症为口淡、腹微痛、小便清长、大便稀溏、手足冰冷。痢可以是胃肠道本身的感染，或是其他部位感染造成的中毒性腹泻，如痢疾杆菌感染，临床见症为口渴、腹痛、尿赤短少、大便臭秽黏滞、发热等，不难辨证。本方治疗急性菌痢，里急后重加木香、槟榔；腹痛者加白芍；发热加石膏、金银花；热毒甚者合入白头翁汤；头身困重、呕吐者加藿香、制半夏等。

（4）**小儿肠胃病**：儿童病人之急性肠胃病、热毒病，用本方很快就缓解。**湿热痢疾**用此方治疗效果更好。湿热痢疾是小儿时期常见的肠道传染病，多流行于夏秋。治疗上，以葛根芩连汤清肠胃湿热。《勿误药室方函口诀》云：用于小儿疫利屡有效。前人云痢无止法，行血则便脓自愈，调气则后重自除，可加入木香、槟榔理气除后重；赤芍、丹参行血排脓；口服或灌肠治疗。此外还治小儿秋季腹泻、小儿麻疹下利等属湿热者。

（5）**肠伤寒**：本方是治疗伤寒及副伤寒的有效方剂（湿重者加藿香、佩兰；热重者加栀子、淡竹叶；腹胀、腹痛者加川厚朴、白芍；呕恶者加姜半夏、竹茹等）。

总之，本方治疗脾胃湿热之腹泻类疾病，疗效之确切毫不逊色于西药，且还有长于西药之处，泻止腹胀即消，不留余患。对于已有耐药性的胃肠道感染，尤能见其独特之处。

此外还治消化道出血。本方加味治疗上消化道出血属脾胃湿热者。

2. 心脑血管疾病

（1）**高血压等脑血管疾病**：葛根能治头晕头痛、颈项强硬。黄连、黄芩能治心烦失眠头晕，并能止血降压，故葛根芩连汤也适用于高血压、脑动脉硬化、脑梗死等脑血管疾病。

（2）某些**心血管病**：葛根有扩张心脑血管的作用，因此本方又可用于冠心病、心律失常、脑动脉硬化症、颈椎病、高血压等出现胸闷、头晕者。

有人用葛根芩连汤治疗脉搏太快，（条文中有脉促者）也有效。

能治病毒性心肌炎：本方加苦参、陈皮、石菖蒲、茯苓、郁金为基础方，治疗病毒性心肌炎，获得较好效果。心悸脉结代者加丹参、龙骨、牡蛎；胸闷气憋者加瓜蒌、薤白等。

（4）某些**神经系统疾病**：神经炎、脑炎、脑膜炎等，也可使用。

3. 糖尿病

葛根芩连汤在糖尿病中甚有用武之地。葛根、黄连二药对于消渴的治疗作用为历代医家所重视。葛根性味甘平，能生津濡润津液，《本经》谓之主消渴，常用于口渴或消渴证。现代治疗糖尿病也常用葛根。叶天士的玉泉散就是用葛根（其组成为葛根、花粉、五味子、甘草、麦冬、生地、糯米），效果很好。黄连善清胃热，也可治疗糖尿病，《千金翼方》治消渴有数方均用黄连，在糖尿病中大有用武之地。本方治疗糖尿病时，可酌加养阴生津止渴之品，如生地黄、天花粉、麦冬、知母等。

短时间出现的高血压、血糖及胆固醇下降，可用葛芩连汤合白虎加人参汤，用石膏、党参一两以上。石膏中的钙质对于降血压有效，知母降血糖很好。芩、连可降血压，葛根也降血糖血压。

4. 五官湿热病

（1）**角膜炎、目赤、眼睛红肿**：服用本方后，很快痊愈。

（2）**口疮舌炎**：本方加减治疗小儿口疮、口腔糜烂、神经性舌炎、吞咽困难。

（3）**酒渣鼻**：用本方治疗，很快就痊愈。

5. 其他

（1）**流行性感冒**：凡是出现高热、头痛、面赤、气粗四症者都可以使用本方，其疗效优于银翘散和桑菊饮。

（2）**发热**：用本方治疗多种原因引起的发热，如小儿流行性感冒、上呼吸道感染等，皆有较好的退热效果。对于一些非外感性的自觉发热也可使用本方（黄连、黄芩除了治利以外，更有清热泻火作用；葛根主身大热，本方用葛根达半斤之多，因此善于清热）。

（3）**温病**：陆九芝谓本方为阳明病主方，治疗温病之辛凉轻剂，不专为下利投。张锡纯认为本方证不必有下利证。后人用本方治疗湿温及暑温获效。治温病，当权衡表邪里热之轻重而决定表药与清里药之用量比例。（**按**：伤寒方也可治温病，葛根芩连汤治疗胃肠湿热，泻心汤治中焦湿热，猪苓汤治下焦湿热）

（4）**热性传染病**：如肠伤寒、乙型脑炎、痧疹、麻疹等也有使用本方的机会。

（5）**眩晕、带下、脱肛**：葛根性升，本方重用葛根，加味可治疗湿热内蕴、蒙蔽清窍之**眩晕**，由于目前广泛使用空调，素有内热或上火体质者使用空调过长，常会见到头重昏沉或颈项不舒，此时即可选用本方。

本方又可用于湿热下注之**脱肛**（腹泻病久也可导致脱肛）、**带下**。

（6）**更年期上火证**：更年期综合征病人出现感觉发热、面红耳赤等上火证也有应用本方的机会。大冢敬节说：对于也不下利，也不喘者亦用过葛根黄连黄芩甘草汤，那个时候是以在三黄泻心汤去大黄而加入葛根、甘草的方意下使用的。

（7）**失眠**：本方加安神药，治失眠也有相当疗效。身热烦渴，不得眠，个恶寒反恶热者，病属阳明。胃不和则卧不安，本方能治之。

肆 五苓散类

一、茯苓桂枝白术甘草汤

【原文】伤寒，若吐、若下后（伤阳、伤气），心下逆满，气上冲胸，起则头眩，脉沉紧，发汗则动经，身为振摇者，茯苓桂枝白术甘草汤主之。（67）

【要旨】本条言伤寒或吐或下，误治伤中水气上冲的证治。

【释义】太阳伤寒，本应汗解而反用吐、下，中、上焦阳气受伤，胃脘部因气上逆而感觉胀满，同时还有气上冲胸的感觉。起则头眩，是指病人头晕很厉害，只能静卧而不敢起动。造成眩晕的原因有两个：一是心脾阳虚，清阳之气不足以上养清窍；一是水气上冲，沉紧正是水气为患的脉象。病已离表，当然也不能再用汗法解表。若再行解表发汗，则可能动伤经脉之气，即发汗则动经，使阳气更虚，不能荣养筋脉，则身为振振摇，即肢体战振摇动，甚则站立不稳而欲仆倒。治宜温阳健脾、降冲利水，轻者用苓桂术甘汤，阳虚者用真武汤。

按：本条为倒装文法，茯苓桂枝白术甘草汤主之一句，应接在脉沉紧之后，在脉沉紧以前才是茯苓桂枝白术甘草汤证。发汗以下是论述因误治所引起的变证，是为真武汤之证。所以应将自发汗以下的字句置于茯苓桂枝白术甘草汤主之之后为宜。

【原文】病痰饮者，当以温药和之。（《金匮要略·痰饮咳嗽病脉证并治》）

【要旨】本条论述痰饮病的治疗大法。

【释义】痰饮的形成，与脾虚不能散精，肺虚不能通调水道，肾阳虚不能化气行水有关，人体内水液因虚而停，因寒而凝，积为痰饮，治宜温药和之，温药可暖脾胃，助运化；可暖肺气，通调水道；可暖肾阳，化气行水，如此则可使水气流行，水饮消散。

【原文】心下有痰饮，胸胁支满，目眩，苓桂术甘汤主之。（《金匮要略·痰饮咳嗽病脉证并治》）

【要旨】本条是论述痰饮的证治。

【释义】心下是胃之所在，中焦阳虚，脾失运化，则湿聚成饮。饮阻气机，饮邪上逆则气上冲胸；肝络不和，故胸胁支撑胀满。饮阻于中，上凌心肺，则心悸、短气而咳。清阳不升，则头晕目眩。饮为阴邪非温不化，治当温阳化饮、健脾和中，故用苓桂术甘汤温阳化饮、健脾和中，以化水饮之邪，是用温药治饮的代表方。

【原文】夫短气有微饮，当从小便去之，苓桂术甘汤主之，肾气丸亦主之。（《金匮要略·痰饮咳嗽病脉证并治》）

【要旨】本条论述微饮的证治。

【释义】微饮，是水饮之轻微者，因轻微饮邪停留阻碍气机升降所致。仅见短气，似属轻微，但水饮内阻，阳气不化，其本在于脾肾。有因中阳不运，水停为饮者，**其本在脾，**必见心下逆满、起即头眩等症；亦有下焦阳虚，不能化水，以致水泛心下者，**其本在肾，**常有畏寒足冷、小腹拘急不仁等症。不论中阳或肾阳虚，阳气不化，可见小便不利。当宜化气利小便，使气化水行，从小便去之，饮有去路，则短气之症亦除。

临床宜分别处理，若因脾阳不运，津液留而为饮者，可用苓桂术甘汤健脾利水；若因肾气虚弱不能化气行水而为饮者，可用肾气丸温肾化水。

按：苓桂术甘汤在《金匮要略》中为温中健脾、祛湿行水的治痰良剂，其所主脉证与《伤寒论》苓桂术甘汤证基本相同，只不过在《伤寒论》中，苓桂术甘汤所主治的中焦痰饮证，是续发于伤寒表解之后而已。

【病机】脾胃阳虚，水饮内停，饮阻气逆是其**基本病机**。脾胃阳虚不运，停于心下，故心下逆满；中虚而水气上逆，则气上冲胸，水气蒙蔽清阳，阳气不升，故起则头目昏眩。脉沉主里主寒，脉紧主饮亦主寒，里有寒饮，只宜温化，要用苓桂术甘汤治疗。若发汗必更伤阳气，势必引动太阳经气而变为身为振振摇而不能自持。

【组方及用法】

茯苓四两　桂枝三两（去皮）　白术　甘草各二两（炙）

上四味，以水六升，煮取三升，去滓。分温三服。

参考用量：茯苓12g，桂枝9g，甘草（炙）6g，白术6g。水煎两次温服。

【方义】本方的主要作用是温化痰饮。方中用桂枝温阳化气、温化水饮、散寒通经、兼平冲逆。茯苓健脾利水、祛痰化饮、养心安神，白术健脾燥湿、消除胀满，甘草益气和中，四药合用则具有温运脾阳、散寒利水、止痛安神、培中等作用，使中焦阳复，脾胃健运，则气化正常津液四布，而痰饮不生。使饮邪去而诸症解。

本方立方之旨，体现了"病痰饮者，当以温药和之"的精神。

【解析】

1. 什么是水饮、痰饮？

痰、饮、水、湿同源而异流，都是由于人体津液的运行、输布、转化失调，代谢障碍而形成的。它既是病理产物，又是致病因素。痰饮之成本源于阳虚，根据形态、质的不同而表现有异，凡津液停聚而浓稠者为痰；稀薄者为饮。痰、饮常可相互转化，证候上很难截然分清，故临床上常通称为痰饮病。

在《金匮要略·痰饮咳嗽病脉证并治》中有专篇论述痰饮病。篇中依留滞的部位不同，而有不同的证候名称，如痰饮（水饮走胃肠者）、悬饮（水饮流注胁下者）、溢饮（水饮走四肢者）、支饮（水饮聚胸膈者）。

根据水饮证候的轻重、停聚时间的长短、病位的深浅，还有留饮（水饮久留而不去者）、伏饮（水饮深伏难除者）、微饮（水饮之轻微者）之辨。

刘渡舟老师认为《伤寒论》及《金匮要略·痰饮咳嗽病脉证并治》中所说的苓桂术甘汤证，都是人体水液代谢失常，气不化水，水停于内为患。所以，又称之为水气病。

刘老师在《经方临证指南》中说：水气的概念，应该是既指有形的水饮，又包括无形的水寒之气。**水指其形，寒指其气**，如影之随形，不可分隔，所以往往合一而发病。**水气病的发病机理，主要与心、脾、肾三脏的阳气虚衰有关**……如果心阳不足，坐镇无权，不能降服下焦阴气，则使寒水邪气上泛……如果脾阳虚弱，不能运水制水，亦容易导致水气内生……如果肾阳不足，气化无权，不能主水于下，则津液停聚而为水邪。**水气病的最大临床特点就是水气上冲**……气从脐下往上奔突的，则多与心肾阳虚有关；气从心下部位往上冲逆的，则多与心脾阳虚有关。水气上冲，既是水气病的病证特点，又是水气病的病理反应过程。大凡水气上冲所经过的部位，如脐下、心下、胸中、咽喉，以至于头面、五官清窍等地，则出现胀满、悸动、憋闷，或噎塞，或咳喘，或眩晕等症状。

痰饮之为病，主要是水液不能布化通调，随气机升降而上逆下流停聚所致，其随气机升降而为患，牵涉到西医学消化、呼吸、循环、泌尿、神经等多个系统的疾病。

究其饮邪产生的病理原因，主要是阳虚水不化气，水停所致，由于脾为运化水湿之中枢，脾阳虚是水湿停聚的关键。况饮为阴邪，得寒则聚，得阳则化，得温则行。所以，仲景提出"病痰饮者，当以温药和之"的著名治则，以苓桂术甘汤健脾温化立方，体现了"病痰饮者，当以温药和之"的精神。

2. 为什么治疗水气病要用苓桂类的方剂，何谓苓桂剂？

《伤寒论》治疗水气病代表方为茯苓桂枝白术甘草汤（简称苓桂术甘汤），也是苓桂剂的代表方。为什么治疗水气病的一类方剂以温阳利水之苓桂剂为主？为什么是苓桂剂？这与水气病的病机特点有关。对于水气病，有水当利，有寒则温，而茯苓利水，桂枝温阳，两者相配就组合成了温阳利水之法。茯苓白色属辛，桂枝赤色属丙，丙辛合化水，两者相伍温阳利水作用甚强。茯苓甘淡利水、宁心安神定眩悸、行肺气补脾土，为方中主药，利水为主列于前。桂枝能通阳消阴、下气平冲、补心制水，亦为方中主要药物，温阳为辅列于后。茯苓无桂枝，则无以温阳化气行水，桂枝无茯苓，则不能利水行气以伐阴。苓、桂两者相须相成，缺一不可。至于苓桂术甘汤之白术则协茯苓补脾以利水，甘草助桂枝扶心阳以降冲。诸药配伍精当，疗效确切。

关于苓桂剂，刘渡舟老师说：治疗水气病，主要应采用温阳化饮、利水降冲的方法，选用以茯苓、桂枝为主的一类方剂，而苓桂术甘汤则是苓桂剂的代表方。**茯苓在本方中有四方面的治疗作用：**一是甘淡利水以消阴；二是宁心安神以定悸；三是行肺治节之令而通利三焦；四是补益脾土以防水气上冲。**桂枝的治疗作用有三方面：**一是补心阳以制水；二是通阳以消阴；三是下气以降冲。茯苓桂枝相须相使，缺一不可；如果有茯苓而无桂枝，则不能化气以行津液；如果有桂枝而无茯苓，则不能利水以伐阴邪。白术协茯苓补脾犁土以制水；炙甘草助桂枝扶心阳以降冲。

以苓桂为主衍化而来的诸方，皆可称之为苓桂剂，如苓桂枣甘汤、茯苓甘草汤、苓桂杏甘汤、苓桂味甘汤、五苓散等，这些苓桂剂诸方，合称之苓桂剂群。

3. 本证发汗则动经，身为振振摇，当如何治疗？

本证之心下逆满，气上冲胸，起则头眩，脉沉紧，用苓桂术甘汤治疗。其后之"发汗则动经，身为振振摇"，未出方治。应该如何治疗呢？

发汗则动经，身为振振摇，比之"心下逆满，气上冲胸，起则头眩"严重，但比真武汤的振振欲擗地要轻，治疗当分层次深浅从权处治，真武汤证之轻者，可用苓桂术甘汤；苓桂术甘汤证之重者，亦可用真武汤。有认为一误再误，阳气更伤，当直接用温阳化水的真武汤治疗。

【鉴别比较】

1. 苓桂术甘汤与苓桂枣甘汤

均为苓桂类方，药味仅一味之差，但所主迥然不同。

（1）苓桂术甘汤证：病机为**脾阳虚**、水停中焦。主症为水气上逆致"心下逆满，气上冲胸，起则头眩，脉沉紧"。治用温阳健脾利水平冲。方中**配以白术**，重在健运中焦以化水气。苓桂术甘汤有术无姜，无姜皆偏于治里。

（2）**苓桂枣甘汤证**：病机为**心阳虚**、水停下焦。主症是水气上逆致"脐下悸，欲作奔豚"。治用温通心阳、化气行水之法。方中重用茯苓，重在渗利下焦蓄水，**配以大枣**以培土制水，防其泛滥。苓桂草枣汤有枣无姜，除了温阳培土制水外，兼能安神，有助于因惊恐而欲作奔豚（肾阳虚尤为适合，因肾主恐）。

刘渡舟说："治疗气从心下上冲者用白术，治疗气从脐下上冲者用大枣。这是因为气从心下上冲者，病机在于脾虚不运而使水气上冲，所以用白术健脾兼能行水。"此又两方不同处。

2. 苓桂术甘汤证与真武汤证

两方证皆属阴证、里证，皆为阳虚夹水。

（1）**苓桂术甘汤证**：**属脾阳虚**，水停中焦，其症"头眩身振，心下逆满而脉沉紧"。

治以温脾阳、行水气。阳虚夹水之轻者用茯苓甘草汤；较重者用苓桂术甘汤。病在中焦脾土。

（2）**真武汤证**：**属肾阳虚**，病在下焦，水邪泛滥，其症悸眩瞤振，多脉沉微。治以温肾阳、散水邪。阳虚夹水最重而肾阳亦虚者用真武汤，其轻重程度是显然可别的。

【辨证要点】茯苓桂枝白术甘草汤**临床证候**：①**水气上冲**（此系本方之病机）**之证**：心下逆满，气上冲胸，头目眩晕（起则头眩为《伤寒论》本方证的特别表现，短气为《金匮要略》本方证的特别表现），心悸。②**水液代谢失常之证**，小便不利，大便溏薄，下肢浮肿。③**阳虚水动之舌脉**：舌胖淡润或边有齿痕，苔薄白滑，脉沉紧或弦。

【临床应用】

苓桂术甘汤基本病机为脾阳亏虚，痰湿水饮内停。主治脾阳亏虚、水饮内停、浊阴上逆之证，是痰饮温药苓桂剂中的代表方，对中虚水气上逆，以及痰饮内留，确实具有良好的疗效。临证时，判断平时是否具有水饮内停的指征，如眩晕呕恶、心悸、畏寒肢冷、脘腹痞满、胃内振水声、小便不利、咳嗽、痰多清稀、浮肿倾向、舌质淡或胖、苔白滑、脉沉紧或弦细滑等，对正确使用本方有一定的指导意义。现代应用范围极广，常用于痰饮、咳喘、眩晕、水肿、胸痹、泄泻、心悸、多唾、带下等多种病证。

本方证常突然发作，发作时各症状增剧，病休止时，各症状大减。如痰饮咳嗽，在晨起或夜间较剧。目疾发作时，头目疼痛，乍作乍止，夜或转剧。患癫痫者，发无定时，这些病常因外感、精神刺激、劳累等诱因而引起。

1. 眩晕类疾病

<u>起则头眩</u>是本方证的临床特点。本方证之头眩，乃水气上逆格阻清阳所致，多时眩时止，起则较甚，常伴见泛吐清涎。本方对于脾阳虚弱的痰饮病所致的多种眩晕，如耳源性眩晕（梅尼埃病）、心源性眩晕、脑震荡遗留之眩晕，效果较好。本方尚可治高血压、动脉硬化、脑溢血之虚证，**以眩晕为主诉，证属脾虚痰湿内盛**，有时伴有动悸和水肿者，效果甚好。也能治癫痫、心肌瓣膜病、慢性肾炎、神经衰弱失眠等。起则头眩为特征性表现，亦常见于心脏疾病。

2. 循环系统疾病

即心悸类疾病。苓桂术甘汤有利水作用，因此**本方主要用于以心悸、浮肿为主诉的心脏病**，如冠心病、心肌梗死、心脏瓣膜病、风湿性心脏病、高血压性心脏病、肺源性心脏病、心律失常、心脏神经官能症、心肌炎、心功能不全等。辨证属于心脾阳虚、痰湿内盛、水气凌心者，运用本方辨证加味甚佳。尤其是以风湿性心脏病为代表的心瓣膜病，这类疾病出现轻度心力衰竭时可用本方。风湿性心脏病常见胸闷疼痛、心悸头晕、短气乏力，或浮肿、小便不利，并有不少病人伴有明显的**气上冲**及心悸，心悸较甚者加龙骨、牡蛎。心力衰竭严重者可与真武汤合用（合入生脉散尤佳）。本方合生脉饮、葶苈大枣泻肺汤为基础方，并随证加味，治疗慢性充血性心力衰竭。

刘渡舟老师用此方治疗冠心病、肺源性心脏病、心肌炎等心脏病有丰富的经验。其经验除了抓住心脏病属于水气上冲的特征外，还要**把握三点**：一是**水舌**，即舌质淡嫩，舌苔水滑。二是**水色**，即面色黧黑或面见水斑，水斑就是斑点见于天庭、鼻柱两侧、两颧、两颐、颏部，其色为棕褐色或黑褐色，其色暗滞。三是**脉沉弦**。

3. 消化系统疾病

虚寒性痰饮水气病，如胃下垂、消化性溃疡、慢性胃炎、神经性呕吐、胃肠神经官能症、慢性肠炎，**具备脾阳虚痰湿证者，多良效**。在梅雨及多雨季节多发者（胃病夹湿）尤效。基本上，肠胃病只要伴见水停心下、心动悸、心下逆满、小便不利，或胃内有振水音者，即可投此方。

4. 呼吸系统疾病

如急慢性支气管炎、支气管哮喘、百日咳、胸膜炎、肺源性心脏病、心包积液、肺气肿等。责之于痰饮内停，见胸闷憋气、胸胁部胀满、咳嗽或喘、痰多稀白、面目浮肿等症者，用本方化裁治疗，均有一定效果。

5. 五官科疾病

本方亦能治目疾，用苓桂术甘汤加减治疗各种眼病，如白内障、结膜炎、角膜炎、视神经萎缩、中心性浆液性脉络膜炎，视网膜炎等。症见不耐久视，久视则昏暗不清，或生云翳，昏暗赤痛多泪（目赤痛属热证者多无泪或少泪，眼眵稠黏而秽），眼睑不肿，如肿则眼睑之皮色淡白不热赤。青光眼皆适用。（加车前子为治疗眼病好方）

陆渊雷以本方加车前子，治赤痛而多眵，奇效。《类聚方广义》记载苓桂术甘汤"治饮家眼目生云翳，昏暗疼痛，上冲头眩，睑肿，眵泪多者"（眵目糊），加意苡仁，尤有奇效。当以心胸动悸、胸胁支满、心下逆满为目的。治雀目证，亦有奇效。余用本方加减治疗老花眼有效。

刘渡舟老师用此方治疗鼻不闻香臭，认为寒饮内生，也往往会引起清窍不利的病变。

6. 其他

由于水气病在临床上十分常见，因此很多病证的治疗都有可能通过选用温阳利水之法而获得满意效果。在现代临床上治疗如慢性肾炎、肾结石、肝硬化腹水、特发性水肿、心源性及肾源性水肿、妇科带下、羊水过多、小儿狐疝、过敏性鼻炎、耳鸣、睾丸鞘膜积液、神经衰弱、失眠、风湿痹证、自主神经功能紊乱等属水饮为病者。此外，妇科疾病如带下、妊娠恶阻、羊水过多、产后尿潴留、盆腔炎等，证属**脾虚湿盛者**，用本方为主，随证加味获效满意。

我用苓桂术甘汤治疗过眩晕、痰饮、视蒙（老花眼）、胸痹（冠心病）、头痛（神经性头痛）、胃脘痛、低血压性头晕、高血压、尿闭、眼肿、青光眼等。

我用苓桂术甘汤合桂甘龙牡汤为主治疗神经官能症、焦虑症以及忧郁症、绝经期综合征及频发室性早搏等疾患，治疗多例心悸者甚效。

总之，温阳涤饮的苓桂术甘汤，临床应用广泛，是治痰饮病的名方，是苓桂类的代表，只要伴见水停心下、心动悸、心下逆满、小便不利，或胃内有振水声者，即可投此方。临床应用根据不同疾病可加减使用，如脾阳不足、痰饮内停之咳嗽，可加紫菀、款冬花、半夏；喘甚者可加三子养亲汤；头晕目眩兼中气不足者可加党参、黄芪；心悸脉结代者加人参、五味子；水气上冲，精神烦躁者加龙骨、牡蛎；水气不行头目眩晕甚者加泽泻。

日本医家将本方与四物汤合用名为连珠饮，治本方证兼有血虚者。

二、茯苓桂枝甘草大枣汤

【原文】发汗后，其人脐下悸者，欲作奔豚，茯苓桂枝甘草大枣汤主之。(65)

【要旨】本条论述汗后伤心阳，水停下焦，以致脐下悸动、欲作奔豚的证治。

【释义】<u>发汗后</u>，说明发汗太过而虚其心阳，或者平素心阳不足，一经发汗之后，心阳更虚。阳虚不能制水，水停下焦，以致脐下悸动，停蓄之水气欲上冲，将作而未作奔豚之证。当防患于未然，由于水停为患，治以温通心阳、化气行水，方用茯苓桂枝甘草大枣汤。

【病机】太阳病发汗心阳损伤，不能镇守于上，不能制水，水聚于下，水寒蠢蠢欲动，而气势欲作上冲，故脐下悸，欲作奔豚。以苓桂甘枣汤温阳利水、补益心阳、健脾行水。

正常生理是心火下暖肾水，肾水上济心火。若心火不足，不能坐镇于上，肾水不暖，则下焦水寒之气横行，而反上凌于心。本病重点在于心火之不足。

【**方剂组成**】

茯苓半斤 桂枝四两（去皮） 甘草二两（炙） 大枣十五枚（擘）

上四味，以甘澜水一斗，先煮茯苓减二升，纳诸药，煮取三升，去滓，温服一升，日三服。

作甘澜水法：取水二斗，置大盆内，以勺扬之，水上有珠子五六千颗相逐，取用之。

注：最好能用<u>甘澜水</u>煮服。<u>甘澜水</u>（或称劳水）二升，用水勺反复搅动出现水珠五六千颗即是。

参考用量：茯苓 24g，桂枝 12g，甘草（炙）6g，大枣（擘）（6 枚）。水煎两次温服。

按：本方大枣量较大，大枣小量轻用调和脾胃，重用则理肾气，加强补土制水的功用。有如桂枝，桂枝 3 钱用在发汗解表，桂枝 4 钱则是平冲降逆。

【方义】本病重点在于心阳不足，不能镇守于上（亦有说：肾阳虚，不能制水者），则下焦水寒之气反上凌于心。故重用桂枝温心阳下气降浊、平冲降逆；又重用茯苓渗湿健脾以泻水邪，苓桂合用，尤能温阳利水，以成标本兼顾之方。甘草则崇土以防水上逆，桂枝与甘草同用则可平冲逆、制动悸，加上大量大枣能缓急舒挛（大枣 15 个，在《伤寒论》中此方大枣用量排名第二），兼有安神镇惊作用，茯苓与大枣合用以加强镇静作用。大枣、甘草培土补中，可防水之泛滥。不用白术者，据仲景意，应是"<u>若脐上筑者，肾气动也，去术加桂</u>"之法。

至于甘澜水，前人柯韵伯认为：<u>澜水状似奔豚，而性则柔弱，故又名劳水</u>，本方的煎服法中以甘澜水先煎茯苓。先煮茯苓，为水郁折之之法。继以诸甘药投之，是制以所畏，令惟下趋耳。

本汤除了温阳培土制水外，兼能安神，有助于因惊恐而欲作奔豚，故有说肾

131

阳虚者，因肾主恐。

【解析】

1. 关于甘澜水

甘澜水（或称劳水）原书说：用水勺反复搅动出现水珠五六千颗即是。这是指水在用勺扬过后其表面形成的水珠部分，是水的复氧过程，即以物理方法使水中的溶解氧含量达饱和状态，有利于中药煎煮的氧化分解。柯韵伯认为：甘澜水状似奔豚，而性则柔弱，故又名劳水。甘澜水也可说是取类比象之做法。注家各有其说，总之是"取其性柔弱，扬之无力，取不助肾邪，取其动而不已，理停滞之水"等义。

也有人用新鲜的淘米水经过激烈搅动而形成甘澜水，认为这种淘米水有多种水溶性维生素，不仅是机体必需的营养物质，而且还可以改善神经系统的功能。

2. 关于此方（苓桂术甘汤）去白术及重用茯苓加大枣

刘渡舟说：治疗气从心下上冲者用白术，治疗气从脐下上冲者用大枣。又说：气从脐下上冲者关键在于其人气水相搏，小便不利而脐下悸。所以重用茯苓至24g，桂枝至12g，则超过其他有关方剂，然利水去邪之力大犹恐津伤液脱，所以去白术而用大枣补脾胃、生津液，寓防于治，从临床上来看，是很有实践意义的。在此重用茯苓与大枣，也有加强镇静的作用。

3. 如何判断欲作奔豚和已发奔豚？

刘老师说：欲作奔豚的临床特点是脐下或脐周部位悸动不安，这是病人自己能感觉得到的，这就说明了水与气相搏于脐下，欲上冲而未冲的情况；已作奔豚的临床特点是病人能明显地感觉到有一股气从脐下向上冲逆，随之而产生各种证情。虽然这是两种不同的临床特点，但都可以用苓桂甘枣汤治疗。

【鉴别比较】

苓桂草枣汤与桂枝加桂汤（余参见**桂枝加桂汤**条）

同是心阳不足，一则寒气上逆，一则为停饮，关键在于小便利与不利。

（1）**苓桂草枣汤**：脐下悸，欲作奔豚。气上冲而小便不利者。本方为心阳不足，下焦水饮停聚，形成悸动。

（2）**桂枝加桂汤**：气从少腹上冲心，已做奔豚。气上冲而小便利者。奔豚证则为心阳不足，下焦寒气上逆所致。

表 4-1　苓桂草枣汤与桂枝加桂汤比较

	桂枝加桂汤	苓桂草枣汤
症状	气从少腹上冲心	发汗后，脐下悸
病因	阴寒之气上凌	水邪成阳虚而上犯心
病机	奔豚已作，表证未解	欲作奔豚，无表证
治疗目的	桂枝汤解表，加肉桂以散寒降逆	桂枝、甘草缓冲逆，重用茯苓制水邪动

【辨证要点】脐下悸动不宁，其人自觉腹中有气欲上冲心胸之势，小便不利，脉沉弦。**副症**则有时有心悸。水滑舌，面色黧黑，也是在辨证时的主要区别点。

【临床应用】

本方临床治疗水气病属于心脾阳虚，下焦水寒之气妄动所致的"**脐下悸，欲作奔豚**"疗效甚佳。或已作奔豚**心下悸**者疗效亦佳。

欲作奔豚，常以脐部发生激烈的动悸，并似有物朝向胸部上冲为目标，脐部的动悸若冲上心下部时，有时可以表现为胃部、腹部的痉挛性剧痛，间或会有一时的失神状态，甚则兼起头痛、眩晕等症状，或呈现气郁状态，有时亦会发生肩背强硬和腰痛。本方能温阳利水，在临床中，通过小便的畅利，奔豚气便能消失。

临床多用于动悸、气上冲等为主的一类疾病，常用此方治疗神经官能症而自觉脐下（腹主动脉异常搏动者）或心下悸动者。脐下悸欲作奔豚，可能出现在左心力衰竭，或癔病（歇斯底里）、更年期综合征中，并非实质性脏器病变，很难说相当于现代何病，临证时只要见到肾阳虚，不能制水；或心阳不足，不能镇摄于上，下焦水寒之气上凌于心病机即可应用本方。

肾主恐，茯苓桂枝甘草大枣汤重用大枣，大枣有营养安神作用（参看甘麦大枣汤），方中重用茯苓与大枣以加强镇静作用。治疗脐下有动悸、发作性气自下腹部上冲等症甚效。

此外，用苓桂枣甘汤加味也能治疗眩晕，理同苓桂术甘汤。

日本矢数道明用本方加半夏、枳实、高良姜治疗慢性胰腺炎，取得良效。

三、茯苓甘草汤

【原文】伤寒，汗出而渴者，五苓散主之；不渴者，茯苓甘草汤主之。（73）

【要旨】本条以渴与不渴对比鉴别五苓散证与茯苓甘草汤证的区别。

【释义】此条举示渴与不渴，说明五苓散与茯苓甘草汤的区别，而省略其他脉症。从"汗出而渴者，五苓散主之"，可知证属汗后太阳之气被伤，膀胱气化不利，水蓄下焦，津液不能输布上承，故必见口渴、小便不利之症，治以五苓散化气行水。

若汗后胃阳被伤，胃失腐熟之权，以致水停中焦，胃中不干，无关下焦气化，故口不渴而小便自利，治以茯苓甘草汤温胃化饮，以安心下之悸。同属津液为病，病理层次不同，故治疗亦异。

【原文】伤寒，厥而心下悸，宜先治水，当服茯苓甘草汤，却治其厥，不尔，水渍入胃，必作利也。（356）

【要旨】本条论述水停心下致厥的证治，即水厥证治。

【释义】伤寒见厥，有寒厥、热厥、痰厥、水厥等。本条的手足厥冷同时伴有心下悸动，知其致厥的原因是水饮内停之故。水停心下，胃阳被水寒所抑，阴来搏阳，故心下悸动。水饮阻遏，影响阳气敷布，不能通达于四肢，阴阳气不相顺接，因而手足厥逆。证属水停中焦，抑遏阳气，故当先用茯苓甘草汤以治其水。水饮去，胃阳布，则悸动止而手足自温。若单用温阳药物治疗四肢冰冷，而没有治其水气，则水停胃中日久必伤阳重且下渍胃肠而下利，故应温阳利水，张仲景提出"宜先治水……却治其厥"的法则，用茯苓甘草汤治疗水停心下的厥逆，治水即是治厥。

【病机】本方证为胃阳虚，水停心下胃脘。水气上逆，故心下悸。影响阳气敷布，不能达于四肢，则四肢不温（水厥，利水就温）而为厥逆。水湿阻碍气化，故或小便不利。不宜单用温阳药物治疗四肢冰冷，因水停胃中，日久则伤阳重而下利，故应温阳利水，用茯苓甘草汤治疗水停心下的厥逆。

【组方及用法】

茯苓二两　桂枝二两（去皮）　甘草一两（炙）　生姜三两（切）

上四味，以水四升，煮取二升，去滓，分温三服（现代用法，水煎二次温服）。

参考用量：茯苓 6g，桂枝 6g，炙甘草 3g，生姜 10g。

按：本方生姜的剂量一定要大，使之既可温胃散寒降逆，又可通气化饮。

【方义】本方治疗水停心下的厥逆及心下悸。水停中焦，饮气相搏，若阻遏胃阳不达四肢，则四肢厥冷而心下悸。以桂枝助心阳通阳化气，甘草扶中补虚，桂枝、甘草同用可平冲逆、制动悸（桂枝、甘草为平冲制悸的基本方）。茯苓淡渗利水行饮，治眩悸，与桂枝同用则为丙辛合化，有助于水液的气化，而增强利尿及制眩悸之力。重用生姜，既可温胃散寒降逆，又可通气化饮，合为温胃化饮、通阳散水之剂。

【鉴别比较】

1. 苓桂术甘汤、苓桂草枣汤、茯苓甘草汤

三方皆为温化利水之剂。**皆以茯苓、桂枝、甘草三药物为基础**（称之**苓桂剂**），惟药量有侧重。

（1）**苓桂术甘汤**：加白术增强健脾燥湿作用，有术无姜偏于治里。重在补。

（2）**茯苓甘草汤**：加生姜之辛温健胃散水作用，饮去阳气得通，则诸症自愈。重在散。

（3）**苓桂甘枣汤**：加大量大枣能缓急舒挛，有枣无姜亦偏于治里。除温阳培土制水外，尚能安神镇惊，对于因惊恐而欲作奔豚者甚佳。

2. 茯苓甘草汤证与五苓散证

皆为蓄水证，但病机不同，症状不同。

（1）**茯苓甘草汤证**：胃阳虚，不能输化水液，**水停中焦，口不渴，小便自利**，无少腹里急。见心下悸、四肢不温。

（2）**五苓散证**：膀胱气化不利，水津不能上布，**水蓄下焦，口渴，小便不利**。见小腹胀满、脉浮发热等症。无心下悸。

【辨证要点】茯苓甘草汤证为胃阳虚水停于胃。**主症**：口不渴，心下悸。**证候**：或有四肢不温，小便或利或不利，或泛吐清水，舌润苔白脉弦。临床按推病人的上腹部，可听到震水音者，则更可确认。

【临床应用】

本方证是水饮停聚于中焦胃脘，阻碍气机，郁遏清阳，以致厥而心下悸，常因胃阳不足不能行散水气，或短时间内多饮暴饮，水聚胃中一时难化而至。

《伤寒论》71条有"欲得饮水者，少少与饮之，令胃气和则愈"之说。《金匮要略·痰饮咳嗽病篇》亦说：凡食少饮多，水停心下，甚者则悸，微者短气。水饮停于胃中，轻则短气，甚则心下悸。水饮上冒清阳，有时还可出现头晕头痛、胸闷等症。

本方是利尿轻剂，常用治心下悸动、头痛、胸闷而胃中有水气者，小便或利或不利，指尖凉（水厥），或微有寒热者。

阳虚夹水轻者用茯苓甘草汤；较重者用苓桂术甘汤；再重者肾阳亦虚者用真武汤。

四、五苓散

【原文】太阳病，发汗后，大汗出，胃中干，烦躁不得眠，欲得饮水者，少少与饮之，令胃气和则愈。若脉浮，小便不利，微热消渴者，五苓散主之。（71）

【要旨】本条论述了太阳病大汗后津伤胃燥与太阳蓄水的证治。

【释义】不论中风、伤寒，都只宜覆取微似汗，不应当大汗出。大汗出，是汗不得法，必然伤津，使胃中干（津液耗伤），胃津不足，相对阴虚则阳盛，阳盛气燥，则心神不宁而烦躁不得眠，属于胃不和则卧不安；津乏于内，必求助于外，故口渴欲得饮水。此时因胃气亦减弱，便不能恣意滥饮。可嘱病人少少地饮水，使津液慢慢地恢复，待胃气自然调和，则不药而愈。若大量饮水，则有水停胃中之虞。

发汗后，大汗出后，脉仍浮，且小便不利，微热消渴是因为太阳在表之邪未尽，太阳腑膀胱的气化不行所致。由于太阳经腑相连，邪在经，发汗不解，表邪则随经入腑而影响膀胱气化功能。膀胱者，州都之官，主气化津液，气化不行，水蓄于下，则小便不利。津液不能气化以上承敷布，则渴欲饮水。这种口渴是因津液不能气化敷布之故，渴而能饮，但小便不利，虽不停饮水，亦不能解其渴，称之为消渴。

这是与上述**胃燥津伤**轻证，少少与饮之即可使口渴缓解的不同之处。这与杂病中饮多溲多之消渴病也不相同。应治以外疏内利、表里两解，方用五苓散。只有用五苓散化气利水，诸症才得解除。

【原文】发汗已，脉浮数，烦渴者，五苓散主之。（72）

【要旨】本条承上条（71条）补述五苓散的脉证，亦为汗后烦渴之治法。

【释义】发汗已，与上条发汗后意义相同。脉浮数，是对上条脉浮的补述，浮数之脉。正气向外抗邪，虽发汗而表证未解之象。烦渴，指心烦口渴，渴甚则心烦，或说烦渴之烦字，乃为形容渴字而设，与热结在里，表里俱热之烦躁不同。烦渴者是膀胱蓄水，津液不得化行所致，与上条消渴同一机制。综合上条，可以知道本条必有小便不利一症，条文因接71条叙述而省文。治疗应仍用通阳解表、化气利水之法，方用五苓散主之。

【原文】伤寒，汗出而渴者，五苓散主之；不渴者，茯苓甘草汤主之。（73）

按： 已在茯苓甘草汤条解说，此处从略。

【原文】中风发热，六七日不解而烦，有表里证，渴欲饮水，水入则吐者，名曰水逆，五苓散主之。（74）

【要旨】本条论述太阳蓄水而致水逆的证治。

【释义】太阳中风，发热，头痛，六七日表不解，六七日为病经一候有余，正处于变化的阶段。未经误治，其病不解，又见心烦、口渴欲饮之症，则知邪气随经入腑，以致经腑俱病，故云有表里证。

水逆即水入则吐之意，为水邪上逆，是关键所在。若是表邪入里化热而心烦，渴欲饮水，是胃中干，当少少与饮，令胃气和则愈。今水入则吐，说明是内有蓄水，水入不受，才会水入则吐。由于此证为水蓄膀胱，气化不行，所以在渴饮的同时必见小便不利一症。当用五苓散两解表里治疗。解表并利水，小便利则气化行，胃气因和，而口渴自止，水逆自愈。

【原文】本以下之，故心下痞，与泻心汤，痞不解，其人渴而口燥烦，小便不利者，五苓散主之。（156）

【要旨】本条论述**水痞**（太阳蓄水而致心下痞）的证治。

【释义】本以下之，故心下痞，是说痞证因于泻下而形成。一般都治以泻心汤。但服泻心汤后痞不解，其原因何在呢？从其人"渴而口燥烦，小便不利"分析，显然不是一般痞证所应有，则知本证当系太阳病误下，表邪内陷，邪热随经入腑，影响膀胱气化不行，水饮内停，津液不能上承所致。渴而口燥烦乃是说口渴、口干特甚。且因干燥口渴而致烦闷不适，本证较单纯太阳蓄水证为严重，水阻气滞，痞塞于中，气机不利，故作心下痞。当用五苓散通阳化气，行津液以利小便为治。

【原文】霍乱，头痛发，身疼痛，热多欲饮水者，五苓散主之。寒多不用水者，理中丸主之。（386）

【要旨】本条论述霍乱兼有表证的治法，论述五苓散与理中丸的区别。

【释义】霍乱，卒然吐利之症，如同时伴有头痛发热、身疼痛、欲饮水者，是属霍乱兼表证而热多。因吐利，清浊不分，津液运行失常，既不能上承于口，又不能下输膀胱，故常兼见口渴、小便不利，宜用五苓散化气行水兼疏散外邪。如外无表证，又不欲饮水，此中焦阳虚，寒湿内阻，当伴见腹中冷痛，喜温喜按，纯属里证寒多，应用理中丸温中散寒、健脾祛湿治疗。

简言之，霍乱兼有表证，有呕吐、下利而更有头痛、发热、身疼痛的症状，而想喝水的，是为五苓散的主治；虽有呕吐、下利因里寒而不想喝水的，是为理中丸的主治。

【原文】病在阳，应以汗解之，反以冷水潠之，若灌之其热被劫不得去，弥更益烦，肉上粟起，意欲饮水，反不渴者，服文蛤散，若不瘥者与五苓散。（141上）

【要旨】本条论述表证误用冷用潠灌之变证及治法。

【释义】病邪在太阳，理应以桂枝汤、麻黄汤汗解，却喷射或灌注冷水，以图解热，因此，阳热被冷水闭郁，皮毛腠理收敛，寒凝于外，热郁于内，反而愈益增烦，且皮肤上出现鸡皮疙瘩。于是想要喝水，但是一旦喝水，则顿感厌恶，不能喝多。这是因为寒凝热闭，体表津液得不到宣通，热与水结于太阳之表，因尚未入里，故虽口渴但又不愿喝水，这样的状况应予文蛤散，清在表的阳郁之热，行皮下之水结。但服后不愈者，而又见烦渴、小便不利等蓄水证，则应改予五苓散解表以利水。

【原文】太阳病，寸缓关浮尺弱，其人发热汗出，复恶寒不呕，但心下痞者，此以医下之也。如其不下者，病人不恶寒而渴者，此转属阳明也。小便数者，大便必硬，不更衣十日无所苦也，渴欲饮水，少少与之。但以法就之，渴者，宜五苓散。（244）

【要旨】本条论述太阳病转为痞或转属阳明或转为停水之辨。

【释义】本条可以分为四节：

"太阳病，寸缓关浮尺弱，其人发热汗出，复恶寒不呕，但心下痞者，此以医下之也"为一节，言太阳病表证而转成痞，为下之所致。太阳病，其脉寸缓，关浮，尺弱，为病在表之候。脉寸缓主卫阳不足；尺弱为荣阴不守，关浮主心下有热；其人发热汗出，复恶寒，证属太阳中风。不呕乃表邪仍在，但心下痞者，此必以医下之故也，因误下邪气内陷，痞塞胸膈，故转为心下痞。

"如其不下者，病人不恶寒而渴者，此转属阳明也"为一节，言痞非由误下。如见不恶寒而渴则为太阳传入阳明。若未经误下，而见到心下痞塞不通，病人不恶寒，则表证已解，渴与痞则为太阳转属阳明，阳明里热渐盛化实之象，可以下之矣。此应当与太阳表证见心下痞者相辨。

"小便数者，大便必硬，不更衣十日无所苦也，渴欲饮水，少少与之"为一节，言痞而渴，虽转属阳明，大便硬，但无腹满、痞痛、潮热之苦，非燥结便秘，仍不可用攻下（但照痞之治法救之）。若小便数者，则水液前趋，大便必硬，此为小便数而致肠中津竭而便硬，纵使十余日不大便，亦无潮热无腹满腹痛之苦。虽不更衣，但不可攻下。其渴欲饮水，则少少与饮之，润和胃气。

"但以法救之，渴者，宜五苓散"为一节，言太阳病复兼停饮，宜五苓散治之。审病气之所在，又当与转属阳明之渴辨识。以法救之。太阳病误下水饮内蓄，膀胱气化不利，水津不布之渴者，宜五苓散利水化气治之，而渴自止。

【原文】假令瘦人脐下有悸，吐涎沫而癫眩，此水也，五苓散主之。(《金匮要略·痰饮咳嗽病脉证并治第十二》)

【要旨】本条论述痰饮上逆的证治。

【释义】水饮积于下焦，其人小便不利，则水无去路，反逆而上行。若水气相搏，始于脐下，则脐下悸动，水气上冲于胃，故呕吐涎沫，水气上冒清阳，故头目眩晕。

一般而言，瘦人阳常有余，少有水饮内停。若其人素盛今瘦，而脐下悸则水动于下，吐涎沫则水逆于中，甚而癫眩则水且犯上，故其病机系水饮集结于中下焦，并犯逆上焦，膀胱气化不行，水无去路，治用五苓散化气利水，使水饮下行，则诸症可愈。

【原文】脉浮、小便不利、微热、消渴者，宜利小便、发汗，五苓散主之。(《金匮要略·消渴小便不利淋病脉病证并治第十三》)

按： 五苓散不只纯利小便又发汗，所以是利上窍，通下窍。理同《伤寒论》71条。

【原文】渴欲饮水，水入则吐者，名曰水逆，五苓散主之。(《金匮要略·消渴小便不利淋病脉证并治第十三》)

按： 本条论述太阳蓄水而致水逆的证治。理同《伤寒论》74条。

【病机】本方证为太阳腑病之蓄水证，系表邪未尽解，随经入于膀胱，以水蓄膀胱、气化不利为病机。膀胱气化失司，水津不布，津液不能上承，故见口渴心烦；气不化水，水液潴滞，故小便不利、少腹满。严重时，可因水气上逆，渴欲饮水，水入即吐。

【组成及用法】

猪苓十八铢（去黑皮） 白术十八铢 泽泻一两六钱 茯苓十八铢 桂枝半两（去皮）

上五味，为散，更于白中杵之，白饮和方寸匕服之，日三服，多饮暖水。汗出愈。

参考用量：猪苓9g，茯苓9g，泽泻15g，白术9g，桂枝6g。

现代用法：改散作汤，水煎二次温服。水逆用散，其他用汤剂无妨。散剂、汤剂可视病情而选用。

按：白饮即米汤，此与桂枝汤服后喝米粥助汗意同。原方用散剂，是为有<u>水入则吐</u>而设。

按：用原方比例效果最好，泽泻5最重，二苓、白术同为3、桂枝2。

【**方义**】本方为通阳化气行水之剂。重在化气行水，水行气化则阳气宣通。猪苓、泽泻淡渗利水；白术健脾制水；桂枝解肌表之邪，且桂枝之辛温，能温膀胱而化气，亦助水道通利。

桂枝色赤为丙（小肠），茯苓色白为辛（肺），丙辛合化水，利水作用甚强，以**散剂**用之，散于胸中，则先上焦如雾，而后下焦如渎，水道通矣。

按：散剂、汤剂，可视病情而选用。

【**化裁**】五苓散的临床运用相当广泛，本方略加变通或与其他方剂合用，可以用来治疗多种水湿蕴郁的病证。

（1）**柴苓汤**：本方与小柴胡汤合用谓之柴苓汤。治疗尿量减少、浮肿、口渴者。常用于肾炎水肿。

（2）**胃苓汤**：即本方与平胃散的合方。是《丹溪心法》的胃苓汤。治疗平素喜食厚味肥甘，久而湿浊内停，而使胃脘胀满、小便不利。

（3）**茵陈五苓散**：本方加茵陈，名为茵陈五苓散，治疗湿邪内郁而小便不利的黄疸。

（4）**桂苓甘露饮**：刘河间用本方加寒水石、生石膏、滑石，名为桂苓甘露饮，治疗温热病之吐泻、烦热而口渴、小便不利者。

（5）**春泽煎**：本方去桂枝，加人参、肉桂，名为春泽煎，治疗高年体弱，正气不足，中气虚衰，心功能不全而小便不利者。

（6）本方加川楝、木通、小茴香，是陈修园治疗疝气的经验方。临床证明，凡疝气而见小便不利，舌苔白滑者，用之甚佳。

叶天士曾说：通阳不在温而在利小便。五苓散通阳而利小便，可谓治湿之第一方，临床凡治湿邪为病，宜多从此方着眼。

【**解析**】

1. 一般都认为五苓散是利水剂，实则亦有润燥功能

五苓散不应限为单纯利尿之方，五苓散证在有水液停留的同时，也存在着津液损伤的一面，其乃气化之剂，亦有润燥的功能。

口渴一证在五苓散证出现7次（《伤寒论》71、72、73、74、156、386条及《金匮要略·消渴小便不利淋病脉病证并治第十三》），是出现频率最多的症状；说明口渴一症对于使用五苓散具有重要意义。而提到口渴的 7 条中有 5 条是发生于发汗后或下后,汗、下之法多少必会伤津,而五苓散可以治之。且五苓散可用于霍乱,霍乱吐泻交作,亦必然损伤津液,故不可忽略此点。这就可以说明五苓散也有润燥的功能。当病人有蓄水证同时又见津液亏损时,即可用本方助气化、敷布津液以润燥。五苓散有调节体内水液代谢的作用,矢数道明说:五苓散能将胃内及其他体腔腔管外之水分送入血中;滋润血液而止口渴;血液滋润则自能利尿,也能除烦安眠。

2. 五苓散具有整体兼顾的效果

(1)**下病上治,提壶揭盖,开南窗迎北风**:方后注云"多饮暖水,汗出愈",既然是水蓄膀胱证,为何不言小便利愈,而云汗出愈呢?

服用五苓散是汗出为前提。流汗后上窍利,小便则通。这就是开上窍利下窍,肺为水的上源,源头闭塞则水不下流,因此五苓散中最重要的一味药物是桂枝,而非二苓,桂枝不能去之。必须以桂枝发汗解表宣肺,如能汗出水利而愈,此即所谓上下表里分消之意,此法可谓提壶揭盖之法。也就是说五苓散不是利尿剂而反是发汗剂。

(2)**三焦皆治**:五苓散在伤寒有 8 条、在金匮有 3 条,其作用泛及上中下焦、肺脾肾三脏,可以说上中下焦、肺脾肾三脏皆治。从方剂组成来看:泽泻为主,配猪苓、茯苓以治肾(下焦),通调水道利水下行;桂枝辛温通阳开上窍毛孔利下窍行水,助发汗解表以治肺(上焦);白术燥湿以治脾(中焦),可以说有整体兼顾效果。

3. 有说五苓散非关乎膀胱蓄水,而与健脾有关

(1)**五苓散证之病机与脾虚失运、水饮内蓄胃肠、兼夹表邪有关**。五苓散能治霍乱[霍乱,头痛发热,身疼痛,热多欲饮水者,五苓散主之(385)]及黄疸(五苓散用于黄疸:须加茵陈,名曰茵陈五苓散),霍乱及黄疸的病机都是脾虚失运、湿浊内蕴。

(2)**有 3 条原文将五苓散与治疗中焦病证的方剂同列一条,作为鉴别使用,**五苓散与胃内停水之茯苓甘草汤(同列于 73 条)及与心下痞泻心汤(同列于 156 条)比较,**在霍乱篇**(同列于 386 条)与理中汤比较,从而可见必是治疗相近才同列于一条比较鉴别使用。

(3)**蓄水证原文没有提及膀胱**。从原文看,原文中,非但无一处言及少腹硬满,且在方后注云"多饮暖水,汗出愈"。

(4)**小便不利并非专属于膀胱**,肺气的通调,脾气的输布,以及心阳的温煦等,对小便皆有直接影响。

（5）**结论：**以上从霍乱（病机在中焦脾胃）、黄疸（黄疸亦系中焦脾胃湿热）及其系发汗而非利小便，还有五味药物系健脾利水来看，**五苓散**是健脾利水，而非膀胱蓄水。

这些说法都有道理，可以作为参考。

【鉴别比较】

1. 蓄水证与蓄血证

表 4-2　蓄水证与蓄血证比较

	蓄水证	蓄血证
原因	阳邪入腑，水热互结	阳邪入腑，热与血结（血热）
症状	烦渴（消渴）或渴欲饮水，水入即吐 小便不利 或少腹满	如狂或发狂 小便自利 少腹急结或硬满
脉象	浮或浮数	沉涩或沉结
主方	五苓散	桃核承气汤，抵当汤、丸
附注		如有表证，必先解表，若里证急，则虽表邪未解，可先攻里

2. 五苓散证与白虎加人参汤证

同有发热、汗出而烦渴引饮之证候。

（1）**白虎加人参汤证：**系阳明肺胃热盛，大汗出伤津，不恶寒而恶热，脉洪大，烦躁，大渴引饮，小便自调，口燥舌苔黄燥或焦。

（2）**五苓散证：**太阳表邪未尽解，随经入里，病在膀胱气化失司，或有汗出但不如阳明病之大汗出；仍有恶寒表证，脉浮数。小便不利，虽渴而不大渴引饮。

3. 五苓散证与猪苓汤证

见猪苓汤。

【辨证要点】临床以小便不利、微热、消渴为辨证要点。此外，本方证候尚可有发热恶风、少腹胀满、烦渴、甚者渴欲饮水、水入则吐，可闻胃中有振水声，或泄泻（亦有便秘者），或身重浮肿，舌苔白润（唇或干燥）或舌体胖大，苔水滑，脉浮数。

【临床应用】

五苓散证的病机在于气化失司。膀胱之气化，循足太阳膀胱经脉运行则为卫气，太阳主表，故其气化如出于腠理则为汗液，如出于溺孔则为小便。气化失司，水津不布，故见口渴；水液潴滞，则见小便不利；而气化失司，水不化气，也可表现为尿多之症。

五苓散气化的作用，能将过多的水液从小便排出；也可以将水液化为津液，上至口咽，外达肌肤，下行肠道。水道通利，则上可以止渴，中可以祛湿，下可以泄热也。故本方之治蓄水证，实含有化气、行水、解表三法，本方既有解表作用，又有利小便功效，还有润燥功能。五苓散可以说是一个调节人体整体水液分布异常的方剂。

掌握了五苓散之病机为气不化水，在临床上便可灵活运用，本方可治疗多种病变。临床无论有无表证，只要是膀胱气化失常，有蓄水病机，有口渴、小便少，水气不利，不论病名，都可用。如心脏病、咳嗽、积水（脑积水等）、黄疸。甚至消化道的水分不正常如上吐下泻等，泌尿系统、代谢病（如尿崩症）等，都可用之。此外，对寒饮所致的脐下悸、头眩，水气所致的发白及脱发，也有疗效。

《伤寒论》中有关五苓散的条文共8条，《伤寒论》中五苓散方除第386条为治疗霍乱外，其他条文主要症状为**口渴、小便不利**、有或无表证。只要出现口渴、小便不利、舌体胖大边见齿痕者，都可以考虑使用本方。五苓散的作用泛及上中下焦、肺脾肾三脏，肺脾肾皆治，三焦皆治，故能扩大五苓散的运用范围，治疗许多疾病。

下面略加叙述：

（1）**水逆及呕吐**（小便不利，渴欲饮水，水入则吐）：有水逆现象者，如呕吐、急慢性胃炎、急性胃肠炎、晕车晕船、妊娠呕吐、新生儿呕吐等，而小便不利明显者用五苓散**加味治疗**有效。

（2）**水肿**：因气化失常致水湿潴留所致者（水肿加小便不利），如急慢性肾炎、肾病综合征、早期肾功能不全、特发性水肿、心源性水肿、阴囊水肿、肝硬化腹水、心脏病所引起的水肿、过敏性水肿、产后浮肿、水纳潴留性肥胖、手术后膀胱麻痹、前列腺增生，等等。

（3）**癃闭**：因气化失常致膀胱蓄水者，如急性膀胱炎、产后尿潴留，兼有明显的口渴、少尿或发热时用之。

（4）**水泻、湿泻、久泻**：因气化失常引起者。治疗小孩夏秋水泻腹泻、小儿轮状病毒，五苓散甚效。慢性肝肠病等出现水样便、腹胀、舌体胖大，边见齿痕者，也可以此方加味治疗。

（5）**心下痞满**（水痞）：水蓄于中则见心下痞，痞满一般都先考虑泻心汤，但此处痞证不是主症，口渴、小便不利等被忽略了，所以泻心汤服后不愈。其痞因水而作，所以又称水痞。临床上如果见有小便不利而心下作痞，并见舌体胖大，苔水滑者，即当考虑水痞而投以五苓散，这也可以说是治副症而解决主症。

（6）**水土不服**：到外地若有水土不服，常易痞满腹胀、口渴、腹泻、小便不利，可用五苓散合六君子汤。

（7）**头眩**：水蓄于上则见吐涎沫而癫眩（参见《金匮要略·痰饮咳嗽病脉证并治第十二》），五苓散对头眩、水气病的梅尼埃病有效（但多用苓桂术甘汤：起则头眩）。亦治心悸因水饮停滞所引起者。另外涎沫多、口水多，很多人用之有效。

（8）**有减肥及解酒作用**：在喝酒前，服五苓散可预防酒醉（因为能帮助去水，祛湿热，将不正常的水液代谢出去。也解宿醉。酒醉者多有水饮，酒精与水乱冲则巅眩。

（9）**小儿水痘初期，痒渴皆重者。**

（10）**脑水肿、脑积水**：一般脑积水用五苓散加葶苈子。也有加牛膝引水下行。小儿脑积水用五苓散合葶苈大枣泻肺汤。其他体腔积液类的病证，如心包积液、关节腔积液、胸腔积液、胃潴留、睾丸鞘膜积液（水疝）、肾积水、结核性渗出性胸膜炎、羊水过多等，也可以使用本方。

（11）**五官科**：如眼睛病，要看是小便还是肠胃症状明显，而分别使用五苓或苓桂术甘汤。具有蓄水的病机者，如暴盲（视神经乳头炎）、青光眼、中心性浆液性脉络膜视网膜病变、假性近视、夜盲症、急性泪囊炎、外耳湿疹、中耳炎等用之有效。

（12）**发白及脱发**：因水气所致的亦有效果。这种脱发是因水气上泛巅顶，侵蚀发根，使发根腐而枯落，治以补肝肾、益气血、活血化瘀诸法均乏效，只有用淡渗利水法才有效果。

（13）**尿崩及遗尿**：此病饮多尿多，用六味地黄丸等无效时可用之。使用五苓散调整气化常能收效。另外小儿尿床，绝大多数用桂枝加龙牡汤有效，若无效则可试用五苓散，常有效，因为此非利尿而是调整气化、使水液正常分布。

（14）**烦躁失眠**：以烦渴多饮、小便不利为主要表现的烦躁不得眠，用五苓散有效。因为胃不和卧不安。

（15）**皮肤病变**：原文141条说：病在阳，应以汗解之；反以冷水潠之。若灌之，其热被劫不得去，弥更益烦，肉上粟起，意欲饮水，反不渴者，服文蛤散；若不瘥者，与五苓散。可知本方证也可用于皮肤改变，对于偏湿性或带脓的皮肤病，如水痘、手足湿疹、脓疱疮等皮肤病也有一定疗效。

（16）**治妇女白带**：带下绵绵量多色白者。

（17）**癫痫**：寒饮所致的癫痫，本方有效。

（18）**其他方面**：肾性高血压、妊娠高血压综合征、肺源性心脏病、心脏瓣膜病、经前期紧张症、卵巢囊肿、百日咳、汗证、阳痿、感冒、流行性感冒等。

按：使用经方之秘在于剂量之比例，经方之效与不效，常取决于药物剂量，即比例。据临床观察，五苓散的剂量以仲景原量比例使用，化气行水的作用最强，即泽泻：猪苓：茯苓：白术：桂枝＝5：3：3：3：2。此外服此方还要嘱病人温服、避风、喝热水热汤，出汗益佳。

五、猪苓汤

【原文】若脉浮发热，渴欲饮水，小便不利者，猪苓汤主之。（223）

【要旨】本条承221条论述阳明津伤水热互结的证治。

【释义】误下后，热邪深入下焦，津液受伤，热与水结，蓄于下焦，阳明热盛在外，所以脉浮发热，热与水蓄，津不上承，故渴欲饮水。热邪与下焦水液互结，气化不行则小便不利；治以育阴润燥、清热利水，方用猪苓汤。

【原文】阳明病，汗出多而渴者，不可与猪苓汤，以汗多胃中燥，猪苓汤复利其小便故也。（224）

【要旨】本条指出猪苓汤的禁忌。

【释义】阳明病，燥热亢盛，热迫津液汗出多，津液必致亏损，胃中干燥而口渴，同时还可见小便短少，这是因为燥热伤津之渴，此时不可误投猪苓汤。若投猪苓汤，则会利小便，更伤津液，而生他变，故不可与之。

【原文】少阴病，下利，六七日，咳而呕渴，心烦不得眠者，猪苓汤主之。（319）

【要旨】本条论述少阴阴虚有热、水热互结的证治。

【释义】少阴病肾水不化，脾津不布，进而阳虚下陷则下利。下利日久（下利六七日），津液受伤，邪易从热化，以致阴虚火旺则心烦不得眠。据阳明病第226条"脉浮发热，渴欲饮水，小便不利者，猪苓汤主之"推测本证，应有小便不利。小便不利，水热互结，水不化气津不上承则渴；水气逆于肺则咳；水气犯于胃则呕；水气趋于大肠则利。本条病机要点在阴虚内热与水气内停，故治以滋阴利水，方用猪苓汤。

【病机】本方证为**少阴阴虚**、**水热互结**。肾阴虚不能行水，亦不能上济心火，则心火亢盛而生内热，阴虚热扰心神，故心烦不得眠。水（湿）热互结于中下焦，津不上承，故渴欲饮水，津不下润，故小便不利。水热上逆于肺则咳，逆于胃则呕，下渗大肠则下利。

【组方及用法】

猪苓（去皮） 茯苓 泽泻 阿胶 滑石（碎）各一两

上五味，以水四升，先煮四味，取二升，去滓，纳阿胶烊消，温服七合，日三服。

参考用量：猪苓（去皮）、茯苓、泽泻、阿胶（碎）、滑石（碎）各9g。水煎两次温服，阿胶分两次烊化。

【方义】本方为育阴清热利水（湿）之剂。立方以滋阴、利水、渗湿为主。方中之猪苓、茯苓、泽泻等淡渗利湿利水；滑石清热利湿；阿胶血肉有情，味质厚重，滋阴润燥。共奏育阴清热利水（湿）之功。

按：猪苓散由猪苓、白术与茯苓三味所构成，再加泽泻、桂枝则变为五苓散，而以发生口渴者为适用目标。又在五苓散的方中，去术而加泽泻、阿胶、滑石，则变为猪苓汤，亦以口渴为适用目标。由此观之，可知泽泻有治口渴的效能。

【鉴别比较】

1. 猪苓汤证与五苓散证

都有脉浮发热、口渴和小便不利，虽然都属下焦蓄水，但却有阴阳、表里、寒热的不同。

（1）**猪苓汤证**：病机为**水热互结、阴伤**。病性上是津液不足之水热内结证，其证偏热。用滑石。猪苓汤方中阿胶主治血证。无表证，无阳虚证候。

（2）**五苓散证**：病机为**水蓄膀胱、气化不利**。病性上其证偏寒。因而阳气不足，有表证，用桂枝，又要白饮服，服后须多饮暖水，无阴虚证候。

2. 猪苓汤证与白虎加人参汤证

同有渴欲饮水症。

（1）**猪苓汤证**：为少阴病阴虚证，虚热，津不上承而口渴，小便不利乃阴虚水热互结所致。

（2）**白虎加人参汤证**：乃阳明热盛伤津致烦渴引饮，小便尚利，脉洪大。

表4-3 猪苓汤、五苓散、白虎加人参汤比较

	猪苓汤	五苓散	白虎加人参汤
相同点	渴、欲饮水		
表证	无	有表证：发热恶寒	无
病机	少阴病阴虚、水热互结	太阳表里同病：太阳蓄水证	阳明里热证：热盛伤津

	猪苓汤	五苓散	白虎加人参汤
症状	虚热，津不上承而口渴 无特殊或偏冷 无大渴引饮 小便不利（阴虚、水热互结） 心烦失眠	汗出未伤津，烦渴之烦仅未形容渴，非热结在里表里俱热的烦躁可比 喜热饮 或不渴或渴但无大渴引饮 小腹胀满而小便不利	大汗出伤津，烦躁 喜冷饮 大渴引饮 小便自调
小便	小便不利（阴虚水热互结）	小便不利	小便尚利
舌苔	红或红绛，苔少或无苔		
脉象	细数	浮或浮数	洪大

3. 猪苓汤证与真武汤证

皆有呕、利、咳、小便不利。

（1）**猪苓汤证**：病机为**阴虚有水气**，为下焦蓄水，水热互结，主要病变在于肾和膀胱。

（2）**真武汤证**：病机为**肾阳虚寒**，不能温阳化水，而致水饮泛滥，用真武汤温阳驱寒以镇水。

4. 猪苓汤证与黄连阿胶汤证

都有心烦不寐一症。小便不利乃辨别这两个方子的要点，

（1）**猪苓汤证**：本证属少阴阴虚、**水热互结证**，故以咳而呕渴、小便不利、舌红苔水滑、脉细数而弦为辨证要点。本方热势与伤津都较轻，以水热交阻为主，主症咳、呕、利、小便不利，属阴虚，重点在水气不利。

（2）**黄连阿胶汤证**：属肾水不足不能上济于心、**心火偏亢**的阴虚火旺证，故以舌质红绛、苔净而光、口燥咽干、脉细数、小便色赤为辨证要点。黄连阿胶汤证火邪伤阴更重，有心下痞、腹痛、烦渴、躁扰等症。

【辨证要点】本方病机为**阴虚加上湿热**，乃成湿（水）热互结之证。主症：**小便不利、心烦失眠、口渴**为猪苓汤的关键症状，**其他可见**咳而呕、下利等症，舌红或红绛；苔白，脉细数沉弦。

【临床应用】

小便不利和**心烦失眠、口渴**等症同见，能深刻反映出少阴阴虚内热而水热互结的病理特点。腰酸痛是本方的次要症状，腰酸痛反映猪苓汤的病位，有些还会有尿血。

猪苓汤能利尿消炎去热，为治疗泌尿系统疾病常用方。《类聚方广义》说本方

"治淋病点滴不通、阴头肿痛、少腹膨胀作痛者"。东洞翁定义本方说：治小便不利，或淋沥，渴欲饮水者。又治小便不利，便脓血者。这些都与泌尿系统感染相符。日本医生喜用此方，将之列为泌尿系统感染的首选方（多为湿热）。

也可做尿路结石（有尿短赤痛、尿急、尿频、腰痛等现象）（可加二金：金钱草、海金沙）、肾积水等泌尿系疾病的专方。该类病人常常伴有腰酸痛，泌尿系感染出现的尿频、尿急、尿痛皆为小便不利的表现。本方对下部尿路结石的排石效果最好。对上部尿路结石，合用芍药甘草汤，能提高排石效果。

本方还常用治尿道炎、膀胱炎（热淋、血淋等）、肾出血、肾盂肾炎（加白茅根）、乳糜尿（可加乳糜尿特效药白及或射干，好转则用补中益气汤）、肾病综合征、前列腺炎等属于阴虚、水热互结者。泌尿系感染除了见脉浮发热，渴欲饮水等全身症状外，小便不利便是必见的局部症状。前述泌尿系并多伴有小便不通，因排尿障碍而有小腹胀满的尿潴留表现。

女性盆腔炎、附件炎、阴道炎症见带下量多色黄，经来腰酸腹坠，证属下焦湿热的也可用本方治疗。

猪苓汤现亦常用于尿色短赤不畅及血尿。治疗血淋、尿血，猪苓汤有效。猪苓汤中阿胶，可清热止血（如胶艾四物汤治疗崩漏，其中亦有阿胶）。时方则是用小蓟饮子。猪苓汤也有用来治疗吐血。大冢敬节曾以本方合四物汤用于肾、膀胱结核。

虽然五苓散和猪苓汤，都同以口渴和小便不利为适用目标，但猪苓汤是在五苓散方中去白术之燥、桂枝之辛，而加阿胶、滑石所构成。阿胶和滑石有黏滑、缓和、镇静的效能，而且滑石祛湿作用很好，所以猪苓汤镇静益阴清热的效力较为显著。因此，膀胱炎、尿道炎等泌尿系之炎症多使用猪苓汤。

伍 泻心汤类

一、大黄黄连泻心汤

【原文】心下痞，按之濡，其脉关上浮者，大黄黄连泻心汤主之。（154）

【要旨】本条论述热痞的证治。

【释义】心下痞，即胃脘部堵塞不通之感。按之濡，濡通软，即心下虽痞，但按之柔软，说明此证并无实邪结聚，只是气机不畅，痞塞于心下。其脉关上浮，关上指关脉，用以候脾胃，主要反映中焦的病变。关上见脉浮者，提示中焦有火热之邪，火热邪气结于心下，因而成痞，这与结胸及阳明腑实证之寸浮关沉或沉紧之脉大不相同。本证为热邪内聚，胃失和降，无形之气结于胃脘，治以泄热消痞，方用大黄黄连泻心汤。

【原文】伤寒大下后，复发汗，心下痞，恶寒者，表未解也，不可攻痞，当先解表。表解乃可攻痞，解表，宜桂枝汤，攻痞，宜大黄黄连泻心汤。（164）

【要旨】本条论述热痞兼有表证的证治。

【释义】伤寒为病在表，纵然有里证，也应当先以汗解。今大下后，复发汗，先下后汗失其治序，属于误治。误治必致胃气虚损，发生种种转变。大下阳邪内陷，热滞中焦，阻遏气机，从而导致心下痞硬。此时虽又经发汗，但表犹未解仍有外证存在，形成热痞兼表未解之证，见心下痞，恶寒。治疗当先表后里。宜桂枝汤解表，后用大黄黄连泻心汤攻痞。

此证既有太阳表证恶寒（虽未言发热，但本证应有发热一症），又有热滞于中的心下痞，以此推之，应还有心烦、大便不顺、小便黄赤等症。对此，应本着先表后里的原则，必须考虑解表，使邪不续陷。否则，先治热痞，因治热痞必用苦寒之大黄、黄连，不但有碍解表，且有引邪入里之弊。先解表，使邪从外解，表解痞不解，则再治痞不迟。解表以桂枝汤，当表解后方可攻痞，攻痞则用大黄黄连泻心汤。

【原文】心气不足，吐血、衄血，泻心汤主之。(《金匮要略·惊悸吐衄下血胸满瘀血病脉证治第十六》)

【要旨】本条论述热盛失血的证治。

【释义】由于心阴不足，心火亢盛，迫血妄行而上溢，故见吐血、衄血。因系邪热亢盛，可有心烦不安、面赤舌红、烦渴便秘、脉数等症。

按：《金匮要略》泻心汤组成服法：大黄二两，黄连、黄芩各一两。上三味，以水三升，煮取一升，**顿服之。**

【病机】无形热邪聚于心下(胃脘)，气机升降之机失常，邪气壅滞故心下痞满，按之柔软不痛，是气痞特征。因邪热壅盛于中焦，故关脉浮（关脉候脾胃），可以说是气盛火旺之火痞热痞。

【组方及用法】

大黄二两　黄连一两

上二味，以麻沸汤二升渍之须臾，绞去滓，分温再服。

参考用量：大黄 6g，黄连 6g，黄芩 3g。滚水浸渍绞去滓，分温再服。

注：（1）麻沸汤：即沸水，滚开之水。

（2）**须臾：**即片刻的意思。假使泡的时间略长，就达不到轻扬清淡的要求。

按：本方仅大黄、黄连二味，然附子泻心汤则用大黄、黄连、黄芩三味，恐前方中亦有黄芩，而后但加附子。又《千金翼方》注云：此方本有黄芩，再考《金匮要略·惊悸吐衄篇》的泻心汤亦芩连并用，**可见本方有黄芩为理想**，以增强清热泄痞之功。

【方义】本方所用皆大苦大寒之品，清热泻火化湿开结，黄连苦燥，泄气分之热，主泻心火，大黄助黄连以增强清胃热、消痞结，黄芩清热消痞。三药合用，共奏泄热消痞之功。本方不必煎煮，以沸水（滚开水）浸泡片刻，然后绞汁去渣，即可服用。其意取其气之轻扬专入气分，以泻心下痞热之气，不欲其味之重浊直下攻泻肠道，以利清上部无形邪热。

吴鞠通用本方去大黄加黄柏、玄参、麦冬、生地、甘草、韦根汁，名冬地三黄汤，治阳明温病，无汗，实证未剧，不可下，小便不利者。(《温病条辨》中焦篇)

【解析】

1. 关于本方之煎服法

大黄黄连泻心汤和附子泻心汤中的大黄、芩、连用麻沸汤渍服，此方虽称汤药，但不用煎剂，改用浸剂，有着重要意义。法以麻沸汤二升渍之，须臾绞去滓，分温再服。是在沸腾的汤开水里，浸渍一会儿后，绞汁服用的。这样就使苦寒沉降之性变为轻清宣泄，避其苦味之重浊以攻下。**取其气而不取其味**，既可避免药过病所，又可加强清热除痞之力。徐灵胎说：此又法之最奇者，不取煎而取泡，欲其轻扬清淡以涤上焦之邪

本方乃治疗热痞的正治之法。无形邪热结于心下，故服用本方不必煎煮，而以沸水浸泡片刻，然后绞汁去滓即可服用。其意取其气之轻扬，以泻心下痞热之气，而不致攻泻肠道，所谓须臾即片刻的意思，必须掌握浸泡的时间，假使泡的时间略长，就达不到轻扬清淡的要求。

中药有性味之别，若需重用其味，则须久煎，若需重用其气，则不可久煎，古人已认识到大黄、黄芩、黄连此三药不耐久煎，与现代药理认为大黄苷、黄碱素、小檗碱久煎易被破坏相同。本方虽用大黄，但为泡服，方中大黄用量轻，本方每一服量只一两，比大陷胸汤每一服二两，大承气汤每一服二两都少，短时浸泡，立即服用，泻下作用亦不强，其药攻下力更微。

2. 此方是否有黄芩

原文方中，药仅大黄黄连两味，林亿校定时提出恐是前方中亦有黄芩，又《千金翼方》注云"此方本有黄芩"，再考《金匮要略·惊悸吐衄篇》的泻心汤亦芩连并用，可见本方有黄芩为理想，以增强清热泄痞之功。而参考附子泻心汤亦可知，应当以有黄芩为是。本方应加入黄芩，更能增强泄热消痞的作用。

【辨证要点】本方为热邪内聚，**心火亢盛**，胃失和降，无形之气结于胃脘，具体证候为心下痞闷、**心烦不安**、**面赤舌红**、**烦渴便秘**，或目赤而涩，或口舌生疮。或吐血、衄血、便秘、尿赤，舌红，苔黄浊，脉滑而数。

【临床应用】

本方具有泄三焦实热的功效，是火剂中的代表方，现在临床上常用来治疗火气内盛，上攻外达所引起的各种火热病证。适用本方的病人，大多面色潮红、脉实有力，往往伴有烦躁不安或失眠，或上腹部不适痞满等症状。方中生大黄通便泻火是关键，此方证必须剂量达到大便稀为度，否则疗效就差。本方中大黄可用制大黄，药后大便转干而顺畅。

本方临床上应用较广，不仅是治疗**热痞**的主方，也能治疗因于火邪的**诸般血证**。据《金匮要略》所说：心气不足，吐血、衄血，泻心汤主之。凡因心中之阴气不足，阳气独盛，大热之邪上扰，逼血妄行而吐血、衄血者，疗效显著。但必须辨明其病机是气盛火旺（《血证论》）。气盛火旺表现在起病暴，突然发作，来势凶猛，血出如喷射，量多色鲜红，并伴有上述具体里热证候（不必悉具）。反之，病来缓慢，血出缓而少，无高压喷射状态，色不鲜而暗者，禁用本方。

1. 热痞热证

常用于热邪壅盛于中上焦的头面部疾病。本方能治疗实热痞满，还可泻火清热，常用于头项肿痛、三叉神经痛、面部红赤、目赤肿痛（流行性出血性结膜炎、麦粒肿、巩膜炎、沙眼、急性卡他性结膜炎、病毒性角膜炎等）、口鼻吐衄、舌体肿痛、急性口舌生疮（复发性口腔溃疡、口腔白色念珠菌病、口周单纯疱疹、小儿急性口疮）、牙痛（牙龈肿痛、口角炎、牙周炎、急性智齿冠周炎）、耳发炎（外耳道疖、分泌性中耳炎、急性化脓性中耳炎）、鼻病（鼻窦炎、鼻疖、酒糟鼻）、急性化脓性扁桃体炎等见有热象者。

常用于热邪壅盛于中上焦的神志病，如躁扰不安、烦躁失眠、精神分裂症、焦虑症、妄想型精神病、更年期综合征、癫痫、癔病。

常用于热邪壅盛于中上焦的心脑血管病，如脑中风、脑动脉硬化、高血脂、高血压、冠心病、室性心律紊乱等。

用于胸膈烦躁、实热胃痛、湿热黄疸、小便赤涩、大便秘结、肛门肿痛等，只要辨证为心胃湿热、火炎即可。足见其清热的作用甚优。

本方还可用于急性胃肠炎、细菌性痢疾、噤口痢，有积秽、大便恶气熏蒸者（可用大黄黄连泻心汤加木香）。

日本龙野一雄叙述本方可治胃溃疡、十二指肠溃疡吐血、高血压、卒中、三叉神经痛等病属热证实证者。他在《中医临证处方入门》一书中，对此类疾病的适应症状论述颇详。

2. 血证

（1）**吐血、衄血**：治胃热所致的吐血、衄血。吐血，其血由胃而来，经呕吐而出，血色鲜红或紫暗，常夹有食物残渣，可包括上消化道出血、溃疡病大吐血；衄血，以鼻衄和齿衄为多见。其症状虽异，但均由胃火炽盛所致，临床上投大黄黄连泻心汤加减多能取效。鼻衄，不论何人，只要无严重贫血或全身虚弱状态，就可考虑使用本方，而且，原方就有效果。由于生大黄及芩、连能清火消炎，对气盛火旺而吐血、衄血者，有阻止其再出血的功能；对已出而未排往体外之瘀血，生大黄有使其往下泻出之功能，祛瘀有利于生新。

（2）**咯血呕血**：肺结核大咯血、门静脉高压食道下静脉曲张破裂（肝硬化导致上消化道出血）之大呕血，止血效果满意。具有前述临床**里热证候**及**气盛火旺**之病机者，即可选用本方主治。

（3）**颅内出血**：本方还可用于颅内出血：包括脑出血、蛛网膜下隙出血等出血性中风和脑外伤造成的颅内出血等。治疗高血压、脑溢血、蛛网膜下隙出血病人，也有起到稳定血压、改善症状等效果。大黄能引血下行并止血，方中黄芩能降血压用于充血性出血。

（4）**其他经验**：唐宗海之《血证论》将大黄黄连泻心汤列为止血首方，其理在釜底抽薪之意。唐容川使用的是煎煮方法，与《伤寒论》的沸水泡渍法不同。唐容川的煎煮法是取于《金匮要略·惊悸吐衄下血胸满瘀血病脉证治第十六》中的泻心汤。泻心汤的药物组成及剂量与大黄黄连泻心汤一样，但仲景在《伤寒论》中，要求顿服以治疗因心气不足所致的吐血、衄血，目的在于取其味厚力大而清泄血分之热。所以，虽药物组成相同，但煎服法不同，则其效果作用也各不相同。

张锡纯也推此方为治吐血、衄血良方。清代名医陈修园说：余治吐血，诸药不止者，用《金匮要略》泻心汤百试百效。

按：有认为大黄黄连泻心汤和泻心汤相比较，组成不同，煎法不同，服法不同，因此，从严格意义上说，应该是两个方子。

余临床用治胃热之吐血、衄血每每获效，古方之验，实不虚传。

3. 皮肤科和外科的一些感染性疾病

疮疖丹毒、脂溢性皮炎、酒渣鼻、寻常性痤疮、蜂窝组织炎、脓疱疮、带状疱疹、神经性皮炎、银屑病、湿疹、多型红斑、面部疱疹、痔疮、肛裂、指骨骨髓炎、指部化脓性感染、甲沟炎、丹毒、急性乳腺炎、汤烫火灼烧伤等属于**火、热、实证**者，都可以用本方治疗。

二、附子泻心汤

【**原文**】心下痞，而复恶寒汗出者，附子泻心汤主之。（155）

【**要旨**】本条论述热痞兼表阳虚的证治。

【**释义**】本条承154条而论，其心下痞亦属热痞。本证系热痞与表阳虚同时并见。本文突出恶寒在前，汗出在后，说明不仅里有热，而且表阳亦虚。由于里阳虚而导致卫阳虚，出现"恶寒汗出"的现象。卫阳原出于下焦，根源于肾，经上焦开发，以温分肉，肥腠理，司开合，卫外而为固。今少阴真阳虚衰，本气不足，寒水无阳以化，进而呈现太阳本寒外露，这是太阳之气根于少阴的体现。本证中焦气机痞塞，阳气不易上行外达，因而发生这种局部有热、全身阳气不足的病情。治用附子泻心汤扶阳固表消痞，寒热并用。若纯扶阳，则痞更重，若仅治痞，则阳益衰，施以附子泻心汤，邪正兼治，则可痞除阳复。

【**病机**】本证系热痞与表阳虚同时并见。热痞结于心下，兼有阳虚，阳虚故恶寒汗出。邪热结聚于胃脘部，故心下痞。

【组方及用法】

大黄二两　黄连一两　黄芩一两　附子一两（炮，去皮，破，别煮取汁）

上四味，切三味，以麻沸汤二升渍之须臾，绞去汁，纳附子汁，分温再服。

参考用量：大黄 6g，黄连 3g，黄芩 6g，附子（炮）3g（附子另煎取汁，余药沸水浸泡绞汁去滓，兑入附子汁）。

【方义】本方证系热痞与表阳虚同时并见，此方寒热并用，温清兼施，为正邪两顾之剂。**本方的煎煮法较为特殊，临床应加注意。**本方系大黄黄连泻心汤加附子而成。方中三黄苦寒能清热泻痞，附子辛热温经扶阳敛汗。然而苦寒有碍于阳虚，辛燥不利于胃热。三黄以沸水浸渍，绞去渣，法同大黄黄连泻心汤，在于薄其味而取其轻清之气，清泄上部邪热，以开痞气，同时芩连之苦借大黄可导心火以下交。**别煮附子**，文火久煎取汁，则取其重浊之厚味，以重扶元阳治下焦之寒，如此才能发挥各自的作用而并行不悖。如此合和，从而寒热异其气，生熟异其性，药虽同行，功则各奏，达到清热消痞、扶阳固表的作用。

【解析】

本方给药方法特殊之意义及作用

附子泻心汤为邪实正虚痞证。既有邪实，又有正虚。**主治热痞兼卫阳虚**（半夏、生姜、甘草三泻心汤主治寒热夹杂痞证，都属于邪实正虚，但是有所不同）。附子泻心汤证是邪热有余，正阳不足，若单纯攻痞，忽视阳气已虚，苦寒则使阳气更伤，反生他变。若只扶其阳，不泄痞热，必使邪热更增盛，使病情加重。开痞欲其生而性轻，扶阳欲其熟而性重，故一方面用三黄苦寒清泄邪热，一方面用附子辛热温经复阳。然而苦寒有碍于阳虚，辛燥不利于胃热，为了发挥各自的作用而并行不悖，给药方法就很重要。三黄略浸即绞去滓，系取轻清之气以去上焦之热以开痞，附子煮取浓汁则取其重浊之厚味以治下焦之寒发挥温经助阳的作用。如此寒热异其气，生熟异其性，药虽同行，功则各奏，共奏清热消痞、扶阳固表的作用。

对此舒驰远**从上热下寒说明**：此汤治上热下寒之证确乎有理，三黄略浸即绞去滓，但取轻清之气以去上焦之热，附子煮取浓汁以治下焦之寒，是上用凉而下用温，上行泻而下行补，泻取轻而补取重。原文恶寒汗出是卫阳虚，用附子意在温卫阳。舒氏不拘泥原文，提出治下焦之寒，体现出求实精神。

尤在泾**据邪正分析**：设治邪而遗正，则恶寒益甚，或补阳而遗热，则痞满愈增，此方寒热补泻，并投互治，诚不得已之苦心，然使无法以制，鲜不混而无功矣。方以麻沸汤渍寒药，别煮附子取汁，合和与服，则寒热异其气，生熟异其性，药虽同行，而功则各奏，乃先圣之妙用也。说理透辟，也有参考价值。

【鉴别比较】

表 5-1 大黄黄连泻心汤证与附子泻心汤证比较

	病机	共有症状	不同症状	治则
大黄黄连泻心汤证	邪热壅滞	心下痞 按之濡	一般无其他兼证	清热泻痞
附子泻心汤证	邪热壅滞兼表阳虚弱		恶寒汗出	清热泻痞兼以扶阳

【辨证要点】本方证为虚寒之体夹有客热的寒热错杂证。辨证要点：①**心下痞满**。②**热证**：身热面赤，心烦不安，口渴欲饮，便秘。尿短赤。③**阳虚**：**汗出恶寒肢冷**，虽发热而不欲离衣被。④**脉舌**：舌苔薄白或黄腻（或灰黄夹杂），脉濡数或洪数，重按少力。

【临床应用】

本方之适应证不必拘泥于心下痞证，临床见恶寒、自汗出、舌质淡胖、舌苔黄厚腻且润、脉濡数或洪数而重按无力，即可用之。**本方所主的寒热错杂证可表现为上热下寒。**

本方临床适用于寒热错杂而兼见恶寒汗出者，临床常用于急慢性胃炎（兼心功能不正常，邪热有余正气不足者，常有效）、胃十二指肠溃疡、急性肠炎、急慢性痢疾、食物中毒（兼有心功能衰弱，具脘腹绞痛，泄利不畅，干呕心烦，汗多，肢冷脉弱者）等消化道病兼见上述症状者。

本方为寒热并治之剂，来自泻心汤，故一样可治血证，凡证属实热，而体属阳虚之胃病及吐血鼻衄等病，可选用本方。此外还治慢性肾功能不全、神经性头痛等病而见本方证者。

亦可用于大黄黄连泻心汤证而嗜眠甚、边吃边打瞌睡、手足微冷者。

龙野一雄论述有附子泻心汤适合卒中表寒里热之证。

刘渡舟曾以此方治疗**上热下寒证**（腰以上汗出而心烦，但腰以下无汗而发凉）及**外热内寒**者（寒冷难耐，虽覆以重被，仍战栗不已。扪之则身若燔炭，汗出淋漓病不退）。余亦以此方治疗**胃脘痞胀属寒热痞之证**（心烦不寐，口腔内黏膜及舌体溃疡，呈现心胃火热之象。反而时时畏寒，舌质淡嫩有齿痕，苔薄白）。

三、半夏泻心汤

【原文】伤寒五六日，呕而发热者，柴胡汤证具。而以他药下之，柴胡证仍在者，复与柴胡汤。此虽已下之，不为逆，必蒸蒸而振，却发热汗出而解。若心下满而硬痛者，此为结胸也，大陷胸汤主之；但满而不痛者，此为痞，柴胡不中与之，宜半夏泻心汤。（149）

【要旨】本条论述柴胡证误下后的三种转归及治法。也是论述结胸与痞之辨别与治法。此条也揭示了柴胡剂、大陷胸汤、半夏泻心汤三证之鉴别法。

【释义】伤寒五六日，出现呕而发热的少阳证，呕而发热为柴胡汤主症，治宜小柴胡汤和解少阳。医者反以他药下之，此犯少阳之禁，实属误治。随人之体质不同，可出现三种情况及转归。

一种情况是下后柴胡证仍在，说明其人正气旺盛，未因误下生变，柴胡证仍在者，可复与小柴胡汤枢解少阳之邪。此虽经误下而柴胡证仍在。未成坏证，尚不为逆，故云不为逆。因此，仍可用柴胡汤和解少阳，由于先行误下，正气已伤抗邪力不足，服汤后因得药力相助，正气奋起抗邪，则能使邪气出表，因此，可见蒸蒸发热、振振作寒（按：先蒸蒸然发热，之后颤栗恶寒，叫蒸蒸而振）之战汗，而汗出病愈。（按：这段提出呕而发热，柴胡汤证具。如果只是呕，内里有停饮，是小半夏汤证，可以用小半夏汤，就是半夏生姜。如果呕而头痛，是吴茱萸证。呕而发热，才是少阳病小柴胡汤证，这个地方必须搞清楚。）。

再一种情况是是下后热邪内陷，与心下之水饮互结而成大结胸证，见心下硬满而痛等，治宜大陷胸汤泄热逐水开结。本段反映出结胸证也可由少阳病误下而成（按：这段提出了大陷胸汤证、半夏泻心汤证和柴胡汤证的一个鉴别法。心下满硬痛，是大陷胸汤证。只是心下满而不痛，是半夏泻心汤证。若是胸胁满，是小柴胡汤证）。

第三种情况是误下后中虚，气机升降失常，邪乘而气滞于中，见心下但满而不痛，是为痞证。证因是误下少阳之后，脾胃之气受伤所致。脾胃受伤则升降失常，气机受阻不利，故发生心下痞塞不通之感。胸为阳，腹为阴，心下，位于胸腹之夹界，此恰为阴阳部位上下交通之处。为阴阳枢纽之地。从脏腑看，脾胃皆居心下，脾脏属阴，胃腑属阳，脾胃升降失常，气机痞塞，阴阳不和，寒热错杂，故其病变亦多在心下部位。此即痞之病位恰在心下之原因。因误下损伤脾胃之气，致脾胃不和，寒热错杂，升降失常，气机痞塞而成痞证。痞满在心下而非胸胁，柴胡汤已不中与用，所以说柴胡不中与之。治宜半夏泻心汤益胃安中降逆消痞气。

【原文】呕而肠鸣，心下痞者，半夏泻心汤主之。(《金匮要略·呕吐哕下利病脉证治第十七》)

【释义】本方在《金匮要略》中所治之痞，虽未言误下，但亦系寒热互结，中虚不运所致，故不论误下与否，两者病机相同，其症皆以痞、呕为重点。因此，治以寒热平调、散结除痞之法，用半夏泻心汤治之。

【病机】本证为寒热虚实夹杂证，系表邪不解，邪热入里，或误下损伤胃气，表邪内陷，脾胃之气受损，升降失常，寒热之邪壅塞于心下（胸膈胃脘之间），故心下痞满；但由于并非实邪阻结，故心下部位按之柔软不痛。痞结心下部位，中焦受阻，升降失常，胃热不降而上逆故呕吐；脾不健运，夹有水湿，则肠鸣下利。

【组方及用法】

半夏半升（洗）　黄芩　干姜　人参　甘草（炙）各三两　黄连一两　大枣十二枚（擘）

上七味，以水一斗，煮取六升，去滓，再煎取三升，温服一升，日三服。须大陷胸汤者，方用前第二法。

参考用量：半夏9g，黄芩、干姜、人参、甘草(炙)各9g，黄连3g，大枣4枚。水煎2次温服。

【方义】本方功能散寒清热、和胃降逆，是**辛开苦降、寒热并用、补泻兼施**的代表方剂。本方由小柴胡汤去柴胡、生姜，加黄连、干姜而成。因无寒热往来、胸胁苦满，去柴胡。胃气不降而生热，故以芩、连之苦寒清热燥湿以降之。脾气不升而生寒下利，故以干姜之辛热温中散寒以温之；以半夏为主药，辛温散结和胃，化痰止呕散痞。以参、草、枣补益脾胃和中。上药合用，使寒热并调，升降复常，则痞满呕吐下利可除。为脾胃不和、寒热错杂之第一方。

干姜、黄芩、黄连、人参四味药是三泻心汤之基本方药，是本方寒热错杂调治的主力，这一点在治疗寒热错杂的干姜黄芩黄连人参汤中也可得到印证。

【解析】

1. 半夏泻心汤证之心下痞为什么称为寒热错杂痞？

《伤寒论》叙述半夏泻心汤证过于简单，并无寒热错杂一词，以方测证，半夏泻心汤用半夏、干姜辛温而开，以黄芩、黄连苦寒而降，寒温并用，阴阳并调，以复脾胃升降之职。印证半夏泻心汤证之病机为寒热错杂。

2. 寒热错杂的形成为何？

此系误下损伤脾胃之气，致脾胃不和，寒热错杂，气机痞塞而成痞证。由于误下，脾胃损伤，功能失调，升降失常，脾气不升而生湿，湿为阴邪，属于寒类，陷下之邪热与湿相结，胃气亦不降而生热，阻滞气机，使脾胃升降失司痞结心下，而成寒热错杂之心下痞。

3. 怎样辨寒热错杂之证？

所谓寒热错杂之证，即是寒性脉症和热性脉症同时出现在一个病例身上，错综复杂，这样的病证便是寒热错杂性病证。列表如下：

表 5-2　身体内部寒热错杂病变辨证指标

	寒性脉症	热性脉症
面色	面呈寒色	面呈热色
声音	声低气怯	声高气壮
精神	疲惫懒动	烦躁多动
胃口	纳差	食欲不减
胃况	胃有停水感	反酸烧心
口觉	口淡不渴	口苦，或燥或渴
口气	口气无明显异常	口气臭浊
大便	大便清利	大便臭秽，黏滞不爽
小便	小便清利	小便黄、短、涩
体温	手足清冷，恶寒喜暖	手足温，或恶热喜凉
脉象	阴脉：细、迟缓、弱、小、沉……	阳脉：大、数、滑、浮、有力……
舌色	舌淡	舌红
舌苔	苔白	苔黄

例如一病例有声低气怯、疲惫少力、懒动等寒证，又有口苦口臭、大便臭秽、舌红苔黄、脉数等热象者。或一例有声高气壮、口苦、烦躁等热证，又有大便清利、手足清冷、恶寒喜暖、脉沉迟、舌淡苔白等寒象者。这都是**寒热错杂，只要合并肠胃症状，就可以考虑应用半夏泻心汤**，效果显著。若能根据其热多寒少，还是寒多热少，抑或寒热同等，然后对方中互为对立的两组药的剂量作相应的、动态的调整，决定芩连、姜夏参草的用量，疗效更好。

【鉴别比较】

1. 半夏泻心汤与小柴胡汤

证有寒热之别。

（1）**半夏泻心汤**：本方治心下痞，本方即小柴胡汤去柴胡加黄连干姜。本方比小柴胡汤少一味柴胡，多一味黄连。不往来寒热，是无半表证，故不用柴胡。痞因寒热之气互结而成，故用黄连、干姜。加黄连，所治偏于心下（小陷胸汤用黄连半夏，所主即是心下）。寒邪留滞，故以生姜易干姜（生姜能散水气，干姜善散寒气）。此方**干姜、黄连和上下之气**。

（2）**小柴胡汤**：本方治呕而发热，所主偏于热。本证部位偏于胸胁。本方比**半夏泻心汤**少一味黄连，多一味生姜。生姜散胃之水饮。此方**柴胡、生姜和内外之气**。

2. 少阳证误下三转归（小柴胡汤证、大陷胸汤证、半夏泻心汤之比较）

表 5-3　少阳证误下三转归

	柴胡证	结胸证	呕利痞
病机	邪犯少阳，枢机不利	热与水结	寒热阻结于中焦
病位	胸胁，亦可涉及心下	心下，亦可波及胸胁	心下（中焦胃肠）
证候	呕而发热，胸胁苦满胀满主要在两胁影响到胃脘	心下硬满疼痛胀满主要在胃脘（心下），可影响到两胁	痞满而不痛胀满主要在胃脘（心下），可影响到两胁
用方	小柴胡汤	大陷胸汤	半夏泻心汤

3. 辨心下痞与结胸

一为无形之邪热，一为有形之实邪。

（1）**心下痞**：胃脘部胀满，按之濡，触之不硬可知，按之无痛，由寒热交结或水气互结，或胃虚气结而成，治疗用泻心汤，攻痞也。

（2）**结胸**：胃脘部硬满，按之疼痛，甚至从心下至少腹硬满疼痛，手不可近为特征；大结胸多由水热互结所致，脉沉紧，治疗用大陷胸汤。小结胸多由痰热互结所致，脉浮滑，治疗用小陷胸汤。

【辨证要点】心下痞满，按之柔软而不痛，伴恶心、呕吐、肠鸣及便溏或下利等胃肠道症状，并兼见心烦、失眠等精神症状。其他参见简析之三怎样辨寒热错杂之证。

【临床应用】

半夏泻心汤是为中虚痞塞、气机升降失常、寒热错杂之痞证而设。结合《伤寒论》及《金匮要略》，半夏泻心汤证在临床上所表现的症状**有上、中、下三部位表现，即上呕、中痞、下肠鸣**。即：上见呕吐或干呕，不思饮食；中见胃脘部胀满不适（但无痛感）（149 条）；下见肠鸣腹泻（《金匮要略·呕吐哕下利病脉证治第十七》)。从西医学角度认识，心下痞硬满、呕吐、肠鸣下利，病变皆以胃肠道为主，属于消化系统功能的改变。呕、痞、利为关键主症，本方现广泛应用于消化道疾病，但心脑血管疾病甚或呼吸系统疾病等也可见本方证。

《伤寒论》中的痞证即指心下痞，此心下主要是指上腹胃脘部位，包括胃、肠、肝、胆等脏腑。痞者，满闷不通之谓，心下痞是病人自觉胃脘部位满闷闭塞不通。虽觉满闷，但按之不硬，虽硬满而不拒按。名为泻心，实为泻胃中邪热与虚气相结的痞证，是泻胃。

目前，**本方广泛应用于脾胃虚弱，寒热错杂，升降失调，清浊混淆而致**之肠胃不和、脘腹胀痛、呕吐泄泻。此外呃逆、嗳气、噎膈等，只要见本方证之舌苔指征及湿热蕴结病机，亦可加减应用。

本方治证甚多，急慢性胃肠炎、消化道溃疡、肥大性胃炎、慢性萎缩性胃炎、幽门螺旋杆菌胃炎、幽门梗阻、胃扩张、过敏性肠炎、慢性非特异性溃疡性结肠炎、慢性痢疾、消化不良（尤其是体弱感寒着凉引起的消化不良尤效）、胃肠功能紊乱、胃肠动力减弱、神经性呕吐**等病证属湿热、胃肠不和者甚效。**

此外，急慢性肝炎（转氨酶持续异常）、胆囊炎、慢性胰腺炎、痰饮咳嗽、支气管扩张、肺结核咯血、口腔溃疡、心脏手术后虚证、不孕、耳聋、胸痹、头痛等，**只要病机相符，属于寒热错杂者，如运用得当，均可取得满意的疗效。**

临床应用，可据寒热虚实的多少，分清寒热偏重而辨证用药。比如，以热痞较甚者，可以将黄连、黄芩的量调大；而以寒泻为甚者，则相应把干姜用量调大，不必机械地遵循原方比例。

还能用于胃下垂等属于寒热中阻、湿热留恋、脾胃虚弱、升降失常所致的痞满症。

本方主治寒热错杂之证甚多，主因现代人饮食不节，食物寒凉交杂，或刚进食热物，即食凉饮冷物，最易造成胃肠炎症及胃肠功能紊乱，所谓痞满亦是胃肠炎症及胃肠功能紊乱所致，或饮酒或食辛辣等刺激物造成的胃黏膜损伤所致。

近代扩大了本方的适用范围，对于外感热病初期及其他各种原因引起的胃肠功能失调或胃肠器质性病变均为适用。故本方实为治疗消化系统疾病的良方，**是治疗胃肠炎症与胃肠功能紊乱的效方。**

此外本方还能治：

寒热错杂，脾胃不和的多种**消化道出血**。

循环系统疾病：本方对湿互结所致的心悸、胸痹亦具有良好的效果。

泌尿系统疾病：有人用治慢性肾炎尿毒症。

妇科疾病：凡湿热内阻引起的恶阻、子烦、子嗽、带下、行经口糜、经闭、不孕症等，用本方均能取得较为满意的疗效。

肿瘤化疗引起的不良反应：肿瘤化疗的不良反应为胃肠道功能紊乱者。临床表现为恶心纳差、脘闷腹泻、外周血象降低、体质虚弱等，可用本方减轻不良反应。

神经病变：自律神经失调症（临床表现焦躁不安、恶心、便稀、时时腹鸣）、梅核气、胃肠神经官能症等。

本方余曾用于胃脘闷痛、慢性胃炎、消化性溃疡、急性肠胃炎、胆汁反流性胃炎、幽门梗阻、口腔黏膜溃疡、浅表性胃炎、十二指肠壅积症、幽门不完全性梗阻、幽门杆菌胃病、梦游及小儿夜啼不止（胃不和卧不安）等，疗效甚佳。

四、生姜泻心汤

【原文】伤寒汗出，解之后，胃中不和，心下痞硬，干噫食臭，胁下有水气，腹中雷鸣，下利者，生姜泻心汤主之。（157）

【要旨】本条论述伤寒汗解后，胃中不和，致水饮、食滞成痞的证治。

【释义】本证是兼水饮、食滞的寒热错杂痞证。伤寒在此泛指太阳病，包括中风和伤寒。伤寒汗出，解之后，是说太阳病，经过发汗，表证已解之后。胃中不和，显然是里证未除，或汗不得法，表证虽可解除，脾胃之气却受损伤；或因其人素体脾胃气弱，汗出后部分邪气内陷，影响里气不和，以致造成升降失常，气机痞塞，而致心下痞硬。因伴有水饮、食滞，故痞满较甚。但云痞硬，可见一般硬而不坚、不痛，不是结胸证。因脾胃升降失司，不能腐熟运化水谷，饮食不消而作腐，胃气不降而上逆，发为噫气，其气可带有食物的腐败气味。故见干噫食臭。

脾胃运化腐熟功能失常，则生水湿痰饮，水走肠间而下注，故见腹中雷鸣、下利，雷鸣是肠间水阻气击，肠鸣亢进。胁下有水气，胁下在这里指心下、肠间，即胸胁以下之腹部有水气。治以和胃降逆、化饮消痞，方用生姜泻心汤和胃降逆、消水散饮。

【病机】本方主治**胃虚食滞**、**水气成痞**之证。伤寒汗出，表证虽解，但胃气未复，邪热乘之，水气不化，寒热互阻于中，致脾胃升降失常，气机痞塞，故心下痞。此证水气虽已波及胁下，但病根犹在于胃。因寒热互结较重，故心下痞满且硬。胃虚食滞，故见干噫食臭等症。

【组方及用法】

生姜四两（切） 甘草三两（炙） 人参三两 干姜一两 黄芩三两 半夏

半升（洗） 黄连一两 大枣十二枚（擘）

上八味，以水一斗，煮取六升，去滓，再煎取三升，温服一升，日三服。附子泻心汤，本云加附子，半夏泻心汤、甘草泻心汤，同体别名耳。生姜泻心汤，本云理中人参黄芩汤，去桂枝、术，加黄连，并泻肝法。

参考用量：生姜12g，甘草6g，党参9g，干姜3g，黄芩9g，半夏9g，黄连3g，大枣4枚。水煎2次温服。

【方义】本方系半夏泻心汤减少干姜之用量，另加生姜而成。**此方干噫嗳逆较明显，所以生姜特别加量。本方重用生姜为君**，取其温阳和胃、降逆止呕、发散水气。《医宗金鉴》：名生姜泻心汤者，其义重在散水气痞也。生姜走而不守，干姜守而不走，生姜与干姜配伍，散中有敛，守中有走，既能宣散水饮，又能温补中州；生姜与半夏配伍，能宣散水气，和胃、降逆、化饮；芩、连清热降胃；姜、夏辛温，与芩、连苦寒为伍，辛开苦降，调理脾胃，复其升降之机，以消痞满；佐以人参、炙甘草、大枣补益脾胃，扶正祛邪。诸药合用，和胃消痞，宣散水气，诸症自愈。

【解析】

为什么会导致胃中不和？

可能原因：①**汗不如法**：平日脾胃虚弱，胃中本有谷食未化。汗不如法，一经发汗，表解但脾胃损伤。②**邪热内陷**：汗后表证并非外解已除，而是汗后邪热自外内陷，病及中焦，寒热互阻于中。③**病后食多内伤**：或大邪初退，胃气未复，饮食过多，损伤脾胃，以致脾阳不足，湿自内生；邪热内入，湿热相合，则形成寒热错杂痞，阻滞于中，致脾胃升降失常，气机痞塞，心下痞硬兼夹水饮变生诸证。

【辨证要点】以心下痞硬、干噫食臭、腹中雷鸣、下利为临床特征，可见舌苔水滑，脉沉弦。

【临床应用】

本证为胃不和或胃虚食滞，兼有水气内停，故称水气痞或痰饮痞。水气虽已波及胁下，但病根犹在于胃。临床上凡见有心下痞、嗳气、下利、腹中鸣响、胁下疼痛，或下肢浮肿、小便不利等属于水热互结者，服用本方多有良好效果。

《医宗金鉴》认为本方应加茯苓以加强利水的作用，实践证明，凡见有心下痞、嗳气食臭、下利、腹中雷鸣、胁下疼痛，或下肢浮肿、小便不利的病人治以生姜泻心汤加茯苓，多能收到满意效果。

此方偏于一般胃肠炎的机会多。目前临床常用于慢性胃肠炎、胃溃疡、胃下垂、胃脘痛、胃功能紊乱、呕吐、胃神经官能症、肠炎下利、胃酸过多症、嘈杂、胸痹、胃中虚寒而呕恶不止等病证，都有一定的疗效。尤宜用于似半夏泻心汤证而嗳气或胃灼热者。

亦可用于妊娠呕吐、产后下利及产后咳嗽有水气者。

余临床曾用治水气病、呃逆、失眠、乳幼儿呕吐下利、习惯性下利、慢性胃炎等。

用此方有时容易发生晕眩，这是因为此方去水气的力量较大，因此有时会有冥眩的情况，是汤药发挥作用而一时出现一种特殊的状态，不必紧张。

五、甘草泻心汤

【原文】伤寒中风，医反下之，其人下利日数十行，谷不化，腹中雷鸣，心下痞硬而满，干呕，心烦不安。医见心下痞，谓病不尽，复下之，其痞益甚。此非结热，但以胃中虚，客气上逆，故使硬也。甘草泻心汤主之。(158)

【要旨】本条论述表证误下脾胃虚，形成寒热错杂兼脾胃虚弱的痞利俱甚的证治。

【释义】表病无论中风、伤寒，都应发汗解表，若**妄用下法**，显系误治，**故曰反**。误下必伤脾胃之气而引表邪内陷，脾胃气伤，脾不运化，则水谷不化随药势而下注，日数十行。本证脾虚较甚，故下利较甚。此较生姜泻心汤证的腹泻为重。谷食水气在肠中与正气搏击，肠鸣音可闻而腹中雷鸣，寒热互结于中焦，脾胃不和，升降失常，气机痞塞，寒热错杂，水食不化则痞硬而满、干呕。胃气不和，邪热侵扰，故见心烦不安。

医生见心下痞硬而满，误认为是热邪壅结的实证，因之再用泻下，结果使脾胃之气更伤，脾阳更加下陷。以致心下痞满不仅不减，反而加剧，即所谓其痞益甚。同时，呕吐、肠鸣、下利等症，亦必随之加重。

此非热结，但以胃中虚，客气上逆，故使硬也，这几句话是自注句，说明此心下痞硬虽重，并非实热内结所致。而是因脾胃气虚，邪气内陷，升降失常，气机滞塞，上热下寒，客气上逆所引起。当然不能用泻下的方法去治疗。应治以和胃补中、消痞止利，方用甘草泻心汤。

按： 有谓甘草泻心汤原应放在心烦不安后者，认为此系倒装文法。

【原文】狐蟚之为病，状如伤寒，默默欲眠，目不得闭，卧起不安，蚀于喉为蟚，蚀于阴为狐，不欲饮食，恶闻食臭，其面目乍赤、乍黑、乍白。蚀于上部则声喝〔一作嗄〕，甘草泻心汤主之。(《金匮要略·百合狐蟚阴阳毒病脉证治

第三》）

【要旨】此条论述狐蜚之病状，并以甘草泻心汤主治之。

【释义】本方在《金匮要略》用治狐蜚病，在《伤寒论》用之治痞证。二者虽病名不同，但皆由湿热所致。狐蜚之为病，状如伤寒，默默欲眠，是说湿热内郁，脾为湿困，则怠惰嗜卧、默默欲眠，目不得闭，卧起不安系因热邪熏蒸，欲眠不得，故目不得闭，甚或热盛肉腐，而目眦赤肿。湿热内扰，心神不宁，故卧起不安，或心烦不得安。由于湿热久蕴郁而生浊浸淫，扰于上则蚀其喉，注于下则蚀其阴，即蚀于喉为蜚，蚀于阴为狐。胃虚失运，湿浊不化，则不欲饮食，恶闻食臭，或呕逆，其面目乍赤、乍黑、乍白。蚀于上部则声喝〔一作嗄〕，甘草泻心汤主之。

【病机】本证是**心下痞满而兼夹水饮食滞**，是误下之后，复更下之，胃气更虚，邪结阻滞较重，故心下痞硬。脾胃虚弱，升降失职，水谷不化，胃气上逆故干呕心烦。脾虚气滞，运化失司，水蓄不行，故胁下有水气，脾运失司，清阳不升，故下利频数。（狐蜚病则系因湿热之邪停积幽阴之处，日久蒸腐气血，由湿热虫毒腐蚀不同部位而成）。

【组方及用法】

甘草四两（炙）　黄芩三两　干姜三两　半夏半升（洗）　大枣十二枚（擘）黄连一两

上六味，以水一斗，煮取六升，去滓，再煎取三升，温服一升，日三服。

按：赵本《伤寒论》中，原方里没有人参一味，而本方证是下后胃更虚痞利俱甚之证，人参为必用之药。林亿等人在校正《伤寒论》时，于按语中认为半夏泻心汤、生姜泻心汤中均有人参，而甘草泻心汤中无人参，为脱落之误（臣亿等谨按：今甘草泻心汤中无者，脱落之也）。认为是脱落，应予补上，考《金匮要略》《千金方》及《外台秘要》，用本方都有人参，又根据半夏泻心汤、生姜泻心汤两方均有人参，故本方以有人参为妥。故本方实为半夏泻心汤加重甘草一两而成。

参考用量：甘草12g，黄芩9g，半夏9g，大枣4枚，黄连3g，干姜9g，人参9g。水煎2次温服。

【方义】本方为半夏泻心汤加重甘草剂量而成。仲景方中用甘草最重的除炙甘草汤外，就是甘草泻心汤。本方证因屡经误下，脾胃之气重虚，客气上逆，**治应重在补虚缓急**。故重用甘草健脾胃益气，一以补胃中之空虚，一以缓客气之上逆；佐人参、大枣补中益气扶正祛邪；半夏之辛，降逆和胃，消痞止呕；芩、连之苦寒，泄热除烦。干姜之辛热，温中散寒。诸药协和，辛开苦降，寒热并用，使脾胃之气得复，升降调和，则痞消烦除，诸症可愈。

【鉴别比较】

生姜泻心汤、甘草泻心汤、半夏泻心汤

（1）相同点：**三方皆属辛开苦降、调治寒热之法**，三者皆系表邪不解、邪热入里；或误下损伤胃气，表邪内陷，脾胃之气受损，升降失司、寒热错杂痞结之证。皆以心下痞、肠鸣、便溏等胃肠道症状为主。三方的药物、组成及功效、主治证候大同小异，三泻心汤皆以黄芩、黄连、干姜、半夏为主药。

（2）不同点：组方或一味之差，或药量有异，其治也各有侧重。

①**半夏泻心汤**：半夏泻心汤是三泻心汤主方。本方证以心下痞、呕逆较著。痞夹痰气；组成比生姜泻心汤少了生姜。柯韵伯说：**在少阳用半夏为君者，以误下而成痞，邪已去半表，则柴胡汤不中与之，又未全入里，则黄芩汤亦不中与之矣**。王旭高说：**半夏泻心汤治寒热交结之痞，故苦辛平等**。据柯韵伯语，则半夏泻心汤是治**少阳**之痞。

②**生姜泻心汤**：治痞夹水气，兼饮食停滞；干噫食臭、腹中雷鸣、下利为主；组成比半夏泻心汤减少了干姜用量，增加了一味生姜。由于生姜泻心汤的治疗重点在于胃中不和，胁下有水气，故重用生姜之辛，以和胃散水，且以生姜为名，其义重在散水气之痞可知。柯韵伯说：**在太阳以生姜为君者，以未经误下而心下成痞，虽汗出表解水气尤未散，故征寓解肌之义也**。王旭高说：**生姜泻心汤治水与热结之痞，故重用生姜以散水气**。据柯韵伯语，则生姜泻心汤是治**太阳**之痞。

③**甘草泻心汤**：本汤证是误下之后，复更下之，胃气更虚，下利益甚，谷不化。心烦不得安者，宜重用甘草，即是甘草泻心汤。柯韵伯说：**在阳明用甘草为君者，以两番妄下，胃中空虚，其痞益甚，故倍甘草以建中，而缓客邪之上逆，是亦从乎中治之法也**。王旭高说：**甘草泻心汤治胃虚痞结之证，故加重甘草以补中气而痞自除**。本证之特点在于痞利俱甚，以此可作鉴别。据柯韵伯语，则甘草泻心汤是治**阳明**之痞。

柯韵伯说：**内经曰腰以上为阳，故三阳俱有心胸之病，仲景之泻心汤，以分治三阳**。此分治三阳之说，可做参考。

【辨证要点】心下痞硬而满，下利日数十行，完谷不化，腹中雷鸣，干呕，心烦不安。或默默欲眠，目不得闭，不欲饮食，恶闻食臭。

【临床应用】

本方《金匮要略》用之治狐惑病，《伤寒论》用之治痞证。二者病虽不同，而统以一方主治者，盖皆属湿热作祟之故。

甘草泻心汤是由于半夏泻心汤增加甘草的份量所构成的处方，适应证与半夏泻心汤也基本相同，而有急迫症状，就胃肠症状而言，本方证的下利程度要远比半夏泻心汤证为甚，对中气较虚的慢性泄泻更适应。

本方具体应用有以下几点。

根据下利，日数十行，完谷不化，腹中雷鸣，急性肠炎、慢性泄泻、胃肠型感冒等均可加减用之。

原文治干呕，心烦不得安，此系胃虚中空，客气上逆于胃故如此。多见于体虚之慢性消化道疾病，如胃、十二指肠溃疡，胃下垂，慢性胃炎，胃黏膜脱垂，慢性胃肠炎，慢性泄泻，慢性胰腺炎或肝胆疾病等。

药理实验证明甘草能保护发炎的咽喉和气管黏膜，减缓刺激，并对溃疡面有保护作用，因此，**本方在临床上可应用于黏膜糜烂及溃疡的病变**。治疗口腔溃疡、口舌糜烂舌裂，效果很好。常用治狐惑病（西医学称为**白塞综合征**，即口、生殖器、眼角膜溃疡综合征）。治疗其他黏膜疾病，如结膜、呼吸道黏膜、泌尿系黏膜、胃肠、阴道、直肠肛门疾病都有效。治疗慢性咽炎亦有效。此多为湿热之邪蕴结于胃肠，上则熏蒸于口舌而致，上述病证再有大便下利者效果更好。治疗其人下利日数十行，谷不化。此亦因屡用下药损伤胃肠黏膜而致，

用于治疗男科疾病如急性尿道炎、前列腺炎、不射精症、包皮水肿。

用于治疗药物过敏反应导致的咽、龟头溃疡糜烂，阴部小疖，阴部皮肤黏膜皮疹及溃疡有效。

在《金匮要略》中甘草泻心汤列于狐惑篇，而《伤寒论》《金匮要略》两者所载都有卧起不安，因此常以心下痞硬为主症，用于不眠症和神经症等。参阅《金匮要略》狐惑病狐惑之为病，状如伤寒，默默欲眠，目不得闭，卧起不安，不欲饮食，恶闻食臭，甘草泻心汤主之条。可治疗神经官能症及多种神志失常之精神病。此外，还可治疗不寐、多梦、梦游、易受惊吓等，疗效甚好。

尚可治疗阿夫他口炎、复发性舌疮、肛裂、痔疮等。

余用以治疗一病人有青光眼，因点眼药，而口腔黏膜易破，用甘草泻心汤治疗，口疮很快愈合。

附：泻心汤总析

五泻心汤主治胃中不和而出现的心下痞。由于痞的程度不同兼症不一，故仲景设五泻心汤以治之。从表5-4中可看出几个问题。

表 5-4　五泻心汤证比较

方证	病机	适应症状	病因	治则	药物组成											备注
					黄连	黄芩	半夏	炙甘草	人参	干姜	大枣	生姜	大黄	炮附子		
大黄黄连泻心汤证	邪热壅聚结于心下	心下痞,按之濡,关上脉浮	热邪壅聚	清热泄痞	一两								二两			此方应有黄芩为是
附子泻心汤证	热邪壅聚表阳不足	心下痞,而复恶寒,汗出	邪热有余,正阳不足	清热泄痞,扶阳固表	一两	一两							二两	一枚		
半夏泻心汤证	误下少阳脾胃虚弱寒热错杂	痞满呕逆	柴胡证误下成痞	降逆消痞	一两	三两	半升	三两	三两	三两	十二枚					以半夏为君
生姜泻心汤证	胃虚食滞水饮不化	心下痞硬,干噫食臭,胁下有水气,腹中雷鸣下利	胃虚食滞,水气不化	和胃消痞,宣散水饮	一两	三两	半升	三两	三两	一两	十二枚	四两				以生姜为君
甘草泻心汤证	反复误下胃气重虚客气上逆	下利日数十行,谷不化,腹中雷鸣,心下痞硬而满,干呕,心烦不得安,复下之,其痞益甚	再次误下,胃气重虚而客气上逆	补中和胃,降逆消痞	一两	三两	半升	四两	三两	三两	十二枚					此方应有人参以安,以甘草为君

1. 关于五泻心汤的方剂组成

五泻心汤的方剂组成,其中**均有黄芩、黄连,这是五泻心汤用药的共同点**。大黄黄连泻心汤和附子泻心汤两方组成相近。半夏泻心汤、生姜泻心汤、甘草泻心汤三方组成相似。

但大黄黄连泻心汤中有认为并无黄芩者,如此则黄连一味为五泻心汤所共有。**黄连味苦性寒**,入手少阴心经,**为治火要药**,符合泻心的主旨;且黄连**善走中焦,苦能胜湿,寒能泄热,主治热郁于中、烦躁恶心、心下痞满**。小陷胸汤病位正在心下,方中亦用黄连,可知**黄连最宜于清心下部位之热**。

2. 关于五泻心汤之主症特点

五泻心汤主症之共同特点是心下痞。但心下痞的程度及兼症不同。

(1)**大黄黄连泻心汤**的心下痞而**按之为濡**,是热陷于胃。

(2)**附子泻心汤**证的心下痞而**有恶寒汗出**,是热陷于胃兼阳虚于外。

(3)**半夏泻心汤**证病机为(下后)胃失和降,清不得升,浊不得降,其**心下痞而满又兼有呕逆**,属痰浊较甚。

(4)**生姜泻心汤**证病机为水寒与邪热交搏,水饮占主导地位。其心下痞而硬又兼**干噫食臭,腹中雷鸣下利,胃虚食滞,复兼停水**。

(5)**甘草泻心汤**证系胃虚客气上逆,其心下痞而**硬满下利,日十余行,谷不化又兼心烦不安**,是邪热内聚,脾胃两虚,则下利较甚。

沈亮宸指出:半夏泻心,甘草泻心,皆下后正气伤之过也,**生姜泻心因于食,大黄泻心因于热,附子泻心因于寒**。言简意赅地道出了五泻心汤的证治不同点。

3. 半夏、生姜、甘草泻心汤之加减变化

三泻心汤证皆属里证,升降失司、虚实错杂之症。三泻心汤证皆是寒多热少,是以仲景轻用黄连(皆仅用一两),重用干姜(三两)。三泻心汤以黄芩、黄连、干姜、半夏为主药。如证有变化,则又当随证变化。热可加重芩、连;虚可重用人参,寒可加附子,如附子泻心汤;实可加大黄,如大黄黄连泻心汤;兼有表证者,可参用桂枝,如黄连汤;或加柴胡,即是小柴胡汤半夏泻心汤合剂。总之,三泻心汤配伍巧妙,方义精深,有辛开,有苦降,有补益,清上温下,是后世辛开苦降法之祖方。

六、旋覆代赭汤

【原文】伤寒发汗,若吐,若下,解后,心下痞硬,噫气不除者,旋覆代赭汤主之。(161)

【要旨】此条是举出似生姜泻心汤证而不下利,噫气(打嗝)不止者,以明示旋覆代赭汤之证。

【释义】 外邪经汗、吐、下后，邪气虽解，但治不如法，而中气已虚，不能运化水湿，痰浊内阻，气机不畅，升降失常，以致心下痞硬（胃脘痞闷胀满），胃气上逆，故嗳气呃逆频作，甚或呕吐。

【病机】 旋覆代赭汤证是胃虚夹饮、肝气上逆的心下痞满噫气证。是由于伤寒汗、吐、下后所致的一种变证。汗吐下后表邪虽解，但胃气已伤，痰浊留滞，三焦失职，致气机升降失司，水谷不得运化而变生痰饮，故心下痞硬；浊气上逆则时时嗳气或呕吐痰涎。嗳气呃逆频作，而痞仍不解，此即噫气不除。此证是经汗、吐、下后亡失津液，而较生姜泻心汤证更虚一层的虚证。

【组方及用法】

旋覆花三两　人参二两　生姜五两　代赭一两　甘草三两（炙）半夏半升（洗）大枣十二枚（擘）

上七味，以水一斗，煮取六升，去滓，再煎取三升，温服一升，日三服。

参考用量：旋覆花 9g，党参 6g，生姜 12g，代赭石 15g，炙甘草 9g，制半夏 9g，大枣 6g。水煎 2 次温服。

本方以主药旋覆花、代赭石而命名，故名旋覆代赭汤。

【方义】 本方降逆与重镇相伍，其止噫止呕之力强。降气与益气合用，虚实兼顾，而降不伤正。可视为生姜泻心汤去干姜、芩、连，加旋覆花、代赭石而成。本方有扶正镇肝和胃、降逆化痰开结之功。仲景以旋覆代赭命方名，说明本方以此两药为主，不可或缺。旋覆花质轻能上行，味咸又能降，能升能降，既能疏肝利肺，又能消痰理气、软坚散结。代赭石甘寒质重，镇肝降逆，能条达肝气顺而下行，两药一轻一重，一温一寒，相制相济为用，两者合用降气镇逆功能尤强。配半夏、生姜辛温和胃、化痰散痞，合人参、大枣、甘草益气养正补虚。则中气运而津液布，痰饮除而气道通。气机升降通畅，痞噫自除。

按： 旋覆花味甚苦，有的病人畏其气劣而难以下咽或服后呕吐，宜少量呷服。用本方药味不能过于更改变动，否则疗效差或出现不良反应。如方中去参、夏、姜则反出现呕吐，或呕吐加重，若再增加旋覆花之用量时，呕吐更甚。

【解析】

1. 何谓噫气不除？

本方主治心下痞硬，噫气不除。心下痞硬不难理解，那么，什么是噫气不除呢？噫气多半认为是呃逆，也有人认为是嗳气。基本上，是胃气上逆，还应考虑肝气犯胃，发病前有情志抑郁或发怒病史。不除，表示病程比较长，有反复发作的特点。临床上常用本方治疗消化道的气上逆。

2. 关于本方剂量比例

仲景本方用量，代赭石仅用一两，为旋覆花之 1/3，生姜之 1/5（方中生姜用至五两），为诸药最轻者，颇为特殊。据现代药理研究，代赭石内含少量砷盐，故不宜长期大量连续服用。应用时一般按原方比例用之方能奏效，即代赭石∶旋覆花∶生姜为 1∶3∶5。代赭石能镇肝逆，使气下降，但重用则直驱下焦，于中焦之痞无功。

3. 代赭石之用

张锡纯归纳代赭石之作用为镇逆气、降痰涎、止呕吐、通燥结，并言其性甚和平，虽降逆气而不伤正气，通燥结而毫无开破，将其列为降胃平冲之首选。张锡纯受本方启发，由本方加减创研参赭培气汤，治膈食，吞咽梗噎不顺，饮食不下，临床应用有短期疗效。又研创镇肝熄风汤治肝阳上亢之头痛眩晕，还有参赭镇气汤治肺肾两虚之气逆喘息，临床应用机会颇多。我个人常用参赭镇气汤治气喘。

4. 本方属太阴病之方

经汗、吐、下三法之后，一则发病已较久，二则正气已伤；且本方各药皆健胃补虚之品，无解外作用。再从证候言，心下痞硬、噫气不除，乃胃肠病症状。胃肠病不外阳明、太阴两经病。实则阳明，虚则太阴。本方证属虚证，故应属太阴病无疑，则本方应是太阴病方。实际上本方广泛适用于内伤杂病，有各家临床验案可证。

【鉴别比较】

旋覆代赭汤与生姜泻心汤

两汤证同有心下痞硬、噫气之症。

（1）**旋覆代赭汤**：本方重在胃虚痰阻，虚气上逆而作噫。是生姜泻心汤之变法，生姜泻心汤去芩、连、干姜，加旋覆花、代赭石，即为旋覆代赭汤。噫气而无食臭，中气虚，实证少，无下利，多大便难。

（2）**生姜泻心汤**：本方重在胃虚食滞、水气下趋而作利。胃虚食滞，水气不化，干噫而有食臭，有下利。

【辨证要点】临床应用以**心下痞硬、噫气不除**（心下痞硬，不因频频嗳气而减）**为主要辨证要点**。症见心下痞硬，噫气呃逆频作，或吐白涎或泛清水，或眩晕呕吐，或食欲不振，大便难，苔薄白或滑腻，脉濡细或弦滑等。

【临床应用】

本方证病属中土虚寒，痰浊内阻，肝气犯胃，升降失司，为治疗胃虚痰阻气逆证之常用方。凡胃气不和或肝胃不和所致痞满嗳气、胃脘痛、呃逆（膈肌痉挛）、呕吐、反胃噎食，或咳喘，或气上冲而吐血咯血等症证，皆可使用。

旋覆代赭汤方证的**噫气不除**，除因胃气上逆，还应考虑肝气犯胃，有些发病前有情志抑郁或发怒史等。病征可有痰多而黏，两胁胀痛，咽间有异物感，咯之不易，吐之不尽，即咽神经官能症（梅核气），用本方加减效果良好。气急上逆可为噎、膈；噫气而喘咳；噫气而眩晕呕吐。本方临床特别适用于妇女因情绪波动而引起的肝胃失和病变。

用本方，主要着眼在胃虚、痰结、气逆病机，以恶心、呕吐、嗳气、呃逆、噫气为主症。本方加减，治急慢性胃炎、胃溃疡、胃肠神经官能症、膈肌痉挛、胃扩张、幽门梗阻、胃扭转、慢性呕吐、梅尼埃病、妊娠呕吐、脑膜炎后遗症等所引起的头晕呕吐、喘咳、咳血，凡符合胃虚痰阻者有效。

生赭石为降逆止血有力之品，故本方不但能温化肺胃之痰饮，平肝经之虚风浮越，用于治气逆吐血之症，尤有显效。治疗胃气夹冲任上冲而吐血或倒经甚佳。

现代临床常用于高血压病、食道癌手术后并发症、胆汁反流性胃炎、咽神经官能症等的治疗。

对癫证、头痛、喘息等，也有良好效果。

本方适用于慢性胃肠病，见津伤血少，胃气上逆，痰多而黏，食不下，大便秘结不通者。**本方亦适用于似生姜泻心汤证而不下利，便秘者。**心下痞硬而有噫气、便秘者，服用本方后，往往大便畅通，顿觉舒服。

噎膈反胃如食道癌、胃癌初期仅见气分病证者，用本方可取效。如病已久，津液亏乏，食道枯涩的噎膈反胃重症，本方亦难取效。

胃癌和胃溃疡等病人，手术后呃逆可用本方。

余曾用于打嗝（呃逆）不止、神经性呕吐、梅核气（癔症球）、支气管扩张咯血、噎膈、眩晕、胆汁反流性胃炎、厌食、噫气、心悸、胸痹、胃脘痞胀（胃窦炎）等，效果甚好。

七、黄芩汤、黄芩加半夏生姜汤

【原文】太阳和少阳合病，自下利者，与黄芩汤，若呕者，黄芩加半夏生姜汤主之。（172）

【要旨】本条论述太阳、少阳合病下利或呕吐的证治。

【释义】合病为两经以上同时发病，而无先后次序之分。本条论太阳与少阳合病，即太阳与少阳病证同时并见。即既有太阳病的表现，又有少阳病的表现，比如除了呈现头项强痛、恶寒等太阳病的证候外，同时兼呈口苦、咽干、目眩等少阳病的一二证候。当然，亦可出现各自偏重不同的情况。本证虽云太阳少阳合病，但太阳表证在外不显，而邪在内，从少阳相火之化为主。自下利为本条合病的主症，即未经泻下而自发的下利，乃因少阳相火内郁不伸，邪热内迫阳明逼液下趋，使大肠传导失职所致。治疗当以清少阳之热治下利为主，方用黄芩汤清少阳之热，则下利可止。

若呕者是说少阳邪热上逆于胃，可出现呕吐。呕和利，可以单独出现，亦可以同时出现，应治以清里热兼和胃降逆，于黄芩汤方中加半夏、生姜和胃降逆、蠲饮止呕。

【病机】本证为邪犯少阳、内迫阳明。胆火上炎，则见发热、口苦、咽干、目眩。热邪内迫阳明逼液下趋，则腹泻。若邪热上逆则呕。

【组方及用法】

黄芩汤

黄芩三两，芍药二两，甘草二两（炙），大枣十二枚（擘），上四味，以水一斗，煮取三升，去滓，温服一升，日再夜一服。

黄芩加半夏生姜汤

黄芩汤方加半夏半升（洗）、生姜一两半，上六味，以水一斗，煮取三升，去滓，温服一升，日再夜一服。

参考用量

黄芩汤：黄芩 9g，芍药 6g，炙甘草 6g，大枣 6g。

黄芩加半夏生姜汤：黄芩 9g，芍药 6g，炙甘草 6g，大枣 6g，制半夏 9g，生姜 6g。

按：本方煎煮时间较久，服药时间间隔较长（日再夜一服），是避免药力积而伤正，实际上等于减轻了用量。黄芩为本方主药，宜重用。

【方义】本方为清热和营之剂。方中黄芩苦寒清泄少阳邪热，兼清大肠之热，以止下利，故为君；芍药苦酸和营敛阴调血，并能于土中伐木，以制肝胆木气之横逆，缓急止痛，故为臣；两药相合，为治热利之主药。甘草益气缓急止痛，大枣和中养营，故为佐使；甘草与芍药相结合有芍药甘草汤之义，能治腹痛挛急及下利急迫。四味药配伍精当，既能清热止利，又能和中止痛。芍药能养肝胆之阴，加半夏、生姜，和胃降逆止呕。

【解析】

1. 关于合病下利

合病即两经或两经以上病证同时出现者。所谓太阳与少阳合病，即是太阳病与少阳病同时发病。《伤寒论》中，论合病下利者凡三条，对合病的下利每每随证设方，应予分辨。

（1）**太阳与阳明合病下利**——用葛根汤。（第32条）病变重点在太阳在表，故用葛根汤发汗解表和里而止利。

（2）**太阳与少阳合病下利**——用黄芩汤。（第172条）病变重点在少阳**半表半里**，故用黄芩汤清解半表半里之邪。清热止利。

（3）**少阳与阳明合病下利**——用大承气汤。（第256条）病变重点在阳明在里。故用大承气汤泄热通腑而止利。

2. 关于本方证系太阳与少阳合病下利之质疑

《伤寒论》原文谓**黄芩汤**是太阳与少阳合病。以药分析，本方并无太阳解表药，验之临床实践，本方证亦无表证。本方证以自利为主症，其主要病机是少阳郁火，少阳之邪内迫阳明胃肠。实是少阳之邪内迫阳明，所谓的太少合病只能说明本方证的始发来路，而且本方也无发表之药，似乎改为少阳阳明病合病看待较妥。

【鉴别比较】

1. 黄芩汤证与葛根汤证、大承气汤证

均有下利症状。参见前面本方**关于合病下利**之解析。

2. 黄芩汤证与白头翁汤证

均有下利症状。

（1）**黄芩汤证**：主要病机是胆火下迫阳明。症见下利黏液性大便、腹痛、口苦、舌红少津、脉弦数。

（2）**白头翁汤证**：主要病机是里热炽盛，肝热下注大肠损伤肠络，气机疏泄失常，而下重，白头翁汤证除腹痛下利甚而脓血外，里急后重之症更明显，热势更重。

【临床应用】

黄芩汤现临床上多用于治疗痢疾。后世治疗痢疾的名方芍药汤，即由黄芩汤演化发展而来。所以《医方集解》称此方为**万世治痢之祖**。后世由本方加减以治热痢之方颇多。的确，本方对于痢疾而言是常用方。

本方之下利，因少阳疏泄不利、气机不畅，其下利往往兼有大便不爽、里急后重、肛门灼热，甚或有便血红白黏稠的特点。

本方（黄芩汤）适用于热痢初起、赤白痢、阿米巴痢疾、急性肠炎等。久痢

与虚寒痢不宜使用本方。

黄芩有止血作用，黄芩汤主治月经先期，症见腹痛，经来量多、色红、质稠者，运用本方化裁治疗有效。黄芩常用安胎，先兆流产也表现为腹痛而阴道出血，因此也可考虑应用本方加减而治之。

急性肠胃炎可用黄芩汤加半夏9g、生姜9g，即**黄芩加半夏生姜汤**，常数剂取效。

八、干姜黄芩黄连人参汤

【**原文**】伤寒本自寒下，医复吐下之，寒格，更逆吐下。若食入口即吐，干姜黄芩黄连人参汤主之。(359)

【**要旨**】本条论述误施吐下致寒格的证治。

【**释义**】伤寒本自寒下，乃病人虚寒下利之体，原有中阳不足，又感寒邪，不应再用涌吐和攻下而复用之，致使中阳大虚，邪热内陷，形成寒甚于下、格热于上的寒格证，上热与下寒相格拒。脾胃气机升降失常，进而上热胃逆，则呕吐剧烈；下寒脾陷，则下利弥增。食入口即吐，表明胸膈有热，胃热气逆，故食入即吐。以干姜芩连人参汤苦辛甘并投，清上温下补中，通格拒以治之。

【**病机**】本方证之病机为伤寒病人原本有寒性下利，再误用吐下后，里气更虚。脾胃升降失常，寒热格拒于中焦，而呈上热下寒证。上热则胃气不降，故食入口即吐，下寒则脾气不升，故下利更甚。

【**组方及用法**】

干姜　黄芩　黄连　人参各三两

上四味，以水六升，煮取二升，去渣，分温再服。

参考用量：干姜9g，黄芩9g，黄连9g，党参9g。

【**方义**】本方为清上温下、清温合用之和剂。用苦寒之黄芩、黄连清上热，热清则胃气得降，呕吐自止；辛热之干姜温脾去寒开结，甘温之人参补中益气、健脾补虚。四药合用，寒热互制，攻补相因，升降相济，而寒热虚实错杂之呕吐下利可止。

【**解析**】

关于寒热虚实错杂之治与本方

仲景方治寒热虚实错杂之呕吐下利，多黄芩、黄连、干姜、人参并用，此四味药实为半夏、生姜、甘草等三泻心汤之基础方药。苦寒之黄芩、黄连清胃热，辛热之干姜温脾祛寒开结，甘温之人参健胃补脾。芩、连与干姜人参并用，取寒热攻补升降相济相制之义，本方证，胃热而肠寒，故以之治其上热下寒。原方剂量，四药均等。临床运用时，可视证之寒热偏胜而调整份量。

【鉴别比较】

干姜黄连黄芩人参汤与泻心汤

皆为寒热同治之方。

（1）**干姜黄连黄芩人参汤**：治伤寒吐下后，食入即吐，此为寒格逆证，用方为泻心之半，治寒热相阻于下而成格逆。

（2）**泻心汤**：治心下痞满，为寒热相结于心下而成痞满。

【辨证要点】本方属上热下寒、上下格拒、虚实错杂之证。具体证候：心下痞硬，呕逆，食入即吐，下利，烦热，舌红苔黄或白，脉弦细或虚数。

【临床应用】

干姜黄芩黄连人参汤主治上热下寒、上下格拒、食入即吐之证。

临床上凡遇脾胃虚弱，寒热错杂，升降失司之呕吐，腹泄，或既吐又泻之病例皆可用之。本方适用于上热下寒（火热在上而寒湿在下），上下格拒，食入即吐之复发性呕吐（且兼利）、急慢性胃肠炎或肝胆炎症、慢性结肠炎，效果良好。

用本方主要是加减治疗消化系统疾病。治疗夏月贪食寒凉，而致吐泻交作，伴有心烦口苦、舌苔黄润、脉滑数者；可治疗幼儿便溏、吐乳，伴有口舌糜烂等。还有人加味治疗消化性溃疡，效果亦佳。

柯韵伯说：<u>凡呕家夹热者，不利于香砂橘半，服此方而晏如</u>（《伤寒附翼·太阳方总论》）。

九、黄连汤

【原文】伤寒胸中有热，胃中有邪气，腹中痛，欲呕吐者，黄连汤主之。（173）

【要旨】本条论述上热下寒腹痛欲呕吐的证治。

【释义】此条是承前条（第172条）太阳与少阳合病之后，论述伤寒在少阳的部位——胸中有热，在阳明的部位——胃内有邪气，明示黄连汤之证。

<u>伤寒</u>在此泛指感受外邪，非专指太阳伤寒。<u>胸中有热</u>，即胸中有邪热；邪在胸中，郁为上热。上有热，胃失和降而上逆故见呕吐。<u>胃中有邪气</u>，在这里指胃中有寒邪。寒邪在下，则使气血凝滞，故见腹中疼痛。

呕吐为胸中有热所致。腹中痛是因胃内有邪气；是指**胃热肠寒**之证。

总之，病机是上有热，下有寒，属于**上热下寒**、阴阳升降失调的病证。寒自寒，热自热，上下阴阳不得相交。治用黄连汤清上温下、平调寒热、和胃降逆，以交通阴阳。

【病机】本方证为表证未尽，上热下寒相格，胃失升降之机之证。伤寒在少阳的部位——胸中有热；在阳明的部位——胃内有邪气。胸中有热上炎则呕吐，胃中（指肠）有邪气（寒邪之气）下注则腹痛。

【组方及用法】

黄连三两　甘草（炙）三两　干姜三两　桂枝（去皮）三两　人参二两　半夏（洗）半升　大枣（擘）十二枚

上七味，以水一斗，煮取六升，去滓，温服，昼三夜二。

参考用量：黄连 9g，炙甘草 9g，干姜 9g，桂枝 9g，党参 3g，制半夏 9g，大枣 6g。

【方义】本方证上热下寒，本方为清上温下、和胃降逆之和剂，制方用药亦较复杂。黄连苦寒清泄胸中之上热，但不宜于下寒之腹痛下利；协同半夏治胸中烦热而呕，桂枝宣通上下之阳气，干姜解未尽之表邪并温脾胃之下寒，治微恶寒及腹痛下利，但辛燥不宜于上热之胸中烦热。必须苦寒辛温并用，甘苦互施。用人参、甘草、大枣则益胃安中。共奏调理寒热阴阳、斡旋上下、和解其邪之效。黄连为本方之君药，用量如太轻，治效不显。

【解析】

1. 关于本方黄连汤之底方来源

从方剂底方组成变化来看方证，可以更了解方剂之辨证与应用。

（1）**为半夏泻心汤之变方**：可以说本方即**半夏泻心汤去黄芩加桂枝，再把黄连加量的变方**。黄连加量可能是上热较甚。去黄芩，是因黄芩既能清上焦热，但也清大肠热，大肠有寒，腹痛或下利，不宜用黄芩。加桂枝是有表证或气上冲，此方之所以用黄芩易桂枝，去泻心之名而曰黄连汤，应是尚有表邪未尽，可以理解为在半夏泻心汤证的基础上兼有恶风、发热、汗出、气上冲等桂枝汤证，故加桂枝一味以和表里，使胃中邪气外达。半夏泻心汤偏于苦降，本方偏于辛开。此外，从黄连汤去黄芩而加重黄连，复又更加桂枝来看，本方的病位是比半夏泻心汤较高的部位。

（2）**为小柴胡汤之变方**：认为黄连汤为**小柴胡汤以桂枝易柴胡，以黄连易黄芩，以干姜易生姜**。柯韵伯说：<u>虽无寒热往来于外，而有寒热相搏于中，所以寒热并用，攻补兼施，治不离少阳和解之治法耳。此症在太阴少阳之间，此法兼泻心理中之剂</u>（《伤寒附翼》）。

【鉴别比较】

半夏泻心汤与黄连汤

两方之药仅一味之差，而主治各有不同。

（1）**半夏泻心汤**：半夏泻心汤即黄连汤减桂枝，加黄芩。半夏泻心汤偏于苦降。所主之病在心下，是寒热痞结于中，有心下痞满、呕吐下利。故姜、夏与芩、连并用，以解寒热互结之证。煎法去滓再煎取其温凉混和。

（2）**黄连汤**：半夏泻心汤去黄芩加桂枝即名黄连汤。本方偏于辛开。以呕吐腹痛为主，属上热下寒。上热则呕吐，下寒则腹痛而利，重用黄连清热于上，桂枝、干姜通阳散寒于下，从而使上下阴阳寒热各得其所则愈。与半夏泻心汤证相比，寒热夹杂证更为突出。煎法只煎一次，取其各别之功。

【辨证要点】本方证候以腹中痛、欲呕吐为主；且多为舌有很厚的白苔。

【临床应用】

由于本方的底方为半夏泻心汤，因此临床多应用于消化系统疾病。

本方适用于急慢性胃炎、胃肠炎，胃酸过多症，感冒而具有上热下寒、虚实错杂之证者。

胆道蛔虫，疼痛颇剧，上见口苦苔黄，下见两便清利，脉弦数者，用本方可获效。

余临床治疗急性及顽固性胃炎，见**胃痛**、**呕吐**、**口渴**俱备者，用之恒效。若再见**大便不通**，更可放手而用。胃痛而呕吐，以便秘居多，可酌加大黄。胃痛呕吐而下利者则较少见。黄连汤治胃炎，便秘者加大黄，下利者加茯苓，是一般原则。

陆 柴胡汤类

一、小柴胡汤

【原文】伤寒五六日，中风，往来寒热，胸胁苦满，嘿嘿不欲饮食，心烦喜呕。或胸中烦而不呕，或渴，或腹中痛，或胁下痞硬，或心下悸、小便不利，或不渴，身有微热，或咳者，小柴胡汤主之。（96）

【要旨】本条论述代表少阳病的小柴胡汤的正证。

【释义】太阳病伤寒或者中风，大约过了五六天。一般这个时候病要由表传入半表半里，出现了往来寒热等症，表明邪已传入少阳。少阳病的发热为**往来寒热**，是寒热交替出现，就是寒往热来，热往寒来，一会儿发冷，一会儿发热，热时不寒，寒时不热，故称往来寒热。少阳为枢，其病为半表半里证。少阳受邪，正邪分争、进退于表里之间，外可从太阳之开，内可从阳明之阖，当邪胜于正，由外向里、由阳入阴之时，则表现为恶寒；当正胜于邪，能抗邪外出，使邪气由阴出阳时，则表现为发热。由于正邪相争各有进退，从而导致了寒来则热往，热来则寒去，呈阵发性交替发作的往来寒热。这是少阳病一个特别重要的见症，因此列于诸症之首。

胸胁苦满，就是胸胁这个部位苦满。虽然胸与胁并论，但实际以胁满为主。苦是苦于满的意思。因少阳经脉行于胸胁，少阳受邪，经气不利，故见胸胁苦满。胸、胁，这个半表半里的部位，就在胸腹的两个腔间，包括胸腔、腹腔。

嘿嘿，默默之义，形容表情抑郁，静默寡言，是反映肝胆气郁的精神状态。不欲饮食则是肝胆疏泄不利，影响了脾胃运化功能，致使胃口不开、食欲不振的表现。默默与不欲饮食二症常同时并见，是肝胆气郁疏泄不利为病的特点。

心烦喜呕，心烦是郁火扰心。少阳胆木内藏相火，气郁则火郁，热往上炎，郁火扰心则见心烦。喜呕，指频繁的呕逆而言，喜，有多、善之意。乃因少阳不和，胆热犯胃激动胃中水饮，胃失和降所致。

往来寒热、胸胁苦满、默默不欲饮食、心烦喜呕，这 4 个症状是**柴胡四症**，是应用柴胡汤的主要证候。

上述皆为少阳病主症，以下或然症很多，这是为什么呢？就是因为少阳介于表里之间，半表半里的部位，居枢机之地，是诸脏器的所在，如果邪热郁结在这个部位，能够影响很多脏器，不仅使肝胆气郁，而且三焦之气也往往为之不利。病变所及可达表里内外及上中下三焦，失去常度而有诸多反应，症状变化相当复杂。

或胸中烦而不呕，一般是心烦喜呕，如果邪热不太重，只觉胸中烦热，因不激动里饮，所以不呕。或渴，渴属阳明，热移于胃，就会渴。或腹中痛，病涉及到肠子，就肚子疼。或胁下痞硬，胁下就是身体两侧。痞是不通，痞硬一般多指有痞块，就是说肝和脾有肿结。或心下悸，心下有停水，胃有停水。小便不利，是内有停饮。身有微热，或咳者，表不解，表热不除，病及于肺，就会咳嗽。

在某些情况下，或然症亦可成为主症，因此对或然症也不可轻视。由于病在少阳半表半里，既不能发汗，更不能吐下，只有疏解少阳之郁滞，使枢机得利，三焦得通，而达到表解里和的目的，此谓之和解之法，小柴胡汤则是和解法的代表方剂。

【原文】血弱气尽，腠理开，邪气因入，与正气相搏，结于胁下，正邪分争，往来寒热，休作有时，嘿嘿不欲饮食，脏腑相连，其痛必下，邪高痛下，故使呕也，小柴胡汤主之。服柴胡汤已，渴者属阳明，以法治之。（97）

【要旨】本条论述少阳病特别是小柴胡汤证的病因和病机。

【释义】本条补充了少阳发病的原因。同时又阐述了少阳病的病理机制，因此，96、97两条应联系互参。为何外邪不经太阳而可直接侵犯少阳呢？原因是"血弱气尽，腠理开"。即人体血弱气虚者，其腠理不固，外邪乘虚而入，与正气相搏，结于胁下，胁下是少阳所属的部位。正邪分争，各有胜负进退，这时的辨证要点便是往来寒热，休作有时。邪居胸胁高位，脏腑相连，其下是胃肠，所谓邪在高而痛在下，肝木乘脾土，胆火犯胃，压迫胃腑，胃失和降，故使呕也。脾气不和则"嘿嘿不欲饮食"。治用小柴胡汤清解少阳热邪，疏泄肝胆气郁，调和脾胃升降。若服小柴胡汤后又渴者，是津伤胃热，则当从阳明以法论治。

【原文】伤寒四五日，身热恶风，颈项强，胁下满，手足温而渴者，小柴胡汤主之。（99）

【要旨】本条论述三阳合病治从少阳之法。本条病邪的传变较为速，仅四五日就变为少阳病，呈现三阳合病的症状。

【释义】患伤寒经过四五日后，出现身热恶风，颈项强，两侧为颈为少阳。后侧为项为太阳，此属太阳表证涉及少阳；<u>胁下满为病入少阳</u>；<u>手足温而渴</u>，是阳明里热证。三阳合病禁忌汗、吐、下三法，本条所举的是里热不甚的症状，所以不用清法，若用清热之法，易使太阳表邪郁遏。只有用小柴胡汤和解少阳，使枢机利、表里和，则三阳之病俱解。

【原文】伤寒，阳脉涩，阴脉弦，法当腹中急痛，先与小建中汤，不瘥者，与小柴胡汤主之。（100）

【要旨】本条论述少阳病夹有里虚的脉证辨治。

【释义】<u>阳脉涩</u>，即浮取脉涩，为气血不足；<u>阴脉弦</u>，指脉沉取见弦，主病在少阳之经，又主痛证。涩为血少，弦主拘急，<u>阳脉涩，阴脉弦</u>，反映脾虚有寒，气血不足，而病入少阳。少阳之枢不能转邪外达而反逆于内，即所谓<u>土虚木乘</u>，故当见腹中急痛，即腹痛时自觉有紧缩拘急之感，此系少阳病而兼里虚，治疗应先扶正后祛邪，所以用小建中汤补其里虚，缓急止痛。服汤后如果脾虚得复，肝胆气平，则诸症可愈。若病邪仍然没有消散，这是因为肝胆之邪太盛，单纯补脾建中犹不能解决问题，就须用少阳病的治剂小柴胡汤和解少阳、疏利肝胆，才能治愈。

【原文】伤寒中风，有柴胡证，但见一症便是，不必悉具。凡柴胡汤病证而下之；若柴胡证不罢者，复与柴胡汤，必蒸蒸而振，却复发热汗出而解。（101）

【要旨】本条论述使用小柴胡汤要抓住少阳的主症，以及柴胡证误下后的证治与机转。

【释义】往来寒热、胸胁苦满、嘿嘿不欲饮食、心烦喜呕四症，临床上不可能在一个病人身上同时全部见到，四大主症无一不是表病传入半表半里的必然反映，因此无需诸症俱备，但见一症即可掌握病机而治以小柴胡汤，不必主次兼备。<u>一症当活看</u>，可以认为是一个症，更应该理解为一两个能确实无误地反映出少阳病病变特点的主症。往来寒热、胸胁苦满是少阳病的特征性辨证要点。往来寒热反映邪在半表半里，正邪斗争有进退出入；胸胁为少阳之专位，苦满反映少阳气郁、疏泄不利。因此只要见到往来寒热或胸胁苦满等，便可使用小柴胡汤。此外，"<u>心烦喜呕，默默不欲饮食</u>"在少阳病常见。临床见到口苦、喜呕或呕而发热等一两个主症，也可诊断为少阳病，便可使用小柴胡汤。

少阳病属半表半里证，不应泻下，下属误治，最易伤中致邪气内入。若其人正气尚旺，还没有因误下发生特殊变化而柴胡证仍在的，尚有转枢外解之机，故仍可用小柴胡汤枢解。

<u>必蒸蒸而振，却复发热汗出而解</u>，蒸蒸指正气由内向外之势，周身振动，即

战汗的具体表现。蒸蒸而振即战汗作解情形。正气借药力之助，奋起驱邪向外，而见蒸蒸振战，然后发热汗出，邪随汗解而愈。这就是正邪交争、战汗作解的一种表现。

【原文】妇人中风，七八日，续得寒热，发作有时，经水适断者，此为热入血室，其血必结，故使如疟状，发作有时，小柴胡汤主之。（144）

【要旨】本条论述病传少阳，妇人经水适断而热入血室寒热如疟的证治。

【释义】此条将经水适断者移至"续得寒热，发作有时"之前，而为"妇人中风，经水适断，七八日，续得寒热"，较易解说。

妇人中风，言病由外感而来，所谓经水适断，即月经不当断而断，是说在患中风前就有的月经，于患中风后较预定停止的日期提早停止。此为热入血室，其血必结，故使如疟状，发作有时，是对本证病因、病机及辨证要点的自注说明。热入血室，未尽之经血被热所结，滞而不行，影响肝胆之气不利、少阳之气不和，故反复往来寒热，变成好像疟疾一样。已有七八日之久。症状如此，是少阳病，故以小柴胡汤枢解少阳，气行则血亦不结。

【原文】阳明病，发潮热，大便溏，小便自可，胸胁满不去者，与小柴胡汤。（229）

【要旨】本条言阳明病现少阳柴胡证的证治。少阳、阳明并病，治取少阳之法。

【释义】本条虽名为阳明病，实为少阳、阳明合病。阳明病见潮热，一般见于阳明腑实证，当伴有大便燥结不下、小便数多等症。今发潮热反见大便溏、小便自可，说明虽病及阳明，但并未形成胃肠燥热结实。且胸胁满不去，说明少阳之邪仍在。仍是少阳半表半里的病机。邪在胸胁，未及于腹，此属少阳、阳明并病，少阳之邪未解，而阳明未实之证。尽管日晡所发潮热，但热未化燥成实，自不会逼津下渗，故小便自可。治疗忌泻下，治用小柴胡汤枢解少阳转枢气机。气机得和，腑气亦可畅通，其潮热也将随之而解。

【原文】阳明病，胁下硬满，不大便而呕，舌上白苔者，可与小柴胡汤，上焦得通，津液得下，胃气因和，身濈然汗出而解。（230）

【要旨】本条论述阳明病柴胡证的证治及小柴胡汤的作用机制。

【释义】此条虽然是说阳明病，但实为阳明与少阳的并病。不大便和上条（第229条）潮热相似，似乎病在阳明腑实。阳明病，在此指不大便而言，如不大便伴有潮热、谵语、腹满疼痛、舌苔黄燥等症，则属阳明燥实无疑。胁下硬满、呕，为少阳之主症。少阳受邪，经气不利，则胁下硬满；影响胃气不和，则呕吐；今虽见不大便，但伴有<u>胁下硬满和呕吐</u>的少阳见症。<u>舌上白苔</u>为辨证着眼点，说明里无燥热。因此，<u>不大便一症</u>，并非阳明腑实，而是由于少阳气郁津液不达、肠道失润，故大便不下。治法仍从少阳，用小柴胡汤转利枢机（此虽为阳明与少阳合病，但也不能用大柴胡汤治疗，因阳明并无燥热之象，故当治以小柴胡汤为允）。

治用小柴胡汤和解少阳，调畅三焦气机，疏泄正常，使上焦得通而津液布达得下、胃气调和，邪去正安，则大便自调，胁下硬满可除，清气上升，浊气下降，胃气和顺而呕自平，舌上白苔自去，如此则少阳之气可以由里出表，表里之津敷和，少阳所郁之邪气，可随自身濈然汗出而解。故曰：<u>上焦得通，津液得下，胃气因和，身濈然而汗出解也。</u>

【原文】本太阳病，不解，转入少阳者，胁下硬满，干呕不能食，往来寒热，尚未吐下，脉沉紧者，与小柴胡汤。（266）

若已吐下发汗，温针谵语，柴胡汤证罢，此为坏病，知犯何逆，以法治之。（267）

【要旨】266条论述太阳病不解邪传少阳的证治，267条承上条（第266条）论述少阳误治变证及救治法则。

【释义】本为太阳病，由于治疗不及时或治疗不当，致使表邪完全进入半表半里而发为少阳病者，谓之转入少阳。少阳经脉布于两胁，肝胆疏泄不利，故<u>胁下硬满</u>；少阳气郁逆于胃土而胃气不和，则<u>干呕不能食</u>。病居少阳，正邪交争，正邪交争于半表半里，则往来寒热；此时如果未经吐下误治，而脉见沉紧，沉则说明太阳表证已解；紧有弦之意，为少阳之脉。故知病邪已传少阳。因此以小柴胡汤枢解少阳则愈。若误施以汗吐下及温针等法，则津伤胃炽而谵语，知病已逆变为坏病，不在少阳，当审其所犯为何种病邪，以法救治。

【原文】呕而发热者，小柴胡汤主之。（379）

【要旨】本条论述厥阴病转出少阳的证治。

【释义】厥阴肝与少阳胆相表里，少阳病进可转入厥阴，厥阴病衰也可转出少阳。<u>呕而发热</u>，呕为向上，发热为向外。正气有抗争之力，病势有外越之机。由于厥阴和少阳互为表里，实则少阳，虚则厥阴。厥阴来复，可以转出少阳，脏邪还腑而愈。呕与发热并见，是为厥阴脏邪还出少阳之腑，而外现少阳主症，故用小柴胡汤从少阳枢解。临床上除见到呕而发热外，还可有口苦、心烦、脉弦等少阳病其他见症。

【原文】伤寒瘥后更发热，小柴胡汤主之。脉浮者，以汗解之；脉沉实者，

以下解之。（394）

【要旨】本条论述伤寒瘥后更发热的辨治。

【释义】伤寒初愈，而又出现发热，应分析其原因，或由于不善摄生，或者过劳，或因食复，或因病后体虚，不慎调理而复感外邪，其治疗当凭脉症。这个病非表非里，若没有表里的明显证候，仅是病后体虚余热不尽的，治以小柴胡汤疏利气机、扶正祛邪。

若脉见浮者，是表邪未尽，可用汗法解表；若脉见沉实者，为邪结于里，或是食劳，可用下法治疗。

按：在《伤寒论》《金匮要略》中小柴胡汤共 20 条，这几条要熟记。

【原文】诸黄，腹痛而呕者，宜柴胡汤。（《金匮要略·黄疸病脉证并治第十五》）

【要旨】本条论黄疸病肝邪犯胃的证治。

【释义】由于肝旺乘脾，脾胃湿热郁结，蒸郁发热，而为黄疸之病。湿热郁滞胃肠，气机不顺畅，则见腹痛。胃气上逆，则呕。邪在少阳者，治应疏肝清热、健脾和胃、调畅气机、和解少阳，方用小柴胡汤。肝脾之气得运，则湿热可去，黄疸、腹痛、呕吐可愈。

【小柴胡汤禁忌】得病六七日，脉迟浮弱、恶风寒、手足温，医二三下之，不能食而胁下满痛，面目及身黄，颈项强，小便难者，与柴胡汤，后必下重。本渴饮水而呕者，柴胡汤不中与也，食谷者哕。（98）

说明：小柴胡汤虽能治许多病，但亦有所禁忌。98 条之证为**脾阳素虚，寒湿停郁**，阻遏肝胆经气，故面目及身黄、颈项强、小便难，不可投小柴胡汤。<u>本渴饮水而呕</u>，是另指**脾虚停饮**，法当健脾利水，不可将呕逆误作少阳之呕，而投以小柴胡汤。两者皆会更伤中（脾）阳。

《伤寒论》100 条说：伤寒，阳脉涩，阴脉弦，法当腹中急痛，先与小建中汤，不瘥者，与小柴胡汤主之。从此条可以看出，建中一法，不仅补脾，而且能治肝胆，因脾虚气血亏少，肝胆失之柔养，则其气必然横逆而急；肝胆之气愈盛，脾胃愈伤，从而形成土衰不能培木，木急反乘中土的病证。《内经》云：<u>肝苦急，急食甘以缓之</u>。小建中汤系甘温补剂，能健脾培土而生血柔肝，培土即可以制木，血濡则肝胆得之气柔而条达，因此，有的病人服小建中汤后，往往肝脾之病皆愈，倘若不愈，然脾胃之气已复，再服小柴胡汤加减也就好了。**少阳夹虚先用建中后用柴胡**之法，体现了"见肝之病，知肝传脾，当先实脾"的治则，不仅见于《金匮要略》，而且也见于《伤寒论》。通过此条可以说明一个问题，小柴胡汤对脾虚之人不可用，虽方中有人参、甘草、大枣等甘温益气之品，但方中苦寒之药亦多，用之不当，亦可戕伤脾气，故不可有恃无恐。

综合本条及 100 条，小柴胡汤对**脾虚**及**寒湿停郁**之人不可用。

【病机】少阳主半表半里主枢。属胆与三焦，邪犯少阳，少阳病枢机不利，则疏泄不利，气机郁滞，气血津液不行，诸病则生。邪郁则恶寒，正胜则发热，正邪交争于表里之间，则往来寒热。少阳经循行于两胁，邪气结在少阳胆经部位，故胸胁苦满。胆气犯胃，胃气失和，则见胃气上逆呕吐、嘿嘿不欲饮食、心烦喜呕。先有恶寒，后见发热，恶寒时不发热，发热时不恶寒，两者交替发作，所以称之为休作有时。

【组方及用法】

柴胡半斤　黄芩三两　人参三两　半夏半升（洗）　甘草（炙）　生姜各三两（切）　大枣十二枚（擘）

上七味，以水一斗二升，煮取六升，去滓，再煎取三升，温服一升，日三服。若胸中烦而不呕者，去半夏、人参，加栝楼实一枚；若渴，去半夏，加人参合前成四两半，栝楼根四两；若腹中痛者去黄芩，加芍药三两；若胁下痞硬，去大枣加牡蛎四两；若心下悸，小便不利者，去黄芩，加茯苓四两；若不渴，外有微热者，去人参，加桂枝三两，温覆微汗愈；若咳者去人参、大枣、生姜，加五味子半升，干姜二两。

参考用量：柴胡 12g，黄芩 9g，人参 6g，半夏 9g，甘草（炙）9g，生姜 9g，大枣（擘）4 枚。水煎二次温服。去滓再煎。

按：柴胡有南柴胡（软柴胡）与北柴胡（硬柴胡）之分，一般认为，北柴胡品质比南柴胡优良。用的是北柴胡。

本方煎法，为去滓再煎。利于和解，寒热并调。少阳方剂皆有这种特点。伤寒论中熬药时间最长者，属小柴胡汤。

【方义】本方为解外和里、疏利三焦、调和脾胃、既祛邪而又扶正之和剂。方中柴胡、黄芩清解少阳经腑邪热，疏利肝胆，为和解少阳表里的主药。半夏、生姜和胃降逆止呕，并通过其辛散作用，助柴胡透达经中之邪。人参、甘草、大枣、甘温益气、补脾、调中，扶正祛邪，鼓胃气以助少阳转枢，并防少阳之邪内传。诸药共享，少阳经腑并治，枢机自利，各症可除。

【解析】应用小柴胡汤有几个方面常被提出来探讨，也有些要注意的地方，这里略加分析。

1. 关于柴胡剂量

（1）**柴胡用量及比例**：本方柴胡之量应大于人参、甘草之和。**柴胡剂量大，则较能发挥退热的作用**。刘渡舟老师说：柴胡应大于人参、甘草一倍以上才能发挥解热作用。掌握此比例，是用方的关键，如此较能发挥解热作用。反之柴胡之量小于人参、甘草之和，或等同，则其效差。方中柴胡能疏解少阳郁滞，有升散之力，故以之作为主药，用量独重〔仲景重用柴胡达半斤（汉制），约合今量 24g〕，意在使邪从外解。人参的扶正作用是和解的关键，若人参之剂量大于或等同于柴胡，则偏于扶正祛邪，柴胡、半夏、人参、黄芩用中等量，则能舒肝和胃。

（2）**柴胡剂量大小之作用**：①偏于**扶正祛邪**：柴胡用大剂量。柴胡一定要重用才能解热、退热，治疗寒热往来，必须用到 8 钱至 1 两（24~30g）。②疏利肝胆及**疏肝解郁**：柴胡用中剂量，一般三五钱（10~15g）。《时方妙用》说：方中柴胡一味，少则四钱，多用八钱。③**升提**：用**小剂量**。1~2 钱（3~6g），如补中益气汤。

（3）**配伍**：方中主药是柴胡、黄芩。要发挥解热作用，柴、芩多同用。和解退热，柴胡量大于黄芩。退热不显，适当加重石膏，也可递增柴胡量到 24~30g。另外可根据病情的不同，或重用参、草以补虚为主，或重用姜、夏以和胃为主，通过药物的剂量调整，改变方剂的治疗中心。甘草配柴、芩多用于热证，半夏配柴、芩多用于胸胁苦满、心烦喜呕、默默不欲饮食。

2. 关于柴胡之煎服

（1）**去渣再煎**：原文说：上七味，以水一斗二升，煮取六升，去滓，再煎取三升，温服一升，日三服。这种去渣再煎之法，有几个特点：①应用这种煎法的都是和剂。柴胡汤类是和解少阳、和解表里之剂（泻心汤类则是和胃调和寒热之剂）。②应用这种煎法的方剂都具有扶正祛邪、攻补兼施的作用，均为寒热并用，以调解其阴阳之错综、寒热之胜复。都是以扶正与清热、散邪、泻痞药物同用。③去渣再煎可使药物煎的时间长，药液浓缩，药力和缓持久，起到调和的作用，而且去滓再煮后，可使寒热药性和合，而无异用，有增强和解之功。④治疗胃肠疾病有呕吐者去渣再煎，使药浓缩，可减少药物对胃肠的刺激。

至于分温日三服，大凡古人治里未和之症，多取复煎以共行其事之义，分温日三服，使腹中药气接续不断，以尽和里之妙用。

（2）**汤与散剂**：小柴胡汤一般是不能作为散剂来使用的。宋代名医朱肱曾治疗当时太守盛次仲疾，诊断为小柴胡汤证，但仆人给以小柴胡散，不仅病不愈，反而有胸满，后朱肱亲自煎煮，进二服，是夕遂安。煎剂能去柴胡之燥性，也有解毒的作用，据云中国北方大叶柴胡如做丸或生用，有中毒报道，去渣再煎可能有去毒作用。至于现在的浓缩中药粉的**散剂**则应该无此问题。

3. 柴胡是否会劫肝阴？

自从张洁古认为柴胡有升散劫肝阴以来，叶天士等医家亦附合其说，而认为柴胡会劫阴，以讹传讹，以致有些人竟然不敢用柴胡剂，事实上只要对《伤寒论》及柴胡稍加研究，就不会有此误解。

柴胡不会劫肝阴，下面几点可以说明这个问题。

（1）**少阳病禁汗、吐、下**，就是怕伤津液，所以在设计小柴胡汤时就已考虑到不会劫阴，小柴胡汤又名三禁汤（邪不在表，故不可汗之；邪不在里，故不可攻之；邪不在胸膈，故不可吐之，后人称之为三禁，而此三治皆有损伤津液之虞）。

或问少阳病虽忌发汗，但为何服用本药后仍会稍稍出汗而解呢（第 101 条）？本方并非发汗剂，发汗是指治法，此汗非发汗，服本方后，一般不会汗出，但亦有服药后得汗而解者，这是和解枢机后的自身正气来复，驱邪外出的<u>战汗现象</u>。所谓<u>必蒸蒸而振</u>，却发热汗出而解，此属正常情况。发汗指用发汗方法，为治法。战汗非发汗，而是和解枢机后自身正气来复驱邪外出的现象。两者一为被动出汗，一为主动出汗，是大不相同的。

（2）**关于柴胡功能**：柴胡能和解、疏肝、升阳。但因其药性苦寒，故重于清热和解，轻于升阳发散。至于柴胡有升提作用，则系与配伍的药物有关。柴胡与升麻、防风、羌活、黄芪等伍用，则升阳作用明显。小柴胡汤中柴胡与黄芩配伍，则无升阳劫阴之副作用。

（3）**柴胡可用于阴虚**：以小柴胡汤加上秦艽、鳖甲等药用于劳瘵（肺结核）骨蒸。余治疗每日下午潮热，阴虚病人用小柴胡汤合秦艽鳖甲散，治多例甚效。秦艽鳖甲散中本即有柴胡。

（4）**小柴胡汤可用于盗汗及失眠**：盗汗及失眠多关乎阴虚，而小柴胡汤能治疗之，可见本方无劫阴之弊。余也曾用小柴胡汤治疗多例妇女血虚便秘者甚效，本方还有调津液的作用，岂会伤津。

（5）血证多伤阴，清代名医唐容川所著《血证论》一书，在所论 71 证中，涉及小柴胡汤共 32 证，《血证论》对外感并咳血、吐血症，或失血后罹外感，概举小柴胡汤为治，亦足证本方不会伤阴。

（6）有可能是医家**忽视了本方的辨证论治**及配伍原则，仅只片面强调本方的药理作用所致，有待进一步研究。

4. 关于但见一症便是

"<u>但见一症便是，不必悉具</u>"一语，出自《伤寒论》第 101 条，其意义是什么，<u>一症</u>指的是什么？

（1）**意义**：提出此观点的原因：一是早期治疗效果较佳。二是扩大此方的应用范围。

①**但见一症便是提示早期治疗的意义**：《伤寒论》中 96、97、98、99、100、103、104、266 条均论述小柴胡汤的具体应用，大多条文列于太阳篇，而不在少阳篇，在向少阳转属时，就要早期截断。等到全部症状齐全时，则已深入少阳了。此处在于启示后学，要善于审时度势，防微杜渐。

②**扩大此方的应用范围**：疾病发展时，哪怕只见到一个少阳症状，只要把握病机确属少阳即可放胆用小柴胡汤从少阳论治，其疗效迅速而病可速已。掌握但见一症便是，小柴胡汤条文中有多个症状，延伸应用就可治疗许多病。

（2）**一症之内容**：一症指的是什么？对于此点，历代没有统一认识。①吴谦等认为无论伤寒中风，邪传少阳，病在半表半里，有柴胡证，便以小柴胡随证加减治之，不必待其悉具也。（《医宗金鉴》）；②成无己认为柴胡证，是邪气在表里之间也，或胸中烦而不呕，或渴或腹中痛，或胁下痞硬，或心下悸，小便不利，或不渴，身有微热，或咳，但见一症，便宜与柴胡汤治之。则指 98 条七个或然症之一（《注解伤寒论》）为一症；③程应旄、柯琴指一症系 204 条少阳提纲之口苦咽干目眩。④指 98 条寒热往来一症（恽铁樵）；⑤指 98 条小柴胡四大症之一（刘栋）；⑥指 204 条口苦、咽干、目眩三大症之一，以及 98 条小柴胡四大症之一皆可为一症（《伤寒论译释》）。

现代也有多种说法，甚至有将仲景讲的一症说成不只一症，而是一部分症状或一个证候群。这就限制了小柴胡汤在临床上的运用范围。

那么一症究竟是什么呢？可以说一症应该指的是主症，那么主症又是什么呢？有说是根据足以反映病机的两症，即：①**部位**：以少阳特定部位受邪的胸胁苦满。②**热型**：以往来寒热最有诊断意义。但设若一症只是指这两症，使用范围似乎仍然太少了。

从各方面临床报道及验案来看，一症应该指的是少阳八症，即往来寒热、胸胁苦闷、默默不欲饮食、心烦喜呕、口苦、咽干、目眩、脉弦细。

不过有认为柴胡证的病变部位在胁下（少阳经脉），而口苦、咽干、目眩三症，是胆火上炎所导致的，不能做为主症。但柯琴等认为此系少阳病提纲之一。口咽目者，不可谓之表，又不可谓之里，是表之入里，里之出表……三症为少阳经病机，兼风寒杂病而言，但见一症即是，不必悉具。如此说则此三症还是主症之一。

再据经验结合病机：见到第 379 条之呕而发热者或第 265 条之目赤，两耳无所闻等症状，也都可认为是小柴胡汤之一症，而给予小柴胡汤治之。

也有不见其症亦是的，结合病机在临床上体验到用本方无论有没主症，只要病机涉及少阳，或只要涉及机体侧面的临床症状，就可以小柴胡汤加减应用。这就更进一步扩大了小柴胡汤的应用。

（3）**一症之辨用**：既然小柴胡汤治疗范围极为广泛，那么怎样才能更好地发挥小柴胡汤的临床效用呢？可以根据常见的几个主症思考发挥。

①**口苦**：此为常见症，不显著者只在清晨醒来时才有，也包括口腻口酸。

②**咽干**：咽喉干燥亦为常见症状，但咽干未必口渴，并不喜饮水，此少阳与阳明之别。

③**目眩**：亦较常见，轻者眼花，重者眩晕伴旋转感。前庭神经炎之头晕目眩用小柴胡汤极效。

④**往来寒热**：表现为忽而怕冷，忽而怕热，恶寒时不发热，发热时不恶寒，两者交替发作，所以称之为休作有时。或自觉忽冷忽热，寒时欲加衣，热时欲减衣，一日发作一次或数次，本方的应用不局限于此典型往来寒热，无热、微热或潮热也适用。本方证发热早晚温差较大，一般不做寒战，常伴缺乏食欲或食而无味。

⑤**胸胁苦满**：病人常自觉从胸部到两胁胀满不适；脘腹不舒，或时时太息为快（喜叹气或喜作深呼吸方觉舒适），此是胸胁苦满的表现，系因肝气内郁、情志不舒所致。此外，心下支结胀闷、胃痛、两胁痛，也可视为胸胁苦满的表现。当医生用手从肋骨弓下缘向胸腔内按压，手指端会有抵抗感，病人也会有疼痛或不舒服的感觉，这就是胸胁苦满。小柴胡汤能疏肝利胆，对于胸胁苦满喜作深呼吸者，有显效。

⑥**心烦喜呕**：足少阳之经别循胸里，贯心，沟通了心与胆的联系，即所谓心与胆通。所以胆腑受邪，容易出现心胆不宁的心烦证候，容易激惹、不耐烦，多有夜卧不安的主述。扩而大之，就治疗许多神志病。例如病人受到外界因素的影响而容易呕吐，是肠胃易敏感的一种表现，因此本方能治肠胃病。

⑦**嘿嘿不欲饮食**：嘿嘿者，默默也，系心情不畅快状，做事不起劲，这是肝气郁滞的表现。而胃口不开常与心情郁闷不开有关，小柴胡汤能疏肝开郁促进食欲，用于治肠胃病，能调整胃肠功能，治疗大便硬或秘结、便溏或泄泻。默默反映了病人的一种精神状态，因此本方亦常用于治神志病。

以上所述主症，临床上不须悉具，但见一症便是。这些症状多是自觉症，有时必须透过医师询问始能得知，所以缺乏经验者，往往因疏于问诊错过运用机会。善用者往往一剂知，再剂愈。

⑧**脉弦**：弦脉为少阳之代表脉，若无前述症状而脉弦者可试用之，若有前述任一症状而又见脉弦，更可放手用之。

（4）**一症之启示**：第 101 条言简意明，旨在告诉医师临床辨证时要善于抓主症。不仅少阳病如此，其他各经之病亦当仿此而行。

5. 为什么小柴胡汤主治病证多？

当代经方家最善于应用小柴胡汤者为导师刘渡舟教授。刘老师说：小柴胡汤治疗范围之广，是任何方剂不能比拟的。临床医家，若能领悟少阳为枢之奥义，掌握小柴胡汤解郁利枢的作用，反复实践，逐渐体会，即可以执柴胡剂而治百病，起沉疴，去顽疾……小柴胡汤擅开肝胆之郁，故能推动气机而使六腑通畅、五脏安和、阴阳平衡、气血谐和，其功甚捷，而其治又甚妙。

少阳介于表里之间，居枢机之地，手少阳为三焦足少阳为胆经。太阳为表阳明为里。少阳受邪，则半表半里之气不和，邪气从表里出入，不仅使肝胆气郁，而且三焦之气也往往为之不利。病变所及可达表里内外及上中下三焦，致使发生许多或然症。小柴胡汤即为这些症状之治疗方剂。

小柴胡汤主治病证多，其原因简诘之，有如下几点：

（1）**作用多面**：①**和解表里**：能主治半表、半里的少阳证。②**扶正祛邪**：外感病或内伤杂病皆可用。③**疏利肝胆**：能疏肝利胆。④**调理脾胃**，能和胃健脾，调整胃肠功能。⑤**调和寒热**：能清热祛寒，对于寒热夹杂证甚为适用。⑥**推陈出新**：《本经》说柴胡有推陈出新之功，故凡枢机不利之气郁、血瘀、食积、痰滞、湿阻，都可用本方加减治之。

（2）**燮理枢机**：《内经》说：**凡十一脏者，取决于胆**。胆为枢机。故小柴胡汤能对十一脏起决定作用。这也是小柴胡汤主治广泛的原因。少阳主枢，外系太阳而内及阳明，小柴胡汤条文中有伤寒四五日、五六日、伤寒中风、阳明病，还有三阳合病（第 99 条）等，从而可知治之得法，则三阳之邪皆能得解。

（3）**经络关系**：小柴胡汤主治少阳经病变，少阳经巡行的范围广泛。尤其在头面最长。其他循经胸胁、少腹、下肢、五官九窍（眼、耳、咽喉、前阴）等，故能治疗多种部位疾病。

（4）**部位关系**：少阳位于半表半里，外连于表，内连于里，病位广泛。一旦为病，波及的范围亦较为广泛，因此少阳病或然症比较多。

（5）**方剂结构**：小柴胡汤在六经中为和解剂，在热病能清热治疗伤寒热病，在内、妇、杂病科能理气解郁治疗各科杂病，略作加减又是很理想的理血剂。

基于以上几点，所以在临床上运用范围较为广泛，而疗效也甚可靠。

6. 关于血室

热入血室的血室，有很多人解作**子宫**，也有人把血室当作**肝**解释。认为是热入于肝，所以才好像疟疾一样往来寒热而发作有时。

【鉴别比较】

1. 柴胡汤证与泻心汤证

（1）小柴胡汤证：为胸胁苦满，有往来寒热。

（2）泻心汤证（痞证）：为心下满闷，无往来寒热。

2. 第 98 条与第 99 条都有颈项强、胁下满、手足温之比较

两者病机不同。两条对比，有加强辨证分析的意义。

（1）**第 98 条**：得病六七日，脉迟浮弱、恶风寒、手足温，医二三下之，不能食而胁下满痛，面目及身黄，颈项强，小便难者，与柴胡汤，后必下重。本渴饮水而呕者，柴胡汤不中与也，食谷者哕。本条的见症为湿热所致，属小柴胡汤禁忌证。

（2）**第 99 条**：伤寒四五日，身热恶风，颈项强，胁下满，手足温而渴者，小柴胡汤主之。本条的见症则为合病，本条则是小柴胡汤适应证。

按：第 98 条可参见条文之释义，**第 99 条**可参见小柴胡汤禁忌之说明。

【辨证要点】小柴胡汤是应用范围很广的处方，除**四大主症**往来寒热、胸胁苦满、嘿嘿不欲饮食、心烦喜呕外，**其次是**口苦、咽干、目眩、脉弦等。至于**或然症**：或胸中烦而不呕，或渴，或腹中痛，或胁下痞硬，或心下悸、小便不利，或不渴、身有微热，或咳等，或然症有时亦可成为主症，因此不可轻视。

【临床应用】

小柴胡汤是应用范围很广的处方，小柴胡汤的组成，柴胡＋黄芩能清泻少阳病的实热，半夏＋生姜能温补少阳病的虚寒。因此，小柴胡汤可以适用于少阳病几乎所有证型。

小柴胡汤适应证范围可包括：①口苦口黏口酸，咽干不欲饮，眩晕伴旋转感。②往来寒热，也可用于低热、无热或潮热。③胸胁苦满喜叹息，喜作深呼吸，心下支结胀闷，胃脘胀闷、胁痛，食欲不振等。④少阳病的特点就是缠绵不愈，或时好时坏，多见于疾病的迁延阶段。

若将小柴胡汤用于治疗急性热病以往来寒热为指征，至于杂病、慢性病，不必然会发热，则以胸胁苦满为应用指征。

本方主治范围非常广泛，应用病种甚多。可治数十种以上病证。下面加以叙述分析。

1. 外感及发热证

第 97 条说：**伤寒五六日，中风，往来寒热……小柴胡汤主之**。治发热证临床常用。急性热病、重病，应优先考虑。《本草纲目》：盖热有在皮肤、在脏腑、在骨髓，非柴胡不可，指出柴胡是治疗多种发热性疾病的重要药物。《苏沈良方》总结此方，说其治疗往来寒热、潮热、身热、伤寒瘥后更发热，指出此方有解热作用。

（1）**急性发热疾病**：病人自觉寒热往来为主，临床上，此种热型常见于感冒、感染性炎症及疟疾等病，都可使用小柴胡汤为基础治之。凡病毒细菌、霉菌感染引起之发热，临床伴见往来寒热或发热而伴口苦、咽干、脉弦者，不论其他兼症之多少，皆可用之。

（2）**热性病，长期发热或反复发热**：西医诊断明确或不明确的热性病，长期发热或反复发热者，用本方效果显著。

（3）**寒热往来、阴虚潮热不退**：凡寒热往来或寒热变化有时者，多可用小柴胡汤加减治疗。

（4）**也可用于温病**：**治疗温邪留恋三焦，**可于温胆汤中加入柴胡、黄芩（小柴胡的主要药物），效果比单用温胆汤好。若具有小柴胡汤证，但舌苔厚腻者，可用小柴胡汤之变方蒿芩温胆汤。

（5）**治疗疟疾初起，往来寒热有时有序者。**

（6）**发热愈后又起者**：如第 394 条即说：伤寒瘥以后更发热，小柴胡汤主之。

（7）**治疗体质较弱、偶感风寒**：出现咳嗽、痰稀、干呕，有微热者，服之多效。

2. 时间性病变

第 96 条说：往来寒热，休作有时……小柴胡汤主之。日本相见三郎提出：所有发作性疾病，都是小柴胡汤证（若定时发作更好）。对于反复发作，缠绵不愈的一些病，尤其是感冒，虽无柴胡证，也可用小柴胡汤加减，扶正驱邪。

（1）**定时发作疾病**

如有定时发作亦可首先考虑用之。《伤寒论》第 97 条的休作有时……小柴胡汤主之，它包涵了疾病的发生和休止两种状态，同时也揭示了其病机是阴阳失调，所以用小柴胡汤寒热并用、攻补兼施，以调和阴阳，恢复体内的动态平衡。小柴胡汤治疗发作有定时（每天到了某时间发作）的疾病，再加上疾病流注时辰的引经药物效果更好。例如下午 3~5 点申时，属膀胱经流注时辰，可加桂枝引经药。

小柴胡汤常用治下列时辰病：

①**气喘定时发作。**

②**五更泄**：小柴胡汤加四神丸或加理中汤。

③**中午泄。**

④**子时发作**的腹部或胃痛：**子时**为胆经流注之时辰，小柴胡汤内可加芍药 5~6 钱镇痛。

⑤**月经周期性的病变**：a. 月经期间头痛。b. 月经逆经（经来流鼻血，可用小柴胡汤，重用黄芩止血，加牛膝引血下行）。c. 经前综合征。d. 月经周期性精神病变：

经期精神问题，头痛、烦躁、性格改变等，小柴胡汤加减非常适用。e.月经期间的阴虚潮热（失血），小柴胡汤加丹皮、当归。

（2）其他时间病变

①不规则的发热怕冷：一日数发，无表证（不用桂二麻一）可用小柴胡汤加减。

②调整时差：越洋飞行多有时差症，我以小柴胡汤加减甚为有效。

③调整换季适应不良。每逢季节变换则适应不良，心情低落者，以本方加减甚效。

④反复发作的口腔溃疡：小柴胡汤加黄连（有小柴胡汤合半夏泻心汤之义）。

⑤小儿顽咳（牵连性）：小柴胡汤加厚朴、杏仁（也可用于治慢性咳嗽）。

⑥孕妇咳（子嗽）：小柴胡汤视情况加五味子或干姜（不用细辛）。

⑦妊娠恶阻：小柴胡汤加竹茹。

⑧夏季感冒：小柴胡汤加黄芩、板蓝根、桔梗，如果高热可加石膏。

⑨经期感冒：月经期间的感冒，也常用小柴胡汤治疗。

⑩热入血室：本方证有经水适断、其血必结的病变特点，可用小柴胡汤酌加丹皮、生地、红花、桃仁等和解少阳、疏达气机，兼以活血凉血，疗效甚好。

3. 呼吸系统疾病

第 96 条：往来寒热，胸胁苦满，或咳者，小柴胡汤主之。以小柴胡汤加减治疗呼吸系统炎症，如急性支气管炎、肺炎、胸膜炎有寒热往来、胸胁苦满之症状，疗效甚佳。又治疗外感咳嗽久不愈、上呼吸道感染咳嗽较剧、急性扁桃体炎、小儿顽咳、小儿肺炎，疗效满意。肺结核以本方合芩部丹，疗效亦佳。

4. 消化系疾病

第 96 条说：胸胁苦满，嘿嘿不欲饮食，心烦喜呕。这条之胸胁关系到肝胆系统；不欲食关系到肠胃功能。第 96 条又说**或胁下痞硬**，胁下就是两侧，就是肝和脾。痞是不通。这个硬是有痞块，有肿结，涉及到肝脾而胁下痞硬，这个小柴胡汤就是我们治肝病常用的。胸胁广义上可以说自脐以上，喉以下之脘胁部分，包括肺、胸膜、乳房、肝、胆、胃、脾、胰诸脏疾患都在此范围内，因此用柴胡剂治疗这些病，善于加减，颇为实用。

（1）肝胆系统疾患尤其常用

柴胡、黄芩疏肝利胆清热化湿，人参健脾，半夏和胃，各可调和脏气，尤其是肝胆脾胃。柴胡、半夏、人参、黄芩用中等剂量能疏肝和肠胃，所以可用本方治疗肝胆系统疾患。日本人喜用此方治肝病（急性肝炎，小柴胡汤加茵陈蒿）。还可预防恶化成肝硬化、肝癌。治疗各种肝炎，临床也常用。

①肝硬化：本方加分消汤。

②**活动性肝炎**：日本人用本方合抵当丸用治慢性肝炎甚佳。

③**脂肪肝**：小柴胡汤加桂枝茯苓丸，也可用于慢性肝炎或轻微肝硬化。

④**肝炎**：加减用治病毒性肝炎、慢性迁延型肝炎、急性无黄疸型肝炎、急性黄疸型肝炎等颇为有效。**B 型肝炎**：以小柴胡汤去姜枣，加郁金、蒲公英、丹参、白花蛇舌草有效。

⑤**胆囊炎、胆道蛔虫、胆石病**：《金匮要略》说：腹痛而呕者，小柴胡汤主之。其描述类似于胆囊炎的表现，小柴胡汤为对症之方。如症状轻微可用小柴胡汤加减，若症状较重则用大柴胡汤加减效果更好。

⑥**急性胰腺炎**：本方去人参、生姜、大枣，加赤芍、金钱草、败酱草、丹参、木香（也有用大柴胡汤者）。

（2）**肠胃功能失调之病变**

①**便秘**：第 230 条说：不大便而呕，舌上白苔者，与小柴胡汤，上焦得通，津液得下，胃气因和，身濈然汗出而解。这条可作为对于便秘者使用小柴胡汤的依据。也说明了小柴胡汤治疗大便秘结，不是直接攻下通腑，而是通过调和半表半里，使津液得下，调整津液而达到通便的目的。在《金匮要略·妇人产后病脉证治第二十一》中也有"新产妇人有三病：一者病痉，二者郁冒，三者大便难……大便坚，呕不能食，小柴胡汤主之"的记载。这是血虚亡津液的便秘，小柴胡汤亦能够治之。余常用小柴胡汤加当归治疗妇女血虚便秘，疗效甚佳。乳儿的便秘，常有用小柴胡汤而大便畅通者。

②**热病热结胃肠**：用攻下法痊愈者较多，而小柴胡汤用于阳明病证，能增强下法的治疗效果。即如 229 条所说：阳明病，发潮热，大便溏，小便自可，胸胁满不去者，与小柴胡汤。

③**胃肠疾患**：胃溃疡、急慢性胃炎、胆汁反流性胃炎、反流性食道炎、急性阑尾炎等，凡由肝胆郁热犯胃引起者，大都有腹胀，或胃脘疼痛，或胸胁疼痛、口苦、口干、嗳气、呕逆、嘈杂等特点，与小柴胡汤主症相合，可用小柴胡汤和解肝胃。余用小柴胡汤加味治疗胆汁反流性胃炎多例，症状消失甚速。又治疗多例胃、十二指肠溃疡，疗效亦佳。

5. 少阳胆经或肝经循行经络病

（1）**少阳头痛**：即少阳经所过之偏头痛。

（2）**头面及上呼吸道炎症、口腔炎、牙龈炎**：亦用小柴胡汤加减治之。

（3）**耳病甚佳**：第 265 条说少阳中风、两耳无所闻。耳与少阳经脉关系密切，手足少阳经络皆环耳至耳，耳病实证多属少阳经脉不利所致，故以小柴胡汤疏利少阳，治疗耳科实证甚效。小柴胡汤对于急性实热证之耳病，都有很好疗效。

①急性非化脓中耳炎、急性化脓性中耳炎、急性外耳道炎等多伴口苦、咽干、目眩等少阳主症，小柴胡汤加减颇效（耳部感染，可加桔梗、石膏）。

②**耳前后及颈部肿胀疼痛**，属急性化脓性病，加消瘰丸（香附、玄参、浙贝），再加入夏枯草、蒲公英、连翘、赤芍等，疗效理想。

③耳内堵塞感、耳内疼痛、耳鸣、听力下降、听力障碍及耳部湿疹、耳部流脓、鼓膜出血、鼓室积脓等，用本方疗效亦佳。

（4）其他五官病

①**眼科疾病**：用小柴胡汤和解清热，可治疗因少阳风火上扰所引起的眼科疾病，如急性结膜炎、急性角膜炎、急性视神经炎等，疗效满意。本方加减治疗青光眼亦有效。

②**疖腮**：小柴胡汤加石膏治疖腮。

③**急性淋巴腺炎、腮腺炎、颌下腺炎**。

④**扁桃体炎**。

⑤**鼻病**：慢性鼻炎、过敏性鼻炎、鼻窦炎。另治**鼻蓄脓**，以小柴胡汤合葛根汤加桔梗，极有效验。

（5）胸胁病变

①**胸膜炎**：胸膜炎属感染性疾患。

②**乳腺疾患**：**急性乳腺炎（乳痈）**可以小柴胡汤加蒲公英、金银花、连翘、栝楼根。其他乳腺小叶增生、男乳增生病，亦可以本方疏肝理气，加清热化痰治疗。

③**带状疱疹**：小柴胡汤加全蝎、元胡止痛，加金银花、蒲公英清热解毒。

（6）泌尿系病变：一则肝经绕阴部一周，一则第 96 条说：或心下悸、小便不利，把小便不利作为小柴胡汤之或然症，小便不利与泌尿系病关系密切。

①**癃闭**：如果病机属邪入少阳，阻碍气机，三焦壅滞，水道不利，则用小柴胡汤治之。所谓上焦得通、津液得下。用本方治疗产前一天至产后小便不通有效。

②**泌尿系炎症**：小柴胡汤加减治疗急性肾盂肾炎、泌尿系统感染（膀胱炎、尿道炎）的报道经常可见。有报道用小柴胡汤合导赤散加减治疗急性肾盂肾炎获良效者。以本方合五苓散治疗肾病综合征疗效显著。加枳壳、牛膝治肾绞痛。

③**水肿**：水肿多有小便不利，第 230 条说：与小柴胡汤，上焦得通，津液得下。小柴胡汤有通利津液利水之功，治水肿之用已寓于其中，而且"三焦者，决渎之官，水道出焉"。此外三焦与肾脏腑别通，余常以小柴胡汤合五苓散（即柴苓汤）加减治水肿甚效，若有前述小柴胡汤症之一，再有水肿，则用之更效。

（7）阴部病变：肝经绕阴部一周，阴部病变亦有以小柴胡汤治疗者。

①**疝气**：小柴胡汤加川楝子、荔枝核、元胡。

②小柴胡汤治疗前列腺炎的报道亦时而可见。

③**逆向射经**：小柴胡汤加味（有人加麻黄或全蝎或蜈蚣等）。

④**不射经症**：小柴胡汤加麻黄6~9g（有多例如此使用，可能是开上窍利下窍，疏肝胆）。

（8）**侧面胆经走向之坐骨神经痛**：小柴胡汤加减有效。如太阳、少阳两经皆病则用柴胡桂枝汤。

6. 心脏及神志病

胆与心通，胆经经脉虽不与心发生直接联系，但其经别上贯心，所以常以小柴胡汤治疗。

（1）**冠心病**：心绞痛的疼痛部位多在前胸、两胁、心下、左臂、左手小指次指等，而这些部位都是少阳经循行之路。用小柴胡汤加当归、川芎、附子等和解少阳气机、疏通肝胆枢纽，治疗气滞血瘀的多种心脏病证效果良好，可使胸部气血通达，枢机运转，心绞痛症状自能很快缓解。

（2）**神志病**：胸胁苦满，嘿嘿不欲饮食，心烦喜呕之嘿嘿及心烦，甚至胸胁苦满，皆是精神症状。本方善调神志病。日本学者细野史郎通过实验指出：柴胡具有相当强的催眠作用。本方对于精神神经系统的顽固性失眠、神经官能症、精神分裂症及癫痫等，都有疗效。余曾用小柴胡汤合甘麦大枣汤治疗更年期综合征及小儿多动证有效。余以本方疏肝解郁治疗郁证疗效甚佳，加减治疗肝火旺易怒者有效。

7. 其他疾病

（1）**前庭神经炎**：外感眩晕，小柴胡汤加味甚佳。辨证之重点在于目眩及喜呕。

（2）**梅尼埃病**：属耳源性眩晕，可用小柴胡汤治疗。

（3）**妇科**：除前述与时间有关的发作性月经周期病外，对于女性结扎术后呕吐、产褥期精神障碍、产后剧烈头痛、热入血室，皆以本方而获效。

（4）**痹证**：有些痹证治疗效果不彰，此多属少阳枢机不利，表里阳气不能转输通达，阳气不能鼓邪气外出，可先用小柴胡汤利枢机，待略见好转、似有微热感时再服用治疗痹证的方子，效果较好。

（5）**免疫性疾病**：日本相见氏认为小柴胡汤赋予体内防御机制能活力，能促使正气旺盛。伊藤清夫认为本方能改善体质。也有研究认为本方有抗病毒及增强免疫功能作用，即是扶正祛邪作用，因此对于一些免疫失调的疾病也有效，如类风湿关节炎、系统性红斑狼疮、变态反应性疾病（过敏性疾病）等。对于腺体病变，作用更好。基于此理，也常以小柴胡汤加味治疗腺体肿瘤，收效良好。对于肝癌、肺癌都有延长寿命的报道。

（6）**疑似妊娠试胎**：小柴胡汤合香苏散。若妊娠，服药后身心舒服倍于服药前。否则，头重腰酸腹胀痛，月经不久即来。

余曾以小柴胡汤治疗过头晕（前庭神经炎）、头痛（属少阳经）、呕吐、口苦、复视、扁桃体炎、中耳炎、耳鸣、听力障碍、鼻蓄脓、食欲不振、低热、往来寒热、胁痛、肋痛（肋软骨炎）、髋骨疼痛、腰腿痛（属少阳经部位者）、半身麻木疼痛、真心痛、心悸、怔忡、胸膜炎、急性胆囊炎、胆汁反流性胃炎、便秘、月经不调、月经闭止、乳腺病、腺体肿瘤、盗汗、浮肿等。

小结：

小柴胡汤应用广泛。从病机看，少阳病属半表半里证，处于表里之间的相持局势，又流布于三焦上下，这种流动必须生发流畅。少阳为枢，三焦为水火气机通道，不得郁结，郁则胆易化火，而有口苦咽干目眩、胸中烦满，或头痛发热脉弦。郁结胁下，所以胸中烦满，木火犯胃就不欲饮食，却常作呕。邪气内迫便恶寒，阳向外就发热，因而有往来寒热。三焦气机不利则易停饮、生痰、积水。

这些寒热往来、胸胁苦满、心烦喜呕、默默不欲饮食等主症，总体可以归为以下几点来辨用：

（1）**时间性疾病**：寒热往来，休作有时，指有时间性、节律性或时发时止之疾病，包括过敏性疾病等。

（2）**空间性疾病**

①胸胁苦满：胸胁提示了脐以上喉以下之胸脘胁肋部分，包括肺、胸膜、乳房、肝、胆、胃、脾、胰、胁肋的空间，这些部位的疾患（苦满）柴胡剂应用最为广泛。

②少阳经所过之病变：耳、甲状腺、颜面头颈部两侧，少腹部、腹股沟、阴部等。

（3）**神志性疾病**：心烦喜呕，默默不欲饮食之烦、默默皆为精神神志表现。

（4）**祛邪扶正**：一些长期不愈迁延缠绵的疾病也可加减应用本方，小儿体质虚弱时常用，虚人感冒可用。

总之，小柴胡汤对于五行五脏病，如呼吸系统病（金）、消化系病变（木土）、泌尿系疾病（水）、心脏及神志病（火）、五官病、妇科、儿科、免疫性疾病等，皆有治疗作用，是一个治疗范围广泛、作用强大的有效经方，值得继续深入挖掘及发挥其临床效用。

二、大柴胡汤

【原文】太阳病，过经十余日，反二三下之，后四五日，柴胡证仍在者，先与小柴胡汤。呕不止，心下急，郁郁微烦者，为未解也，与大柴胡汤下之则愈。（103）

【要旨】本条论述少阳兼阳明里实的证治。

【释义】太阳病，过经十余日，即太阳之邪由于经过一段时间的推移或治疗之误，已经离开了太阳，传入少阳（从柴胡证仍在便可推知）。少阳病治当和解，但医生反二三下之，三番两次地用了泻下之法，所幸病人体质尚好，证未因误治而变化，柴胡证依然存在，故仍应先与小柴胡汤治疗。服药后，病情未解，反而出现呕不止、心下急、郁郁微烦的加剧现象。由原来的喜呕、胸胁苦满、心烦等症一变而为呕不止、心下急、郁郁微烦等症。

以上三症，可以说是小柴胡汤证胸胁苦满，嘿嘿不欲饮食，心烦喜呕（第98条）的进一步发展。这个**呕不止**甚于喜呕。**心下急**甚于胸胁苦满，**郁郁微烦**甚于心烦。呕不止，乃因少阳之邪波及阳明，实热壅胃，腑气阻滞，以致胃气频频上逆所致。心下急，即上腹部胀满拘急疼痛，系因阳明胃热结聚之故。郁郁与默默的病机相同，皆为少阳气机郁遏之象，但证情以郁郁为重。微烦并非轻微之烦，而是气郁热遏于内，使内心郁闷而烦，但烦扰之象外显反微。可见其病机是邪热内涉阳明，实热内结，形成少阳与阳明兼病之证。单纯用小柴胡汤不能尽解。治疗当一方面和解少阳，一方面泻下里实，唯宜用大柴胡汤双解少阳、阳明两经之邪，导热以下之则愈。

【原文】伤寒十余日，热结在里，复往来寒热者，与大柴胡汤。但结胸无大热者，此为水结在胸胁也，但头微汗出者，大陷胸汤主之。（136）

【要旨】本条论述大柴胡汤证与大陷胸汤证的鉴别。

【释义】表证迁延多日，最易化热入里结实，伤寒十余日不愈，表邪已化热入里，必有大便不通等症，故说热结在里，里指阳明胃腑，热已进入于里，而变为阳明病，照理说应无往来寒热之状（往来寒热是少阳病的熟型）。但是反有往来寒热之状，所以说复往来寒热，说明少阳之邪存在。如此热结于里而有往来寒热者，属少阳兼阳明里实之证。治当用大柴胡汤枢解少阳兼清里热。阳明、少阳二经两解之。

但结胸无大热者，但结胸是说明只见到心下硬满疼痛，结胸证热象不显，这是由于水热互结，热郁于内不能外达，故出现外无大热。大柴胡汤证是热与气结于胃肠，虽可有胸胁苦满、心下痞满而痛，但按之不硬；而结胸证则是热与水结于胸胁，必见心下硬满而痛。既有心下疼痛，又见按之石硬。水结在胸胁结于高位，可见但头微汗出，因其热在水中而被郁遏，不能向外透越，故仅见头微汗出，而周身无汗。与阳明热结在里的身热、汗自出不同。一为水热结于上，一为燥热实于下。两相比较，不难辨识。当用大陷胸汤泄热逐水破结。

【原文】伤寒发热，汗出不解，心中痞硬，呕吐而下利者，大柴胡汤主之。（165）

【要旨】本条论述少阳兼阳明里实热结旁流的证治。

【释义】伤寒发热，应治以发汗，汗后其热当解。今发热，汗出不解，见心中痞硬，呕吐而下利等症，系邪已离太阳而内陷传经入里之象。阳明热结，里之实热蒸于外则发热，逼津外泄则汗出。

若邪热内聚胃脘为痞，则见心中痞硬。心中痞硬，指心胸痞闷滞塞之感，乃因少阳枢机不利，气机阻滞，胸胁不利所致。呕吐而下利者，肝胆气火迫逆犯胃，胃气不和而上逆，则呕吐频作；下利为热结旁流、燥实内结所致。其下利黏秽而不爽，本条病机为邪热并入少阳、阳明二经。少阳枢机不利，阳明燥实内结，治疗当以大柴胡汤和解少阳，通下里实。

【原文】按之心下满痛者，此为实也，当下之，宜大柴胡汤。（《金匮要略·腹满寒疝宿食病脉证治第十》）

【要旨】本条论述胃实当用大柴胡汤泻下。

【释义】按之心下满痛，心下者，胃脘是也，按压病人心下胃脘部位，诉及有满痛反应，而且拒按，并满于胸腹旁及两胁，此属肝胆郁热，胆气阻滞累及胃热结实，故说：此为实也。实则可下。心下满痛，结处较高，与腹中满痛不同。故不宜大承气汤而宜用大柴胡汤泻下胃实、疏畅胆气。

【病机】少阳病不解，邪热入里，内涉阳明，实热内结，形成少阳与阳明并病之证。邪犯少阳，则见往来寒热、郁郁微烦、呕不止。实热壅胃，腑气阻滞，故见呕不止和心下急按之心下满痛。少阳枢机不利，阳明邪热内结则心中痞硬（应是心下痞硬）。少阳胆火，内乘阳明胃肠，则呕吐而下利。

【组方及用法】

柴胡半斤　黄芩三两　芍药三两　半夏半升（洗）　生姜五两（切）　枳实四枚（炙）　大枣十二枚（擘）

上七味，以水一斗二升，煮取六升，去滓，再煎，温服一升，日三服。一方，加大黄二两。若不加，恐不为大柴胡汤。

参考用量：柴胡 15g，黄芩 9g，芍药 9g，半夏 9g，生姜 15g，枳实 9g，大枣 4枚，大黄 6g。水煎 2 次温服。

【方义】此为外解少阳，内下阳明热结，表里双解之轻泻剂。由小柴胡汤去人参、甘草，加大黄、枳实、芍药而成。用小柴胡汤以和解少阳，**柴胡量重至半斤，**向上可升阳，向外则透表退热，向里则行郁散结，向下则推陈致新。柴、芩和解少阳，因已见里实之证，故去参、草之甘补，防止补中留邪。大黄配枳实，犹如半个承气汤，以泻阳明之实热；芍药配大黄，酸苦涌泄，能于土中伐木，平肝胆之气逆。柴胡与大黄、枳实、芍药共用则其向里、向下之力相得益彰，能泄热结，治心下急、郁郁微烦、腹中实痛、便秘或下利等症。用大枣顾护脾胃，生姜、半夏和胃止呕，尤其是**重用生姜达五两**，较小柴胡汤中生姜用量为大（小柴胡汤生姜仅用了三两治心烦喜呕）。一则生姜辛散，能散结去饮和胃止呕治频繁的呕吐，即治呕不止，二则因生姜能上行和胃，以其辛散之性牵制大黄峻下之力，有载药上行以和胃气的作用。

【解析】

1. 本方有无大黄？

宋版《伤寒论》，本方无大黄，但方后云：一方加大黄二两，若不加，恐不为大柴胡汤。考《金匮要略》《肘后方》《千金方》《外台秘要》诸书，所载本方均有大黄，因之**本方以有大黄为是**。考原文第 103 条有"下之，则愈"一语，则知方中自然当有大黄为是。否则，《伤寒论》第 103 条说与大柴胡汤下之则愈，何以自圆其说。历代医家对此争论颇多，临床应用时不必拘泥。陈修园对此有其折中之见，他说临证时根据需要而决定取舍。不过从临床实际看，大柴胡汤若无大黄，则一无以去瘀；二无以通下泄热；方中大黄，实一物多用。

2. 少阳病禁下，本条又为何少阳可下？

少阳病本属半表半里证，有汗吐下三禁，而本条为何可下？禁下本是针对单纯的少阳证而言，是为常法；可下是因阳明少阳并病，即和解少阳枢机，兼下阳明里实，是为变法，又如太少并病用柴胡桂枝汤，和解与发汗并行，也属少阳治法之变法。而且本方用大黄、枳实，未用芒硝、厚朴，攻泻之力不大，又有大枣护脾胃，姜、夏止呕；柴、芩和少阳，不能纯然谓之攻下剂。

3. 柴胡汤应用先后之意义

第 103 条不先与大柴胡汤而先与小柴胡汤，然后再与大柴胡汤的治法，与第 100 条的先与小建中汤后再与小柴胡汤（伤寒阳脉涩，阴脉弦，法当腹中急痛者，先与小建中汤，不瘥者，与小柴胡汤主之）的顺序类似，此为伤寒论治疗的一种法则。

小建中汤与小柴胡汤两相比较，则小建中汤为补剂，用于比小柴胡汤证为虚的病证。至于小柴胡汤与大柴胡汤比较，则小柴胡汤用于比大柴胡汤为虚的病证。若将三者一起比较，则小建中汤证最虚；小柴胡汤证其次；大柴胡汤证最实。依据伤寒论的治疗法则，应先补虚，所以在第 100 条先用小建中汤，第 103 条则先用小柴胡汤。

4. 呕吐而下利的下字，是否是不字?

有个别注家，如《医宗金鉴》认为呕吐而下利的下字，是不字之误，应当修改。理由是下利不能用大柴胡汤。这种认识显然是没看到全局。《伤寒论》用通下法治疗热利，并不止大柴胡汤一法，如大小承气汤治疗热结旁流等证即是。本证下利亦为热结旁流、燥实内结所致，下利黏秽而不爽。用大柴胡汤疏利肝胆郁热，去胃肠凝滞之邪气，则下利等症自止。

大柴胡汤证以呕吐为主，说明其病变部位较小柴胡汤证更偏于里，但也表明未尽入于里，病邪仍未离少阳，因此不用承气剂而仍用柴胡剂；同时，还可以看出，大柴胡汤证不仅有大便秘结，也有热利而不爽。

【鉴别比较】

1. 大柴胡汤与小柴胡汤证

都属半表半里。

（1）**大柴胡汤证：病位不在胁下**，而在心下，曰心下急，曰心下痞硬。说明其病变部位较之小柴胡汤更偏于里。因兼里气壅实，故郁郁微烦，不独呕，而且呕不止。大便秘结或下利、胸胁苦满的症状明显，比小柴胡汤之苦满心烦喜呕有进一步发展。无参、草补益之品，故其证一般实而不虚。

（2）**小柴胡汤证：病位在于胁下**，往来寒热，胸胁苦满，但胸胁苦满的症状较轻。曰心烦喜呕，曰胸中烦而不呕。比大柴胡汤呕不止为轻。小柴胡汤有参、草补益，故其证病人体质相对较弱。

2. 大柴胡汤证与大陷胸汤证（在《伤寒论》第 136 条，二证并提，以资鉴别）

两者病位相同，皆心下硬满而痛，在部位上有相似之处，但病证殊异。辨证时可从其热型、疼痛性质、腹证等方面，进行鉴别比较。

（1）**大柴胡汤证：热结在里**。往来寒热，心下痞硬不痛。治以和解攻里。

（2）**大陷胸汤证：水结在胸胁**。不往来寒热，体表无热（则非热结），胸满硬痛，手不可近，身体的其他部分无汗，因水毒上蒸，而只头有少许的出汗。治以开结逐水。

3. 大柴胡汤与大承气汤

表 6-1　大柴胡汤与大承气汤比较

	大柴胡汤	大承气汤
病因病机	邪阻心下，**气机郁结在先**，气郁而致阳明腑气不畅，成为热实之证	以**热盛伤津为先**，津伤致燥而成里热实之候
病位（腹证上的差别是两方辨证的重要依据）	邪结部位重点在心下（**上腹部**）。要比大、小承气汤证病位高	邪结部位重点在于**腹**，以脐为中心的腹部膨满充实，紧张而坚，按之切痛等。病位较低
下法	清下	峻下
证候表现	心下急、按之心下满痛，且常伴有呕不止，郁郁为烦	潮热、谵语、腹满痛、不能食，不大便或大便难。重则谵语，循衣摸床，惕而不安。脉沉实，舌苍老或红绛有芒刺

【辨证要点】发热、呕吐（呕不止）、疼痛（心下急）、便秘四者。即：①往来寒热或持续性发热。②胸胁苦满及上腹部的拘急疼痛，局部肌紧张。③严重而频繁的呕吐。④热结便秘。

【临床应用】

大柴胡汤之主治为柴胡剂中最为实证者。用于少阳病而有阳明病倾向者，胸**胁**苦满的程度甚强，且有便秘的倾向，为适用目标。对于往来寒热，即不规律的发热，虚证用小柴胡汤，实证用大柴胡汤。治疗肋胁疼痛，如疼痛虚证用小柴胡汤，实证用大柴胡汤。

大柴胡汤之**病机**为：胆胃热实，气机受阻，疏泄不利。大柴胡汤既可疏利肝胆之气滞，又可荡涤肠胃之实热，既治气分，又调血分。凡肝胆胃肠不和、气血凝结不利的病证，本方皆效。

大柴胡汤之**病位**主要在心下。本方 3 条条文中心下急、心下痞硬、按之心下满痛，说明凡属于腹满拒按，均可用本方加减运用。虽未言胁肋，但本方为少阳阳明证方，当然有少阳证，包括胁肋。综合而论，凡腹满拒按，并满于腹胸旁及两肋，皆可用此方加减，可以说脾（胰）胃肝胆皆为本方所及，因此临床常用此方治疗肝、胆、胰感染性疾病。

大柴胡汤之**症状**：除心下腹满拒按，并满于胸腹旁及两胁外，口苦、咽干、肝胆有热而气上冲的呕吐不止、吐血，亦皆可用此方。重点可归为**发热、疼痛、呕吐、便秘四者**，其中又以秘为重。服汤后，腑气通，大小便利，往往发热、呕吐可很快缓解。大柴胡汤用大黄并非重剂，也不后下，并不是攻下，不必畏惧用药。

大柴胡汤是整体治疗与局部治疗结合的典型汤方，方中小柴胡汤以和为用调节整体，加大黄、枳实等寓有承气汤义，以通为用，重点集中，属局部治疗。方中柴胡、大黄以大剂量为佳，服药后无不良反应，仅大便次数增多。

本方证在临床比较多见，因此本方临床应用也较广泛。

1. 主治便秘为主的一些病证

（1）**胃肠蠕动不良之便秘**：本方因有大黄、枳实，若加厚朴就是小承气汤与小柴胡汤的合方。

（2）**高热、肺炎的胁骨胀痛、恶心、便秘**：用大柴胡汤加生石膏能治高热、肺炎。如有颈项强硬、脑膜炎，可合入葛根汤。

（3）**气喘加便秘，可用此方**：有瘀者，可合入桂枝茯苓丸。本方与半夏厚朴汤合方，亦常用于治疗哮喘。也有用本方与葛根汤合方治哮喘者。

2. 常用于急腹症

大柴胡汤以心下急、心下痞硬、按之心下满痛为腹证特征。病位不离心下。心下指剑突下两肋弓夹角内区域。肝、胆、胰三脏皆是部分分布于此一区域，临床运用以肝、胆、胰病最为突出。

大柴胡汤为治少阳、阳明合病之方剂，善治肝胆胃肠不和、气血凝滞不利的病症。本方以往来寒热、便秘腹痛、苔黄脉弦为辨证要点。临床经验证明，凡属气火交郁的实性腹痛，都可用本方治疗，尤其是疼痛偏于腹部两侧的，效果更佳，这是因为少阳经气行于胸腹两侧的缘故。

目前，在临床上，大柴胡汤常用于急腹症，尤其是部位偏上的急腹症，如急性胆道疾患（如急性胆囊炎、急性化脓性胆管炎、胆系结石合并肝炎、胆道蛔虫）、急性胰腺炎、热利下重等，见少阳阳明合病之证者，疗效较好。

3. 本方为治疗胆囊炎、胰腺炎的常用效方

大柴胡汤立方之意，在于双解少阳阳明两经之邪，其主治辨证要点与胆囊炎急性发作的症情甚为相合。急性胆囊炎病人的临床表现有恶寒发热、右胁或心下疼痛拒按、恶心呕吐、厌油纳呆、便秘尿赤、脉弦数、苔黄腻等，依六经辨证为邪在少阳，而兼里证，属少阳阳明同病，据八纲辨证为热证实证，按脏腑辨证为湿热郁结，如有黄疸加用茵陈、栀子等。胰腺炎用大柴胡汤加味效果良好，临床以胰头部位炎症病人最多。用大柴胡汤加减治疗胆石症甚效，本方有疏导胆汁郁滞、消除胆道感染、软坚磨化胆石的作用，适于较小的结石，无严重梗阻、感染和并发症者。

4. 治疗其他肝胆疾病

如急性肝炎见少阳阳明合病之证者，可用大柴胡汤加茵陈、栀子。也有用本方加减治疗毛细胆管型肝炎。

5. 主治其他消化道疾病

（1）急性胃炎，胃、十二指肠穿孔，胃溃疡等疾病都可表现为肋弓下上腹部的胀满、疼痛、拒按，与经文相符。

（2）据治呕不止治胆汁反流性胃炎、胃管发炎、食道炎及胃切除后的倾倒综合征。本方对胃部发炎伴有呕吐现象，疗效良好。治呕不止本方生姜用了半斤。而治心烦喜呕的小柴胡汤生姜则仅用了三两。

（3）治疗**胃结石**：可用本方加焦三仙、鸡内金。

6. 治疗其他杂病。

7. 可治疗带状疱疹。

8. 用于口疮、颌面的急性炎症（此为肝胆有热、胃火，在脸面侧面少阳及阳明之间）。

9. 用于咽喉肿痛、上火者。

10. 治疗急性化脓性扁桃腺炎。

11. 治高血脂

偏于便秘者用大柴胡汤，偏于瘀血者加桂枝茯苓丸。日本斋藤隆观察到胆固醇结石病人多有大柴胡汤证，以本方能有效地降低血清中性脂肪，并明显地降低胆石形成率。

大柴胡汤是我常用的处方之一，余用此方治疗胆囊炎、胆结石、肠梗阻、气喘（大柴胡汤半夏厚朴汤合方）、急性胰腺炎、形体壮实者的习惯性便秘、呕吐、胆汁反流性胃炎、肥胖症及其他疾病，应用范围很广。

三、柴胡桂枝汤

【原文】伤寒六七日，发热，微恶寒，肢节烦疼，微呕，心下支结，外证未去者，柴胡桂枝汤主之。（146）

【要旨】本条论述太阳少阳并病证治。

【释义】发热微恶寒，肢节烦疼，并且疼得很厉害，这属于太阳表证不解。微呕、心下支结等症，则属于少阳的半表半里证。太阳表邪未解，又病少阳，太少先后发病，此属于太少并病的范围。

心下支结可有两解，其一支者，**支撑**，撑也，指心下支撑痞满，其二支者，**分支**，边也，指痞结在心下两边的部位，即胁肋少阳部位。二说皆能通，亦符合临床实际。微呕，微则少阳证轻。虽为少阳之气不和所致，但病势较为轻浅。治以和解少阳、兼以解表，方用柴胡桂枝汤双解两经之邪。

【原文】柴胡桂枝汤，方治心腹卒中痛者。(《金匮要略·腹满寒疝宿食病脉证治第十》)

【要旨】本条论述表邪夹内热腹痛的证治。

【释义】本证因外感风寒，内传少阳，气血不得通畅，肝胆疏泄失利，故心腹疼痛。以小柴胡汤和解少阳，用桂枝汤调和营卫，解散风寒，两方合用以奏缓急止痛、和里解表之功。

【病机】本证为太阳之邪未解而传入少阳，为太阳、少阳合病。邪在太阳则发热恶寒、四肢关节烦痛；邪入少阳则呕恶、心下支结。

【组方及用法】

桂枝一两半（去皮） 黄芩一两半 人参一两半 甘草一两（炙） 半夏二合半（洗） 芍药一两半 大枣六枚（擘） 生姜一两半（切） 柴胡四两

上九味，以水七升，煮取三升，去滓，温服一升。本云：人参汤，作如桂枝法，加半夏、柴胡、黄芩；复如柴胡法，今用人参，作半剂。

参考用量：柴胡12g，黄芩6g，半夏7g，生姜6g，人参6g，甘草3g，大枣3枚，桂枝6g，芍药6g。水煎2次温服。

【方义】太阳、少阳合病，然表证虽不去已轻，里证虽已见而未甚。太、少证俱微，故各取桂枝汤小柴胡汤原量之半合剂。以桂枝汤调和营卫、解肌发表，散太阳未尽之邪；以小柴胡汤和解少阳、通达表里。此外证虽在、而病机已见于里，故以解少阳为主，方名以柴胡冠于桂枝之前。为双解两阳之轻剂。

【鉴别比较】

柴胡桂枝汤证与小柴胡汤证（第99条）

都是**太阳少阳并病**。

1. **柴胡桂枝汤证**

有太阳证：发热，微恶寒，支节烦疼；有少阳证：微呕，心下支结。属太阳少阳并病轻证，**而偏于太阳**。

2. **小柴胡汤证**（第99条）

有太阳证：身热恶风，颈项强；有少阳证：胁下满、手足温而渴。亦属太阳少阳并病，**而偏于少阳**。

【辨证要点】本汤证属半表半里之证。基本症状为发热、恶寒、肢节痛、烦等桂枝汤证，还有呕（纳呆，口苦）、心下支结等小柴胡汤证。

【临床应用】

本方是由桂枝汤及小柴胡汤两大名方复方而成，桂枝汤能调和营卫，小柴胡汤是和解剂的祖方，可和解表里疏利肝胆。两方合二为一，有调和营卫气血、调和脾胃阴阳、和解表里、疏利肝胆的功效，无论外感内伤均可使用。临床凡病位在上下表里，或寒热虚实互见者，以此方加减，多能获得佳效。本方药性平和，故可久服。

本方常用治下列病变：

1. 外感证

（1）**外感高热**：发热或高热伴恶寒，有汗或无汗，以柴胡桂枝汤加生石膏解表退热。往往一剂知，二剂已。余以此方治疗数人外感发热恶寒，加石膏一剂而愈者多人。虽《伤寒论》原文说"伤寒六七日，发热、微恶寒……外证未去者"，然而初发即用之尤效，不必拘泥于六七日。但依经验，外感病的迁延不愈，症见低热汗出、头痛食欲不振者服之亦效。

（2）**虚人外感**：劳倦虚弱之人及新产之后感受风寒，感冒常见肢体关节疼痛，若为文职人员（坐办公桌者），以此方治疗甚效。盖原文有"发热，微恶寒，肢节烦疼"之叙述。

（3）感冒失治或误治，迁延不退，或高热，或低热。

（4）治疗感冒数日以上，无论治疗或未经治疗，未愈而又出现柴胡证者。

（5）无名低热：不明原因之低热，以柴胡桂枝汤加秦艽、地骨皮、青蒿有效。

2. 感冒诱发宿疾加重

张志民医师谓：慢性宿疾病人，感冒时其宿疾常加重，症状表现常见本方证，用本方，不但感邪可解，宿疾症状亦可随之减轻或消失，治效令人惊异。

四肢关节腰膝酸痛、胃痛、肝硬化腹水因外感而诱发加重皆可用本方。肾炎水肿当病人因感邪诱发加剧时，如其症状属本方证，用后不但感邪可解除，余症亦可随之减轻。或因外感而使原有的小儿扁桃体炎、老年慢性支气管炎等疾病加重时，只要辨证符合太阳少阳合病的病机，即可应用本方。

3. 肢节烦疼

肢节烦疼可表现为局部或全身之骨节或关节酸痛不安。感冒常见肢体关节疼痛，以此方治疗甚效。风湿病病人亦多见骨节或关节酸楚酸痛不安，凡风湿宿疾因外感而诱发，见本方证时，用一般祛风湿剂，治之乏效，用本方，可迅速获效。此外，坐骨神经痛、肩周炎、颈椎病等伴有胸胁苦满、汗出恶风、纳差低热等表现时用本方甚佳。

4. 肝胆疾患

肝胆疾患症见肝区痛或右胁不适、黄疸、腹胀、食少恶心、食谷不化、乏力，均可选用柴胡桂枝汤加减治疗。如慢性肝炎、慢性胆囊炎、早期肝硬化、肝硬化腹水、慢性乙型肝炎等即可运用此方。

日本医家亦常用本方治疗肝胆疾患：矢数圭堂对胆石症引起的发热畏寒，应用柴胡桂枝汤加味常能治愈。山田一晃认为胆囊炎与胆石症的病人，若病人体质较虚，不能耐受大柴胡汤者，才改用柴胡桂枝汤合茵陈蒿汤。

具有发热恶寒、胸胁苦满、食欲不振、恶心呕吐、伴倦怠感的急性肝炎病人，也可应用柴胡桂枝汤。

5. 胃胀痛及急腹症

原文有心下支结，即是胃部如有物支撑胀痛之谓。能治疗以腹部支撑胀痛为主要表现的消化系统疾病，因外感而诱发者，效尤著，也适用于腹痛急性发作时。用柴胡桂枝汤加减能治疗胃溃疡、十二指肠溃疡及急性胆囊炎、阑尾炎、胰腺炎、肠梗阻等急腹症，无绝对手术指征者，奏效颇捷。

6. 肝气窜

刘渡舟老师说：病人自觉有一股气流在周身窜动，或上或下，或左或右，凡气窜之处，则有疼痛和发胀之感，此时病人用手拍打疼处，则伴有嗳气、打嗝，随之其症得以缓解。此病似属现代医学所谓神经官能症之类，常以老年妇女为多见。初遇此证，使用逍遥散、柴胡疏肝散等，疗效不显，若改用柴胡桂枝汤调和营卫，舒达肝气，独切病情而可获效。（刘渡舟《经方临证指南》）

7. 更年期综合征

日本汉医临证体会，应用柴胡桂枝汤治疗妇女更年期出现的自觉燥热面赤、头痛、肩酸痛、疲乏倦怠感、食欲减退等证候群者，可取得较为满意的效果。

8. 癫痫

日本医学家在临床实践中，发现癫痫病人多有胸胁苦满、腹肌痉挛腹征。因而用柴胡桂枝汤治疗，其疗效可观，一般能在数日乃至数年间控制发作，其中许多获得治愈。加钩藤、秦艽等抗痉挛药，疗效更佳。

9. 空调证候群

现代人多在空调冷气室内工作，时可见形寒微恶寒、肢节烦痛、项强等太阳证，又多食厚味油腻辛辣，故时有口干、口苦、欲呕、心下痞闷等少阳见证，用本方有效。

10. 顽固性头痛

以柴胡桂枝汤调和营卫、疏解表里三焦，加荆芥、川芎有很好的疗效。

11. 其他

柴胡桂枝汤还可用来治疗心脏神经症、舞蹈症、荨麻疹、圆形秃头、帕金森病、梅尼尔病、手掌角化症、腹痛、出汗过多、神经官能症、失眠、神经痛、溃疡性结肠炎、坐骨神经痛（常为太少两经走向之疼痛）、妇女经前期紧张症、过敏性鼻炎、老年性慢性支气管炎、类风湿关节炎、肌紧张综合征等，伴汗多恶风、胸胁苦满、纳差低热等表现者用之更佳。

小结：

本方善治外感证、感冒诱发宿疾加重病证、肢节烦疼、胃胀痛、急腹症，以及迁延性疾病，如消化系统疾病、风湿关节疾病等。日本相见三郎认为本方是治疗自主神经失调症的有效方剂。治疗更年期综合征、癫痫、空调证候群、忧郁症、睡眠障碍及其他疾病伴汗多恶风、胸胁苦满、纳差低热等表现者用之甚效。余曾治多例有慢性宿疾病人，感冒时来治疗感冒，用此方，不但感冒快速痊愈，而宿疾亦减轻甚至痊愈。

四、柴胡桂枝干姜汤

【原文】伤寒五六日，已发汗而复下之，胸胁满微结，小便不利，渴而不呕，但头汗出，往来寒热，心烦者，此为未解也，柴胡桂枝干姜汤主之。(147)

【要旨】本条论述误治中虚、邪郁少阳兼水饮内结的证治。

【释义】伤寒五六日，经过发汗攻下，是为误治。太阳之邪传入少阳，出现胸胁满微结、往来寒热、心烦，为少阳主症。微结，里面微有所结，但结得不深。少阳证一般是胸胁满、呕而不渴、小便自可。现证胸胁满微结、小便不利、渴而不呕、但头汗出，知非纯属少阳，乃系少阳枢机不利，决渎失常，形成少阳病兼有水饮（也有说此为汗下津亏者），水饮内停膀胱，气化不利，故小便不利（亦有说反复下之，津液丧失不能下，故小便不利者）。而误下致气上冲，也会导致小便不下行。三焦气机不利，气不化津，津不上承，则见口渴（亦有说津液虚少，热燥故渴者）。病变在三焦，胃气尚和，故不呕。枢机不利，阳郁不宣，反蒸于上，则见头汗出而身无汗（或说：气冲于上，气往上行而不下，所以但头汗出）。应治以和解少阳、温化水饮，方用柴胡桂枝干姜汤治之。

【原文】柴胡桂姜汤，治疟寒多微有热，或但寒不热。服一剂如神。初服微

烦，复服汗出便愈。(《金匮要略·疟病脉证并治第四》)

【要旨】本条论述柴胡桂姜汤治疟寒多热少者。

【释义】此处所言疟病，因暑热损及营阴，又感受秋凉，卫阳亦伤，营卫两伤，阴阳失调，故寒多热少，或但寒无热，治以柴胡桂姜汤。复服汗出则三焦通达，气行津布自愈。

【病机】少阳有邪兼水饮内停，即少阳胆热兼太阴脾虚。邪在少阳，故往来寒热而心烦；少阳郁而不达，三焦决渎失职，致水饮壅滞，停蓄不行。结于少阳，故胸胁满微结；水蓄于下，膀胱气化失职，故小便不利；水饮内停阻津上承故口渴；水道不调，阳郁不能宣达于外，郁热夹水饮上冲，故头汗出。

【组方及用法】

柴胡半斤　桂枝三两（去皮）　干姜二两　栝楼根四两　黄芩三两　牡蛎二两（熬）　甘草二两（炙）

上七味，以水一斗二升，煮取六升。去滓，再煎取三升，温服一升，日三服。初服微烦，复服，汗出便愈。

参考用量：柴胡15g，桂枝9g，干姜6g，栝楼根12g，黄芩9g，牡蛎6g，甘草6g。水煎2次温服。

按：原方除柴胡外，其他可按原方3:2:4:3:2:2比例处方，然一般经验牡蛎散结可重用。

【方义】本方为和解少阳、温化水饮之和剂。由小柴胡汤加减变化而来。是小柴胡汤去半夏、人参、生姜、大枣，加桂枝、干姜、栝楼根、牡蛎而成。方中柴胡、黄芩是小柴胡汤的两个最主要的药物，合用和解少阳、清肝胆热、解往来寒热，栝楼根生津止渴以除烦。桂枝、干姜合用温中散饮，甘草和中扶虚并和诸药；与干姜合用有干姜甘草汤之意，温太阴脾阳虚寒。桂枝、甘草合用，有桂枝甘草汤意，能温心阳。牡蛎软坚消痞、逐饮散结治疗胁痛及两胁胀满。全方用药寒温并用，气液双顾，寒温两治，配伍颇含深意，共奏和解少阳、温化水饮之效。

【解析】

1. 关于初服微烦，复服汗出便愈

本方方后云：初服微烦，复服汗出便愈。诸柴胡剂少言汗出愈，而本方独言汗出愈，据此可知，本方是在和剂之中，复有微汗的功用。初服微烦，历代注家皆认为服药后人体正气得药力相助，正邪相争，郁阳欲伸，气机欲畅之际，所以会有微烦。复服汗出便愈，再次服药，药力所及，少阳枢机运转，气机得以宣通，枢机利，气行水去，表里协和，则从汗出而愈。此理与服小柴胡汤后"上焦得通，津液得下，胃气因和，身濈然汗出而解"相同。

也可说初服，因姜、桂反助其热，故微烦。令复服，待气机畅通，阳气外达，汗出则病愈。此处之烦，虽说姜、桂助热是一个方面，但另一方面也是阳气外达、将欲作汗的佳兆。因此，初服微烦，切不可误为药不对症，改用他方。

2. 本方病机是水饮还是津亏?

一般认为本方病机是邪在少阳，气机微结，气化失常，各家看法基本上是一致的。但历来对本方的病机，在少阳气机微结之外是水饮还是津亏，各家意见不一。

（1）**认为有水饮内停**：认为少阳病兼水饮内结的医家甚多，现代医家亦多认为本方之病机系邪入少阳枢机不利兼有水饮。

汤本求真说：但头汗多者，**水毒上冲头部**而脱汗也……

丹波元坚云：此病涉太少阳而饮结，亦治热并有者也。此条诸注为津乏解，**然今验治饮甚效。因考曰微结，曰小便不利，曰渴，俱似水气之征**。不呕者，以水在胸胁而不犯胃之故。但头汗出，亦邪气上壅之候。盖干姜温散寒饮，牡蛎、栝楼根兼逐水饮，牡蛎泽泻散亦有此二味，其理一也……

陈亦人也说：这一条论述的是少阳病误治，水饮内停的辨证治疗……少阳证，一般是胸胁苦满，呕而不渴，小便自可，而现在是胸胁满微结，**小便不利，渴而不呕**，这就提示我们是**有水饮内结了**。（《陈亦人伤寒论讲稿》）

（2）**认为无水饮内停**：李翰卿说：此方是治太阳少阳相兼寒热并具之证。有人说本方治水饮甚效，我的看法，如果真是水饮，渴而应有呕证，方内也必然要加茯苓、半夏等药才能合理，由此可知，治水饮的说法是不够正确的。

一般认为无水饮内停，多从方药及症状两方面来看。

①**从方药看**：柴胡桂枝干姜汤中，不仅无茯苓，反而有黄芩，综观《伤寒论》和《金匮要略》，凡水饮内停之小便不利，仲景皆以茯苓治之，而在柴胡桂枝干姜汤中并未用茯苓，这说明了本证的小便不利不是水饮内停所致，不需要茯苓来利水。又，仲景治水饮内停之小便不利，是不用黄芩的，第96条小柴胡方后加减中，云心下悸，小便不利，去黄芩，加茯苓四两，仲景治水治饮、治水气、治湿诸方，均不用黄芩。

②**从症状看**：水饮内停之口渴，仲景不治渴仅治饮，待饮去而渴自止。热灼津伤之口渴，仲景则以栝楼根治之。柴胡桂枝干姜汤中用栝楼根，即是针对口渴而用。此外，渴而不呕，一句是针对渴而呕而言。《金匮要略》指出：先渴后呕，为水停心下，此属饮家。渴而不呕，突出本证无呕，标明一个关键辨证，水饮内停者必有呕吐，今渴而不呕，并非水停。

（3）**认为系津液耗损匮乏**：认为本方病机为少阳病兼津液耗损匮乏的医家也不少。

下面我们从津液耗损匮乏的观点来看看本条文的几个症状：

伤寒五六日，原本就可有体液消耗，已发汗而复下之则津液耗损尤甚，故而口渴。若为水饮，化饮渴自止，乃治本之法，此处口渴为何加栝楼根生津止渴？栝楼根所主之渴，程度较甚，为津液枯燥所致，由栝楼瞿麦丸条云其人苦渴可知。小便不利是由津液被伤，故不必加利水之药茯苓，同时也有误下致气上冲的关系，导致小便不下行。胸胁满微结乃少阳之本证也。并非另有痰饮结于胸胁，乃少阳之本证也。又水饮内停必有呕吐，今渴而不呕，与渴而呕相反，故为津亏，并非水停。

（4）**认为非系津液耗损匮乏**：不少医家质疑若为里津伤而口渴，竟用桂枝干姜，与证岂合？

（5）**认为津亏还有水饮**：认同此说的医师也有不少，认为单纯以**渴而不呕**之**呕与不呕**作为是否水饮内停未免太绝对，五苓散为治疗水饮剂，在《伤寒论》《金匮要略》共有9条，叙述呕吐者仅有3条，因此单纯以渴而呕作为有水饮内结是不妥的。观小柴胡汤后加减法，可知加栝楼根乃为口干渴饮所设，其津亏之象不言自明。故应认为津亏而有水饮内停。

在临床上我们常能见到水饮、津亏同时存在的状况。五苓散条文中小便不利在8个条文中出现2次，口渴则出现7次，超过其他任何一个症状的出现率；这足以说明口渴一症对于使用五苓散具有相当的意义。五苓散提到口渴的7条中，有5条提到本症发生于发汗后或下后，由于汗、下不得法（有伤津之虞），而致产生五苓散证。五苓散可说是有水液停留的同时，也存在着津液损伤的一面。这个足以反证柴胡桂枝干姜汤证津亏还有水饮是可同时存在的。

3. 本方是太阴脾寒水停，还是湿热内结？

（1）**少阳胆火内郁，湿热内结**：尚炽昌说：柴胡桂枝干姜汤不仅清胆热，还可化饮通阳，故对胆热夹饮尤为专长。（《经方配伍用药指南》）

少阳枢机不利，胆火内郁，常可导致三焦决渎功能失常，其为病容易生痰、生饮。痰饮停留，反过来又易阻遏三焦气机，这就形成胆热与湿互结。本证胸胁满微结与结胸近似，而结胸证亦有小便不利、口渴、头汗出，结胸证是热与水结，可知本方证亦是湿热结于胸胁，唯轻重不同。

（2）**少阳气郁，脾寒水停**：也有不少人认为此证经过汗下，伤了津液，病成里虚，里虚指太阴虚，为内虚而寒。本证系邪入少阳，胆火内郁，兼太阴（脾、肺）虚寒，水饮内聚是本证的基本病机。

刘渡舟老师认为本方证是少阳热象又见太阴寒证，他说：此方与大柴胡汤遥相呼应，彼治少阳兼阳明里实，此治少阳兼太阴脾寒……柴胡桂枝干姜汤既能清解少阳胆热，又能温补太阴脾寒。

从本方方药组成看，也可见用黄芩、栝楼根治邪火上伏，用干姜、桂枝治寒水下蓄。

（3）**小结**：临床上两个或两个以上病机同时存在的复杂证候我们常会遇到。本方证有少阳胆气郁结，兼少阳三焦枢机不运，可兼见郁热者，亦有兼见湿热者，也有兼见脾虚者等。而仲景本方立法遣药巧妙，取桂枝通阳，干姜温中，共协化饮，栝楼根清化痰热散结，牡蛎软坚化痰结。如此既清少阳之胆热，又化水饮，并散结聚，寒温并用，适得其所。各家结合各自临证经验，虽对本方适应证看法不一。只是各自运用的侧重面不同而已。

4. 本方证候是大便溏还是大便硬？

有认为本方证证候是便秘者，有认为本方证证候是便溏者，这是两个相反而绝然不同的证候，执其说者各有理由，下面就来看看其说法如何。

（1）**本方证系大便干**：胡希恕说：胸胁满微结，胸胁满为柴胡证，微结，里面微有所结，结得不厉害。但是有所结……所以微结，就是里头微有所结，只是结得不像阳明病及结胸病那样结得凶。用天花粉、牡蛎，天花粉本身有润下的作用，再加上咸寒的牡蛎一起，有通大便的作用（《胡希恕伤寒论讲座》）。从这句话来看，胡老认为本方是为津枯便秘的，栝楼根和牡蛎合用有通便的作用。

（2）**本方证有大便溏**：刘渡舟老师说：柴胡桂枝干姜汤内含甘草干姜汤及桂枝甘草汤两个基本方，所以常用来治疗少阳气郁而兼脾阳不足或心阳不足之病变。柴胡桂枝干姜汤既能清解少阳胆热，又能温补太阴脾寒，所以用来治疗少阳胆热兼有太阴脾寒证（简称胆热脾寒）常能获令人满意的疗效。胆热脾寒的临床特点是既有胸胁苦满或疼痛、口苦咽干、心烦等症，又有脘腹胀满、大便稀溏、不欲饮食等症。从这里看，刘老认为甘草干姜汤是半个理中汤，所以说其见症是大便稀溏。

（3）**本方证可有大便干也可有大便溏**：大冢敬节说：（本方）为柴胡剂中用于最虚弱时的药方，……虽有口渴亦不甚，大便与其说是秘结，毋宁说是有软便的倾向。这里虽说有软便倾向，也可能秘结。

（4）**小结**：如此说来，柴胡桂枝干姜汤证可以是大便干，也可以是大便溏。胡老认为微结就是里头微有所结，只是结得不像阳明病及结胸病那样结得凶。用栝楼根、牡蛎，栝楼根本身有润下的作用，再加上咸寒的牡蛎一起，有通大便的作用。刘老认为柴胡桂枝干姜汤内含甘草干姜汤，甘草干姜汤是半个理中汤，所以说其见症大便稀溏。都有一定道理。

据余个人临床经验，本方证以便溏为多，也有便秘者，但便秘应是虚秘。

【鉴别比较】

1. 柴胡桂枝干姜汤证与大陷胸汤证、柴胡桂枝汤证

三方证均有**结在胸胁**之症。

（1）**大陷胸汤证**：水饮内结则周身无汗，但头微汗出为水热结于胸胁，阳气不得周流，郁而上蒸的表现。结胸证头汗出不同于其他证候头汗，由于水饮内结，这种头汗，出之较微。

（2）**柴胡桂枝汤证**：证属太阳、少阳并病，少阳兼太阳病，心下支结为气聚心下，如有物支撑，与胸胁苦满类同。但证情较轻。本方证除少阳证外，复有恶寒发热、肢节疼痛等太阳病症状。

（3）**柴胡桂枝干姜汤证**：本方证属太阴、少阳并病，少阳湿热互结。水热互结轻微。症状上只出现胸胁满微结，而不似大结胸证之硬满而痛，不可近者，也不似小结胸证之按之则痛。与柴胡桂枝汤相比，柴胡桂枝干姜汤证为少阳兼水饮病，颈以上或发际易出汗，口干或口渴，胸胁苦满极轻。

2. 柴胡桂枝干姜汤与大柴胡汤

（1）**大柴胡汤**：治疗少阳病而兼阳明胃家热实。

（2）**柴胡桂枝干姜汤**：治疗少阳病而兼太阴脾家虚寒。

【辨证要点】 柴胡桂枝干姜汤主要用于少阳肝胆郁热、太阴脾家虚寒之证（简称胆热脾寒）。**胆热脾寒**的临床特点是既有胸胁苦满或疼痛、口苦咽干、心烦等症，又有脘腹胀满、大便稀溏、不欲饮食等症。

【临床应用】

在临床上某些慢性肝病的病人，常可见到**胆热脾寒**这类证候，它既有口苦、口渴、心烦、胁痛等肝胆热郁之症，又有便溏、腹胀、纳差等脾胃虚寒之象。由于本方寒热并用，肝脾同治，既清肝胆之热，又温脾胃之寒，故用于治疗这类寒热错杂的肝脾疾患，疗效卓著。

柴胡桂枝干姜汤也可用于少阳兼水饮证。本方主要为外感病少阳兼水饮证而设，借和解少阳枢机而使三焦水火通利。但是对于无外感的内伤三焦决渎失司之水饮内停证亦多用。

综合而论，后世对柴胡桂枝干姜汤的运用已在《伤寒论》的基础上大为拓展，许多都与原著所阐论的症状相去甚远，只要**抓住关键病机**：①少阳阳气内郁，枢机不运，气化不利，疏泄失常，痰饮内结；②少阳肝胆郁热，太阴脾家虚寒，就能开拓思路，在辨证和使用上灵活变化。本方值得进一步研究，以广其用。

本方适用于往来寒热或微有寒热、口苦口干、心烦、小便不利、胸胁满胀微结，或胸腹动悸等表里寒热虚实错杂之证。本方证虚象以比柴胡加龙骨牡蛎汤证之更虚一层者为适用目标。如癔病、神经质、神经衰弱等之虚证突然发生（时而）上火、肩酸痛、肝积者，尤其多用于妇女之虚证者、贫血。

1. 发热疾病

本条写明往来寒热，感冒有寒热往来、口干口渴症状者用本方多效。《金匮要略·疟病脉证并治第四》：<u>柴胡桂姜汤，治疟寒多微有热，或但寒不热，服一剂如神</u>。依其所言加减治疟甚效（寒多热少之疟疾）。对于久治不愈之无名低热，用本方加减有效。其中之桂枝和甘草可以补心阳，而干姜则是补脾阳，可以治疗感冒发热兼心脾阳虚证候者。

在临床上遇有无名低热，没有其他的表证，但出现些一柴胡证，用此方很好，如肝炎低热的用此方可解除。

龙野一雄认为：<u>在临床上，可用于与小柴胡汤证略为同样的疾病……以弛张热为目标，屡用于较小柴胡汤证更虚的疟疾、肺结核、肾盂炎、瘰疬等。</u>

2. 呼吸系统

肺炎、肺结核、胸膜炎有发热或寒热往来，伴有口干、口渴症状或伴有便溏者，用本方多效。慢性支气管炎，症见咳嗽痰多、胸胁满闷不适、脉弦者，用本方加枳壳疗效极佳。

以本方加茯苓治疗少阳虚证，有轻度胸胁苦满和脐上悸的支气管哮喘、慢性支气管炎病人甚效。本方加茯苓有茯苓甘草汤意，增强了该方对呼吸系统疾病的有效性。

3. 循环系统

本方证有**心烦**，可用于七情侵扰所致的悸动不安、心烦等。因为方中桂枝和甘草是补心阳的，能治伴有少阳证候的窦性心动过速、心律不齐。我个人以本方加茯苓、白术治心肌炎无间歇脉者有效，有间歇脉者则以炙甘草汤治之。

4. 消化系统

可治疗一些**肝胆及肠胃病变**。

（1）**肝胆病**：本方具有温脾和中、利胆化湿的作用，慢性肝炎、慢性胆囊炎，具有胆郁湿阻、脾土虚寒的病理机制，而有胁痛、腹胀、便溏、口干等兼症者，可用本方加减。胆囊炎、胆石症术后出现的胆源性腹泻也常用到本方。本方不寒不热，对于病程较长的肝病，慢性或迁延性肝炎病人，用来较为稳妥，而且也有比较好的疗效。牡蛎软坚散结，因此，早期肝硬化及肝硬化腹水，症见口苦心烦、右胁不适、便溏腹胀，用本方加减治疗常获捷效。

根据刘渡舟老师所言及临床经验，**柴胡桂枝干姜汤病机为少阳胆热兼有太阴脾寒，**本方可以说是一首调和肝脾之方，此方用于症见口苦心烦、腹胀便溏、恶冷食、尿黄者，如肝硬化，有一定的疗效。刘老师说：慢性肝胆疾患中，由于长期服用清利肝胆之药而导致脾气虚寒，或日久杂治，以致寒热错杂，舍此方则无他法，用此方则无不有立竿见影之功，真可谓是万世之绝方。(《经方临证指南》)

（2）**肠胃病：**仲景每用干姜治下利，牡蛎还有制酸的作用，又以微结为目标，本方对胃痛、慢性胃炎、十二指肠溃疡、胃酸过多症、痢疾、慢性结肠炎、过敏性结肠炎、结核性腹膜炎之腹膜肥厚而硬，属于肝胆有热、脾虚有寒，症见胸脘痞闷、两胁不舒、食少纳呆、口苦心烦、腹胀腹痛便溏者，疗效均甚佳。过敏性结肠炎，用柴胡桂枝干姜汤合痛泻要方多效。

5. 神经系统

柴胡桂枝干姜汤适用于虚证、经常感冒者，治疗经常头痛、精神不舒、易感冒而便溏者甚佳，并且柴胡桂枝干姜汤证有肩背凝重、气上冲，这些症状感冒亦常见。用本方合当归芍药散治疗精神分裂症精神衰退，证属脾虚停饮、肝气夹痰浊泛逆者有效。本方还可治神经衰弱、神经官能症、发狂、癫痫、癔病、心悸、失眠、脏躁等病，合于本方病机者，用之皆可取效。凡情志不遂，而有胸胁苦满、食欲不振，用疏肝运脾药不效，改用本方亦多能取效。用于柴胡加龙骨牡蛎汤之证而体虚脉弱者最宜。以本方合苓桂术甘汤、真武汤加减也能治疗特发性震颤综合征。

6. 泌尿系统

本方具有利尿通淋作用，可以本方加味治疗伴有寒热的急慢性肾炎、肾病综合征、泌尿系统感染、老年尿闭、尿毒症等疾病（兼弛张热、水肿、口渴、小便不利）。

7. 妇科疾病

本方可用于妇科赤白带下、产褥热、子宫附件炎、功能性子宫出血、贫血、月经不调、更年期综合征、产褥热等，病人常诉胸胁苦满，用本方多可获良效。牡蛎可散结，因此，本方可用于治疗肝郁气滞、痰湿凝结之乳腺小叶增生、乳中结核等胸乳胀痛不舒者，多可获良效。临床时可加重牡蛎的用量，并加软坚散结的药物，如夏枯草、昆布、海藻等。

8. 糖尿病

糖尿病见到口渴、头汗出而小便不利、便溏、情绪低落、精神抑郁者，可以用柴胡桂枝干姜汤加味治疗。此外，对于口渴欲饮的糖尿病等，若见有少阳主症者，用之得当，亦可收效。糖尿病病人出现渴甚，头汗出而不利，也可用本方。

9. 少阳郁热夹水饮上冲诸证

本方加味治疗津液不足、少阳郁热夹水饮上冲所致之头皮瘙痒、头疮、头部或上半身湿疹、头汗、眼结膜充血、目痛、耳痛、中耳炎、梅尼埃病、唇燥、口渴、腮腺炎、颈淋巴结核、肩臂酸痛等也有较好的疗效。还可治疗放疗后味觉缺乏症、口吃、阳痿、紫癜等疾病病机属少阳郁热津液不足兼有气上冲者。与柴胡加龙骨牡蛎汤相似的虚证又时而上火者，最为适用。

此方刘渡舟老师曾用于慢性腹泻（溃疡性结肠炎）、心悸（频发室早）、消渴（糖尿病）、心悸（频发室早）、鼓胀（肝硬化腹水）等，亦为刘老治疗肝炎疾患常用方，常用于治疗腹胀（慢性乙型肝炎）。

按： 刘老师认为抓住三个主症，**口渴、便溏、肝气不舒**，便可用此方。

五、柴胡加龙骨牡蛎汤

【原文】伤寒八九日，下之，胸满烦惊，小便不利，谵语，一身尽重，不可转侧者，柴胡加龙骨牡蛎主之。（107）

【要旨】本条论述伤寒误下，邪热内陷，病入少阳，邪气弥漫的证治。

【释义】本方为伤寒妄用下法，促成变证，太阳病不解，少阳、阳明俱受邪。

伤寒八九日，为外感病多日不解，应该已传变他经。此处言外之意就是传入到少阳半表半里。第264条说：少阳中风，两耳无所闻，目赤，胸中满而烦者，不可吐下，吐下则悸而惊。少阳病柴胡证不能用泻药，下之则正气损伤。邪气内犯少阳，枢机不利，表里三焦之气不和，出现了一系列复杂的病证。

误下邪气内犯少阳，所以胸满烦惊，烦而且惊。少阳病柴胡证，所以胸满，就是胸胁苦满。烦为木郁化火，热扰心胸。惊为胆火上炎，胆气不宁。所谓肝病多怒，胆病多惊。本证以惊为主，少阳病本有烦，此处意在突出惊，而不在突出烦，重点指出了邪陷少阳，枢机不利，胆火不宁的主要证候。可知胸满烦惊是因少阳之气不利而致。

误下胃气损伤，或说少阳三焦不利，水道不行，或说太阳膀胱气化不利，所以小便不利。

谵语是阳明胃气不和，胆火胃热上扰心神，所以就胡言乱语了。一身尽重，不可转侧为邪陷少阳，邪气弥漫三焦，气机阻滞，内外不达。或说三阳经气皆为不利，故见一身尽重，不可转侧。治法当以和解少阳、通阳泄热、重镇安神。

或说虽见三阳不利辨证要点，重点是由于少阳枢机不利，影响所及而成。治疗以柴胡剂和解少阳为主。方用柴胡加龙骨牡蛎汤主治。

【病机】伤寒妄用下法，促成变证，太阳病不解，少阳、阳明俱受邪，开合枢皆失利，表里俱病，虚实错杂。邪入少阳，邪结胸胁，故胸满；少阳相火上扰包络，故烦而惊惕；下后伤津，阳明受邪，胃热上蒸则谵语；三焦决渎失司则小便不利；阳热内郁，少阳枢机不利，气机阻滞，所以一身尽重不可转侧。

【组方及用法】

柴胡四两　龙骨　黄芩　生姜（切）　铅丹　人参　桂枝（去皮）　茯苓各一两半　半夏二合半（洗）　大黄二两　牡蛎一两半（熬）　大枣六枚（擘）

上十二味，以水八升，煮取四升，纳大黄，切如棋子，更煮一两沸，去滓，温服一升。本云：柴胡汤，今加龙骨等。

参考用量：柴胡 12g，龙骨、黄芩、生姜、铅丹、人参、桂枝、茯苓各 5g，半夏 6g，大黄 6g，牡蛎 6g，大枣 3 枚。水煎 2 次温服，先煎龙骨、牡蛎、铅丹。

【方义】本方为和解少阳、疏肝和胃、清热镇惊之剂。身重不可转侧、胸胁苦满等主症，皆为少阳证。故治当以少阳为主，用小柴胡汤加减和解少阳、扶正祛邪。本方由小柴胡汤去炙甘草，加桂枝、茯苓、龙骨、铅丹、大黄而成。因邪热弥漫全身，不欲甘草之甘缓缓碍邪，故去之。加桂枝通阳化气，加少量大黄，后煎，泻内结之热而止谵语。加龙骨、牡蛎、铅丹，重以镇怯，安定神明。加茯苓淡渗，既可宁心，亦能利水。

方中铅丹固能镇惊安神，然本品有毒，若小量而暂时用之尚可，使用时必须用棉纱布包裹扎紧入煎，以免造成蓄积性铅中毒。若需久服或大量者，则以生铁落、磁石或代赭石等代之，较为稳妥。

个人经验：铅丹能不用就不用，临床上发现不用铅丹也有效。近年用此方时，以生铁落或赭石代之。

【鉴别比较】

1. 柴胡龙牡汤证、柴胡桂枝干姜汤证与小柴胡汤证

与柴胡类诸方方证相比：虽有胸胁苦满等诸多共症，但**柴胡龙牡汤证精神神经症状最为严重。**

在少阳受邪之后影响三焦失枢、水道失调的主要汤证就是这三个汤证：小柴胡汤证、柴胡加龙牡汤证、柴胡桂枝干姜汤证。

三方证皆有小便不利一症，皆有胸胁苦满等柴胡剂主症，均属少阳受邪，胆郁致三焦失疏、水道失调所致。柴胡加龙牡汤、柴胡桂枝干姜汤，都是以小柴胡汤为基础进行辨证加减化裁而来，都是小柴胡汤的类方。

（1）**小柴胡汤证：喜呕**，为胆气犯胃所致。较少精神症状。无水饮停蓄。

（2）**柴胡加龙骨牡蛎汤证**：<u>小便不利</u>为少阳三焦不利、水道不行所致。胸满同于胸胁苦满，<u>烦惊谵语</u>显示精神症状较重。

（3）**柴胡桂枝干姜汤证：不呕**，说明病变在胸胁未影响脾胃，这**是与小柴胡汤的区分要点**，本方证系少阳胆热，又兼水饮。可以说介于小柴胡汤证与柴胡龙牡汤证之间。

2. 柴胡加龙骨牡蛎汤证与桂枝去芍药加蜀漆牡蛎龙骨救逆汤证

同有烦惊一症。

（1）**柴胡加龙骨牡蛎汤证**：系误下后，邪气弥漫，虚实互见之变证。

（2）**桂枝去芍药加蜀漆牡蛎龙骨救逆汤证**：系误火后，亡心阳，阳虚不能养神，心神浮越之证。

3. 柴胡加龙骨牡蛎汤证与桂枝附子汤证、白虎汤证

皆系身体不能转侧。

（1）**柴胡加龙骨牡蛎汤证**：一身尽重不可转侧，因阳气内郁不宣所致，止气受伤，表里俱病，用柴胡加龙骨牡蛎汤主之。此条的"<u>胸满、烦惊、不可转侧</u>"在少阳与阳明之间，以少阳为主。

（2）**桂枝附子汤证**：身体疼烦，不能自转侧，因风湿相搏，阻碍气血运行所致。病在经络肌肉，用桂枝附子汤。此条的"<u>身体疼烦，不能自转侧</u>"则为在太阳与少阴之间。

（3）**白虎汤证**：此汤证的<u>腹满、身重、难以转侧</u>在三阳合病中以阳明为主。

【辨证要点】本方证以热证、半表半里证为主。除基本少阳证候口苦、往来寒热外，最重要的是**胸满**（胸胁满闷）、**烦惊**（烦躁、惊惕不安）、**谵语**（时有错语或多言）、**身重**（行动呆滞、手足笨重）。各症不必悉具。

【临床应用】

本方在辨证中**病机为肝胆气郁和痰火内扰**（痰热扰心，肝失疏泄）。

本方**方证**：①**烦惊**：a. 烦躁 b. 惊悸不安。②**谵语**：时有错语（或癫，或痫）。③**身重**（行动呆滞、手足笨重）。心神疾病的特点是临床症状表现多样。

因此常用此方**广泛治疗精神异常或神经方面的疾患**，包括癫、狂、痫类疾病。只要病机吻合，即可用之，可收到良好效果。

小柴胡汤，有气上冲、烦惊的情况就可以用这个方子。一般精神疾病有精神失常，可用柴胡剂。柴胡剂这类的方剂与脑系有关系，这点从小柴胡汤证默默不欲饮食就可看出来，所以可用小柴胡汤加味治疗神经官能症，尤其需加龙骨、牡蛎、大黄之类的药。

余之经验，本方善治风痰之病。龙、牡非只有镇定作用，尤善治痰病，故能广泛应用于神志异常性疾病，凡属精神方面的病态，属热证实证，或偏热偏实证者，可用此方。凡少阳兼烦惊之神志病，可用此方。

1. 本方镇静及舒肝解郁作用甚好

对于亢奋型精神异常可以镇静，对于抑郁型也同样可以舒肝解郁。常用于肝胆气郁之癔病、更年期综合征、神经官能症、抑郁证、焦虑症、强迫症、恐惧症、失眠、梅尼埃病、脑震荡后遗症、脑外伤后综合征、精神分裂症、阿尔茨海默病等。加安神药，往往收效良好。在使用本方时，去铅丹而随症加钩藤、芍药。

2. 枢机不运、内分泌失调出现的精神不宁

本方除了用于精神神经系统疾病，在甲亢、更年期综合征、性神经障碍（梦遗、阳痿、遗精）等方面也有运用的机会。前者有类似于狂证的表现，后者有类似于癫证的表现，临证时可掌握运用。

3. 治疗以心悸为主症的病变

对于心脏神经官能症也一样有镇静作用。可用于强烈的神经兴奋、失惊、不眠、头晕目眩、心悸、频发性室早、动脉硬化症、高血压病。对心动过速、甲亢有良效。

4. 用于肝胆郁热、痰火壅盛的病变

为治疗癫痫有效方药。徐灵胎说：此方能下肝胆之惊痰，以之治癫痫必效。余以此方加减治疗癫痫多例，甚效。一般能在数日至数年间控制发作，其中许多病人得到治愈，脑电图癫痫波均消失。以本方为主方，加秦艽、钩藤、僵蚕、蝉蜕等抗痉挛药，效果显著。还可治疗失眠、咬牙、梦游、小儿夜啼、高血压及高血压引起的耳鸣、手足震颤症等，疗效甚佳。

5. 其他神经症状

用本方加减治帕金森综合征、小舞蹈病、抽动－秽语综合征亦为常用。还可治骨繇（骨节弛缓无力，肢体阵发性摇摆，步态不稳——足少阳主骨所生病也）。

6. 中风脑血管病变

柴胡加龙牡汤加开窍醒脑的石菖蒲，活血化瘀的三七、丹参、钩藤降血压，加龙胆草降脑压。

7. 用于某些圆形脱发

对圆型脱发、不寐证属肝胆郁热者均有良效。

余曾用此方治疗癫痫、小儿舞蹈症、肢体震颤、精神分裂症、惊悸（室上性阵发性心动过速）、郁证、脱发、更年期综合征、耳鸣、阳痿、遗精、夜间多尿等病。

六、柴胡加芒硝汤

【原文】伤寒十三日，不解，胸胁满而呕，日晡所发潮热，已而微利，此本柴胡证，下之以不得利，今反利者，知医以丸药下之，此非其治也。潮热者，实也。先宜服小柴胡汤以解外，后以柴胡加芒硝汤主之。（104）

【要旨】本条论述少阳兼里实，误用丸药泻下后的证治。

【释义】伤寒十三日不解，指伤寒多日，病程较长，应有传变。病证犹未解除而传里，邪传少阳则胸胁满而呕，邪传阳明则日晡所发潮热，并且出现微下利。根据胸胁满而呕、日晡所发潮热，可断为少阳不和兼阳明里实之证，当用大柴胡汤治疗。这个此本柴胡证就是指大柴胡汤证。若确属大柴胡汤证，本应见大便秘结，今见微利，为什么呢？

下之以不得利，此句并非下了以后不应下利。此处之利不当下利讲，这里利当"通利"，下之以不得利应理解为大便不通或大便硬而下之。微利指轻度下利，不利为什么下之会微利呢？这里提到知医以丸药下之，非其治也，系治不如法，误用丸药攻下所致。丸药多系巴豆制剂，其性辛热燥烈，以丸药泻下，肠道虽通而微利，但燥结未除，潮热仍在，类似热结旁流。少阳证亦不能解除，故曰非其治也。这并非里虚，所以又说潮热者实也，明示它是属于实证。

先宜服小柴胡汤以解外，因已经泻下，故虽兼有阳明燥热内结，亦不能再用大柴胡汤峻下，可先用小柴胡汤以解少阳，本方并无表证，这个解外不是解表，是指着少阳与阳明这个位置上来说的，少阳在外，阳明在里。应当理解为先用小柴胡汤和解少阳，若能使上焦得通，津液得下，燥结则可随之而解，下利亦可止。再用柴胡加芒硝汤兼治少阳证与阳明证。

另一说"胸胁满而呕，日晡所发潮热"之证，就是小柴胡证。据229条云：阳明病，发潮热，大便溏，小便自可，胸胁满不去者，小柴胡汤主之。可知先用小柴胡汤以解外，这里所说的解外，是指少阳病所呈现的症状。

【病机】本方证之病机为少阳病多日不解，邪热内传阳明，燥热而实滞不重。有胸胁满而呕等小柴胡汤证，又有日晡所发潮热等轻微的阳明证。

【组方及用法】

柴胡二两十六铢　黄芩一两　人参一两　甘草一两（炙）　生姜一两（切）半夏二十铢（本云：五枚，洗）　大枣四枚（擘）　芒硝二两

上八味，以水四升，煮取二升，去滓，纳芒硝，更煮微沸，分温再服。不

解，更作。

参考用量：柴胡 7.5g，黄芩 3g，人参 3g，甘草 3g（炙），生姜 3g（切），半夏 3g。

【方义】柴胡加芒硝汤为和解兼通下之剂。能外解少阳，内泻阳明热结，由于本方证之少阳证及阳明证较大柴胡汤证为轻。故以轻量小柴胡汤和解少阳（取小柴胡汤原方 1/3 用量）兼加芒硝。芒硝泄热去实，软坚润燥。因下后胃肠较弱，正气较虚，且里实不甚，故不用大黄、枳实之药荡涤破滞，而留人参、甘草以扶正。本方量小，为和解兼清里之轻剂。

【解析】

1. 本方用量为什么如此轻？

本方为和解兼清里实的轻剂。因为已用过攻下，泻下之后正气已虚而药不宜重，故减量轻用。再者，经过攻下后，里实已不甚，尚余燥结，只用芒硝通大便、解潮热就可。

本方为小柴胡汤原方剂量的 1/3 加芒硝二两而成。又不减甘草、人参等补药，故对正气较虚，里实而不甚的，比大柴胡汤更为适宜。

2. 本证分先后治疗之意义

本证先宜服小柴胡汤以解外，后以柴胡加芒硝汤主之。由于在误用下法之前的原病证是大柴胡汤证。医以丸药下之误治，但出现的病证表现与原有的症状没有明显不同，只是大便出现微利。然因先前误治，正气必然受到损伤，故应采取变通治疗法，所以仲景先与小柴胡汤先解少阳、扶正气。正气有所恢复，里气充实，邪气得以驱除，少阳病邪去其大半。下一步，再用减量小柴胡汤加芒硝和解少阳兼泻阳明。

【鉴别比较】

1. 柴胡加芒硝汤与大柴胡汤（本方与大柴胡汤均治少阳兼阳明里实证）

表 6-2　柴胡加芒硝汤证与大柴胡汤证比较

	大柴胡汤证	柴胡加芒硝汤证
症状	**少阳证**：胸胁苦满，往来寒热，郁烦呕吐 **阳明证**：心下急迫、痞满硬痛、大便秘结、呕、下迫而利、利下恶臭的里热结证	**少阳证**：胸胁苦满 **阳明证**：日晡所发潮热
病位	少阳、阳明较重	少阳、阳明较轻
用药	治壅实甚而正未虚，所以不用参、草，却加枳实、芍药、大黄。大柴胡汤加大黄、枳实，乃**合用小承气之意**也	治燥结甚而正气伤，所以仍用参、草，但加芒硝。此加芒硝，乃**合用调胃承气之意**也

2. 少阳兼证用方比较

表6-3 少阳兼证用方比较

兼证	方剂
少阳兼太阳表证	柴胡桂枝汤
少阳兼阳明里证（轻）	柴胡加芒硝汤
少阳兼阳明里证（重）	大柴胡汤
少阳兼阳明兼有精神症状	柴胡加龙骨牡蛎汤
少阳兼太阴脾虚证	柴胡桂枝干姜汤

【**辨证要点**】本方证为实中夹虚证。临床辨证要点为胸胁满而呕、日晡潮热、里有热结或腹满。

【**临床应用**】

凡病较久，正气较差，或少阳病证未罢将罢，邪初传阳明，阳明病证较轻者，简言之即少阳与阳明之中间证，不用大柴胡汤而用本方。

本方属于量小之剂，为和解兼通下之剂。本方组方意义、功效与大柴胡汤基本相似，适用于大柴胡汤证较虚而里实不甚者。少阳病兼有里实证或大便不通，腹有坚块，或苦满难解之里实轻微证，可用本方。本方攻下之力虽不及大柴胡汤，但去燥热以治潮热的作用，却优于大柴胡汤。后世医家亦广泛运用，并拓展了本方的应用范围。

本方之主证，吉益东洞说：本方为小柴胡汤证而苦满难解者。又说：小柴胡汤证而有坚块者。

本方现多用于治疗：①少阳阳明发热，迭经汗下，中气稍虚者；②胆囊炎恢复期低热者者；③病人大便秘结，其为少阳兼阳明燥实微结者。

七、四逆散

【**原文**】少阴病，四逆，其人或咳，或悸，或小便不利，或腹中痛，或泻利下重者，四逆散主之。（318）

【**要旨**】本条论述少阴阳气郁遏致厥的证治。

【**释义**】少阴病见四肢厥逆，以阳虚阴盛命门火衰、阴寒内盛者居多，但也有见于少阴阳气郁遏不达四肢而四逆者。手少阴心主血脉，心经内合心包，心包亦主脉所生病，若少阴枢机不利，则可使三焦气机受阻，阳气被郁，不能疏达于四末，成阳郁四肢逆冷之证。

本条虽然名为四逆，但四逆很少见，本条之四逆系因气结阳郁而致，故虽四肢厥逆并不见虚寒等证候，逆冷不甚。或悸、或咳者，乃气郁逆上，犯于心肺。小便不利为气郁于下，三焦水道不通利。腹痛，泄利不爽为气郁不布，肝木侮土，肝脾不和。

因病机为阳郁气滞，故外无明显的寒热虚实征象，可用四逆散疏畅阳郁、条达气血，使阳气得以舒展而布达于四肢，是为正治。厥逆亦必迎刃而解。

【病机】本方为肝气郁结，阳郁不伸，阳气郁遏于里，不能通达于四肢，故四肢不温，是谓气郁致厥。气机不畅，可引致诸多症状。**在上焦**可致肺气不宣，心气不调，而或咳、或悸。**在中焦**能导致肝脾不和，则胸胁满闷痛、腹中痛或泄利下重。**在下焦**则可影响气化不行，而小便不利。总之，本证系邪气郁闭于内，气机失于条达，其肢冷似厥，却并非寒厥，亦并非热厥，若强名之则称为气厥或郁厥。

【组方及用法】

甘草（炙） 枳实（破，水渍，炙干） 柴胡 芍药

上四味，各十分，捣筛，白饮和服方寸匕，日三服。咳者，加五味子、干姜各五分，并主下利；悸者，加桂枝五分；小便不利者，加茯苓五分；腹中痛者，加附子一枚，炮令坼；泄利下重者，先以水五升，煮薤白三升，煮取三升，去渣，以散三方寸匕，纳汤中，煮取一升半，分温再服。

参考用量：甘草 6g，枳实 6g，柴胡 6g，芍药 6g。水煎 2 次温服。

此为汤剂量，如做散剂服，各药等份为末，每服 6g，日 3 次。

【方义】本方为和解表里、舒畅气机、疏肝导滞之和剂。柴胡和解少阳、疏肝解郁、达邪外出，枳实消导积滞、行气消痞散结。二者一升一降，同用可运转枢机，升清降浊，增强疏肝理气之功；白芍平肝养营，甘草补益脾胃，调和诸药，两者齐用，一柔一缓可缓解挛急止痛。四味同用，行气解郁之功更大。

加减法：**咳者**加五味子、干姜，干姜温肺散寒，五味子敛肺止咳。**悸者**加桂枝，以温振心阳。**腹中痛**加附子，散寒止痛。**泄利下重**加薤白，宣通中上二焦之阳气，上焦通则下焦不泄泻，中焦通则不下重。

【解析】

1. 关于本方之六经归属

本方之归属经络历代有所争议：

（1）归属**少阴经**：本方出自《伤寒论》少阴经篇。少阴主水火，为调节水火、

阴阳之枢纽。若少阴枢机不利，阳气被郁不能达于四末，则可见四肢逆冷。又水木同源，肾为水脏，肝为木脏，肝肾同源，柴胡用在少阴病，有可能是着眼于此。也有认为仲景列本方于少阴病篇，意在举肝胃气不和、阳郁不达之四逆，与少阴亡阳之四逆辨异。

（2）归属**厥阴病**：有认为是肝气郁结致厥，列于厥阴病篇。

（3）归属**少阳病**：从方药论，柴胡为足少阳经药，芍药柔肝止痛，枳实行气通阳明之积滞，甘草和中，本方是疏肝解郁、调和肝胃之和剂，而非温少阴寒化之救逆剂。王旭高之《类方·歌注》及近贤之《伤寒论》方解，皆列本方为柴胡汤类方，此种看法比较实际。

2. 关于病机

根据四逆散主症和各家临床实践，认为该证病机是**胆气郁滞、肝气横逆**，导致肝胃不调、肝脾不和，所以它的主要证候是胸胁痛满、脘腹作痛、泄泻、呕吐。四逆散证主症的四逆，应进一步通过临床和实验证实，不能轻易否定。

3. 关于或然症

四逆散证的病机为肝气疏泄失常，肝气的疏泄，对机体气血的运行、阴阳的调和、津液的布达都有极大影响，因此肝气为病会出现较多的或然症。

事实上四逆在一般情况下并不出现，只有在阳郁太重时才出现。为什么不将四逆列入或然症呢？这是因为本篇讲的是少阴病，少阴病常见的症状就是四逆。本条既然要编入少阴篇和少阴病相对照，当然就要突出四逆了。本方放在少阴病篇，原文明点四逆，说明临床确有四肢逆冷的情况。对此，就要和四逆汤证鉴别。

按照常情一般认为四逆前无或字，或字以前是主症。或字以后之咳、悸、小便不利、腹中痛、泄利下重等症，因之上都有或字，而认为是或然症，是可有可无的。这种认知值得商榷，如果这些或然症都是可有可无的，那么当四逆而未出现这几个或然症时，如何来运用四逆散呢？

四逆散的作用是舒畅气机、发越郁阳。当肝气不舒，阳郁气滞，木郁侮土时，会出现腹中痛及泄利下重之主症，或两者皆见或见其一，但**不一定全见**，所以也都加有或字。柯韵伯认为：条中无主症，而皆是或然症，四逆下必有阙文。今以泄利下重移至四逆下则本方乃有纲目。泄利下重不应当列入或然症中。此说是有一定道理的。

或然症，其中腹痛是最关键的指征。这种腹痛部位多偏胸胁或两少腹部，疼痛为胀痛或挛痛。在临床运用时针对腹痛为主的病证可重用芍药。但临床不可执着于疼痛一症，很多病证并无疼痛，用本方亦可取效。

小便不利不一定必见，但也是常见。至于咳、悸、四逆，出现几率较少，是真正的或然症。因为咳和悸是水不化之后上凌于心肺才出现的，不上凌心肺，就不出现咳和悸。

4. 关于本方加减

咳者加五味子、干姜。此处咳因寒气犯肺，与小柴胡汤证同，只加干姜、五味子，不用细辛。真武汤证之咳为肺有寒水，故加细辛以温散之。

悸者加桂枝，以振心阳。小柴胡汤证之心下悸是因水道不利，水气上冲，故去芩加茯苓。

腹中痛加附子，散寒止痛。若腹痛纯属气滞不宣通者，非因寒气凝闭，则不宜用附子。

【**本方化裁**】四逆散又发展变化为逍遥散，进而演变为柴胡疏肝散。

柴胡疏肝汤(《景岳全书·古方八阵》)：为四逆散(枳壳易枳实)加香附、川芎、陈皮。主治：肝气郁结，胁肋疼痛。

柴胡疏肝饮：四逆散易白芍、枳实为赤芍、枳壳，加陈皮、香附。主治：肝气、左胁痛。

逍遥散(《太平惠民和剂局方》)：为四逆散去枳实加当归、白术、茯苓，临用时加煨姜一块、薄荷少许。主治：肝郁血虚而致胁痛，或头痛目眩，兼见口燥咽干、神疲食少，或见寒热往来、月经不调、胸乳作胀。

血府逐瘀汤：四逆散合入桃红四物汤加牛膝、桔梗而成，为活血化瘀名方。

少腹逐瘀汤：此方也是建立在四逆散的基础上，妇科盆腔炎、妇科不孕症可用少腹逐瘀汤的变方。

【**鉴别比较**】

1. 四逆汤与四逆散之四逆比较

两者病机不同，方药亦异。

（1）**四逆汤：**四逆汤所主的四逆（四肢厥冷），系少阴病阳气虚衰，阴寒内盛，阳气不足以温煦四肢所致之寒厥四逆，即今之所谓血液循环障碍所致。故用温阳救逆之四逆汤（附子、干姜、甘草）。四逆汤证之四肢厥冷肢冷过肘膝，且伴精神欲寐、下利清谷、小便清长、脉微欲绝等。

（2）**四逆散：**四逆散所主四逆（四肢逆冷），系由于肝胆气郁，阳气郁遏于里，不能布达四肢之气厥四逆。是由于精神因素抑郁或压力或刺激所致。就四逆程度而论，本方证虽四肢厥冷，但不过肘膝，冷的程度不如四逆汤之重。

2. 辨气郁致厥及寒厥、热厥

（1）**气郁致厥：**四肢不温但指尖仍温，是凉而非冰冷感。

（2）**寒厥：**无热恶寒，脉微欲绝但欲寐，厥逆下利。

（3）**热厥**：四肢厥逆，但胸腹灼热，恶热烦躁，口渴便秘，脉沉数。

【辨证要点】**本方证之四逆**是由于紧张或疼痛，阳郁而阳气不能畅达所致的四肢血管收缩而呈现发冷，虽四肢厥冷，但不过肘膝，常伴有手心汗出，且无体衰低弱现象。

【临床应用】

本方临床应用十分广泛，几乎各系统的疾病皆有应用机会。

四逆散证的产生与气郁、气滞关系密切。本方能解表邪、疏肝气。**治疗肝气郁滞、肝胃失调所引起之多种（气滞、气郁、气逆）病证**，应用广泛，所治范围涉及消化、呼吸、泌尿、生殖、神经等多个系统，涵盖了内外妇儿诸科，如急慢性肝炎、早期肝硬化、胆道疾患（胆囊炎、胆结石、胆道蛔虫）、胰腺炎、胃炎、胃神经官能症、胃溃疡、十二指肠溃疡、溃疡性结肠炎、痢疾。

1. 治疗以情绪精神紧张为特征的疾病

发作多与情绪紧张有关，紧张时则加重。如心悸怔忡、胸肋痛、肋间神经痛、惊厥、眩晕、失眠、神经官能症、梅核气、情绪性腹泻、精神性阳痿、妇科的经前期紧张综合征、月经不调、经痛、盆腔炎、附件炎、急慢性乳房炎、更年期综合征。其他如疝气、淋巴结核、鼻渊等常使用本方。一般辨证明确，药证相投时，效用十分显著。本方在具体运用时，不必完全拘泥于四逆、胸胁苦满等。

2. 治疗以痉挛急迫性疼痛为主

因有芍药甘草汤之组合，及柴胡、枳实之升降气机，治疗疼痛不局限于腹中痛（胃肠病变）与胁下痛（肝胆胰病变）。痉挛也不限于咳（支气管痉挛）、腹中痛（胃肠痉挛），小便不利、泻利下重都是一种急迫。菌痢的里急后重是急迫，尿路感染的尿频、尿急、尿痛、排尿不畅不尽感又何尝不是急迫。

3. 手足少阳经巡行所过之处的病变

以此方加减甚佳。

4. 治疗多为平滑肌疾病（易出现脘腹疼痛痉挛）

不管是胃肠病，还是血管病、支气管病乃至子宫疾病很容易出现痉挛状态，这种痉挛状态的反复发作，与柴胡证往来的特征相一致。

本方以疏肝为主，可与他方合方使用，治多种病疗效甚佳。

余临床用此方加减治疗：①**精神神志变变**：失眠、夜寐不安（方用四逆散加半夏、夏枯草）、多梦、精神郁促、脏躁（四逆散合甘麦大枣汤、百合地黄汤加味。如伴有胸闷、咽如物梗者**可合半夏厚朴汤**）。②**性功能病变**：阳痿、早泄、女子阴冷、不射精、睾丸痛。③**妇科病变**：痛经（膜样痛经）、慢性盆腔炎（四逆散合金铃子散加减）、乳癖、带下病（四逆散合四君子汤加味）、月经延后（四逆散合四物汤加减）。④**消化系病变**：胃痛（十二指肠溃疡）、浅表性胃炎、泄泻（肠道易激综合征）、便秘、胁痛（胆囊炎）、胆结石（加鸡内金、金钱草、郁金）、胰腺炎、胆道蛔虫症（加乌梅、川楝子、郁金、木香）、肠梗阻、非特异性结肠炎。⑤**其他病变**：膀胱炎和尿道炎（用本方加桔梗、茯苓、牛膝）、肾绞痛、过敏性皮肤病（四逆散合四物汤化裁）、甲亢（加生脉散加玄参、夏枯草、牡蛎）、疝气等。本方是个很实用的方子。

柒 栀子豉汤类

一、栀子豉汤、栀子甘草豉汤、栀子生姜豉汤

【原文】发汗、吐、下后，虚烦不得眠，若剧者，必反复颠倒，心中懊侬，栀子豉汤主之；若少气者，栀子甘草豉汤主之；若呕者，栀子生姜豉汤主之。（76）

【要旨】本条论述汗吐下后，余热未尽留扰胸膈，引起虚烦不眠等证治。

【释义】懊侬即烦恼郁闷之意，其症较之一般烦闷为尤甚，所谓必反复颠倒，正是懊侬病人异常难受的临床写照。汗吐下后，邪热虽衰而未尽除，但正气亦伤，余热乘虚郁于胸膈之间，致使心神不宁，故**虚烦不得眠**。若病状剧甚时，必会因为不眠而辗转反侧，不时翻身，胸中苦得无法形容。这是邪实正虚。火热郁而不伸，治疗当清热与宣发并举，治以清宣郁热，以清透郁热之栀子豉汤主治之。**少气**乃为不能作深的呼吸之谓，起于汗吐下之后，火郁胸膈，邪热伤气之故，加甘草补益中气，即为栀子甘草豉汤；若呕者，乃因湿热动而作呕，加生姜和胃止呕，呕吐加生姜，是经方惯例之一，即栀子生姜豉汤。

【原文】发汗，若下之，而烦热，胸中窒者，栀子豉汤主之。（77）

【要旨】本条论述火郁影响气分而见烦热、胸中窒塞的证治。

【释义】汗下后余邪未尽，汗下伤阴，虚火动扰胸膈，郁热壅滞，胸阳气机不利，出现胸中窒塞不通之感。较颠倒懊侬者更甚，但病因相同，治仍以栀子豉汤主之。使水火既济，阴阳交合，气机宣畅。

【原文】伤寒五六日，大下之后，身热不去，心中结痛者，未欲解也，栀子豉汤主之。（78）

【要旨】本条论述热未解，火郁影响血分而见心中结痛的证治。

【释义】伤寒五六日下之，如病已入阳明之腑，其病当解。今下后身热不去，

知病未入阳明之腑，反因下而徒伤正气，致使表热内陷，结于胸中，因此，身热依然不去，且引起较虚烦、胸中窒更重的心中结痛。本证虽表证未解而身热，但心中结痛，里证为急，仍当以栀子豉汤清透郁热，首先治里，使其里和表解，消散残余的病邪。

【原文】阳明病，脉浮而紧，咽燥口苦，腹满而喘，发热汗出，不恶寒，反恶热，身重。若发汗则躁，心愦愦，反谵语。若加温针，必怵惕，烦躁不得眠。若下之，则胃中空虚，客气动膈，心中懊侬，舌上苔者，栀子豉汤主之。（221）

【要旨】本条论述阳明热证，误与汗、下、烧针后的各种变证及治法。

【释义】本条阳明病至身重一节，是言阳明病为主而兼太阳、少阳的三阳合病的证候。脉浮而紧是太阳之脉，咽燥口苦是少阳之症。腹满而喘，发热汗出，不恶寒反恶热，身重，这一系列这都是阳明病。因为其阳明病的证候特别明显，所以不说是三阳合病，故条文前冠以阳明病。里热不能够发汗，若发汗则燥，发汗夺其液，热更盛，而致昏乱、糊涂，说胡话。如果加烧针逼取大汗，这比发汗还厉害，必惊恐、烦躁不得眠。胃不实，不能用泻药，若用了下药，则胃中空虚，胃虚了客邪之气进入胸膈，所以发生虚烦的心中懊侬的证候。舌上苔者，应该是黄苔或薄黄苔，这是一种郁热的表现。栀子能清解郁热，宜清透郁热的栀子豉汤主之。

【原文】阳明病下之，其外有热，手足温，不结胸，心中懊侬，饥不能食，但头汗出者，栀子豉汤主之。（228）

【要旨】本条补述阳明热证误下后，热郁胸膈的证治。

【释义】阳明病热邪在经，腑并不实，下之之后，原来有的身热没有完全解除，且陷于胸膈，其外有热，症见手足温、心中懊侬。手足温点出了虽外有热，但表无大邪。不结胸说明下后，邪热在胸，只是无形余热而已，无水饮、痰饮可结。热郁胸中，上蒸则但头汗出；下后胃中空虚，客气动膈，人则但饥而不能食。此系阳明热证下后以烦热为显著，故宜栀子豉汤除烦清热开郁。

【原文】下利后，更烦，按之心下濡者，为虚烦也，宜栀子豉汤。（375）

【要旨】本条论述下利后邪热蕴郁心胸虚烦的证治。

【释义】烦为热象，利止后热去本不当烦，今利虽除而烦更甚，此乃下利伤阴，余热上扰心胸而生烦。按之心下濡软，则知此烦为虚烦，是与实烦相反的虚烦。实烦为腹部充实实邪结滞。治宜栀子豉汤宣降火郁以除烦。

【汤禁】凡用栀子豉汤，病人旧微溏者，不可与服之。（81）

【要旨】本条提出栀子汤的使用禁忌。

【释义】旧微溏，乃指宿疾，即平日脾胃阳虚或脾肾阳虚之人，有习惯性的大便溏泻，这是久寒的病。这种体质虚寒之人，平常用不得一点苦寒药，用了就会更加下利，因为栀子苦寒，走而不守，易伤脾肾阳气而使溏泄更甚，当然为之所禁。

大便常溏者，若非用栀子不可时，亦当减少用量，或仿第80条栀子干姜汤寒热并用之法，酌加温补脾肾的药物。

【病机】热扰胸膈是栀子豉汤的主要病机。病理层次属太阳余热不解与阳明郁热之间，太阳病，发汗吐下后，表证已罢（本方证病人不恶寒，是病已离太阳），余热未解，气郁化火，火热扰于胸膈，郁阻气机宣发升降。心胸烦热不适，起卧不安。无大汗及烦渴引饮，是尚未成阳明燥热；腹不硬满，非阳明腑实。从病位和病势言，本方证乃阳明病之轻证前期证，为白虎、承气之先着，故用轻宣清热之剂施治。

【组方及用法】

栀子豉汤

栀子十四个（擘）　香豉四合（绵裹）

上二味，以水四升，先煮栀子，得二升半，纳豉，煮取一升半，去滓。分二服，温进一服，得吐者，止后服。

参考用量：栀子9g，香豉9g。

栀子甘草豉汤

栀子十四个（擘）　甘草二两（炙）　香豉四合（绵裹）

上三味，以水四升，先煮栀子、甘草，取二升半，纳豉，煮取一升半，去滓。分二服，温进一服，得吐者，止后服。

参考用量：栀子9g，香豉9g，炙甘草6g。

栀子生姜豉汤

栀子十四个（擘）　生姜五两　香豉四合（绵裹）

上三味，以水四升，先煮栀子、生姜，取二升半，纳豉，煮取一升半，去滓。分二服，温进一服，得吐者，止后服。

参考用量：栀子9g，香豉9g，生姜9g。

【方义】本方为清宣郁热达邪外出之清剂。能外解太阳之邪、内清阳明之热。方中**栀子**苦寒而色赤，其形似心，**色赤应心**，能清心胸之热而除烦，导心中之烦热以下行。**豆豉**辛、甘、微苦寒，解热和胃，使郁热升散宣透。其气芳香，其性升发，透邪解热，还能化浊解毒、开胃和中、清宣胸中之郁热。**色黑入肾**，可鼓动肾水上达，以济心阴，使心阳不亢，如此一宣一降，升降结合，相须为伍。清热而不滞寒，宣透而不燥烈，水火相济，阴阳协调，气机流畅，烦热得平，诸症自解。若气不足加甘草益气；若呕者加生姜止呕。

特别说明：

1. 关于栀子生用及先煮栀子，后纳香豉

栀子有生、炒之分，生用走气分而泻火；炒黑入血分而凉血。本方栀子必须生用，其性苦寒清降，除烦清热作用强。先煮栀子取其味，后纳香豉取其气，因香豉气味轻薄，煎久则失其宣散之功，如此则除烦解热宣透之用甚佳。

2. 关于得吐者止后服

本方之原煎服法中有得吐者止后服的说法，恐是后人误加。栀子、豆豉两药皆非催吐剂，绝大多数病人服后无呕吐反应。呕吐可能是因为：①心中懊恼，泛泛欲吐，服任何药都可能致吐。②胃气上逆作吐，是药不对证而引起的不良反应。③也有可能胸膈郁热太甚，服本方后药力与郁热相搏而导致上逆作吐，这时的吐，是火郁得宣，正气趁机驱邪外出，郁开热解的征兆，热病向愈的机转。但得快吐，也可以泄除胃热，而得病解，故吐后即愈，不必再服。

得吐者止后服的提出，也在提示医者，用此方时，应事先向病人交代服药后的不良反应，以免引起不必要的惊恐。用此方时对胃弱之人，可预先加生姜以防吐。

张隐庵、张令韶极辨本方催吐剂之讹，曰瓜蒂散二条本经必曰吐之，栀子汤六条并不言一吐字，且吐下后虚烦，岂有复吐之理乎？此因瓜蒂散内用香豉二合而误传之也，可见栀子豉汤并非涌吐之方。这也可从栀子生姜豉汤主治懊恼兼呕证得知，因为在一个方剂中，不可能既要催吐，又要止呕。

【解析】

1. 关于实烦及虚烦

未经汗吐下之烦多属实烦。在汗吐下后，或病之后期邪势已衰其大半之时出现的，多属虚烦。或言其余热未与有形之水饮、痰、宿食等相搏结而成实之烦，称之虚烦。

2. 常见之烦证

（1）**栀子豉汤证**：邪热客于上焦，热扰胸膈，虚烦不得眠，心中懊恼。

（2）**白虎汤证**：邪热客于中焦，是阳明化燥，热邪炽盛，**大热大渴大汗出**而烦。

（3）**猪苓汤证**：邪热客于下焦，**小便不利，**心烦不得眠。

（4）**承气汤证**：病在中焦气分。因于阳明腑实，热邪壅滞，结而成实，**大便秘结**而烦。

（5）**小柴胡汤证**：病在半表半里。因于邪在半表半里，**心烦喜呕**，必兼柴胡四症。

（6）**茯苓四逆汤证**：因于**阴阳俱虚**，亡津液而烦躁。

3. 烦而心中懊憹

（1）**栀子豉汤证**：虚烦而心中懊憹。

（2）**大陷胸汤证**：心下结硬而心中懊憹。

（3）**承气汤证**：心中懊憹而腹满、便秘。

4. 虚烦不得眠

（1）**栀子豉汤证**：多发生于汗吐下后，津液损伤，虚热扰胸。

（2）**猪苓汤证**：邪热客于下焦，小便不利，心烦不得眠。

（3）**酸枣仁汤证**：虚劳而虚烦不得眠，但无热之症状。

【鉴别比较】

1. 栀子豉汤证及兼证

表 7-1　栀子豉汤证及兼证比较

主方	栀子豉汤：栀子、豆豉	宣郁除烦、泄热化浊
主证	①**虚烦不得眠**；②**若剧者，必反复颠倒，心中懊憹**；③**烦热，胸中窒**；④**身热不去，心中结痛**	
兼证	少气：栀子甘草豉汤	呕：栀子生姜豉汤
变证	心烦腹满卧起不安：栀子厚朴汤	身热微烦：栀子干姜汤
禁忌	**病人旧微溏者，不可服之**	
备注	根据原文，栀子豉汤证多形成于汗吐下后	

2. 栀子豉汤证与陷胸汤证

同为大下之后，邪热内陷，同有头汗出及胸腹症状。

（1）**栀子豉汤证**：胸中窒、心中结痛，**病位高**。胸中窒塞而不石硬，无痛不可近；既无水结在胸胁，亦**无实物积滞**。

（2）**大陷胸汤证**：陷胸汤证为**热实结胸**，水结在胸胁，**病位正在心下**，从心下至少腹硬满而痛，硬如石，痛不可近。

3. 栀子豉汤证与泻心汤证

栀子豉汤证，有心下濡一症，与泻心汤证相鉴别。

（1）**栀子豉汤证**：心下濡一症，自觉胸中窒塞，是邪热郁阻气机的征象，气机不畅较重者，甚至可见脘腹疼痛，但痛而脘腹柔软。

（2）**泻心汤证**：无形邪陷气结，痞烦为主，心下痞，痞甚则硬但不痛。

4. 栀子豉汤证与瓜蒂散证

（1）**栀子豉汤证**：因为虚烦，不必须吐，故曰得吐者，止后服。

（2）**瓜蒂散证**：因为胸中实，必须吐，得快吐乃止。

5. 栀子与黄连治烦之比较

虽然栀子与黄连，都治烦，但有所不同。

（1）**黄连**之烦是烦悸，黄连之烦悸而心下痞，黄连能治腹泻。

（2）**栀子**之烦是烦闷；栀子之烦闷而胸中窒，治下利的方都不用栀子。

【辨证要点】本方之主症基本上以烦和心中懊恼为主。栀子豉汤以有身热而心中懊恼、胸中痞闷、心中结痛、腹满、饥而不能食、但头汗出者为适用目标。治疗原则为清热除烦。

【临床应用】

分析原文，本方之主治症状基本上离不开烦和心中懊恼等主症。虚烦、心中懊恼、胸中窒、心中结痛，这些都是由轻到重不同烦的表现。第76条之虚烦、第77条之烦热、第375条之虚烦，都说明本方主治烦。本方之烦，仲景用虚烦、烦热来描述，虚旨在说明里无实证。第76条、221条、228条均记述本方主治心中懊恼，也是烦的一种表现。第77条之胸中窒为胸中闷塞不通感，如有物堵，或胸闷难耐，常欲身置空旷之地或叹息而后快，与本条中烦热结合，说明病人心烦而胸闷的状态。第78条之心中结痛、心中如物支撑作痛或胸骨后烧灼疼痛，可以作为胸中窒的一种延伸。胸中、心中病位高，要与心下痞满及结胸之病位正在心下区别。

本汤证的**主要病因**为感受外邪、情志所伤和饮食劳倦；**主要病机**是热扰胸膈、心神不宁；**主要病位**为胸膈上下。虚烦不得眠，反复颠倒，属于心；心中懊恼属于胃；呕、胸中窒、心中结痛属于胃或胆；腹满属于肠胃。

从条文来看，主症是以烦为特点的精神状态，部位症则表现为胸中（或心中）的堵塞、懊恼。烦与思虑、情志、精神状态密切相关，本方证多见于多思多虑，小事即郁促不展，这是一种躁郁症状。临床所见，病人就诊时欲坐不得，欲卧难静，陈述病情时语速较快，语音洪亮，性情急躁，爱发无名火，注意力难集中，脑中思绪纷扰，无一刻宁时，或虽失眠，却无倦态，这也是一种躁郁症状。

懊憹为心中烦闷不安，莫以名状，可以说是**类似于西医学神经官能症**的一种神志病症状。

本方适用于外感热病、风热、暑湿、湿温早期或恢复期，表已解余热未清，内扰胸膈所致的各种病证，如虚烦不得眠、心中懊憹（或胸中窒，或心中结痛）、胸痛、胃脘痛、呕逆、反胃、痞证、失眠、产后虚热、癃闭、黄疸、衄血、黄疸、肿胀及梅核气等，属郁热所致的皆可应用（舌红、黄腻苔、脉数）。第221条之舌上苔不能理解为白苔，应该是黄苔或薄黄苔，这是一种郁热的表现。

本方主治病证包括下述几方面：

1. 烦躁为主之病变

指以烦躁不安为特征的疾病。临床实践证明，此方不论在汗、吐、下之前，或汗、吐、下之后，只要因热邪烦扰所致之虚烦懊憹皆可用之。如热性病后的虚烦（一般感冒后，用汗法表邪不解，或用下法又有胸中虚烦，即心烦、身躁不宁时，就用本方）、失眠、小儿夜啼、神经官能症、自主神经功能紊乱、精神病等。一些以烦躁为主的疾病，如皮肤病的剧烈瘙痒也可用本方。

2. 胸部高位病变

本方主要病位为胸膈上下，包括高位之食道，常用于治疗食道及消化道病变，食道炎（栀子甘草豉汤治疗急性食道炎，无论因热汤烫伤或吞咽烧酒引起，皆能一两剂即收效）、食道狭窄、食道憩室、食道癌、急性胃炎、胆汁反流性胃炎等出现心烦、身躁不宁时可用本方。

日本人用利膈汤（利膈汤由栀子、半夏、附子三味所组成）合甘草干姜汤（或合茯苓杏仁甘草汤）治噎膈（食道癌、食道狭窄、食道炎、食道息肉、食道痉挛、食道憩室、咽头痞塞感等）咽下困难症，颇有功效。利膈汤不但可用于食道疾患，亦尝以之治愈唾石症。

栀子豉汤合茯苓杏仁甘草汤可治疗支气管哮喘。栀子甘草豉汤可用于肺炎。

3. 火热病变

指病人觉胸部有灼热感，可兼见上火症状如目赤、咽痛、口臭、口呼热气等，多半出现在头面五官。扁桃体炎、咽喉炎、牙龈炎、舌炎、中耳炎、结膜炎、高血压病等出现面部红赤、双目充血、舌质红、苔厚腻或黄、烦躁易怒、睡眠差等亦为火郁。朱丹溪先生创制的越鞠丸，治疗火郁，用了栀子，栀子可以泻三焦之火。

4. 血证

本方在血证中也有较多应用，尤其是治疗上部出血，如上消化道出血、鼻出血、支气管扩张、倒经等。

5. 其他

《温病条辨》用本方治疗太阴温病得之二三日，舌微黄，寸脉盛，心烦懊恼，起卧不安，欲呕不得吐，无中焦证者。又治下后虚烦不得眠，心中懊恼，甚致反复颠倒者。

根据姜佐景老师的说法，心中指肝、胆，心下指胃。姜老师认为栀子豉汤治肝病有一定效果，因此此方可用于治疗黄疸（传染性肝炎），另参见栀子柏皮汤。

本方合柴胡龙牡汤治精神分裂症。本方合四逆散治忧郁症。

余临床曾用治虚烦、懊恼、胸满（属胸中窒塞）、不安、失眠（神经官能症）、小儿夜间燥动、癫证（感染性精神病）、狂证（精神分裂症）、郁证（癔病）等。

注意：如平素大便微溏，表明阳虚体质，虽是热郁胸膈证，栀子豉汤亦应慎用。

二、栀子厚朴汤

【原文】伤寒下后，心烦腹满，卧起不安者，栀子厚朴汤主之。（79）

【要旨】本条论述下后热扰胸膈虚烦兼腹满的证治。

【释义】伤寒不汗反下，表热内陷，热郁气滞于胸腹之间，扰于上则心烦，扰于下则腹满。腹满乃胃气壅滞所致，非阳明腑实。胸腹热壅气滞，以致卧起不安。治当清热开郁除烦、行胸腹气滞宽中消满，用栀子厚朴汤主之。

【病机】此为胸膈郁热又兼中焦气滞之证。伤寒下后伤脾，使运化失司，无形之热蕴郁腹中，气机壅滞，见心烦又见腹满，此为无形邪热已由胸膈下行及腹，病已入里，中焦气滞而腹满。肠胃本无有形之热实结滞，故下之余热不除，反郁结胸膈而心烦，卧起不安。不可再用承气汤类攻下。腹满为厚朴、枳实所主，用小承气汤去大黄加厚朴、枳实配以栀子，祛除心腹的余邪，则心烦腹满随之而愈，从而不会卧起不安而得安眠。

【组方及用法】

栀子十四个（擘） 厚朴四两（炙，去皮） 枳实四枚（水浸，炙令黄）

上三味，以水三升半，煮取一升半，去滓。分二服，温进一服，得吐者，止后服。

参考用量：栀子9g，厚朴9g，枳实9g。以水700ml，煮取300 ml，去渣，分二服，温进一服。

【方义】心烦又见腹满，心烦卧起不安，为栀子豉汤证。然无形邪热已由胸膈下行及腹，病已入里，部位已较深，故去香豉之宣泄，加厚朴苦温行气消满，加枳实苦寒破结消痞。三药合用，共为清热除烦、宽中消满之剂。栀子厚朴汤也可以看做是小承气汤去大黄加栀子而成，亦可以看作是栀子豉汤与小承气汤化裁的合方。

此方的腹满仅是气滞，是虚满而不是实满，故用小承气汤去大黄，因其表邪已化热入里，迫及脘腹，故不用豆豉之轻浮上越。用栀子清热以除烦，加枳实、厚朴利气消满。柯韵伯说：心烦则难卧，腹满则难起，卧起不安，是心移热于胃，与反复颠倒之虚烦不同。栀子以治烦，枳实以泄满，此两解心腹之妙剂也。热已入胃则不当吐，便未结硬则不可下，此为小承气之先着。柯韵伯所说，不无道理。

【鉴别比较】

栀子厚朴汤证、小承气汤证、厚朴生姜甘草半夏人参汤证之腹满

1. 栀子厚朴汤

胸腹窒滞之既烦且满，系下后无形之气滞造成腹满，且有心烦。本证虽有腹满而无便秘，为无形邪热，与阳明腑实的承气汤证有别。本方与小承气汤仅一味之差，本方所主则病位偏上。

2. 小承气汤证

实满有燥屎结聚，大便秘结而腹满。系由热结阳明胃腑引起之实满，为有形燥热，满是在未下之前出现，下之烦解。本方所治偏下。

3. 厚朴生姜甘草半夏人参汤证

满而不烦。未经下法，因脾虚寒气凝滞而起引起之虚满。满（在发汗后）在未下之前出现。

【辨证要点】心烦腹满，卧起不安。

【临床应用】

本方证为下后无形之气滞造成腹满，且有心烦。适用于伤寒、副伤寒、急性肠胃炎、细菌性痢疾等身热不退、胸膈痞满者。

亦可用于冠心病、神经衰弱等见心烦腹满、舌苔黄腻者。

卧起不安显示精神神经症状严重，不过这多兼腹满症状，临床用于虚烦腹满及狂证（精神分裂症）、郁证（癔病）、神经官能症、焦虑症等兼腹满症状者。以此方配合朴姜夏参草汤治疗失眠兼有腹胀者疗效甚佳。

三、栀子干姜汤

【原文】伤寒，医以丸药大下之，身热不去，微烦者，栀子干姜汤主之。（80）

【要旨】本条论述丸药大下后，虚烦兼中寒下利的证治。

【释义】伤寒发热本应先解表，医者不解表而误用丸药大下之，为治不得法，大下后，不仅身热不去，邪热随势内陷，郁于胸中而见微烦。言微烦，似较上述心烦不得眠、心中懊憹、反复颠倒之烦程度略轻一些。大下伤脾阳中气，运化失职，可能还增加下利不止的症状，是为上热下寒之证。治以栀子干姜汤，既清热除烦，又温中止利，此即寒热并用之法。

【病机】伤寒应先解表，今未解表而大下之，不仅邪热未除身热不去，反使胸膈留热而增微烦。大下损伤脾胃阳气，导致寒留中焦。或平素脾胃素虚之人感受邪热，热陷胸膈，呈上热下寒之证。大下之伤脾胃阳气，脾胃虚寒，必有腹泻或便溏。

【组方及用法】

栀子十四个（擘）　干姜二两

上二味，以水三升半，煮取一升半，去滓。分二服，温进一服，得吐者，止后服。

参考用量：栀子 9g，干姜 6g。

【方义】本方为清上温下、寒热并用之和剂。栀子苦寒清胸膈残留之热，以除心烦。去香豉之宣透，因微烦是因残留未解之热，而非遏郁不宣之郁热。加干姜辛热，温脾胃之阳气，以增加脾阳之温散性，达到温中散寒治便溏的目的。仲景每于误下后用干姜，此是经方定式。栀子、干姜两药药性相反，但相反相成，既能减少苦寒药伤脾胃之作用，又可减少温热剂对上热证之反作用，体现了寒热并用的施治原则。

【鉴别比较】

栀子干姜汤证与甘草泻心汤证

两者皆是上热下寒之证。

（1）**栀子干姜汤证**：本方仅用栀子一味清上热，仅用干姜一味以温脾阳。

（2）**甘草泻心汤证**：病机亦为邪热未除而更下之，致水谷不化而下利。该方用芩、连清上热。用干姜加参、草、枣以温中健脾，方用芩、连清上热。

【辨证要点】栀子干姜汤证为虚实错杂上热下寒。具体症状可见身热微烦、大便湿溏、口苦、舌红苔黄。

【临床应用】

本方适用于懊恼而**兼便溏者**，懊恼而兼便溏是因懊恼误下伤及中焦脾阳所致。故可用栀子干姜汤以清热除烦，并温中止泻。第81条说**凡用栀子豉汤，病人旧微溏者，不可与服之**，大便溏泻一般为栀子豉汤的禁忌证，但不能视为栀子干姜汤的禁忌证。病人旧微溏者是指平素就有的大便溏泻而言，不同于本条因误下而产生的大便溏泻。如见懊恼兼大便溏泻的，正宜栀子干姜汤主治。

本方适用于消化系统之胃炎、急慢性肠炎、胆囊炎、胆石症、慢性迁延性肝炎等，**具有栀子豉汤证，而其人大便旧微溏者，可酌用之。**此多系脾胃素虚，感受外邪，上热而下寒所致。另外治急性胃炎，可加川楝子止痛。

四、栀子柏皮汤

【原文】伤寒身黄发热，栀子柏皮汤主之。（261）

【要旨】本条论述湿热发黄热重于湿的证治。

【释义】伤寒见身黄发热者，是属湿热熏蒸的阳黄，乃湿热郁蒸而热发于外也。不见恶寒，知邪不在表非可汗之；不见腹胀满，渴引水浆，知邪不在里。亦无可下之里，属湿热蕴郁三焦而不能泄越，既为湿热发黄，当见头汗出、身无汗，小便不利，心烦懊恼等症状。发热突出了本证的发黄，是热重于湿的阳黄证。里热较盛，又当有心烦懊恼、口渴、苔黄等症状。治用栀子柏皮汤清热利湿退黄。

【病机】伤寒见身黄为**湿热郁蒸发黄**。发热者，乃湿热郁蒸而热发于外。发热突出了本证的发黄，是热重于湿、里热较盛的阳黄证。既为湿热发黄，必有无汗、小便不利等症状。本证既非可汗之表，更无可下之里，属湿热郁阻，治用栀子柏皮汤清热利湿祛黄。

【组方及用法】

肥栀子（擘，十五个）　甘草（炙，一两）　黄柏（二两）

上三味，以水四升，煮取一升半，去滓，分温再服。

参考用量：栀子9g，甘草3g，黄柏6g。

【方义】栀子柏皮汤用栀子清热利湿，栀子质轻苦寒，清利之中又有宣透作用，可清泄三焦之火、利小便，开湿热凝结，栀子尤善于清上焦、泻心火，治心烦懊恼，除烦热。黄柏苦寒，清热燥湿，泄下焦相火以坚阴。炙甘草健脾益气和中，并制栀子、黄柏苦寒伤脾胃之弊。三药相伍，上中下皆调，用于正气偏衰、阴中有伏热而黄疸日久不退的，效果很好。

【解析】

是甘草还是茵陈?

吴谦《医宗金鉴》认为栀子柏皮汤的甘草是茵陈，是传写之误。刘渡舟老师认为：凡湿热发黄，用茵陈蒿汤后，黄仍不退，但正气业已渐耗，脾胃之气受损，阴分尚有伏热，如见手足心热、五心烦热等症，用本方治疗很是适宜。有的注家认为，本方不用该甘草而应当用茵陈。其实不然，应该说**本方妙就妙在用甘草以扶正气的治法**。近年研究，甘草本身也有退黄作用，用甘草汤治疗传染性肝炎效果良好，用甘草浸膏对动物实验性肝炎的防治作用进行观察，结果甘草确有此作用。不过用生甘草清热解毒功效要明显一些。

【鉴别比较】

1. 栀子柏皮汤证与栀子豉汤证

皆为热郁于里，而有心烦或心中懊恼等症状。

（1）**栀子柏皮汤证**：已发黄者宜栀子柏皮汤。

（2）**栀子豉汤证**：不发黄是其要点。未发黄者宜栀子豉汤。

2. 栀子柏皮汤与麻黄连翘赤小豆汤、茵陈蒿汤

三方所治皆为湿热发黄，但有清汗下三法之不同。

（1）**栀子柏皮汤**：热重于湿、里无结滞。证在表里之间，外无可汗之表证，内无可下之里证，惟宜用本方清之。

（2）**麻黄连翘赤小豆汤**：湿热兼表，发汗祛湿。

（3）**茵陈蒿汤**：湿热并重，里有结滞，大便秘结，是其要点。宜下之。

【辨证要点】发热，身黄（黄疸）。烦躁不安，热重于湿，里无结滞（大便不实）。

【临床应用】

临床上用此方，遇到黄疸，病人烦躁不安，但大便不实，即大便通调，里不实，有热而无寒，就可用此方。用栀子柏皮汤加茵陈、郁金治疗传染性肝炎效果显著，且有很好的预防作用，但栀子必须生用。

本方应用范围亦很广泛，主要治疗黄疸。除了治疗黄疸外，从身热发黄来看，湿热的皮肤发黄证，如黄汗、皮肤发黄、妇人带下色黄、热疮流黄水等亦可治。

本方还治：①**皮肤病**：有用本方治愈热疮、黑皮症，亦曾治愈颜面发生黑褐色的斑点者。②**眼病**：可治目赤肿痛。《类聚方广义》本方条曰：眼球黄赤热痛甚者，洗之有效，又胞睑糜烂痒痛及痘疮落痂以后眼犹不开者，可加枯矾少许洗之，亦妙。

本方还治热重兼湿的心烦、懊恼郁闷、小便黄赤而痛、下部湿疮、**前后阴湿**

热病、女性带下病（生殖系统感染、病毒感染有恶臭或瘙痒，本方再加蛇床子、百部、土茯苓）、肛门发痒、里急后重大便滞下（用栀子柏皮汤加黄连可治）。用栀子柏皮汤治疗菌痢，其病理为湿热内蕴，效果优良甚好。

余曾用栀子柏皮汤治多例小儿流鼻血甚效。因栀子清三焦湿热，且本方为阳明方，鼻衄亦为阳明有热。

五、枳实栀子豉汤

【原文】大病瘥后，劳复者，枳实栀子豉汤主之。若有宿食者，加大黄，如博棋子五六枚。（393）

【要旨】本条为劳复证治举例。

【释义】大病初愈，正气尚未平复，有因为过劳而复又再病者，这是因余热残存未尽而强力作劳，余热之气因劳而外浮，使在经未了之热得以复燃，疾病复发。本条只记载了病的起因，而未叙脉症，是省文。以方测证推之，本证当有虚烦、心下痞塞等症状。以枳实栀子豉汤治之，枳实、栀子下热，豆豉散热而解之。

也有因饮食不节所引起的。病热少愈而强食之，热与谷气相搏而病者，名曰食复。食复则胃有宿积而为宿食，加大黄如围棋子大者五六枚以下之，以荡涤肠胃、导滞下积。因而本方亦可用于病后食复之证。

【病机】大病新愈，但气力尚未完全恢复，因为过劳，余热未尽，其余热之气因劳而外浮，是为劳复。也有由于饮食不节所引起的。病热少愈而强食之，消化力尚未全复，致其谷气留搏，两阳相合而发病，胃有宿积，名曰食复。

【组方及用法】

枳实三枚（炙） 栀子十四个（擘） 豉一升（绵裹）

上三味，以清浆水七升，**空煮**取四升，纳枳实、栀子煮取二升，下豉，更煮五六沸，去滓，分温再服。覆令微似汗。若有宿食者，纳大黄如博棋子五六枚，服之愈。

清浆水：有几种说法，有说**即淘米水**，盛装几天有酸腐味，服下才有催吐作用。另一说法是煮粟米的粥清米汁，饭煮开后的粥清米汁盛装几天会有酸腐味用来煎药，其色似浆。用清浆水煮药主要是利用米汁之营养保护肠胃，又对食复、劳复有补养作用。

空煮：不入药物而空煮的意思。

博棋子大五六枚：这是以药物个体计算剂量的方法，是个略略之词。就围棋子那么大放五六个。不过我们一般的药量用不了这么重。就放两钱即可，两钱若是切得薄也得五六枚。

参考用量：枳实 9g，栀子（擘）9g，香豉 12g（另包）。

【方义】本方系栀子豉汤加重豆豉的用量，再加枳实所组成。栀子清透残存郁热。枳实行气导滞、破结消痞。加重豆豉剂量，意在宣散郁热，且能和胃解毒。清浆水性凉善走，调中助胃化滞，清热调气，解渴除烦。如有宿食积滞，病势偏于里，腹部胀满者加大黄如博棋子大，以荡涤肠胃而推陈致新。微下则愈。

【辨证要点】大病初愈，正气尚未全复，余热残存，或有胸满虚烦、懊㤂不舒、心下痞塞等症状。

【临床应用】大病初愈，正气尚未全复，余热残存，气机不畅，若调摄失宜，或妄动劳作，体力透支，或饮食不节，都能导致其病复发。本条只记载了病的起因，而未叙脉证，是省文。以方测证推之，本证当有胸满虚烦、懊㤂不舒、心下痞塞等症状。服本方温覆取微汗尤为相宜。如果兼有宿食，病势偏于里者，再加大黄如博棋子大，微下则愈。

本方方后说若有宿食者，纳大黄如搏棋子五六枚，则其组成与《金匮要略》栀子大黄汤相同，如此可与《金匮要略》栀子大黄汤互参。《金匮要略》之栀子大黄汤能治疗酒黄疸，心中懊㤂，或热痛。张路玉说：此（指栀子大黄汤）即枳实栀子豉汤之变名也。酒疸是嗜酒过度，湿热蕴胃，熏蒸肌肤所致。由于热盛于湿，故心中懊㤂或热痛，治以本方清泄实热，方中栀子、豆豉清心中之郁热，大黄、枳实除胃肠之积滞，诸药相合共奏泄热祛积、开郁除烦之功。

本方对于酒疸或其他黄疸偏于热盛而见心中烦热不安者，均有卓效。大病后劳复发热，服枳实、栀子、豉三味，复令微汗，使余热从外而解；若有宿食，则加大黄从内而解。

表 7-2　栀子豉汤类方比较

	证	因	加减	治法
栀子甘草豉汤	兼少气，气不足	中气受损，烦热伤气，实中有虚之证	加甘草补中益气	虚实并举
栀子生姜汤	兼呕吐	中阳受损，水饮停聚、胃气不和，胸膈有水而致	加生姜，和胃止呕去水气	宣温合用
栀子干姜汤	上热下寒错杂证，身热不去，心烦，下利便溏	大下后脾阳受损，或素体脾胃虚寒，上焦留热，中焦积寒	去豆豉因病已入里，加干姜，温中	寒热并用

	证	因	加减	治法
栀子厚朴汤	腹满	下后中焦气滞	加枳实、厚朴行气宽中除满	清热除烦宽中消满
枳实栀子汤	虚烦，心下痞塞 有宿食，腹胀满而实	大病初愈，余热扰胸，体虚又因劳而复发者	倍豉加枳实，用清浆水调中助胃 加大黄	体虚劳复
栀子柏皮汤	郁热发黄无汗，小便不利	湿气重，湿与热结郁于胸，不得宣泄	加黄柏、甘草去豆豉	宣散湿热

捌 白虎汤类

一、白虎汤

【原文】伤寒，脉浮滑，此表有热，里有寒，白虎汤主之。(176)

【要旨】本条论述**阳明热而未实**的白虎汤的证治。

【释义】脉浮，为热盛于外；脉滑主阳盛、气血充盈，为热盛于里。浮滑往来流利，表明其证属阳，反映了阳气亢奋，为热盛于内，蒸发于外，表里俱热，治以辛寒清热，方用白虎汤。

【原文】三阳合病，腹满身重，难于转侧，口不仁，面垢，谵语遗尿。发汗则谵语，下之则额上生汗，手足逆冷。若自汗者，白虎汤主之。(219)

【要旨】本条论述三阳合病而阳明经热独盛的证治、禁例。治以清法为主，切不可妄施汗、下。

【释义】阳明燥热壅滞，伤津耗气，为本条的主要病机。三阳合病，为邪势较盛，同时侵及三阳经。太阳经脉行于背，阳明经脉行于腹，少阳经脉行胸胁及侧身。三阳经被邪热所困，经气不利，背部、腹部和胁部均受影响，但以阳明经之邪热壅盛为重，气滞于腹，胃气不行，故腹满（非腑实）；气耗津伤，邪热壅滞则身重，甚至难以转侧；口为胃之窍，胃热伤津，口舌焦燥则口不知五味而不仁（言不利，食无味）；阳明经脉布于面，胃热循经上蒸则面垢，热扰心神，则神昏谵语；热迫膀胱而失约，故小便失禁。邪热内迫，津液外泄则自汗出（濈濈然）。此证为热邪充斥上下内外，三阳合病尤以阳明里热为显。若妄用汗法，则里热愈炽，津液愈伤，谵语增剧。若妄用下法，则必阴竭于下，阳脱上越而见额上生汗、手足逆冷。汗、下均非其治。治疗应当独清阳明里热，方用白虎汤。

按：(1)本条有倒装文法，"若自汗出者，白虎汤主之"应接在谵语遗尿句后，则方证相合。否则，误汗后谵语，误下后额上生汗、手足逆冷，为虚证，若再用白虎汤，于理不通。

(2)阳明经证是以白虎汤为主，但白虎汤证的条文，在原书中皆置于太阳篇中，本条是阳明篇中唯一的白虎汤证条文，因此，有注家称此条是阳明经证的代表条文。

【原文】伤寒，脉滑而厥者，里有热，白虎汤主之。（350）

【要旨】本条论述热厥的脉证与治法。

【释义】滑脉往来流利，属阳，主有热。厥为外寒之象，伤寒脉滑而厥，此为热厥，必是热邪内伏，阳气郁阻不能外达于四末，虽外见四肢冷而非里寒也，是为里有热之热厥。因里未燥实，故只宜白虎汤清透伏热即可。

【禁忌】发汗则谵语，下之则额上生汗，手足逆冷。（219）

【病机】白虎汤证之病机为阳明热盛伤津。外感寒邪，入里化热，阳明气分热邪炽盛，充斥内外，表里俱热，故身大热面赤、不恶寒、反恶热；内热熏蒸，迫津外泄则大汗出；大汗伤津，又复高热灼液，故口大渴欲冷饮。阳明经之邪热壅盛为重，气滞于腹，胃气不行，故腹满（非腑实）；阳明主肌肉，气耗津伤，邪热壅滞则身重，甚至难以转侧；胃热伤津，口舌焦燥则口不知五味而不仁；胃热循经上蒸则面垢，热扰心神，则神昏谵语；热迫膀胱而失约，故小便失禁；邪热内迫，津液外泄则自汗出（濈濈然）；邪热盛于经，故脉洪大有力；若热郁于里不能外达，四肢厥冷，便成热厥。

【组方及用法】

知母六两　石膏一斤（碎，绵裹）　甘草二两（炙）　粳米六合

上四味，以水一斗，煮米熟汤成，去滓，温服一升，日三服。

参考用量：生石膏30g，知母12g，生甘草6g，粳米6g。水煎至米熟汤成，去滓温服。

【方义】本方系清热生津之清剂，主治阳明气分热盛之证。热盛必伤津，以甘寒之品泻胃火、生津液最宜，不宜苦寒直折，恐化燥伤津，所以以石膏辛甘大寒为君，制阳明（气分）内盛之热，除热盛之烦躁；知母苦寒质润为臣，能助石膏清肺胃而除烦热，并能润燥以滋阴治烦渴；更以甘草、粳米益气和胃护津，防知母、石膏大寒伤胃。四药互为佐使，能清热除烦、生津止渴，则诸症可除。本方在《伤寒论》中主治阳明经证热证，亦为温病治气分证之代表方，皆属里热证，**石膏退热必须生用**，且用量较重并先煎，效果较佳。

每剂一般一日3次分服。如遇阳明高热，救垂危之症，可日服2剂，服药每次相距时间亦可相应拉近缩短。至津复、烦渴缓减后，再按常规日服3次。

按：白虎为西方之神，西方代表秋天，白虎汤有秋凉之意。服白虎汤犹如暑

热之际，一阵凉风吹来，暑热顿消，故取白虎为汤名，言其能清热。本汤能治高热性疾病，疗效极佳。

三阳合病尤以阳明里热为显。禁汗、禁下。**若妄用汗法**，则里热愈炽，津液愈伤，谵语增剧。**若妄用下法**，则必阴竭于下，阳脱上越而见额上生汗、手足逆冷。**须禁汗、禁下**，这也就是阳明经白虎汤证的禁忌。

【解析】

1. 关于"表有热，里有寒"

对本条注家意见颇不一致，多数注家认为传写有误，其争论焦点在于对"表有热，里有寒"的解释。有以下几种看法：

（1）认为里有寒应为里有邪。

（2）认为应系表里俱热。

（3）认为里有寒之无误写成有，若改成里无寒，如此则表里相对、有无相对、寒热相对，从语法及病机上皆较易理解。

（4）认为应解为表有寒，里有热，是寒热两字倒置的关系。本证阳明里热虽已炽盛，太阳表寒尚未尽除［如时时恶风（见第 168 条白虎加人参汤条文），一说此时时恶风，此恶风与太阳表证的恶风不同，其机理为热势蒸迫，汗多肌疏或背微恶寒（见第 169 条白虎加人参汤条文）］，但因病情矛盾的主要方面在于阳明里热，故可用白虎汤以清透之。由此可以看出第 176 条所谓伤寒，脉浮滑，此表有热，里有寒，白虎汤主之的"表有热，里有寒"，显然是"表有寒，里有热"的差误。所以林亿等校正《伤寒论》时指出：前篇云"热结在里，表里俱热者，白虎汤主之"（按：实为第 168 条白虎加人参汤）。又云"其表不解，不可与白虎汤"（第 170 条）。此云脉浮滑，表有热，里有寒者，必表里字差矣。

又其里有寒是里有热之误，也可从第 350 条伤寒，脉滑而厥者，里有热，白虎汤主之看出来。白虎汤所主治的第 219 条的手足逆冷和第 350 条的脉滑而厥应是一般所谓内伏真热而外显假寒的热深厥深，可以说就是表有假寒而里有真热的阳盛格阴，是因为阳明热极，阳郁于内而不通于外所致。

（5）认为**应解为**表里俱热：考本论有关白虎汤证的条文，均讲的是表里俱热，或里有热，据经验亦应以表里俱热较妥。**脉浮为热盛于外**，即表有热。不过，此表热为阳明里热外现之证，与阳明外证之发热同义，并非太阳表热。**脉滑为热炽于里**，里热盛，鼓动气血，故其脉往来流利，如盘走珠。**浮滑脉为阳明热盛之脉**。

《伤寒论》第 176 条举脉略症，必须以方测症，并参看其他有关条文，方能理论联系实际，如第 26 条服桂枝汤，大汗出后，大烦，渴不解，脉洪大者，白虎加人参汤主之的**"大汗出后，大烦，渴不解"**；第 168 条伤寒病，若吐、若下后，七八日不解，热结在里，表里俱热，时时恶风，大渴，舌上干燥而烦，欲饮水数升者，白虎加人参汤主之的 **"大渴，舌上干燥而烦"**；第 182 条问曰：阳明病，外证云何？答曰：身热，汗自出，不恶寒，反恶热也的 **"身热，汗自出，不恶寒反恶热也"** 等，皆是燥热积盛之证，法宜辛寒清热，白虎汤主之。

2. 关于第 219 条三阳合病

三阳合病，腹满身重，难于转侧，口不仁，面垢，谵语遗尿。发汗则谵语，下之则额上生汗，手足逆冷。若自汗者，白虎汤主之。（219）

本条言三阳合病，即指太阳、阳明、少阳的证候同时出现。征之临床，本条虽有三阳合病之名，但无三阳合病之实。注家有据腹满属阳明，身重属太阳，难以转侧属少阳为解者，临床上有待商榷。

本证虽称三阳合病，或系初为三阳合病，目前已经成阳明燥热壅滞、炽热独盛之证。气滞于腹而腹满，非阳明腑实之腹满。气耗津伤，邪热壅滞则身重，甚至难以转侧，本条未提发热、恶寒、无汗的主症，由此可知无人阳之表，身重亦非太阳之证。少阳病也未提寒热往来、胸胁苦满的主症。若误认身重为表，而妄发其汗，则热炽津伤，谵语转甚。腹满、自汗出确是阳明病的主症。但腹虽满而不坚，若将热壅气滞之腹满误作阳明腑实，妄用下法，阴液竭于下，阳失依附而上越，则额上生汗、手足逆冷。自汗出属阳明经证，为辨证重点。

3. 关于本方证须具**四大症**（大汗、大热、大渴、脉洪大）

后世常言白虎汤证特征须具<u>大热、大汗、大渴、脉洪大</u>四大症状。由于邪热充斥表里则大热，大热迫津外泄，而使汗腺分泌增加，出现大汗；大汗导致水津流失则烦渴；机体为适应高热而加快心搏，则出现脉洪大而数。

吴鞠通结合 170 条文 "<u>伤寒脉浮，发热无汗，其表不解者，不可与白虎汤。渴欲饮水，无表证者，白虎加人参汤主之</u>" 和自己的临床经验，总结出四不可与之诫，<u>若其人脉浮弦而细者，不可与也；脉沉者，不可与也；不渴者，不可与也；汗不出者，不可与也</u>（即**脉浮而弦细、脉沉、不渴、汗不出**，均不可与本方）。**脉浮弦而细**，表明寒邪在表，且正气不充，应采用扶正解表；脉沉，**若沉而有力**多见于阳明腑实证，则应攻下；**沉而无力**，多见于肾阳衰微，皆不可与白虎汤。**不渴**多见于湿温病，湿多热少，未化燥伤津，治疗以化湿清热为主，不宜大寒清降；或见于热入营分证，邪热蒸腾营阴，治宜透热转气清营。**汗不出**，其因有二，一种是外感寒邪，郁闭卫阳。一种是体内津液耗损，无源作汗者，此两种病证皆不宜用白虎汤。

张锡纯赞同前两条禁忌证，对后两条禁忌证，张锡纯举一些病例并引用《伤寒论》原文加以否定。他认为：谓不渴者不可与也，夫有白虎汤之定例，渴者加人参，其不渴者即服白虎汤原方，无事加参可知矣。吴氏以为不渴者不可与，<u>显与经旨相背矣</u>……谓汗不出者不可与也，夫白虎汤三见于《伤寒论》，唯阳明篇中所主之三阳合病有汗，其太阳篇所主之病及厥阴篇所主之病，并未见有汗者也……且石膏原具有发表之性，**其汗不出者不正借以发其汗乎**？且即吴氏所定之例，必其人有汗且兼渴者始用白虎汤，然阳明实热之证，渴而兼汗出者，十人之中不过一二，是不几将白虎汤置之无用之地乎？（《医学衷中参西录》

也就是说对于白虎汤的禁忌，只需考虑**脉浮弦而细、脉沉**，而不必考虑<u>不渴</u>（渴者可加人参）、<u>汗不出</u>（石膏原具有发表之性，其汗不出者不正借以发其汗）。

【鉴别比较】

1. 白虎汤证热厥与四逆汤证寒厥

必须从病人之病机、病因及其体质诸方面详审之。

（1）**白虎汤证之热厥**：脉滑而厥，为热厥。350条：<u>伤寒，脉滑而厥者，里有热，白虎汤主之。</u>脉滑而厥是为热厥，热厥是热邪深伏，四末失于温煦，故外反四肢厥逆（手脚冰冷），然其胸腹必灼热。此乃邪热内遏，不能外达之故，属真热假寒之厥，多见于壮健病人，热病高峰期，新病或急性病，其来也暴。

（2）**四逆汤证之寒厥**：脉微而厥，为寒厥。多见于衰弱之老人、小儿，以及误用汗、吐、下后之久病病人，其来也渐。

2. 关于出汗之比较

（1）**白虎汤证**：本方出汗为全身性大汗，汗出而热不退，不恶寒反恶热，汗愈出而恶热频渴愈甚。

（2）**桂枝汤证**：自汗出，不恶热而恶寒，口不渴。

（3）**柴胡桂枝干姜汤证**：头汗出（系局部性出汗）而渴，具有寒热往来、口苦、胸胁苦满少阳症状。

（4）**大承气汤证**：手足濈濈（读音及，水流迅速）然汗出，有痞、满、燥、实、坚等症状。

（5）**四逆汤证**：大汗出，虽亦属全身性，但有吐、利、困倦嗜卧、脉微欲绝等症状。

3. 白虎汤与竹叶石膏汤

两方都有清气分之热的功效。

（1）**白虎汤**：为大寒之剂，以石膏、知母为主药，治大热证。

（2）**竹叶石膏汤**：为清养之剂，治大热已去，余热未清。

4. 白虎汤与大承气汤

两方都可治邪热入里，热结阳明，津液损耗之证。

（1）**白虎汤**：本方汗出为全身性大汗，汗出而热不退，不恶寒反恶热，汗愈出而恶热频渴愈甚。选用辛寒药物，清气、泄热、生津，**治阳明经热证**。

（2）**大承气汤**：本方之汗出为手足濈濈（读音及，水流迅速）然汗出，尚有痞、满、燥、实、坚等症状。选用芒硝、大黄等寒下峻药，下有形之实热，**治阳明腑实证**。

5. 五苓散证与白虎汤证

表 8-1　五苓散证与白虎汤证比较

	五苓散证	白虎汤证
相同点	发热，汗出，烦渴，能饮	
证类	太阳表里同病：太阳蓄水证	阳明里热证：肺胃热盛
病因	太阳腑证，膀胱不能气化行水，津液不能敷布所致	阳明经证，高热伤津
表证	未罢：仍有恶寒	已罢：发热不恶寒而反恶热
症状	汗出未伤津（无高热过程），烦非热结在里、表里俱热的烦躁可比 喜热饮 或不渴或渴但无大渴引饮 小腹胀满而小便不利（膀胱气化失职）	大汗出伤津，烦躁 喜冷饮 大渴引饮 小便自调
舌质	白润苔	苔黄燥或焦
脉象	浮或浮数	洪大或浮滑
蓄水	有膀胱蓄水见证	无

【**辨证要点**】白虎汤这 3 条条文中，第 176 条和第 350 条记述简略，仅指出里有热、脉浮滑、或脉滑。第 219 条提到谵语、自汗，整个来说对白虎汤脉证的特点记载不太完备。

后世医家根据临床，并参考白虎加人参汤证诸条，确定**本方证为：表已解，壮热、大汗出、烦渴**（**渴引冷饮**）、**脉浮滑或洪大**，显然更加完整。其他之客观症状可有：不恶寒但恶热，面红面垢，气粗声重，尿短赤，舌质红，唇舌干燥，苔少或苔黄燥或白糙，或干黑有芒刺，病重时语言难出，神志昏沉或谵语遗尿等。

【**临床应用**】

石膏微辛而寒，于清热中，具有散热之性，为退热之专品，石膏能降低毛细血管通透性，减少炎性渗出。对于炎性增生所形成的结节和包块，具有抗炎消肿作用。

朱木通先生《中医临床二十五年》（1973年10月版）中，记录242案，其中有16案用了石膏。朱医师最常用石膏治疗各种发炎症状，有时加入桔梗，疗效极佳。例如：结核性脑膜炎、急性内耳炎、口眼歪斜，用葛根汤加石膏、桔梗。流行性感冒高热咽痛大渴，大柴胡汤加石膏。咽喉疼痛糜烂高热、颜面蜂窝组织炎、急性扁桃腺炎、头部淋巴腺肿胀等用小柴胡汤加石膏、桔梗。其他案例还有小青龙汤加石膏、麻杏石甘汤、竹叶石膏汤等。

胡希恕先生治疗颌下淋巴结肿大、急性腮腺炎、急性化脓性扁桃体炎、急慢性睾丸肿大等也都用小柴胡汤加石膏。

石膏含钙，钙是神经肌肉的镇静剂，能降低骨胳肌的兴奋性，纾解关节肌肉的拘急痉挛，抑制神经系统的应激能力。治疗热瘫痫的风引汤即用石膏，《古今录验》续命汤治或拘急不得转侧也用石膏。

《伤寒论》以白虎汤为治疗阳明经证的主方，应用白虎汤的基本指征是**高热、烦渴、汗多、脉洪数大四大指征**。后世温病学家用为治疗气分热证的代表方，凡辨证为气分壮热、燥热伤津之病证，不论四大症是否悉具，皆可使用。

本方近年来广泛用于急性传染病或非传染性急性外感热病之极期阶段，如流行性感冒、大叶性肺炎、流行性乙型脑炎、流行性出血热、小儿麻疹、中暑等病，均取得一定的成效。

又常用于机体新陈代谢极度亢进的疾病，如流行性感冒、猩红热、肠伤寒、乙型脑炎、流行性脑膜炎、大叶性肺炎、流行性出血热等各种外感热病的极期。甲亢病人基础代谢率增高时，表现为消瘦、激动、烦躁、怕热多汗、多饮多食、易饥等神经兴奋亢进与高代谢状态，这些表现与阳明热证很相似，因此可以使用白虎汤治疗。

顽固性高热性疾病多选用本方治疗。若兼有大汗出更是首选本方。

治疗夏季热：夏季热的症状是但热无寒，只有发热没有恶寒症状，以白虎汤加退热药，就能缓解。

治产后发热：适用于症见高热、汗下、口渴、烦躁、脉洪大之病人。

其他如胃炎、精神病、风湿性关节炎（活动期）、肿瘤发热等都可使用本方。

治热厥：手脚冰冷因内热而致。也就是身体发热，手脚冰冷，服白虎汤很快就退热，手脚亦不冰冷。

治烧伤后创面灼热而渗出不止，刘渡舟老师将其类比于大热、大汗的表现，应用本方而收效。

治疗以发热、肿胀、充血或出血为病理表现的皮肤黏膜疾病，如牙龈炎，表现为齿龈红肿、疼痛、口臭、胃纳不佳、烦躁、夜睡不宁，证属中焦积热。还治肺热鼻衄。其他如麻疹、夏季皮炎、顽固性过敏性皮炎、湿疹（宜以面垢作为参考）外障眼病等也有使用本方的机会。

治糖尿病：适用于口渴多饮自觉内热、脉滑略数者。以本方加天花粉、麦冬、玄参等，疗效甚佳。

治疗痛风：尿酸引发肢体关节红肿，急性发作期，服本方可快速改善。

治夜尿症：以谵语、遗尿为辨证要点。

治疗血液病：血液病多为血分热证或气血两燔，如血小板减少性紫癜、血友病等。以白虎汤加血分药丹皮、生地、阿胶等治疗。

临床常以本方用于高热、热厥、汗多、流行性感冒高热、中暑、肺炎、小儿麻疹、消谷症、持续高热多日等热甚伤津各病，疗效甚佳。

二、白虎加人参汤

【原文】服桂枝汤，大汗出后，大烦渴不解，脉洪大者，白虎加人参汤主之。（26）

【要旨】本条论述服桂枝汤，大汗出后，伤津耗气，邪热转属阳明，气阴两伤的证治。

【释义】本条是服桂枝汤，出了大汗，大汗出后，表证虽然解除了，但是酿成里热，胃热扰心故大烦。大汗后，伤津耗气，胃中干燥，阳邪内陷阳明气分，气津两伤，气不化津，故口渴至甚而饮水亦不解。里热蒸腾，所以脉见洪大。治疗用白虎汤清阳明气分之热，加人参益气生津以治烦渴。

【原文】伤寒，若吐、若下后，七八日不解，热结在里，表里俱热，时时恶风，大渴，舌上干燥而烦，欲饮水数升者，白虎加人参汤主之。（168）

【要旨】本条为伤寒吐下后热结在里、热盛津伤的证治。

【释义】伤寒或吐，或下，皆违反治疗规律，非但不能使邪从外解，反使向内而产生变证，造成内外皆热，内热则大渴欲饮水数升、舌上干燥、心烦；外热则身热汗出、反恶热。时时恶风，此恶风与太阳表证的恶风不同。其机制为热势蒸迫，汗多肌疏。大渴，舌上干燥而烦，欲饮水数升者，显示里热炽盛，津气两伤，这是白虎加人参汤的主治。

【原文】伤寒，无大热，口燥渴，心烦，背微恶寒者，白虎加人参汤主之。（169）

【要旨】本条承上条再论阳明里热太盛、津气两伤的证治。

【释义】前条（168）所举示的是里热波及于表的症状，此条（169）所论的乃为热结在里而体表无热之证，无大热表示没有表热，而为邪渐去表传里，热入阳明，是里热炽盛。因热结于里迫津外泄，故汗大出，随着这种汗出，充斥于外表的邪热，随汗放散，体表之温度亦被降低，故反而表无大热（**再看简析，另有解说**）。口燥渴，心烦，燥热亢盛，津液耗伤则口燥渴，热扰心神则心烦。其背微恶寒者，既有别于太阳表热，更不同于少阴里寒，其机理为热势蒸迫，汗多肌疏，卫阳不固则不胜风袭，背微二字，亦借以表示这恶寒是由里而来的。此为津气两伤之证，故仍用白虎加人参汤主治。

【原文】若渴欲饮水，口干舌燥者，白虎加人参汤主之。（222）

【要旨】本条承221条阐述阳明热盛津伤的证治。

【释义】本条紧跟221条（见栀子豉汤）其后而叙若误下后，因其人素体燥热甚而津不足，下之则津伤气耗，燥热至甚，出现"渴欲饮水，口干舌燥"等症，口干舌燥，是包括裂纹起刺在内。渴欲饮水到了口干舌燥的程度，这表示热炽津伤，只用白虎汤不行了，非加人参健胃滋液救气阴不可。

【原文】伤寒，脉浮，发热无汗，其表不解，不可与白虎汤；渴欲饮水，无表证者，白虎加人参汤主之。（170）

【要旨】本条论述阳明热盛津伤的证治及禁例。

【释义】在前面第168条与169条已举出疑似表证（时时恶风、背微恶寒）的白虎加人参汤证，故在此条再论有表证者不可用白虎加人参汤。阳明病亦有浮滑之脉，不同于太阳病之脉浮。阳明热盛脉浮，必见燥热亢炎而自汗出等证候。本条指出脉浮而发热无汗，显与阳明高热汗出有别。发热无汗，其表不解，当指麻黄汤证，表证未解，太阳证未罢，纵兼阳明里热，亦当表里两解，若用白虎汤，必因凉遏之弊，外邪不去，徒伤中阳，造成变证。若表已解，而阳明燥热复炽，必为大汗，并渴欲饮水，是热甚津气耗伤之象，不唯宜白虎汤，且须加人参益气生津。总之，**表不解，不可与白虎汤；用白虎加人参汤，也要是渴欲饮水，无表证者。**

【病机】白虎加人参汤证之病机为阳明热甚，伤津较重而气阴两伤。阳明热甚，表里俱热，大热大汗不仅伤津，而且耗气。气阴两伤，无液以滋。故口舌干燥，烦渴特甚，欲饮水数升，烦渴不解。汗出肌疏，气阴两伤，元气无以卫外，不胜风寒，故时时恶风、背微恶寒。

【组方及用法】

知母六两　石膏一斤（碎，绵裹）　甘草（炙）二两　粳米六合　人参三两

上五味，以水一斗，煮米熟，汤成，去滓，温服一升，日三服。

参考用量：知母 12g，生石膏 30g，生母草 6g，粳米 6g，党参 9g。水煎至米熟汤成，去滓温服。

按：绵裹——绵是为绢帛，裹为包的意思。石膏和香豉应用绵裹。为免石膏附着于他药，所以要另外包裹而煮。

【方义】本方为清热生津兼益气阴之清补剂，白虎汤之石膏、知母、粳米、甘草四味合用成为清阳明气分热证之专剂。石膏辛寒清热，泄阳明炽盛之热。知母苦寒而润，清热养阴、除烦止渴。二味为本方之主药。粳米、甘草，甘药补脾养胃益气和中，使大寒之剂不致伤胃。由于壮火食气伤津，加之大汗亦伤津，故加人参甘寒益气生津、补虚扶正。在《伤寒论》中凡是白虎汤没有一个提到渴，白虎汤加人参则都是说渴，如欲饮水数升、渴欲饮水、大烦渴等，都要加人参，可见人参有健胃生津的作用。此方正邪两顾，较白虎汤更具益气生津、补虚扶正之功。

此方之煎服法，煮米熟，米熟了，汤也好了。此方药煎的时间较长，用水一斗，就是煮较长时间。因此我们对有石膏配伍的方剂，基本上要多用点水，时间要长一点，现在也常常地把石膏先下锅单煎。

【解析】

1. 关于无大热

伤寒**无大热**，其要有三类：

（1）**表无大热，而热甚于里之意**：如第 63 条发汗后，不可更行桂枝汤，汗出而喘，**无大热者，**可与麻杏甘石汤。是表无大热，而热壅于肺。第 136 条伤寒十余日，热结在里，复往来寒热者，与大柴胡汤。但结胸，**无大热者，**此为水结在胸胁也，但头汗出者，大陷胸汤主之。是表无大热，而水热互结于胸胁之间。两条皆指表无大热而热甚于里之意。第 169 条伤寒，无大热，口燥渴，心烦，背微恶寒者，白虎加人参汤主之之无大热为阳明热炽。

（2）**大热为阳明病的主症之一**：在病初起时，由于表寒郁遏里热，寒尚未全罢，热尚未大发。如何知道的呢？可从以下三点看出来：

①从第 221 条"发热汗出，不恶寒，反恶热"以及第 182 条"问曰阳明病外证云何？答曰身热，汗自出，不恶寒反恶热也"的阳明病外证上看，发热而不恶寒反恶热，其为大热可知。

②也可从第 169 条伤寒，无大热，口燥渴，心烦，背微恶寒的无大热上反证

出来，即阳明病本有大热之症，但在病初起时，由于表寒郁遏里热，寒尚未全罢，热尚未大发，故背微恶寒（或如168条的时时恶风），身无大热如果进一步发展，则寒全罢，本来应有的大热就出现了。大热为阳明病的主症之一，这样才符合仲景的原意。

③也可知阳明病本应但热不寒，但初起也有恶风寒的。阳明病本应大热，但初起也有无大热的。

（3）**为虚阳浮越在外之假热**：如第61条下之后，复发汗，昼日烦躁不得眠，夜而安静，不呕不渴，无表证，脉沉微，身**无大热**者，干姜附子汤主之。指虚阳浮越在外的假热，不似真热之甚。与真热相较，故称无大热。

此文字虽近，而病理及症状实有大异，不可不辨。

2. 关于背微恶寒

本条背微恶寒，非表寒不解，系在热渴大汗之后，其机理乃因里热太盛，热势蒸迫，汗多肌疏，气阴两伤，且卫阳不固则不胜风袭所致。然恶寒处在阳明大热之中，故一般较轻，不至全身恶寒。其主症仍是大烦渴不解，必须分清主次。少阴阳虚证（附子汤证）虽也见背恶寒，但必是口中和而不燥渴，并见厥逆脉微等虚寒证象，与本证截然不同。（另一说已在**关于无大热中说明**，即阳明病本有大热之症，但在病初起时，由于表寒郁遏里热，寒尚未全罢，热尚未大发，故**背微恶寒**）

3. 关于口燥渴

阳明主津液所生病，燥热焦燎，津液消灼，故口燥而渴。**白虎汤证**，虽然表里俱热，但只是口不仁，口舌干燥而已，还不渴，或虽渴而尚未到口干舌燥的程度。由于下伤津液，热盛津伤才渴欲饮水，也就口干舌燥了。舌上干燥而烦，欲饮水数升者，这是白虎加人参汤的主症，只要具备了这一主症，可以说其余的症状就是次要的了。从仲景条文来看，白虎汤各条无一条谈到渴证，而在白虎加人参汤证则每一条皆涉及口渴。人参健胃滋液止消渴，渴欲饮水，口干舌燥，治宜用白虎加人参汤清热益气生津。

【鉴别比较】

1. 白虎加人参汤证与桂枝汤证

皆有脉洪大，只是有无口渴之别。

（1）**桂枝汤证**：脉浮缓，舌象一般，无舌苔，也不干燥，多无口渴。

（2）**白虎加人参汤证**：脉洪大较有力。舌有淡薄的白苔，且多为干燥。口渴，多为想喝冷水，并有烦渴状态。

2. 五苓散证与白虎加人参汤证

皆有口渴，两方病因、病机、病位、热型不同。尿量的多少，是与五苓散证口渴辨别的要点。

（1）**五苓散证**：气化不足，水气不上承则口渴，不下行则小便不利。系太阳病方，有表证，发热恶寒。在五苓散特别强调小便不利。

（2）**白虎加人参汤证**：高热伤津，多为想喝冷水，并有烦渴状态，且尿量较多。系阳明病方，发热不恶寒。该方清热，用人参补津液。

3. 白虎加人参汤证与附子汤证

两者皆有背恶寒。

（1）**附子汤证**：少阴病不口渴，少阴病口中和。附子汤证不但没有表热，且里亦无热，所以没有口燥、口渴。因为阳虚很重，水寒不化，阴寒之气凝结于背枢，阳气不得充达，而致背恶寒怕冷。以附子汤温经通阳。

（2）**白虎加人参汤证**：阳明病口中不和，也就是口燥渴的意思。阳明经的内热汗出，使人体背部毛孔打开，所以会恶寒恶风。用白虎加人参汤清解里热。

【辨证要点】本方以烦渴、多饮为特点。白虎汤以因里热而烦渴（口渴全甚），且无表证者为适用目标。白虎加人参汤以比白虎汤证更缺乏体液，且失去滋润者为适用目标。

【临床应用】

白虎加人参汤证的脉状，虽为洪大或浮滑，但这是指有热的时候而言，若用于湿疹、结膜炎、糖尿病等的时候，则未必为脉洪大或浮滑，但也不至于会呈现微弱、沉微、沉迟弱等阴脉弱脉。

本方治白虎汤证兼口渴者：主要用于中暑，可以强心退热止汗，达到治疗效果，以及用于小儿夏季热（高热、多渴、多尿）、肺炎、结核性脑膜炎等外感热病伤津的病变。

本方常用于治糖尿病：本方较白虎汤添一味人参，白虎加人参汤每一条都涉及口渴，欲饮水数升，渴欲饮水，大烦渴，都要加人参。所谓烦渴，就是口干舌燥极想喝水，某些糖尿病病人出现此症状，用白虎加人参汤治疗效果很好。四大证不必拘泥，有时糖尿病烦渴如无脉洪大，仍可用。烦躁是热象，加石膏，渴的严重加人参。糖尿病或高血压病人，体质较壮，内热，可用白虎汤加人参汤合葛根芩连汤。

其他如甲亢（尤其是甲状腺危象）、严重饥饿症、痿证、风湿热、产褥热、肿瘤等，也可用本方治疗。

在运用白虎汤**治疗阳明里热炽盛**时，只要见其多汗，即可于汤中加人参，以益气阴，治在机先，可以加速疾病的治愈。

本方亦用于治多食善饥之消谷症及阳明经证（高热，心烦，口渴喜冷饮，一日十数杯至数十杯，脉洪大者）。

可用于治疗大叶性肺炎（高热、烦渴引饮，喜冷饮）、感受暑邪（发热汗出、烦渴喜饮）、暑月夜间着凉（汗出如水淋、口渴喜冷饮、脉洪大有力）者。

本方目前**最常用于气津两伤的消渴及糖尿病**，余治疗多例糖尿病，疗效显著。

三、竹叶石膏汤

【原文】寒解后，虚羸少气，气逆欲吐，竹叶石膏汤主之。（397）

【要旨】本条论述病后余热未清，气阴两伤虚热欲吐的证治。

【释义】伤寒解后，指大病已解，大邪已去。因为外感寒邪伤人体正气，出现虚羸，即虚弱消瘦，是言其形体受伤；更见少气，即呼吸短不足以息，是言其气亦伤。今形气两伤，气阴不足，少气不足则胃气下降无力，胃失和降，故见气逆欲吐（也可说余邪内扰犯胃，虚热上逆）。治宜竹叶石膏汤益气生津、清热和胃降逆。

【病机】伤寒病邪虽解，然津液不足而虚羸，余热未尽，热则伤气，故少气，燥热伤津，胃失和降，虚气上逆而欲吐。可以说是既有阳明气分燥热，又有肺胃津液枯竭兼**夹痰饮**。

【组方及用法】

竹叶二把　石膏一斤　半夏半升（洗）　麦门冬（去心）　人参二两　甘草二两（炙）　粳米半斤

上七味，以水一斗，煮取六升，去滓，纳粳米，煮米熟，汤成去米，温服一升，日三服。

参考用量：竹叶 9g，石膏 30g，制半夏 9g，麦门冬 12g，党参 6g，炙甘草 6g，粳米 15g。

【方义】竹叶石膏汤为清热和胃、生津益气之清补剂，用于余热未尽而气阴已伤。由白虎加人参汤去知母，加麦冬、半夏、竹叶而成，因此可以看作是白虎加人参汤的一个变方。也可看作为白虎加人参汤及麦门冬汤之合剂，即白虎汤去知母加竹叶再与麦门冬汤的合方。

竹叶石膏汤证以热盛津伤为主，夹痰饮为次，重在气阴两虚，以白虎加人参汤之人参、麦冬、粳米、甘草益气生津，易知母为麦冬，加竹叶配石膏清肺胃之热，以益气养阴为治。妙在加半夏于大群辛凉药中，和胃降逆止呕又能拮抗寒冷之药伤胃。

半夏与麦冬同用，降逆止呕而不燥津，补虚益气而不恋邪。(仲景用半夏，又有补气作用。《金匮要略》黄芪建中汤方后云：疗肺虚损不足，补气加半夏三两)

【鉴别比较】

竹叶石膏汤证与白虎加人参汤证

（1）**竹叶石膏汤证**：既有阳明气分燥热，又有肺胃津液枯竭兼夹痰饮。热盛津伤为主，夹痰饮为次。故其烦渴饮水之势不如白虎加人参汤证。**以咽喉干燥、不适为特点**。燥热伤津，胃失和降，虚气上逆而欲吐。**本方益气滋阴**之力较大。

（2）**白虎加人参汤证**：阳明热甚，表里俱热，大热大汗所致不仅伤津，而且耗气。气阴两伤，无液以滋。故口舌干燥，**以大烦渴为特点**，欲饮水数升，狂饮不止。汗出肌疏，元气无以卫外，不胜风寒，故时时恶风、背微恶寒、烦渴不解。**本方清热之力**较竹叶石膏汤汤略大。

【辨证要点】本方证属虚热里证，热性病的恢复期，见**虚羸少气、气逆欲吐为主**。或有低热，多汗，心胸烦闷，咽喉干燥喜饮，或喉干咳呛，舌红苔少，脉细数无力。

【临床应用】

本方之伤寒解后系指热病之后（恢复期），病人经历了高热的消耗，余热未尽，气津两伤，身体相对衰弱，故而虚羸少气。此时，病人可以不发热，也可以表现为低热。由于气阴两伤，胃失和降而致气逆欲吐，呕吐甚至呃逆。治用竹叶石膏汤清热、养阴、益气、和胃。

本方有很好的解热效果，临床用于**多种热病的不同阶段及回复期**，如外感发热、温热病、感染性高热等。可用于肺炎和麻疹的恢复期，咳嗽不止者。

本方适用于肺热之咳喘、胃热之呃逆，体虚受暑之吐泻，暑热以及热病后期津气两伤余热未尽各证。如乙型脑炎、流行性脑脊髓膜炎后期、流行性感冒、肠伤寒、菌痢、小儿夏季热、中暑、急性肠胃炎、脑震荡、流行性出血热、猩红热等外感热病的恢复期及口腔炎、红斑狼疮、神经衰弱等。肺结核等也有使用的机会。总之，凡内热燔灼，伴肺胃津伤夹痰者均可选用。

本方对**外感热病胃热津伤**引起肠胃系统不适，出现虚羸，又伴有气上逆而欲呕吐症状者，用之见效甚快。本方证多有肺燥热证候，其病根实在于胃热。

治疗糖尿病：有些糖尿病会引起中消症，也就是多食善饥、身体消瘦。本方证以较白虎加入参汤证更为虚弱、身体枯燥者为适用目标。用本方加石斛、天花粉、山药，可发挥降血糖叠加效果。

本方能止呕，善于治虚性呕逆。由于气上逆造成反胃或呃逆，本方可收止呕之效，可用于放疗、化疗过程中出现的肠胃呕逆不良反应。

能治气逆喑哑，即一讲话就气上逆而喑哑。用此方加味有止咳降逆化痰开音之效。

岳美中医师治疗一儿童患肾病综合征，以本方清解肺热而见效。

刘渡舟老师说：临床上用以治疗阳明经所主的乳腺病变，如急性化脓性乳腺炎，或自行溃破，或手术排脓后，症见高热、心烦、神倦、不思饮食、恶心欲吐、舌红、脉数等，常能取得良好效果。

眼睛充血用竹叶石膏汤为主方加味，效果很好。眼压高加车前子、牛膝可缓解因热而红肿痛症状。

近年来，人们广泛应用竹叶石膏汤治疗急性热病，取得相当的成效。治疗小儿消渴病，以热盛、口渴、尿多为临床特征者，取得不同程度的效果。治疗红斑狼疮持续高热，以本方加黄连、石斛等，诸症很快缓解。治疗重型乙型脑炎后期症状亦获得满意疗效。

据经验此方还能治疗乳痈、乳痈术后发热、大叶性肺炎（乏力少气，气津两伤）、产后眩晕、瘥后虚羸、多梦、恶梦、急性扁桃腺炎、口腔溃疡、牙龈肿痛、口糜及热病初愈之夜卧难眠，疗效很好。

因本方为清热之剂，毕竟稍凉。运用本方需注意中病即止，然后换方调养。

玖 承气汤类

一、大承气汤

【原文】阳明病脉迟，虽汗出不恶寒者，其身必重，短气，腹满而喘，有潮热者，此外欲解，可攻里也。手足濈然汗出者，此大便已硬也，大承气汤主之。

若汗多微发热恶寒者，外未解也，其热不潮，未可与承气汤。若腹大满不通者，可与小承气汤微和胃气，勿令大泄下。(208)

【要旨】本条论述阳明病可攻与不可攻和大小承气汤的证治及使用禁忌。

【释义】阳明病其脉应是洪大，迟脉非阳明病之正脉，这里的脉迟，当是燥热内结，热壅气滞，致使脉道受阻，必迟而有力。虽然汗出，但不恶寒，可知是表证已解。身重、短气、腹满而喘、潮热等，表明热已入里内传阳明。壮热伤气，燥热腑实壅滞，气机血脉运行受阻，故其身必重。热结于中，阻塞气机则短气。里热化燥成实难以下通，则腹满。浊气上逆则作喘。如见身热变为潮热，知热邪尽入胃腑成实，乃可攻之。又胃肠燥实，热迫津泄，手足濈然汗出者亦为转属阳明腑证的标志之一，则知里热已成燥实，速投大承气汤急下存阴。

如汗多，微发热恶寒，这是表证的典型热型，因此，可断其为表证未解。其热不潮，是热未入里成实的征兆，如此则不可以攻下，三个承气汤皆不可用。总归一句就是：汗出虽多而恶寒尚在或热邪虽盛而其热不潮，则症状不典型，仍不可与大承气汤。

如外无表证，而里燥结不甚，偏于气滞，腹满而大便不通（但因热未见潮，汗未见于手足，知未到使用大承气汤的程度），这点症状，可以试用小承气汤通便以调和胃气。不要用大承气汤，以免大泄下，药过病所损伤胃气。

【原文】伤寒若吐、若下后不解，不大便五六日，上至十余日，日晡所发潮热，不恶寒，独语如见鬼状。若剧者，发则不识人，循衣摸床，惕而不安，微喘直视，脉弦者生，涩者死。微者，但发热谵语者，大承气汤主之，若一服

利，则止后服。（212）

【要旨】本条论述阳明腑实证吐下后而导致正虚邪实的重证。

【释义】起首冠伤寒，指疾病开始属太阳伤寒，本应汗解，若行吐下，是为误治，津液损伤，热邪不解，化燥入里，转成阳明病，以致不大便五六日至十余日，并出现日晡发潮热、独语如见鬼状等，为燥热内结胃肠成实的证候。<u>日晡所发潮热者</u>，指申酉之时，即午后 3~7 时，阳明经气旺盛，其时则热势增高，每日发作定时，如潮水之涨落，此为阳明的典型热状。此时不恶寒，表明表证全罢，燥热亢盛，腑实已甚，当用大承气汤攻下燥实治疗。

若不能及时用大承气汤攻下邪实，则病势加剧，热极津枯，心神昏蒙，不能识别平时熟识的人。或摸衣领，或摸床被，恐惧不安，为神志错乱的表现。燥热消灼津液，水不涵木，精气不能上养，故出现<u>目睛直视</u>，转睛不灵。这种情况，是阳亢欲竭其阴的险候，已不是大承气汤的适应证了，当观其脉象，以定生死。若脉见弦长者，说明病虽重，阴液未竭，正气尚存，犹可背水一战，当用大承气汤急下存阴。脉<u>涩</u>者艰涩不畅，至数短小而不清，为虚极之脉，精血虚衰，阴液告竭，已不能任药，故曰<u>死</u>。

<u>微者</u>之微是针对前面之<u>剧</u>而言，并非病邪微，是说见症只要有上述的日晡所发潮热、谵语、如见鬼状、不大便等症，用大承气汤下之即可。服大承气汤，<u>若一服利，则止后服</u>，说明中病即<u>止</u>，不可过于攻下，因本证既经吐下伤津在先，若过下重伤津液，克伐正气，反生他变。

按：本条说明阳明燥热不解，结实于里，久而不去，必然耗竭阴液，使病情加剧，危及生命，因此釜底抽薪、急下存阴极为必要。

【原文】阳明病，谵语，有潮热，反不能食者，胃中必有燥屎五六枚也。若能食者，但硬尔。宜大承气汤下之。（215）

【要旨】本条以能食与<u>不能食</u>辨大便燥结的程度，决定用<u>承气之法</u>。

【释义】阳明病见谵语有潮热，为胃家实证已成。热本化食，胃热当消谷引食，今却不能食者，是逆其常，故曰<u>反</u>，乃结实已甚，肠中燥屎阻塞，腑气不通，浊热逆满胃腑所致，当用大承气汤荡结除实，令燥屎下、腑气通、胃气降，则诸症可解。若腑实已成而尚能食者，说明胃气还能下降，实之不甚，只是大便硬未至燥屎，只用小承气汤泄热通便即可。

按：文中宜大承气汤下之应放在<u>胃中必有燥屎五六枚也</u>之后，乃为倒装句法。亦可认为是旁注错入正文之中。"<u>若能食者，但硬耳</u>"属注解性文字，在于和<u>不能食</u>鉴别。

辨大便燥结的程度，不能拘泥于能食不能食这一点，它只不过是辨证中的一项而已，用大承气汤，当于<u>不能食、谵语、潮热</u>等症时兼见<u>不大便、腹满痛</u>，属省文之法。

【原文】二阳并病，太阳证罢，但发潮热，手足漐漐汗出，大便难而谵语者，下之则愈，宜大承气汤。（220）

【要旨】本条论述二阳并病转为阳明腑实者宜下的证治。

【释义】太阳阳明并病，即太阳病仍在，阳明病又继起，若太阳证未罢者当先解表；今太阳证罢，而出现潮热、手足漐漐汗出、大便难而谵语等典型的阳明腑实症，故从阳明论治。阳明热邪入腑则发潮热；阳明主四肢，燥热迫津外泄，尤以手足漐漐汗出为甚，说明胃中燥实已成；热结津亏，腑气不通而浊热上扰神明，故更见大便难出、谵语。这些潮热、汗出、便秘、谵语症状，表明太阳表邪已完全入里化热，燥结成实，纯属阳明腑实重证，故当下之以去其热实，方用大承气汤。

【原文】阳明病，下之，心中懊憹而烦，胃中有燥屎者，可攻。腹微满，初头硬，后必溏，不可攻之。若有燥屎者，宜大承气汤。（238）

【要旨】本条论述阳明病下后见烦、燥屎未尽可下与不可下的辨证。

【释义】阳明腑实，下后见心中懊憹而烦，如胃中有燥屎者，是虽下之而燥屎未尽（当见潮热、谵语、手足漐漐汗出、腹胀满痛拒按等症），可继续攻下；若仅腹微满且不实不痛，见大便初头硬，后必溏，是实去而余热未尽，则心中懊憹必是下后之虚烦，故不可攻（此时宜栀子豉汤类治疗，以栀子厚朴汤为最合适）。可见，攻下与否，全凭燥屎之有无，有燥屎，且出现大实大满，才宜大承气汤攻下。本条实系辨栀子豉汤证与大承气汤证的区别。

【原文】大下后，六七日不大便，烦不解，腹满痛者，此有燥屎也。所以然者，本有宿食故也，宜大承气汤。（241）

【要旨】本条论述大下后燥屎复结仍用大承气汤的证治。

【释义】阳明腑实，当予攻下，大下后当热实俱除而解。今下后六七日不大便、烦不解、腹满痛，系六七日所食之物不化，糟粕相结，聚为燥屎，而为宿食。胃气不通降，里热之气上扰神明故出现心烦不解。邪热与宿食凝结成燥屎，腑气不通，必腹满痛而拒按，仍宜大承气汤攻下。之所以燥屎复结，其原因为本有宿食，所以说"<u>所以然者，本有宿食故也</u>"，当用大承气汤攻下之。

按：此类病人乃平素阳盛胃热，兼以药后津尚未复，体质易燥易热，致使宿食秽物蓄积腹内随热化燥而成。

【原文】病人小便不利，大便乍难乍易，时有微热，喘冒不能卧者，有燥屎也，宜大承气汤。（242）

【要旨】本条论述燥屎内结见喘冒不能卧的证治。

【释义】阳明腑实，津不还入胃中反被燥热逼迫下渗，当见小便自利、大便燥硬。今病人小便不利，系燥热气滞，三焦气化不利兼有津伤之故。因气滞致津液布散失常，肠中能得津润则便乍易，不能得津润则便乍难，呈不爽之状。时有微热为潮热的变异之象，是邪热与糟粕互结，燥热深伏而且气滞重，难以透发于外而外反不显，故时有微热不扬，慎不可下。

阳明邪热势猛，腑气壅塞不通，浊气壅逆，上迫于肺故喘促昏冒不能睡卧。此燥屎已成，热邪甚剧，故宜大承气汤峻下。

按：喘冒不能卧者为辨证之着眼点。有燥屎则多有潮热，条文省略了。

【原文】伤寒六七日，目中不了了，睛不和，无表里证，大便难，身微热者，此为实也，急下之，宜大承气汤。（252）

【要旨】本条论述热病目中不了了者，阳明燥热下劫肝肾，阴精欲竭，急下存阴的证治。

【释义】伤寒六七日，是说太阳病经过六七日，应是表邪传里内合阳明之期，如出现视物模糊、瞳仁浑暗无神、眼珠转动不灵活的症状，既无普通之表证，如头痛恶寒，又无普通之里证，如潮热谵语，但见大便困难、身有低热，此乃燥热深伏，津血耗伤，阴精受劫，尤以肝肾为重之险候。盖肝开窍于目，肾之精为瞳子。肝肾阴伤，精不能注于目，便呈此重证。其病来势迅猛，反无明显之表里见症，仅是大便难、身微热而已，似乎病情不重，实则为热邪深伏，竭灼津液，阴精欲竭之象，急宜大承气下之存阴。

【原文】阳明发热汗多者，急下之，宜大承气汤。（253）

【要旨】本条论述阳明燥热外逼，热汗不已，阴液欲亡，治当急下存阴。为急下存阴证之二。

【释义】阳明病本有蒸蒸发热，汗出濈濈。今程度甚剧，大汗如流，为热盛由里蒸腾于外，津液倾泻欲竭之象，为燥热已极，应急下其热以救津液，稍缓则必有阴液暴亡之变，故急宜大承气汤，釜底抽薪以救阴。

【原文】发汗不解，腹满痛者，急下之，宜大承气汤。（254）

【要旨】本条论述发汗不解，化燥成实，腹满痛的急下存阴之法。

【释义】发汗不解，一般指太阳病发汗后而病不解。津伤邪陷，化热内传阳明，燥热结实，阻滞气机，不通则痛，出现腹满痛。腹满痛为大实、大满、大痛，面积大而且痛重。刚一发汗即见阳明腑实证，而且腹满且痛，不若其他一些条文之"不大便五六日，上至十余日"（第212条）及"大下后，六七日不大便"（第241条）等，是表证急剧传里，可见其人燥结阻滞甚重。不急下肠中燥热，势将速竭津液。急以大承气汤下之，以免阴液濒绝。是为阳明急下之第三法。

按：阳明三急下证是阳明病的三个特殊证型。均为病猛剧，传变急速，虽未叙述阳明腑实的常见症状，如潮热谵语、濈然汗出、痞满燥实、脉沉迟等，而是提出了另外一些症状，这些症状看似不重，稍有延误，祸变立至，故须急下之。

【原文】腹满不减，减不足言，当下之，宜大承气汤。（255）

【要旨】本条论述腹满不减当下的证治。

【释义】腹满有虚实之别。腹胀满，即或有所减亦微不足道，为实满。腹满时减，复如故，为虚满。腹满不减是为燥结于肠，大便不通，胃肠气机壅滞使然。燥屎一日不去，气滞终无减日，虽较急下为缓，但属大承气汤证，故亦当下之。下其燥实，气机通畅，腹满自可减除。

【原文】阳明少阳合病，必下利，其脉不负者，为顺也；负者，失也。互相克贼，名为负也。脉滑而数者，有宿食也，当下之，宜大承气汤。（256）

【要旨】本条论述阳明少阳合病宜下的脉症和治法。

【释义】阳明少阳合病，指既有阳明病的不恶寒、但热等，又有少阳病的口苦、咽干等。阳明腑证是胃家实，不应有利，今下利，系由于少阳热邪迫于阳明，木来克土，故反下利。阳明主脉大，少阳主脉弦，如其脉弦大，为两不相负，其病必顺。如大而不弦，为阳明胜，胜则侮其所不胜，曰贼。如弦而不大，为少阳胜，侮其所胜曰克。故曰互相克贼，名为负。下利，若脉滑而数，滑为有食，数为有热，故曰有宿食也。宿食与邪热互结而生的下利，是燥热结实于肠中，逼迫津液下趋，证属热结旁流。当下之，宜大承气汤，宿食清而利自愈。

按：此段"其脉不负者，为顺也；负者，失也。互相克贼，名为负也"，一般认为系附会五行家言，不足为法，亦可能是后人所附，宜去之。

【原文】少阴病得之二三日，口燥咽干者，急下之，宜大承气汤。（320）

【要旨】本条为少阴病急下证之一，论述少阴津伤火亢化燥肾阴将竭的证治。

【释义】少阴病本来是口中和的，通常不会口干。仅得之二三日，突然见口燥咽干者，提示了一个前提，即病程很短，就有所发展，是为少阴病的剧证，说明此必内热素盛。足少阴肾脉循咽喉、夹舌本，燥热结实于里，灼伤肾阴，故见咽干口燥，若不注意则体液将愈枯竭而变为危笃状态，所以要急用大承气汤攻下，釜底抽薪，消除壅塞于内的热。

【原文】少阴病，自利清水，色纯青，心下必痛，口干燥者，急下之，宜大承气汤。（321）

【要旨】本条论述少阴病阴枯火炽、热结旁流之证治，为少阴病急下证之二。

【释义】本条少阴病下利清水，呈纯青色而无糟粕之污水，即所谓热结旁流（热结旁流特点是不夹杂粪渣，不见完谷，纯属清水），为少阴真阴耗伤，致使燥热内结肠中，迫使水液从旁侧而流。因燥实阻滞，胃气壅滞，腑气不通，故心下必痛实拒按，即胃脘部胀痛。口干燥（少阴虚寒为口中和），乃热结里实，真阴欲竭，无津上承所致。这种险象，可迅速导致津竭阴亡之变，仍用急下存阴之法。

【原文】少阴病六七日，腹胀不大便者，急下之，宜大承气汤。（322）

【要旨】本条论述阴虚腹胀不大便者之急下法，为少阴病急下证之三。

【释义】少阴病见症多下利，六七日不解，少阴邪从热化，真阴耗伤，里热成实，腑气不通，故腹胀不大便，本条腹胀满，必胀满很甚、满而不减、拒按等。燥热最易致阴亡，不急下之，当有津液干涸之虞，故宜大承气汤治疗。

以上三条为少阴急下存阴之第三法。

按：大承气汤在《伤寒论》中凡十九见，上述十五条要熟记。

【原文】阳明病，潮热，大便微硬者，可与大承气汤，不硬者，不与之。若不大便六七日，恐有燥屎，欲知之法，少与小承气汤，汤入腹中，转矢气者，此有燥屎，乃可攻之；若不转矢气者，此但初头硬，后必溏，不可攻之，攻之，必胀满不能食也。欲饮水者，与水则哕。其后发热者，必大便复硬而少也，以小承气汤和之。不转矢气者，慎不可攻也。（209）

【要旨】本条论述燥屎已成未成、可下不可下的辨证，以及小承气汤的试探方法及使用方法。

【原文】汗出谵语者，以有燥屎在胃中，此为风也，须下之，过经乃可下之。下之若早，语言必乱，以表虚里实故也。下之则愈，宜大承气汤。（217）

【要旨】本条论述表虚里实的治疗原则，言阳明腑实过经可下证治。

【原文】病人烦热，汗出则解，又如疟状，日晡所发热者，属阳明也。脉实者宜下之；脉浮虚者，宜发汗。下之与大承气汤，发汗宜桂枝汤。（240）

【要旨】本条论述表里证的辨证与治疗。

【原文】得病二三日，脉弱，无太阳柴胡证，烦躁，心下硬，至四五日，虽能食，以小承气汤少少与，微和之，令小安，至六日，与承气汤一升。若不大便六七日，小便少者，虽不能食，但初头硬，后必溏，未定成硬，攻之必溏，须小便利，屎定硬，乃可攻之，宜大承气汤。（251）

【要旨】本条再论大、小承气汤的使用方法及其辨证要点。

【病机】本方证为邪热传里，实热积滞，热盛伤津，腑气不通之阳明腑实证。邪热内盛，热蒸于外，则表现为身热、潮热、手足濈濈然汗出、不恶寒、反恶热等阳明病外证。里热炽盛，上扰心神，则呈现谵语神昏之症；实热闭阻，阳气受遏而为热厥之症；腑气不通，邪热宿食互结，则见痞、满、燥、实等阳明病里证。

【组方及用法】

大黄四两（酒洗） 厚朴半斤（炙，去皮） 枳实五枚（炙） 芒硝三合

上四味，以水一斗，先煮二物，取五升，去滓，纳大黄，更煮取二升，去滓，纳芒硝，更上微火一两沸，分温再服。得下，余勿服。

参考用量：大黄12g，厚朴15g，枳实12g，芒硝9g。

【方义】此方泄热破坚、荡涤肠胃，为行气宽肠之峻下剂，系急下存阴之要方。大黄苦寒泄热通腑**荡实**，厚朴苦温宽中行气**散满**，枳实苦寒破气**消痞**导滞，芒硝咸寒**润燥软坚**破结。这四味药，正好对应**痞、满、燥、实、坚几个方面。**

大、小承气汤及调胃承气汤均以承气命名。所谓承气即是顺气，即承顺胃气下行的意思。因为腑气不得通顺胃肠的燥热内结，而三承气汤均有泻下实热，以使腑气舒顺、胃气得以下行的作用，故以承气命名。

《伤寒来苏集》说：生者气锐而先行，熟者气钝而缓行，越生的药越先行，越熟的走在越后面。此四味药最后纳芒硝，芒硝就走在最前面，先润燥软坚散结，先化开燥屎；再来是大黄，驱除热实；接着厚朴、枳实帮助硝、黄推荡，行气消除痞满，清理战场。四味药层层相因，发挥最大效用。

伤寒论中，**大承气汤**之厚朴八两、大黄四两（8∶4），相对于**小承气汤**之厚朴二两、大黄四两（2∶4），则大承气汤之厚朴为大黄之倍数，此为欲通便得先理气也，如此则两方大黄用量皆一样，但**大承气汤**之厚朴则为**小承气汤**之四倍量。

用大黄（后下）急下者，多伴有腹痛之症，加入厚朴行气散满而缓痛；若重用之，则更可宽肠除胃中滞气。通便之际，若只重用入血分之大黄，而不同时重用理气药，则效果不彰。大黄必须后下，后下则气锐行速（其余两承气汤不后下）。

许叔微说：服大承气汤得瘥，不宜再服补药，补则热复作，但食粥数日可也

（《伤寒九十论》）。

【下法禁忌】 大、小承气汤都是下法的常用处方。但因药味峻猛，使用时还是慎重为妥。《伤寒论》论述**下法的禁忌，归纳起来有如下五条：**

（1）三阳合病：**阳明**中风，口苦咽干（**少阳证**），腹满微喘，发热恶寒，脉浮而紧（**太阳证**），若下之，则腹痛小便难也。（189 条）

（2）**胃中虚冷**：阳明病，不能食，攻其热必哕，所以然者，胃中虚冷故也，以其人本虚，不可攻也。（194 条）

（3）**伤寒呕多**：伤寒呕多，虽有阳明证，不可攻之。（204 条）［按：此或热结胸膈，胃脘之胃气上逆而呕，或是合并少阳证（喜呕），若攻之，更伤胃气］

（4）**阳明病心下硬满者**：阳明病，心下硬满者，不可攻之，否则利遂不止者死，利止者愈。（205 条）

（5）**阳明病面合赤色**：阳明病，面合赤色，不可攻之，攻之必发热色黄，小便不利也。（206 条）（按：热邪郁在阳明经络，不得宣泄，而停留脸上，不可攻之，若攻之，则伤脾胃之阳气，使水湿不运，湿与热结成为黄疸，小便不利也）

※ 忌攻下之提要： ①呕多忌攻下（与少阳合病）；②心下硬满（可能为痞证）；③面赤（有表证）；④伤寒中风；⑤胃中虚冷。

但此五条所述，并非绝对禁下，宜审全身症状，斟酌论治。

【解析】

1. 承气命名

调胃承气汤及大、小承气汤均以承气命名。承气即承顺胃气下行而制其过亢的意思。因为腑气不得通顺胃肠的燥热内结，而三承气汤均有泻下实热，以使腑气舒顺、胃气得以下行的作用，故以承气命名。《内经》说：亢则害，承乃制。因腑气不通，用下法使腑气得通，顺承而下，各症可除，此又承气名方之另一义。

2. 燥屎与大便硬

大承气汤是治疗阳明病腑气实而燥屎已成的病变，必须具有腹部痞满、大便燥坚的证候特点方可使用。

大便硬是小承气汤的主症，而大便燥是大承气汤的主症。两证虽皆有大便不通，但程度有轻重之分。第 215 条阳明病，谵语有潮热，反不能食者，胃中必有**燥屎**五六枚也。若能食者，**但硬**耳。从这段文字可以看出，燥屎与大便硬的概念并不相同。**大便硬指的是大便干硬，而犹能成条；燥屎指的是大便成球，而不是成条，**所以才叫燥屎五六枚也。它反映了燥热灼津，糟粕凝结，形同羊屎，嵌顿于肠而不得排出体外。此证燥热已深，腑气阻塞，故可五六日，甚至十余日而不大便，以致腹满疼痛，或见绕脐作痛，腹满不减，虽减亦不足道。此证肠实而胃满、腑气受阻，故反不能食，燥热内焚，除伤自身津液而见汗出、潮热、谵语以外，还要下劫肝肾之阴，出见"目中不了了，睛不和"等伤阴证候。

3. 如何诊断燥屎已成？

《伤寒论》中有多处原文谈到燥屎已成的指征，归纳起来，**应该是具备以下两点即可明确诊断：**

第一，**符合阳明腑实证的一般表现，**如不大便、潮热、谵语及舌脉符合实热诊断者。

第二，**具备燥屎已成的特异性指征之一，**如手足濈濈汗出、绕脐痛、喘冒不能卧、不能食等，能够说明腑气不通或邪热深伏于里的病机。

4. 大承气汤的临床运用要点

综观大承气汤的应用，**主要有以下三点：**

一是用于**阳明腑实重证，即燥屎已经形成者，**如原文 208、209、212、220、238、239、242 条等。

二是用于**阳明腑实，燥热内结，真阴将竭，**如原文 252、253、254 条等。

三是用于**少阴病热化证的真阴将竭**之证，如原文 320、321、322 条等。

5. 阳明篇三急下及少阴篇三急下

所谓急下，即急下存阴，急下燥热，救护真阴，防止阴竭阳脱的一种治疗方法。

（1）**阳明篇三急下：**属正未虚、邪盛之急下证。阳明实热化燥，燥热内结，实热已造其极，邪热内焚因邪实阳盛而致阴虚。有如釜底之火愈炽，釜中之水渐干，因而欲救釜中之水，必须急抽釜底之薪以去其火，急用大承气汤釜底抽薪以急下救阴以存胃津。

（2）**少阴篇三急下：**属正已虚、邪仍盛、非急下不能救者。少阴本火标寒，少阴肾水亏耗化热，心火亢盛，热结成燥，土燥竭水，以致阴虚。少阴急下三法，是急下以存肾液，故少阴急下三证更为重险。少阴病三急下证，表现虽似和缓，但本质属虚，故性质上比阳明更为严重，下法之急，刻不容缓。少阴急下三条之第 321 条的自利清水色纯青，注家说理虽不一，但认为属于热利并无异议。第 320、322 条虽然阳明证已具备，但少阴证不明确，如其病并阳明，又见口燥咽干、腹胀满痛不大便等阳明证的，则无论是初得之二三日或久延至六七日，都应用大承气汤急下存阴，决不可迟疑瞻顾以致坐失机宜，听任其火灼水竭而危及生命。

少阴三急下及阳明三急下，虽在两个篇章，两个不同经之证，但病理相同，皆为燥热内结、灼耗阴津之候，当急下之以存阴液。

6. 关于热结旁流证

阳明气热内结固多大便不通，但也间有大便下利的。如：

第256条：**阳明与少阳合病，必下利，脉滑而数者，有宿食也，当下之，宜大承气汤。**此系宿食与邪热互结而生的下利，是燥热结实于肠中，逼迫津液下趋，证属热结旁流。

第374条：**下利，谵语者，有燥矢也，宜小承气汤。**本条系燥实内阻、热结旁流的证治。本证的关键在于有燥屎，以致腑气不通，气滞不爽。热结阳明，浊热扰心，故而谵语。治当通因通用，以下其结，方用小承气汤。

第321条：**少阴病，自利清水，色纯青，心下必痛，口干燥者，急下之，宜大承气汤。**此因燥实阻滞，腑气不通，而自利清水，胃气壅滞，心下必痛实拒按，即胃脘部胀痛。口干燥，乃热结里实，真阴欲竭，无津上承所致。

由于阳明胃家热实，燥屎结于大肠，小肠泌别失职，水入大肠，从燥屎的空隙间流出所致（此为少阴真阴耗伤，致使燥热内结肠中，迫使水液从旁侧而流）。其症纯利稀水（热结旁流特点是不夹杂粪渣，不见完谷，纯属清水，必灼热而臭秽。腹胀满痛拒按，舌苔黄燥，脉象沉实滑数）。当随宜选用三承气汤攻下燥屎，则下利自止。这种险象，可迅速导致津竭阴亡之变，仍用急下存阴之法。

【鉴别比较】

大柴胡汤证与大承气汤证

症状很相似。

（1）**大承气汤证**：本方证之腹满，以脐部为中心，用于腹部高度胀满、有抵抗感和弹性、便秘者。其坚满在脐之上下左右，而心下及下腹部多无变化。本方无胸胁苦满。

（2）**大柴胡汤证**：本方证以胸胁苦满为目标，主要以上腹部胀满、胸胁苦满为主；若心下痞硬，必有胸胁苦满。

【辨证要点】大承气汤所主之病，为里实热证。**常见证候：**不恶寒，但恶热，潮热（日晡热甚），手足濈然汗出，腹满痛，不能食，不大便或大便坚硬大便难，绕脐四周硬满疼痛拒按，烦躁，心中懊恼，重则谵语，如见鬼状，不识人，循衣摸床，惕而不安。或目中不了了，睛不和。或发狂。或身微热，烦热。或热结旁流，自利清水，色纯青。或腹满而喘，眩冒等。脉迟而有力，或脉沉实，舌苍老或红绛有芒刺等。

【临床应用】

大承气汤在《伤寒论》中凡十九见，所以，它比调胃承气汤、小承气汤的治疗范围宽广。

其症状不出大满、大热、大实者。用于一般杂病时，则以便秘（大便硬，大便难，不大便五六日以上）、腹胀满而硬、腹痛或绕脐痛而拒按、脉沉实滑或沉迟有力者为主要适用目标，精神状态呈现亢奋、谵语、狂躁者。

大承气汤具有泄热、泻火、解毒、软坚、破结、行气、消滞的作用，**凡属阳明腑实者，投之无不效验。**

各种急性热病（尤其是**热性传染病**），如乙型脑炎、急性肝炎、重症肝炎、食积腹痛、细菌性痢疾、产后恶漏不尽及不大便、各种痉证引起之头剧痛、邪热上冲之五官疾病、热结旁流、噎膈、癫狂等，呈现腑气不通实热积滞之阳明腑实病机者，均可使用。

从临床来看，大承气汤所主多为急病实证，本方常用于一些以痛胀便秘为主的急腹症，如急性胰腺炎、急慢性胆囊炎、胆道感染、胆结石、肠梗阻（不全性肠梗阻及高位性梗阻病人，大便有乍难乍易的情形，可用大承气汤攻下，使梗阻解除）、急性阑尾炎（肠痈）等。**但急腹症如系机械性肠梗阻、绞窄性肠梗阻、肠穿孔、肠坏死、肠出血等则要慎用。**

在内科杂病中，本方亦有广泛的应用，如复发性口疮、目赤肿痛（伴便秘者）、咽喉肿痛、急性化脓性扁桃体炎（伴便秘者）、急性肺炎、肝昏迷和尿毒症等。

治疗高热手足抽搐，以大承气汤加味有效，大体上可用大承气汤的病人肌肉的紧张感很强。对于胸胁苦满及腹满俱甚的病人，可使用大柴胡汤合大承气汤。

二、小承气汤

【原文】阳明病，其人多汗，以津液外出，胃中燥，大便必硬，硬则谵语，小承气汤主之，若一服谵语止者，更莫复服。（213）

【要旨】本条论述汗多津伤，胃燥便硬谵语，用小承气汤下后而止者，不可再服。

【释义】阳明病，本就多汗。汗出太多津液外出则胃中干燥，进而热实于胃而燥结在肠，故大便必硬。硬则腑气不通，浊热上扰心神而见谵语。因无潮热、腹痛、拒按等大热大实之象，知便硬谵语的程度不重，故不用大承气汤，用小承气汤使热下便通则谵语可止。以其汗多液燥，小承气汤虽可下其热，亦能伤其阴，但谵语、便硬又不可不下，故俟其一服谵语止，作用已达，则无需再服，恐伤正气。

【原文】阳明病，谵语，发潮热，脉滑而疾者，小承气汤主之。因与承气汤一升，腹中转矢气者，更服一升，若不转矢气者，勿更与之。明日又不大便，脉反微涩者，里虚也，为难治。不可更与承气汤也。（214）

【要旨】本条再论小承气汤的脉症及其使用方法与禁忌。

【释义】阳明病见谵语，发潮热，说明是里实已成的重证，法当脉沉实有力。大便燥结，证似大承气汤证，却为什么用小承气汤呢？今见脉滑而疾，疾为数之甚，脉疾为脉跳极快速，为邪热炽盛，脉滑为实热之象，但也提示了正虚的一面。《濒湖脉诀》说：滑脉为阳元气衰，痰生百病食生灾。若是腑实重，燥结甚，因气血阻滞，当见脉沉实。脉滑而疾，说明热势内外充斥，热实于腑，实质上燥结不甚，大便虽硬而尚未燥坚，气血阻滞亦不甚，不可大攻，故以小承气汤主治。这同时也可以作为试治法：若汤入腹中转矢气者，为燥屎初结，可更服一升以除之。服一升以后，如腹中转矢气，表明气功能运转，在里之热实有下泄之可能，可继续服用小承气汤攻下；如不转矢气则为燥屎未结。小承气亦不可再服。若等待至次日仍不大便，脉不滑疾反见微涩者，为里虚之象。邪未去而正已衰，人不受攻，里虚之病势暴露无遗，则更不可与承气汤攻下，故为难治。

【原文】太阳病，若吐若下若发汗后，微烦小便数，大便因硬者，与小承气汤和之愈。（250）

【要旨】本条论述太阳病误治伤津，燥结气滞，津液不能布散而形成里热便硬的小承气汤轻证。

【释义】太阳病，发汗有当与不当，吐下则非太阳病正治之法。若太阳病经误吐下、发汗后而病不解，津液大伤，邪热乘虚内传入胃化燥，转成阳明腑证。微烦，尚未至大烦，乃邪热入里的表现。里热斥津外排，故小便数。津液耗竭已甚，大便因津竭致硬。本证热邪不甚，关键在于津伤燥结，气机阻滞，不能布散敷和，可与小承气汤疏调气机、泄热导滞，令肠胃调和、气机通畅则愈。

【原文】阳明病，潮热、大便微硬者，可与大承气汤；不硬者，不可与之。若不大便六七日，恐有燥屎，欲知之法，少与小承气汤，汤矢腹中，转矢气者，此有燥屎也，乃可攻之；若不转矢气者，此但初头硬，后必溏，不可攻之，攻之必胀满不能食也。欲饮水者，与水则哕，其后发热者，必大便复硬而少也，以小承气汤和之；不转矢气者，慎不可攻也。（209）

【要旨】本条论述燥屎已成未成、可下不可下之辨证，以及大、小承气汤的使用方法。

【释义】潮热、大便微硬，为阳明病热邪尽入胃腑，燥已成实之象。二症俱见，标志着燥屎已经形成，可以使用大承气汤而不为错。若屎不硬，虽有潮热，热而未实，尚不可与之，这是用大承气汤的常法。若其人已有六七日不大便，便应考虑是否有燥屎的问题，即所谓恐有燥屎。何以恐有燥屎呢？必然未见潮热，或虽见潮热而无手足濈然汗出，就是说燥屎症未齐备，故无法判定之。

欲知之法，可先少少与小承气汤缓下，若汤入腹中，自觉肠中有动而出现矢气（指放屁）者，说明必有燥屎凝结、肠气闭阻，少量的小承气汤虽不足以荡涤其实，但能使燥屎略有活动而转气下趋，此为可攻下的征象；若不转矢气，是虽有热而未燥结，此等病人一般是初头硬，后必溏，尽管六七日未便，亦不属大承气证，故不可攻之。若强行攻下，必然损伤胃气，致胃虚津伤，胃虚则胀满不能食，津伤则欲饮水自救，但水人则作哕逆。

纵使有燥屎可攻下的病人，在用大承气汤攻下之后，亦有因大下伤阴，邪从燥化，复见潮热、大便硬而少的。由于下过后不宜再重攻，且屎量不多，故宜小承气汤缓通以调和之。

文后再强调不转矢气者，慎不可攻，是仲景重申大、小承气汤的对比使用，应当严格掌握其轻重之戒语。尤其大承气汤，不转矢气者，慎不可攻也。

按：小承气汤在《伤寒论》中凡七见。这里举述的是较为重要的几条。

【原文】阳明病脉迟，虽汗出，不恶寒者，其身必重，短气腹满而喘，有潮热者，此外欲解，可攻里也。手足濈然而汗出者，此大便已硬也，大承气汤主之；若汗多微发热恶寒者，外未解也，其热不潮，未可与承气汤；若腹大满不通者，可与小承气汤，微和胃气，勿令大泄下。（208）

参见大承气汤条之解说。

【原文】得病二三日，脉弱，无太阳柴胡证，烦躁，心下硬，至四五日，虽能食，以小承气汤少少与，微和之，令小安，至六日，与承气汤一升。若不大便六七日，小便少者，虽不能食，但初头硬，后必溏，未定成硬，攻之必溏，须小便利，屎定硬，乃可攻之，宜大承气汤。（251）

【要旨】本条再论大、小承气汤的使用方法及其辨证要点。

【释义】得病二三日，言其病程不长。无太阳、柴胡证指出本条证，不在太阳，也不在少阳，而在阳明。脉弱为正气不足，烦躁为阳明邪热上扰，心下硬，为病位高，燥实尚未聚于腹。兼见脉弱，为正气不足，因此，不能攻下。至四五日，烦躁心下硬满仍不缓解，燥实已聚于腹中，当有不大便一症；若不能食，是燥屎已成。今能食，心下硬而脉弱，说明阳明病势轻浅，燥屎内结不甚，不耐峻下攻伐，只能以小承气汤少少与之，以微和胃气，使烦躁小安。

若服药后至六日仍不见大便，则须加大药量，当与承气汤一升（仍指小承气汤），则大便可下。不大便六七日，小便少者，虽不能食，因为小便少，说明津液尚能还入胃中，故知大便未定成硬，<u>或但初头硬，后必溏</u>。大便不硬，燥屎未成，则不可攻之。若攻下，必伤脾胃之气，运化失职，溏泄不止，须待到小便数多而通利，知津液偏渗而燥屎已经形成，此时才可予大承气汤攻下。

【原文】下利，谵语者，有燥屎也，宜小承气汤。（374）

参见大承气汤简析关于<u>热结旁流证</u>之解说。

【病机】小承气汤证之病机亦为气滞燥结，然较大承气汤轻，太阳病经汗、吐、下等法治疗，津液受损，邪热入里，胃肠失于濡润，而使大便干燥成硬。胃肠燥热较盛，劫迫津液反从小便旁渗，不能调润胃肠之燥，故小便频数、大便燥结成硬。另一种情况是阳明病里热盛，津液外渗则汗出偏多，汗出多则津愈伤，以致胃肠干燥则大便成硬。

【组方及用法】

大黄四两（酒洗）　厚朴二两（炙，去皮）　枳实三枚（大者，炙）

上三味，以水四升，煮取一升二合，去滓，分温二服。初服汤当更衣，不尔者，尽饮之，若更衣者，勿服之。

参考用量：大黄12g，厚朴6g，枳实9g。

【方义】小承气汤气滞**燥结**较大承气汤轻，药力亦较轻，是大承气汤去掉芒硝，软坚散结作用较弱。枳实、厚朴消胀去满有余而攻下不足，且大黄、枳实、厚朴三味同煎，枳实、厚朴用量亦减。适用于阳明病热盛，痞满而实，**大便已经成硬**，然燥坚不甚**尚未成燥屎**之证。

【解析】

1. 小承气汤成因

形成小承气汤证，概括地讲，可有两种情况。

一种情况是太阳病经汗、吐、下等法治疗，伤了津液，邪热入里，胃肠干燥失于濡润，而使大便成硬。胃肠燥热很盛，劫迫津液而从小便旁渗，不能调节胃肠之燥，故以大便燥结、小便却反频数为其特点。

一种情况是阳明病里热盛，迫津外渗则汗出偏多，汗出多则津愈伤，以致胃肠干燥则大便成硬。

2. 小承气汤之运用要点

小承气汤以治疗阳明病大便成硬造成的腹部胀满、谵语、心烦而脉滑数等症为主。其适应的证候，应该是**燥结偏重**，一般是阳明病**大便已经成硬，尚未达到燥屎的程度**。

3. 为何说小承气汤和之？

第250条、第209条都提到**小承气汤和之**，从小承气汤的服法上，亦可证其为调和之剂。如第218条云：阳明病，其人多汗，以津液外出，胃中燥，大便必硬，硬则谵语，小承气汤主之。**若一服谵语止者，更莫复服**。从其言"谵语止者，更莫复服"而不言"大便通者，更莫复服"，说明运用本方的目的重在调和胃气，而不在于通大便。对此柯琴颇有心得，他说：多汗是胃燥之因，便硬是谵语之根。一服谵语止，大便虽未利，而胃濡可知矣。柯氏所言，可谓深得仲景运用小承气汤的要旨。

【辨证要点】小承气汤证之临床证候，与大承气汤证类似，所主都是阳明腑实证，但较轻。**证候**：不恶寒，但恶热，多汗，发潮热，微烦，小便数，腹胀满较甚而燥热不甚，大便硬，大便不通；或大便初头硬，后必溏者；或下利谵语者；舌苔老黄，脉滑而疾。

【临床应用】

小承气汤以治疗阳明病大便成硬造成的腹部胀满、谵语、心烦而脉滑数等症为主。在《伤寒论》中凡七见。小承气汤证的条文大多强调**大便结硬**。如第213条：阳明病，其人多汗，以津液外出，胃中燥，**大便必硬**，硬则谵语，小承气汤主之。第250条：太阳病，若吐若下若发汗后，微烦，小便数，**大便因硬**者，与小承气汤和之愈。其适应证主要是燥结偏重，一般是阳明病大便已经成硬，尚未达到燥屎的程度。

小承气汤目的在调和胃气。《伤寒论》第250条：与小承气汤和之愈。第208条：微和胃气，勿令致大泄下，可见本方泻下程度较轻。第209条：恐有燥屎，欲知之法，少与小承气汤，因此本方常被作为使用大承气汤之前的试探剂。

临床有用小承气汤加味治急性胃炎（腑实腹痛，如食米糕或糖葫芦太多而胃痛者）、过敏性紫癜（烦躁不眠、便秘、苔黄腻者）、便秘（手足心热者）、谵语（因下利后大便多日不通者）等经验。

三、调胃承气汤

【原文】太阳病，三日，发汗不解，蒸蒸发热者，属胃也，调胃承气汤主之。（248）

【要旨】本条论述太阳病汗后转属阳明的证治。

【释义】太阳病三日，汗法为正治，一般汗出则解。今汗而不解，并非太阳病不解，乃为病未痊愈，预示着传变的可能。发热变为蒸蒸发热，言其热如蒸，即潮热，是太阳之表热转变为阳明之里热，传变可谓迅速。说明病者胃阳素盛，汗后邪陷与燥气相合，内热较盛，向外蒸腾，这是阳明热势的典型症状。故云属胃也。应以调胃承气汤泄热和胃、润燥软坚。

【原文】伤寒十三日，过经谵语者，以有热也，当以汤下之，若小便利者，大便当硬，而反下利，脉调和者，知医以丸药下之，非其治也。若自下利者，脉当微厥，今反和者，此为内实也，调胃承气汤主之。（105）

【要旨】本条论述过经胃实误以丸药攻下的辨治。

【释义】伤寒经过十数日病仍不解，且出现谵语，谵语是阳明病的特征症状，此为肠胃中已燥热结实，故判断以有热也，应当以承气汤下之荡除实热、护胃存阴。若表现为小便自利，津液偏渗而不能还于胃中，那么，按理大便当硬，脉当沉实。今大便不硬反下利，脉反调和，知并非寒利，据症推断，是医生不识病理，以丸药误下，治不得法所致。下阳明之实热，宜速不宜缓，宜汤不宜丸。结果逼迫津液下注旁流，不能迅速清泄实热，胃腑热结更甚。

若是肠中虚寒而自发性下利者，则脉应微而手足当厥冷，今病者虽自利而脉调和（滑数或实），手足亦温和者，乃为内实也，可能为阳明热结、津液旁流之下利，故判断此为内实也，因前面已经误治，不宜峻下，当以调胃承气汤泄热和胃主治之。

【原文】阳明病，不吐不下，心烦者，可与调胃承气汤。（207）

【要旨】本条论述阳明病不经吐下而见心烦的调胃承气汤证。

【释义】以阳明病冠首，可知本证当有阳明病的典型表现，如但热不寒、恶热等。阳明病未经吐下而烦者，属实烦。已经吐下之心烦为虚烦。今阳明病不吐不下心烦，则是胃有郁热也，为胃实热郁，因未见腹痛拒按、日晡所发潮热、濈濈汗出等症，未至肠中燥结程度，故不用大承气汤，可与调胃承气汤泄热调和胃气，胃和热去则心烦自止。此处之可与，意在临证当酌情使用。

【原文】伤寒吐后，腹胀满者，与调胃承气汤。（249）

【要旨】本条论述吐后津伤热实胀满之治法。

【释义】寒邪在表，医者不汗反吐，致津伤胃燥，胃肠之气机上逆不和。胃气液受伤，邪气内陷而化热，津伤化燥而成实，燥实阻滞，阳明腑气不通，则大便秘结亦为腹胀满。因腑实未坚，且已经误吐，胃气不和，不宜攻下，故与调胃承气汤调和胃气、泄热润燥通便为宜。燥实去则腑气通，腑气通则腹胀除。

【原文】发汗后恶寒者，虚故也，不恶寒，但热者，实也，当和胃气，与调胃承气汤。(70)

【要旨】本条论述汗后虚实辨证与实者之治法。

【释义】发汗后，是指太阳病发汗后，表已解而出现恶寒，这是阳虚于表，属表虚证，是为芍药甘草附子汤证，但不恶寒而恶热者，则为内实之证，系由于胃热素盛，汗后伤津化热化燥，呈阳明里热见症。当调和胃气，与调胃承气汤泄热和胃。

【原文】太阳病，过经十余日，心下温温欲吐，而胸中痛，大便反溏，腹微满，郁郁微烦，先此时自极吐下者，与调胃承气汤。若不尔者，不可与；但欲呕、胸中痛、微溏者，此非柴胡汤证，以呕故知极吐下也。(123)

【要旨】本条论述太阳病过经传变与吐下后调胃承气汤证与柴胡汤证的辨析。

【释义】太阳病，过经已十余日，心下温温欲吐，是胃有积热，欲吐不得吐也。温温者，愠愠也，即欲吐不吐烦恼闷乱貌。甚则胸中痛，可见温温欲吐程度之剧，与柴胡证的"喜呕"不同。一般如为实热，大便应燥结（过经十余日通常为阳明病呈现便秘、腹满的时期），而此反见溏与腹微痛，系因大吐致气逆不降，本不应便溏而反溏。且伴见"腹微满，郁郁微烦"，即烦虽不甚，却带有闷闷不畅的忧苦表情。凡此见症，皆因误经吐下，邪气内陷化热，胃失和降，扰烦胸膈的反映（但其症状为大便溏、腹微满、郁郁微烦，可知不是应以大承气汤攻下的里实证。复因吐下而夹有虚状，所以更不可峻下），当与调胃承气汤缓除其嘈杂秽物，调和气机升降，方能纳食。若非误吐下者则当别论，调胃承气汤不可与。心烦喜呕、胸胁苦满、腹中痛，诸症颇似柴胡证，却实非柴胡证。辨证的关键在呕，不能纳食的温温欲吐，与柴胡证的频繁作呕大有区别，而且微溏非柴胡证之所有也。

仲景用此汤凡八见，上述六条要熟记。

【原文】伤寒脉浮，自汗出，小便数，心烦，微恶寒，脚挛急，反与桂枝汤，欲攻其表，此误也。得之便厥，咽中干，烦躁吐逆者，作甘草干姜汤与之，以复其阳。若厥愈足温者，更作芍药甘草汤与之，其脚即伸。若胃气不和，谵语者，少与调胃承气汤。若重发汗，复加烧针者，四逆汤主之。(29)

参见芍药甘草汤解说。

【原文】太阳病未解，脉阴阳俱停，必先振慄，汗出而解。但阳脉微者，先汗出而解；但阴脉微者，下之而解。若欲下之，宜调胃承气汤主之。(94)

【要旨】本条主要论述伤寒热病从战汗作解的机制。

【病机】本汤证系邪热初传阳明之腑，胃气不和，燥热偏盛且与糟柏**初结**。或发病日数较短，刚刚由太阳病转入阳明，**或较为轻浅**。大便的硬结及不大便的时间较短，腹胀满的程度亦不重。气滞不甚，燥热在胃而肠犹未全实。

【组方及用法】

芒硝半升　甘草二两（炙）　大黄四两（去皮，清酒洗）

上三味，以水三升，煮取一升，去滓，纳芒硝，更上火微主令沸，少少温服（第 70 条：更煮两沸，顿服）。

参考用量：芒硝 6g，甘草 6g（炙），大黄 12g。

【方义】本方治疗阳明燥热初结而气滞不甚，非大实满者可比，不欲其速下，故不用行气药厚朴、枳实。取大黄苦寒泄热，芒硝咸寒润燥软坚，共同泄热润燥。并加炙甘草甘缓和中，大黄亦不后下，使大黄、芒硝的药力缓和留恋于胃，而使药力缓行于下。为三承气汤中泻下力最缓和者。

【解析】

1. 调胃承气汤临床运用关键

调胃承气汤治疗阳明燥热初结燥热在胃而肠犹未全实的病变。它的主要证候是**大便不通**，而又见心烦、躁动不安、蒸蒸发热，或腹中胀满，或发生谵语等症。其所适应的证候，应该是**燥热偏盛且与糟柏初结**。初结，既可以是开始，也可以理解为轻浅。

理解为开始者，如原文 248 条所讲"太阳病三日，发汗不解，蒸蒸发热者，属胃也，调胃承气汤主之"；**理解为轻浅者，**如原文 207 条"阳明病，不吐，不下，心烦者，可与调胃承气汤"。因此，是开始也好，是轻浅也罢，只要在**病机、病势**上符合燥热偏盛与糟柏初结的条件，即可考虑使用调胃承气汤。诊断思路明确，具体的临床诊断就很容易把握。初结或轻浅的表现，**从病程**方面看，可能是发病日数较短，也可能是刚刚由太阳病转入阳明。**从临床指征**方面看，可能是大便的硬结，也可能是不大便的时间较短，还可能是腹胀满的程度不重。只要符合以上特点，且舌脉符合实热特征，即可使用调胃承气汤。

2. **调胃承气汤临床煎煮要点**

该方在组成上只取了大承气汤中泄热润燥的硝、黄，而弃行气导滞的枳、朴，并加炙甘草二两，以使药力缓和而留恋于胃，此与大黄黄连泻心汤用麻沸汤渍之的用意相似，但一在煎法上着眼，一在配伍上牵制，可谓异曲同工，二者所不同者，彼欲药力尽留于上，此则使药力缓行于下。

此方有两种服法，亦不可不知。如第 29 条的调胃承气汤的服法，则是少少温服之，意在取其调和胃气，而不欲其速下；而第 70 条的调胃承气汤是煮取一升，

<u>去滓……顿服</u>，意在既和胃气，而又泻下大便，所以必须顿服而力始全。即**阳明燥热而便秘不明显者，则当<u>少少温服之</u>，若便秘明显，则温顿服之，即可并收和胃与通便二功。**

【鉴别比较】

1. 大承气汤、小承气汤、调胃承气汤之基本比较

三承气汤，均为苦寒攻下，主要用于阳明腑实证。三承气汤不但可以治疗腑气失乖所引起的便秘，而且同样可以治疗腑气不顺的下利症。三个承气汤的用药，完全因证而施，其方剂组成及应用各有不同。

（1）**大承气汤**：为峻下热结之剂，较适用于痛胀皆重，病势危急，大实、大满、大痛、大热的病人。本方证结实且满，热重，结滞亦重。可用痞、满、燥、实俱备概括之。其他症状可有手足汗出、目中不了了、睛不和、大便秘、腹结而满、绕脐痛而拒按。

方剂组成：小承气汤加软坚之芒硝即成大承气汤。大承气汤中厚朴三倍于小承气汤，枳实也较之重五分之二，主要针对腹满急胀重于小承气者。

（2）**小承气汤**：为轻下热结之剂，阳明热盛，燥屎初结，本方证结滞较重，以痞、满、实为依据，实满腹胀为主。适用于大便燥坚，痞满不甚或腑实重证下后邪热宿垢未尽者。其他症状可有大便秘、腹满不痛，或虽痛不拒按。

方剂组成：小承气汤的腹症较轻，故枳、朴用量亦较轻，且无芒硝之寒咸软坚，其泄下作用之强度显然比大承气汤为弱。

（3）**调胃承气汤**：为轻热泻结之缓下剂，燥热郁结胃肠，本方证以燥、实为依据，热较重（结实而腹不满）。适用于无痞满，但有宿结而有痰热者。腹痛、腹胀相对来讲要轻一些。其他症状可有大便秘、蒸蒸发热、心烦。

方剂组成：调胃承气汤，因无腹满胀急之气壅症，故无枳、朴行气导滞，用硝、黄以泄阳明热实，加甘草缓中和胃，以免除硝黄之泄下损伤胃气，为清泄阳明热实之轻剂。

总之，三个承气汤的治疗强度，在泄热、行气、通下各方面，大承气汤大于小承气汤，小承气汤大于调胃承气汤。

2. 名家对大承气汤、小承气汤、调胃承气汤之比较

柯琴说：<u>调胃承气汤为胃之下药，小承气汤为小肠之下药，大承气汤则是大肠之下药。</u>

吴又可说：<u>中焦痞满者，宜小承气汤，中有坚结者加芒硝（按：即大承气汤）软坚而润燥，设无痞满，但有宿结，而有痰热者，调胃承气汤宜之。</u>

陆渊雷先生说：调胃承气，结实而腹不满；小承气，腹满而不结实；大承气结实且满。

由此可知：

大承气汤：是大肠之下药，中有坚结者。结实且满。

小承气汤：为小肠之下药，中焦痞满者。腹满而不结实。

调胃承气汤：为胃之下药，无痞满，但有宿结，有痰热者。结实而腹不满。

表9-1 三承气汤症状、作用区别

	大承气汤	小承气汤	调胃承气汤
功效	峻下热结	轻下热结	缓下热结
症状	痞、满、燥、实、坚俱全 **热重结滞重**＋燥矢内结	痞、满、实而不燥 **结滞重**＋燥矢内结，	燥、实而不痞满 **热重**，燥矢内结未甚
相同点	均以大黄为泻下去实之品		
不同点	厚朴、枳实、芒硝 **治满而实**	有厚朴、枳实而无芒硝 **治满而不实**	有芒硝而无朴、枳 **治实而不满**

表9-2 三承气汤组成及舌脉区别

	组成（原分量）					服法	效用	舌脉
	大黄	厚朴	枳实	芒硝	炙甘草			
大承气汤	四两（后下）	八两	五枚	三合（冲化）		分两服，得下，余勿服	急下。急下存阴，下燥屎	脉沉迟有力，舌绛，苔黄厚或苔干黄起焦刺
小承气汤	四两（不后下）	二两	三枚			分两服，服后得下，勿复服	轻下以和之	脉滑而疾，舌苔干黄
调胃承气汤	四两（不后下）			半升（冲化）	二两	顿服	缓下，调胃为主	脉滑数，舌黄，苔黄燥

【**辨证要点**】调胃承气汤所治证候有蒸蒸发热、腹胀满、谵语及大便不通等，但临证运用，不必拘于大便通与不通，只要辨证属于燥热郁结于胃，即可放胆用之。

【**临床应用**】

本方的功效主要在于和胃，泄热和胃即能达到通便的作用。下后不宜再用大承气汤，可以本方作为大承气汤见效后的后继之方。

从条文看，本方证发病日数较短，不大便或大便硬结的时间亦较短，腹胀满的程度也不重。本方的功效主要在于和胃而不在于通便，泄热和胃是其根本目的，大便通畅只是服药后的一种反应。

牙龈肿痛、口臭头痛、鼻衄心烦、呃逆等而大便秘结的用本方也有效。胃小有燥热者，虽大便未至不通，亦可用之。

中消多食善饥以调胃承气汤清胃火，消谷善饥症状就可改善。

烦扰不宁彻夜不寐者、便秘者，多为胃肠实热，予小剂量调胃承气汤频频饮之，大便通利诸症皆除。所谓：不吐不下心烦者，与调胃承气汤。

注意：本方虽名调胃，只是相对于大承气汤等而言。对于体质偏弱、脾胃虚寒及孕妇、老年人等要慎用。更不可久用，每用以下为度。

四、麻子仁丸

【原文】趺阳脉浮而涩，浮则胃气强，涩则小便数；浮涩相搏，大便则硬，其脾为约，麻子仁丸主之。（247）

【要旨】本条论述脾约证的病机、脉症及治法。

【释义】趺阳即足阳明胃经之冲阳穴处，候脾胃之气的盛衰。其脉浮表明胃阳盛，属热盛；其脉涩表明脾阴少，属津虚，脾阴被胃热约制，转输失常，使津液偏渗膀胱，故曰涩则小便数。胃中有热，肠中液燥，无津以润，而形成大便难。称之为脾约。此属津虚便硬，与燥屎内结者不同，治宜缓通，故用麻子仁丸行气泄热滋脾润燥，扶阴抑阳，助津液布散以通便。

【原文】趺阳脉浮而涩，浮则胃气强，涩则小便数，浮涩相搏，大便则坚，其脾为约，麻子仁丸主之。（《金匮要略·五脏风寒积聚病脉证并治第十一》）

按：与247条同。

【病机】此为阳明热结，灼伤阴津之脾约证，在于津液的布散失常。阳明与太阴相表里，脾为胃行其津液，若阳明胃气强，使脾阴受约而不能为胃行其津液，因而津液不能四布，偏渗膀胱，所以大便燥结而小便频数，小便数、大便硬同时出现即为脾约证，即脾不能为胃行津液。趺阳脉以候脾胃，今趺阳脉浮而涩，浮主胃气强盛，涩主脾之津液不足。这种证候，虽责之胃热，但不若阳明腑实证之燥热亢极，因热邪不甚，津液已伤，故不宜单纯攻下。不能用承气汤泻下，治当滋燥润肠与泄热导滞并行。

【组方及用法】

麻子仁（二升） 芍药（半斤） 枳实（炙，半斤） 大黄（去皮，一斤） 厚朴（炙，去皮，一尺） 杏仁（去皮尖，熬，别作脂，一升）

上六味，蜜和丸如梧桐子大。饮服十丸，日三服，<u>渐加，以知为度</u>。

参考用量：麻子仁200g，白芍200g，枳实（炒）200g，大黄200g，厚朴（姜制）100g，杏仁100g。以上六味，为细末，炼蜜为丸，每服6~9g，日1~2次，温开水送下。

按：<u>渐加，以知为度</u>，是讲要根据不同的病情、体质，投以不同的药量，以中病为目的。不要太过，也不要不及。

【方义】本方即小承气汤加麻仁、杏仁、芍药而成，治阳明热结、灼伤阴津之脾约证，以大便秘结与小便数多同时出现为特征，用本方泄热润燥，利气通便。方中麻子仁性味甘平，质润多脂而油滑，为君药，功能润燥结而利大肠。臣以杏仁肃肺润肠，以助大肠传导之能，盖肺与大肠相表里也。白芍养血滋阴、缓急止痛为臣。又加大黄、枳实、厚朴即小承气汤，大黄泄热通便，攻下阳明之热结；枳实、厚朴行气消胀，可助大黄之攻下；蜂蜜润燥，复已伤之阴津，既助麻子仁润肠通便，又可缓和小承气汤攻下之力，以为佐使。全方润中有攻，泻而不峻，攻润相合，腑气通，津液行，则便秘可解。较承气为平善，属缓下润下之法。

表9-3 麻子仁丸的方义表解

药物	厚朴　枳实　大黄	芍药　蜂蜜	麻仁　杏仁
功效	泄痞除满，通便破结	润燥止痛，养血柔肝	润燥降逆
	（润燥通便，生津养血）		
临床	治大便燥结、咳喘、噎膈、阴虚郁热烦躁（为缓下剂）		

【禁忌】本方虽为缓下之剂，究属攻破之剂，也要对证使用，如系气秘、寒秘则不可滥用。老人血津枯燥而便秘者，若用本方，虽取效一时，不宜久用。下后令人津液亏损，燥结愈甚。

【辨证要点】<u>小便数</u>（小便频数），<u>大便硬</u>（大便秘结），是本方的临床应用指征。舌苔微黄少津为辨证参考。

【临床应用】

本方润肠泄热、行气通便。常用于热病后及虚人老人肠燥便秘、习惯性便秘、产后便秘、痔疮性便秘。本方治老人之便秘最佳。

常用于肛门疾病手术后病人，是肛肠外科手术后的一种理想缓下剂，用于肛门疾病手术后，防止大便干燥极效，可作为防止肛门疾病术后第一次排便时大便干燥疼痛及出血的用方。

热病后之大便干结或产后体弱津亏之便秘，以及由便秘引起之肛裂效果良好。还有报道治疗咳喘疾病、胆道疾病、胆结石症（症见右胁疼痛、呕吐腹胀、大便干结）。

此外也有用本方加减治疗非占位性病变所致的噎膈，多能取效。

也用来治疗高血压兼有肠燥便秘；以及治吐血兼大便干结病人。

体弱人患肠炎，于初期可下之证，不堪承气之峻者，可用此丸入煎剂。

小便数（小便频数），大便硬，这种大小便同时出现异常仲景谓之脾约。病证以小便频数为主，小便多而大便干硬者，以此方试治，则小便减少，从而治愈大便干硬。

本方虽为润肠缓下之剂，但含有攻下破滞之品，故年老体虚、津亏血少者，不宜常服，孕妇慎用。

五、蜜煎导方

【原文】阳明病，自汗出，若发汗，小便自利者，此为津液内竭，虽硬不可攻之，当须自欲大便，宜蜜煎导而通之，若土瓜根及猪胆汁，皆可为导。（233）

【要旨】本条论述阳明病津伤便硬大便难解的导下之法。

【释义】阳明病本已出汗，若再发汗，则津液大伤于外，更见小便自利者，则津液竭损于内，因不见潮热、谵语、腹满痛等燥实之象，知其便硬并非热结，是津液内竭所致。大便虽硬，不可以用承气汤攻下，以免更伤津液，宜在想要大便时，用蜜煎成坐药纳入肛门，润导而通之。土瓜根和猪胆汁也可代用蜜煎导。

【病机】阳明病，里热亢盛蒸腾，大汗伤津，医者若再误用汗法，使津液进一步耗损，而致肠胃干燥，大便硬结。本证的大便干硬，不属于邪热燥结实证，忌用攻下法，本证纯属津伤便干，燥粪在近端肛门直肠。故用食蜜润燥导便。

【组方及用法】

食蜜七合

上一味，于铜器内，微火煎，当须凝如饴状，搅之勿令焦着，欲可丸并手捻作挺，令头锐，大如指，长二寸许，当热时急作，冷则硬。以纳谷道中，以手急抱，欲大便时乃去之。疑非仲景意，已试甚良。

又大猪胆一枚，泻汁，和少许法醋，以灌谷道内，如一食顷，当大便出宿食恶物，甚效。

【方义】本方所治的便秘系津液枯涸，谷道大肠结而不通，屎燥不可下，用蜜煎导之。食蜜味甘质润，甜美滑利，善治肠燥津亏，兼能补虚，可滑润肠道，导引大肠之燥屎下行，而不伤正气，最宜体虚津亏之便秘。食蜜微火煎，凝如饴状，捏成一头尖的锭子，类似现代之通便灌肠栓剂，纳入肛门，对燥粪可起滑润导下作用，善治直肠近端部位的大便燥结。本条文又云土瓜根及猪胆汁亦都可以为导。这种古代的蜜煎导法，为今人创造灌肠栓剂提供了思路。

【临床应用】

灌肠通便法，始自张仲景，可谓中医首创。他所使用猪胆汁与蜂蜜，迄今仍被认为是很满意的灌肠剂。唯蜂蜜易得、易贮存，可以大量供应，这是猪胆汁所不及者。

本方用于大便硬结难下，近于肛门，时有便意而坠胀，又难于自行排解者最宜。

适用于伤津便秘，欲解大便不得排出者。用于津枯便秘，尤为病后、老人、小儿或体虚者便秘者的有效方。习惯性便秘、体虚无力排便等均可用之。

只要是便秘均可用灌肠通便法，因体液枯燥而便秘者，或大便硬结于肛门附近难下者更适合。

六、桃核承气汤

【原文】太阳病不解，热结膀胱，其人如狂，血自下，下者愈。其外不解者，尚未可攻，当先解其外。外解已，但少腹急结者，乃可攻之，宜桃核承气汤。（106）

【要旨】本条论述太阳蓄血的证治。

【释义】太阳病表热未解，邪气随经深入太阳之腑膀胱化热，瘀结少腹部位，由于热与血结，邪热上扰心神，则烦躁不安，犹如发狂之状，热郁膀胱，瘀血初结，若血能自下，则瘀随下通，热随血出，其病可愈。

蓄血证的治法，仍应遵循先表后里的原则。其外不解者，尚未可攻，当先解其外，因恐其外邪内陷，而使病情加重。候外证已解，只少腹急结时，才宜用桃核承气汤攻下，泄热散瘀。

【病机】太阳在表之郁热随经入里，与瘀血相结郁于下焦，形成下焦蓄血初结的病变。邪热与血结致少腹急结。若邪热与血结，血中浊热上扰心神，则其人如狂。

【组方及用法】

桃仁五十个（去皮尖）　大黄四两　桂枝二两（去皮）　甘草二两（炙）　芒硝二两

上五味，以水七升，煮取二升半，去滓，纳芒硝，更上火微沸，下火，<u>先食温服</u>五合，日三服。当微利。

参考用量：桃仁 12g，大黄 12g，桂枝 6g，甘草 6g，芒硝 6g。

按：本方服法仲景条文提出<u>先食温服</u>，临床使用时多嘱咐病人在饭前半小时至 1 小时空腹服药。

【方义】本方为荡热逐瘀之缓下剂，是调胃承气汤的变方，由调胃承气汤加桃仁、桂枝而成。重用大黄、桃仁为主（余药用量为其半）。大黄苦寒荡实除热，芒硝咸寒泄热、入血软坚破结；桃仁辛润破血祛瘀，协同硝、黄攻逐瘀血；桂枝辛温温通血脉行瘀；甘草调和诸药，急中寓缓，并顾护中气使不伤正。

按：本方证病在下焦，故其服法仲景条文提出<u>先食温服</u>，即饭前空腹时温服。以使药力直达病所，迅速发挥逐瘀下行之力。

【解析】

关于本方证之蓄血部位

这里分析两个问题：

一是**太阳蓄血是否在膀胱**？第 106 条说热结膀胱，但人们不禁要问：既然血蓄膀胱，为什么小便反利呢？常理而言蓄血则膀胱气化必然受阻，当小便不利。

二是**蓄血部位在何处**？《伤寒论》太阳篇所言蓄血证的部位问题，历代注家多有争议，见地不一。

（1）太阳蓄血是否在膀胱？

血不蓄于膀胱说：各家认为畜血部位不在膀胱的理由主要有二：

①**小便自利是鉴别太阳蓄血证的主要见症**：众所皆知太阳腑证有蓄水证及蓄血证。蓄水证病在气分，蓄血证病在血分，按理蓄血证应较之蓄水证为重，为何程度较轻的蓄水证会影响膀胱气化而小便不利，反而程度较重的蓄血证却没有影响膀胱气化而仍然小便正常呢？由此推论，太阳蓄血部位不在膀胱。

②**热结膀胱的重点应是后文之"血自下，下者愈"**：仲景用了化瘀通下的桃核承气汤。桃核承气汤系由调胃承气汤加桃仁、桂枝而组成。仲景方后注也说：服，当微利，指出药后能通泻大便。若果出于小便，因何反用桃核承气及抵当通其大便乎？因此从祛邪途径来看也不是血蓄膀胱。

通过以上综合分析，笔者也认为太阳蓄血不在膀胱。

（2）血蓄部位在何处?

既然说血不蓄于膀胱，那么血蓄何处呢? 历代注家仁智各见，有谓在下焦，有谓在大肠，有谓在小肠，有谓在子宫……等，下面略加说明并分析其疑点。

①血蓄下焦（少腹）说：第124条说以热在下焦明确指出热在下焦，故认为以血蓄下焦为是。在此下焦与里应系指少腹而言。下焦所辖甚广，膀胱亦赅其中。但是下焦脏器甚多，是整个下焦全部蓄血? 还是蓄于某脏某腑? 尤其是将太阳蓄血证等同于下焦（少腹）蓄血，给人感觉有些亥豕不分，似为不妥。

②血蓄大肠说：第106条说乃可攻之，宜桃核承气汤，第126条说为有血也，当下之，既曰攻之、下之，应是指泻下而言。通过攻下之祛邪途径来看，有人认为系血蓄大肠。然而膀胱为津液之腑，亦有血自前阴尿下之病变，未必一定要溢入大肠? 认为血蓄大肠，未免过于局限。因此此说也欠全面。

③血蓄子宫（血室）说：持此说者目前甚多，以唐容川及张锡纯为著，蓄血部位与胞宫有关，但亦不尽是。其所谓血室，乃指子宫而言，认为蓄血证多见于妇人月经瘀血病变，可以说有一定道理，但也不够全面。

④血蓄小肠说：太阳腑证，应该包括足太阳膀胱和手太阳小肠的病证。"太阳随经，瘀热在里"是说太阳病表邪不解，由经传腑，即传入太阳之腑的膀胱或小肠，既言太阳蓄血不在膀胱，那么就应在小肠。《伤寒论》第124条说热在下焦，而小肠亦在下焦。

（3）我对蓄血部位的看法

前述几种说法都各具道理，而又各有疑点，似乎不够全面，稍欠贴切。个人认为必须深入理解经络，并对参《金匮要略》条文，更要结合临床才能理清这个问题。

原文强调"以太阳随经，瘀热在里故也"，这里的经，指的是经脉。随经，是说表热随太阳经脉内传于里，这个里当然**应该包括小肠经，或者与膀胱经有关的里，也就是子宫。**

《伤寒杂病论》中，也有不少提到膀胱的条文，并非皆指膀胱本身，《金匮要略·妇人产后病脉证并治》曰：产后七八日……少腹坚痛，此恶露不尽……热在里，结在膀胱也。此处之膀胱接于少腹坚痛后，显然系指下焦少腹之部位，此处之恶露不尽当然是胞宫之病，说明结在膀胱与子宫有关。又《伤寒论》第340条有冷结在膀胱、关元，虽然结有冷、热之分，然而在膀胱却是一致的，此处之关元为小肠募穴，也点出了小肠经与结在膀胱的关系。

此外，膀胱经其直者，从巅入络脑，故有精神症状，对于脑震荡后遗症，余常用桃核承气汤治之，若有便秘者更为对证。此随经而传入太阳经之里，似也可包括随膀胱经入于脑，蓄血证易有精神症状。

从临床验证来看：个人常以桃核承气汤治疗闭经而精神恍惚者，另以《金匮要略》之桂枝茯苓丸治疗妇科子宫瘀血及肌瘤等证甚效。桃核承气汤及桂枝茯苓丸皆有**桂枝，此为膀胱经主药**，而能治疗子宫病。**至阴穴**为膀胱经井穴能开窍，**能开膀胱及子宫之窍**，现代研究也证明艾灸或针刺至阴能促进子宫和膀胱活动增强。同时使胎儿活动亦增强，有利于胎位的纠正，说明了**膀胱经与子宫**的关系。

以上几点是我根据《伤寒论》《金匮要略》的条文，结合经络与临床经验综合提出的看法，未必一定都对，但却很合实用，相信能提供给读者一些不同的思路。

当然，如果只是笼统地说，太阳蓄血证属瘀血结于下焦，病变部位应该包括膀胱、大肠、小肠、子宫及附件，也能说得通。

重要的是瘀血可停积于人体任何部位，包括体表局部及经络脏腑。应用本方时不应拘泥本方证之蓄血部位。

【鉴别比较】

1. 桃核承气汤与桂枝茯苓丸

都有少腹疼痛拒按的瘀血证候。

（1）**桂枝茯苓丸**：治疗瘀血瘀积已久，形成有限范围的癥块。无明显的精神症状，无大、小便不利的问题。丹皮、桃仁以攻癥瘕，桂枝以和卫，芍药以和营，茯苓以和中，五物相须，寒温相宜，攻坚而不伤正，消瘀而不耗阴，是活血化瘀治癥的有效方剂。

（2）**桃核承气汤**：本方证有明显的精神症状，表现出躁、狂、烦的外在征象，是瘀血初聚结；本汤证少腹急结而未硬满。主症是少腹急结，而不关小便利与不利。

2. 太阳蓄水和太阳蓄血

表9-4 太阳蓄水和太阳蓄血证比较

	太阳蓄水	太阳蓄血
原因	阳邪入腑，水热互结，是邪在膀胱气分	阳邪入腑，热与血结，是邪入下焦血分
症状	①烦渴（消渴）或渴欲饮水，水入即吐 ②小便不利 ③少腹急满，无神志症状	①如狂或发狂 ②小便自利 ③少腹急结或硬满，常有神志症状
脉象	浮数	沉涩或沉结
主方	五苓散	桃核承气汤或抵当汤（丸）

3.瘀血诊断

列表如下（症状不必悉具）。

表 9-5　瘀血诊断表

血证情况	在身体某部有出血证候，或有血证病史
面部望诊	晴青，白晴红赤，两目暗而无神，环唇青色，唇萎，面褐赤或黧黑，颜面皮肤如有蛛纹
舌脉	舌质紫而暗，或舌面上有青筋紫斑；欲漱水而不欲咽。脉来沉迟结涩
两便	小便赤涩，大便硬，色黑而易出
神志症状	头痛，烦躁，失眠，神志恍惚，或善忘谵妄，或癫狂
肌肤及身痛	肌肤甲错，肢体暗黑，粗糙，以及蛛纹丝缕等，经久不消；局部或全身肌肉或骨节钝痛或刺痛，日久不消，痛处不移，或伴有外伤史；昼轻夜重，身体出现肿块（异常的增生组织）、斑块，经久不消
腹满	腹不满而病人自诉腹满

【**辨证要点**】参见表 9-5 瘀血诊断表。

【**临床应用**】

桃核承气汤是仲景活血化瘀法中之首方，其辨治首先是与瘀血的联系。桃核承气汤是治瘀血证的常用方剂，运用甚为广泛。其人<u>如狂</u>和<u>少腹急结</u>是辨证之眼目。桃核承气汤的应用相当广泛，几乎涉及全身各个系统。

1. 本方适用于邪热与瘀血互结各证

如内、外伤之瘀血头痛、失眠，各器官瘀血所致的红肿痛、咳嗽咯血、衄血、痉厥、腹痛等。

2. 关节痛

对于**跌打损伤，瘀血作痛**，伴有便秘者，以及骨折初期（伴有便秘者），颇有良效。产后关节痛亦常用此方。

3. 蓄血证

关于本方证之蓄血部位，不必拘泥，**瘀血可停积于人体任何部位**，包括体表局部及经络脏腑。

（1）**本方善治上半身的充血和瘀血**：本方不但能驱除少腹的蓄血，并能诱导性地消除上半身的充血和瘀血。治疗头面部由于火旺血瘀于上而有炎性充血性疾病，例如：头痛、脑胀、目赤（急性结膜炎（爆发火眼）、麦粒肿、睑缘炎（目眦肿痛）、翼状胬肉（胬肉攀睛）、面部痤疮、面部毛囊炎、酒渣鼻、龋齿齿痛、牙龈出血、吐血、衄血等病证，可用本方引血下行而使诸症缓解。有人以足较冷而上半身较有热感为使用本方的指征。皮肤科的荨麻疹、脂溢性皮炎、结节性痒疹、丹毒、猩红热、过敏性紫癜、湿疹等，也可用本方。

（2）**脑血管病变**：用桃核承气汤加潜阳药，效果很好。如有神经抽搐，可加抗痉挛药，效果显著。脑震荡后遗症亦常用此方。

（3）**气血胸**：不少人运动后，立即喝冷饮，极易导致气胸，严重的会因气上逆而咳嗽，结果气管黏膜受损，微血管破裂而咳血，剧烈的咳嗽伴咳血，就是气血胸了。以桃核承气汤加活血化瘀、止痛药有效。

（4）**治前阴部的急迫性、充血性疾病**：本方证多表现为下半身的瘀血。近年来，桃核承气汤几乎用于临床各科的瘀血证，尤其是妇科。根据少腹急结而用于前后阴部及盆腔疾病，包括妇女因瘀血引起的痛经、闭经、**月经困难**、崩漏骤止、急性盆腔炎、子宫肌瘤、产后恶露不下或不尽、胎盘残留、胎死腹中、产后因瘀发狂、输卵管结扎术后综合征、宫外孕等，以及血瘀所致的小便癃闭、膀胱炎、外伤性血尿、前列腺增生造成的癃闭、淋病性尿道狭窄之尿潴留、流行性出血热的少尿期、输尿管结石的小腹绞痛、水疝、阴道血肿、产后会阴疼痛、倒经等。

4.2 型糖尿病及并发症

2 型糖尿病三多症状不明显，但神疲乏力症突出，多有四肢麻木、舌质淡暗、大便困难者，用加味桃核承气汤合增液汤再加黄芪取得显效。

5. 神经、精神疾病

根据本方其人如狂而用于瘀血上扰神明所引起的精神失常，如精神分裂症与神经官能症等。通过泻实热、化瘀凝，可起效。还能治癔病、癫痫、外伤性头痛、脑挫伤、脑震荡后遗症。此外，顽固性偏头痛、三叉神经痛等剧痛难忍时，其症状亦等同于如狂之状，以此方治之有效。

6. 止血

仲景以本方治疗下焦蓄血证，实践证明，瘀血阻滞可以引起出血不止。本方不仅可治瘀血，也能治出血；不仅治下部之瘀血出血，也能治上部之瘀血出血。活血化瘀可以达到止血的目的，使瘀血去而血流通畅，血能循经则不妄行，自然可以止血。

7. 某些心肺病

某些心脑血管疾病如多发性脑梗死、脑溢血、脑膜炎、动脉硬化、高血压病、心肌梗死等也有使用本方的机会。胡希恕用本方与大柴胡汤合方治疗哮喘、心绞痛等。

综上所述，本方不仅治内伤杂证，也能治某些外感疾患；不仅治慢性疾患，也能治急证重证。凡人体各部气血经脉瘀阻，均可用本方祛瘀生新。其针对性如此之强，其原理实质颇值得研究。

本方用途虽广，但关健在于抓住瘀、热这两个辨证要点。

七、抵当汤、抵当丸

【原文】太阳病六七日，表证仍在，脉微而沉，反不结胸，其人发狂者，以热在下焦，少腹当硬满；小便自利者，下血乃愈。所以然者，以太阳随经，瘀热在里故也，抵当汤主之。(124)

【要旨】本条论述蓄血重证的脉症及治法。本条讲下焦蓄血证治。

【释义】太阳病六七日，表证仍在，脉不浮反见微沉，知其病已入里；不见结胸，而见少腹硬满，是病不在上而在下，已入血分；气血流行不畅，故见此脉象。症见其人发狂、少腹硬满、小便自利，明显是血蓄于下。此为瘀热互结于里，血瘀已坚，浊热上扰直犯神明。究其原因，乃太阳表邪循经由表入里，由上焦入下焦，由气分入血分，与少腹瘀血相互胶结而成。故用抵当汤下其瘀血，使热随瘀解而愈。

按：本条为倒装句，抵当汤主之应接在下血乃愈之后。所以然者，以太阳随经，瘀热在里故也，则是属自注句，叙述病机。

【原文】太阳病，身黄，脉沉结，少腹硬，小便不利者，为无血也；小便自利，其人如狂者，血证谛也，抵当汤主之。(125)

【要旨】本条承上节之小便自利，补述蓄血重证脉症及发黄的辨证。

【释义】太阳病传里而出现身黄，有湿热与蓄血之别，两者都可称为瘀热在里。若少腹硬满见小便不利而身黄、发狂，是由气分湿热所致，属三焦气化不利，身无汗则热不得散，小便不利则湿不得泄，湿热熏蒸，故身发黄；由于湿热郁结在里，因此，也可以见到少腹硬和脉沉结，但无神志改变。

少腹硬满、小便自利而身黄，其人如狂，是由血分瘀热引起，属膀胱蓄血。由于病不影响膀胱气化，故小便自利。邪深结在下焦血分，也可见脉沉结，见到上述脉症，即可断为血证谛也。血证谛也为明显确切是瘀血之证的意思。

无关三焦气化，可呈热与血蒸的溶血之身黄。既然确定小便自利、其人如狂、少腹硬、脉沉结是血热交结于下焦的蓄血证，当从蓄血论治，就要用破血逐瘀的抵当汤治疗。

【原文】阳明证，其人喜忘者，必有蓄血。所以然者，本有久瘀血，故令喜忘。屎虽硬，大便反易，其色必黑者，宜抵当汤下之。（237）

【要旨】本条论述阳明蓄血证治。以大便难易、颜色辨蓄血证与阳明腑实证燥屎的区别。

【释义】阳明证出现善忘，是本有久有瘀血引起的。因心主血，又主神明，心神皆赖血以养之，今血久瘀蓄于下，心神失养，故善忘。或曰浊热上扰清阳，神智昏乱，故其人善忘。

当与太阳蓄血辨识，阳明主燥而血又主濡，热伤血络，血渗大肠，大便与肠道离经之血相濡合，故屎虽硬，大便反易；当与纯阳明腑实证辨识，瘀血相合，其色黑腻如漆，治宜抵当汤攻逐久瘀之血。

按：由此可见，观察小便利否，可以确定膀胱蓄血或蓄水；观察大便难易、颜色，则能确定瘀血或燥屎。

【原文】病人无表里证，发热七八日，虽脉浮数者，可下之。假令已下，脉数不解，合热则消谷善饥，至六七日不大便者，有瘀血，宜抵当汤（257）。

【要旨】本条论述阳明病瘀血发热的证治。

【释义】病人无表里证，是指无头痛恶寒之太阳表证，又无潮热、谵语、腹满之阳明里证（这里之无表里证，主要是强调没有表证，故后一句言可下之）。唯发热至七八日经久不愈者，多属有瘀血。虽脉浮数言发热之甚，加虽字，表明热现于外而实发于内，故可斟酌施以下法平其热势。

若下后脉数不解（热不解），并且消谷善饥，这是其人有瘀血，下后热邪入里，血分之热与胃热相合之故，由于两热相合，必致大便燥结，此为瘀血凝滞，燥热内聚。治宜抵当汤，活血逐瘀去实。

【原文】伤寒有热，少腹满，应小便不利，今反利者，为有血也。当下之，不可余药，宜抵当丸。（126）

【要旨】本条论蓄水与蓄血的鉴别要点，以及蓄血证的缓治法。

【释义】伤寒有热为表证仍在，少腹满是邪在下焦，若小便不利者则为蓄水证。今小便反利，知少腹满是因血蓄而成。虽下腹部膨满，但未及硬满之甚，亦未至狂乱状态。因症状不剧，同时表热未罢，峻攻恐伤正气反而助邪内入，故治宜丸剂缓攻之。不可用其他药。余作他字解。

【病机】本方证之病机为下焦蓄血。太阳邪热随着病情发展，由表入里，故脉见沉微；病入下焦，故不见结胸，而见少腹鞕满；由气分入血分，与蓄血相结于下焦少腹，而小便自利；浊热上扰直犯神明，其人发狂；身黄，是为下焦瘀热证。本条病机与桃核承气汤证的病机类同，但在证候的表现上比桃核承气汤更严重。故用抵当汤攻逐瘀血。

【组方及用法】

抵当汤

水蛭（熬） 虻虫（去翅足，熬）各三十个 大黄三两（酒洗） 桃仁二十个（去皮尖）

上四味，以水五升，煮取三升，去渣，温服一升，不下更服。

抵当丸

水蛭二十个（熬） 虻虫二十个（去翅足，熬） 桃仁二十五个（去皮尖） 大黄三两

上四味，捣分四丸。以水一升，煮一丸，取七合服之。晬时当下血，若不下者，更服。

参考用量：

（1）汤方：水蛭（熬）、虻虫（去翅足，熬）各9g，桃仁（去皮尖）6g，大黄（酒洗）9g。

（2）丸方：水蛭（熬）、虻虫（去翅足，熬）各6g，桃仁（去皮尖）7g，大黄9g。

【方义】 抵当汤为行血逐瘀之峻剂。水蛭直入血络，逐恶血，行瘀攻结；虻虫，性峻猛，直入血络，破血逐瘀（水蛭、虻虫各三十个）；桃仁活血行瘀，兼润燥滑肠（桃仁二十个）；大黄荡涤热邪，推陈致新，导瘀下行。四味合用，组成行血逐瘀之峻剂。重证用汤，轻证及慢性者用丸剂。

抵当丸与抵当汤药物相同，只是减少了水蛭、虻虫的用量（水蛭二十个、虻虫二十个），桃仁略为加重（桃仁二十五个），并改汤做丸。药效作用相似，却寓有峻药缓攻之义。

方后云晬时当下血，所谓晬时，即周时，古人一天是以十二时辰计，现在是以二十四小时计。仲景认为服下抵当丸，廿四小时（晬时）应会有逐瘀下血的效果，即头天吃，第二天当下血。如果不下，再吃第二丸。

【解析】

1. 抵当之义

抵当汤之所以名抵当，解释不一。

（1）认为这种下焦蓄血重证，非他药所能及，邪实须正盛药猛，才可形成抵当。唯有此四药足以抵挡而攻克之，故名曰抵当汤。

（2）刘渡舟老师说：据考究，方中水蛭，古又名至掌，故也有医家称此方为至掌汤，而后人讹称抵当汤。我们则认为对于方名的原义不必过细考证和追究，重点应在于掌握其方义及临床适应证。

2. "当下之，不可余药"与抵当丸

不可余药，有些解释是一点药也不要剩，说因是重证，不可余药连渣吃，那是错的。余作他字解。应该是不可用其他药。不要用其他的药，着眼在"为有血也，当下之"。不用抵当汤而用抵当丸。它的证候没有如狂也没有发狂，只是热不解而已，所以不要大下。用抵当丸，

3. 关于抵当丸

这个丸药跟汤药药物一样，抵当汤之水蛭、虻虫各三十个，抵当丸水蛭、虻虫各二十个，用量少了。抵当丸桃仁稍多为二十五个，抵当汤为二十个。大黄量一样。虽然是丸，但也是用煎法，可是每次服的少多了，抵当汤分三次服。抵当丸之说明：上四味，捣分四丸，以水一升，煮一丸，分四次服，如此药量少，次数多。用其他解热药还不行，只能够下瘀血。由于病不那么峻烈急迫，所以用丸药，用量非常少。所以病有轻有重，用药量也有大有小。

【鉴别比较】

1. 蓄血发黄与湿热发黄

表9-6　蓄血发黄与湿热发黄鉴别

	蓄血发黄	湿热发黄
病因	热与血结	热与水结
脉象	微涩而沉或沉结	浮滑而数，或濡数
色泽	黄色如油，其色微熏	黄色鲜明如橘
神志	如狂，或发狂	神识清明
小便	小便自利（尿色不变）	小便不利（色黄而浊）
疗法	破血逐瘀	利水清热

2. 抵当汤与桃核承气汤

皆为太阳膀胱经蓄血，有轻重之别。

（1）桃核承气汤：瘀血始结，浅而轻，症见少腹急结、如狂。

（2）抵当汤：瘀结久重且深，症见小腹硬满、脉沉结、发狂、身黄。

表 9-7 抵当汤与桃核承气汤比较

	桃核承气汤	抵当汤
方药	桃仁 桂枝 大黄 芒硝 甘草	水蛭 虻虫 桃仁 大黄
功能	除热逐瘀缓剂	破瘀逐血峻剂
原因	太阳病瘀热互结膀胱	其人本有瘀血，热邪乘之结于下焦
脉象	沉涩	沉结
临床应用	如有表证，当先解表而后攻之	里证为急，故以攻瘀为先
症状	少腹急结 如狂	少腹硬满 发狂（间或如狂）

抵当丸：瘀久症见少腹满，治疗步骤同抵当汤法。其效用则抵当汤为速而峻，**抵当丸**为缓而峻，各有法度。

3. 太阳蓄血与阳明蓄血

（1）太阳蓄血（发狂或狂）

表 9-8 太阳蓄血

概说	邪热与血新结，胶滞不重，其热容易上扰，出现如狂、发狂、少腹急结、少腹硬满、小便自利等
桃核承气汤证	太阳病不解，热结膀胱，其人如狂，血自下，下者愈。其外不解者，尚未可攻，当先解外，外解已，但少腹急结者，乃可攻之，宜桃核承气汤
抵当汤证	太阳病六七日表证仍在，脉微（或沉结），反不结胸，其人发狂（较严重）者，以热在下焦，少腹当硬满，小便自利者，抵当汤主之，下血乃愈，所以然者，以太阳随经瘀热在里故也

（2）阳明蓄血（善忘）

表 9-9 阳明蓄血

概说	久有瘀血，与邪热相结，胶滞重着，出现健忘、大便色黑而易行等
抵当汤证	其人喜忘者，必有蓄血，所以然者，本有久瘀血，故令喜忘，屎虽硬，大便反易，其色必黑，宜抵当汤下之

【辨证要点】少腹硬满，小便自利，身黄有微热，身有瘀血证，发狂，或善忘。舌绛或紫，苔白，脉沉结。

【临床应用】

抵当汤之主要症状为如狂、发狂、喜忘、少腹硬满、发黄。本方证可以看作是桃核承气汤证的深一层发展。临床常用于下列疾病。

1. 血瘀下焦

慢性前列腺炎、便血、尿血等。尤其常用于妇科疾病，如子宫内膜异位症、子宫肌瘤、输卵管不通、痛经、闭经、急性盆腔炎、胎盘滞留、产后栓塞性静脉炎等少腹硬满的证候。

2. 神志病变

据原书治如狂、发狂、喜忘，现代常用治神志失常的疾病，如精神分裂症、癫痫、蓄血发狂及脑外伤后神志病等。

3. 血管病变

可治下肢深静脉血栓性静脉炎、血栓闭塞性脉管炎、静脉血栓形成，以及脑血栓肢体瘫痪久治无效者。

4. 其他

少腹硬满、瘀血目障、急性肾功能衰竭。也有用抵当丸治疗晚期血吸虫病及结核性腹膜炎（干性）的报道。

大冢敬节曾以小便自利、脉沉结、患部色黑为适用目标，将抵当汤用于坏疽有效。

注意：抵当汤是破血峻剂，应用之时，应该慎重。

八、大陷胸汤、大陷胸丸

【原文】太阳病，脉浮而动数，浮则为风，数则为热，动者为热，数则为虚，头痛发热，微盗汗出，而反恶寒者，表未解也。医反下之，动数变迟，膈内拒痛，胃中空虚，客气动膈，短气烦热，心中懊憹，阳气内陷，心下因硬，则为结胸，大陷胸汤主之。若不结胸，但头汗出，余处无汗，齐颈而还，小便不利，身必发黄。（134）

【要旨】本条论述太阳病因误下而变成结胸及发黄的变证。

【释义】太阳病，指太阳表证。脉浮而动数，是太阳病经常出现的脉象。风邪在表，脉浮则为风、数则为热、动则为痛。里证不应有恶寒，今出现恶寒故提反恶寒，说明不是里证而是表证未解。再加上头痛发热、微盗汗出，是表证未解的现象，发热尚在，但数则为虚，病有内传之势。

误用攻下，正虚邪陷，水热结于心下，则脉由动数变迟，迟主里虚（此处指胃中空虚）。下后胃虚，在表之邪热乘虚内陷胸膈与水饮相结，里水上逆动膈，故膈内拒痛；邪热盘踞胸中，气机不通，则出现短气烦躁、心中懊憹；邪热内陷心下，与水胶结成实，则心下石硬，成为结胸，当用大陷胸汤泄热逐水。

若不结胸，但见头汗出、余处无汗、齐颈而还（颈部以下无汗），内陷之阳热不得从外解；加之小便不利，湿热无处排泄，郁蒸肝胆，胆汁疏泄失常溢散，必将外见身黄。

按： 由此条可见结胸或发黄皆与水湿有关。

【原文】 伤寒六七日，结胸热实，脉沉而紧，心下痛，按之石硬者，<u>大陷胸汤主之</u>。（135）

【要旨】 本条承上条仍论大结胸的证治。

【释义】 病伤寒六七日，阳郁化热，内陷与水胶结成实，脉沉主里，主病水，紧为实，主病痛，意味着已无表证，纯属里证。<u>结胸热实</u>，结胸指病位，热实指证候性质。仲景恐人误以脉紧为寒，特提出热实二字。热邪与有形之实邪（即水饮）结于心胸之下，气机阻滞，不通则痛，故病者主诉心下痛。有形之实邪结滞，故医者按之坚硬、胀满、紧张如石硬，以大陷胸汤攻实泄热逐水。

按： <u>脉沉而紧，心下痛，按之石硬</u>，是大结胸证的三个主症，概称之为<u>结胸三症</u>，是临床辨证的重要标志。

【原文】 伤寒十余日，热结在里，往来寒热，与大柴胡汤。但结胸无大热者，此为水结在胸胁也，但头微汗出者，大陷胸汤主之。（136）

【要旨】 本条论述大柴胡汤证与大陷胸汤证的鉴别要点。

【释义】 此条是举出患伤寒而经过十余日时，有变为大柴胡汤证者与大陷胸汤证者，论述其辨别方法。病伤寒十余日不解，必化热入里而成热结在里的阳明证（多有不大便，或心下急，或心下痞硬，苔黄燥等症），又见往来寒热之少阳证，这是少阳阳明合病，当以大柴胡汤治疗。这里是以往来寒热为指征而用大柴胡汤的，对于大柴胡汤的其他症状略而不提，并不是没有其他症状（有可能有心下急、胸胁满痛等症，颇似结胸证，故应仔细辨别）。

若不往来寒热，只结胸而无大热，即无在表之大热，则非热结，是为水结在胸。结胸为水结在胸胁，上蒸于头，但头微汗出，故应以大陷胸汤峻下治疗。

按： 由此可知，大柴胡汤证与大陷胸汤证病位相同而病证殊异。热结在里者，用大柴胡汤；水结在胸者，用大陷胸汤。

【原文】 太阳病，重发汗，而复下之，不大便五六日，舌上燥而渴，日晡所小有潮热，从心下至少腹，硬满而痛，不可近者，大陷胸汤主之。（137）

【要旨】本条论述结胸兼胃实之大结胸证。

【释义】太阳病重发汗又复下之，津液重伤，邪热内陷化燥，致不大便五六日，里热日炽，津液日涸，舌上燥而渴，日暮时稍有潮热，是阳明胃中热实，从心至少腹结满而痛，手不可近者，是本条辨证的关键。本证病机为水热互结，是有形之实邪结滞，从心下开始逐渐漫延至少腹，如此广大区域结实，故谓之大结胸证。仍用大陷胸汤攻实泄热、逐水破结。水消热散，腑气自然得通。

【原文】结胸者，项亦强，如柔痉状，下之则和，宜大陷胸丸。（131）

【要旨】本条论述结胸证而病位偏于上的证治。

【释义】水热互结，阻格胸阳，影响太阳之气的出入宣降，气结于内而不外行于经脉，致太阳经输不利，颈项俯仰不顺，似柔痉一般。其位偏上，非急下之大陷胸汤所能荡涤。治宜大陷胸丸，以丸药剂型，峻药缓攻，尽下水热之结，里气一通则表之经输亦和，项强即解。

【病机】大陷胸汤之基本病机为水热互结、阻滞胸膈。伤寒误用下法，邪热乘虚内陷，与水结于胸胁，气机阻滞不通，痰或水与热结在胸胁，故胸胁疼痛，短气，从心下至少腹硬满而痛、拒按。胸膈为实邪所阻，肺气不利，出现短气或喘息。水热上扰则头汗出、心胸懊恼。热甚伤津，则口渴。燥热结在胃肠，则便秘、烦躁、日晡时小有潮热。**大陷胸丸证之病机与大陷胸汤证类同而病势较缓，病位较高。**

【组方及用法】

大陷胸汤

大黄六两（去皮）　芒硝一升　甘遂一钱匕

上三味，以水六升，先煮大黄，取二升，去滓，纳芒硝，煮一两沸，纳甘遂末，温服一升。得快利，止后服。

大陷胸丸

大黄半斤　葶苈子半升（熬）　芒硝半升　杏仁半升（去皮尖，熬黑）

上四味，捣筛二味，纳杏仁、芒硝合研如脂，和散。取如弹丸一枚，**别捣甘遂末一钱匕**，白蜜二合，水二升，煮取一升，温顿服之，一宿乃下，如不下，更服，取下为效，禁如药法。

参考用量：

（1）汤方：大黄10g，芒硝一升，甘遂1g。水煎服，芒硝后下，甘遂冲服

（2）丸方：大黄250g，葶苈子175g，芒硝175g，桃仁175g。上药为末，再入甘遂30g，白蜜250g，为丸，每服5~10g，温开水送服。

按：钱为古钱币，匕为汤匙。意指用钱币当汤匙所取的量。

方中甘遂一药，因其难溶于水，故须为末冲服。由于甘遂的泻下有效成分难溶于水，故本方虽用汤剂，但甘遂用末冲服，这一特定要求，发挥了甘遂的药效。

大陷胸丸方后注云：<u>禁如药法</u>，一般认为，服药时要注意药物禁忌，不可服葱、甘草、面食等。因为蜜反葱、甘草反甘遂、芒硝畏麦面，可作参考。

【方义】**方名陷胸者，是因为胸为高位，有邪当陷下以平之。**大陷胸汤为泄热逐水破结之峻下剂。甘遂苦寒，为泻水逐饮之峻药，尤善于泻胸腹之积水，<u>直达水气互结之处攻逐水饮破其结滞</u>。大黄苦寒，泄热荡实、通便泻下；芒硝咸苦大寒，能软坚破结、清热润燥（《伤寒论》中，此方芒硝用量最大）。三药合奏泄热、逐水、破结之功。方后注云得快利，<u>止后服</u>，本方为峻猛泻下之剂，必须中病即止，不可过服。

大黄、芒硝、甘遂三药相伍，名为大陷胸汤。今变汤为丸，又加葶苈、杏仁、白蜜叫大陷胸丸。方中大黄、芒硝、甘遂合用，攻泻邪热，破结去饮，为本方之主要药物。因本证之邪结不仅在于心下，而且包括胸膈，甚至项背，出现胸胁硬满疼痛、短气喘促等肺气不利的证候，加杏仁、葶苈子以开泄肺气，使肺气开豁疏利，气行则水行，其凝结于高位的水热之邪，亦将随之而下。杏仁、葶苈子又有平喘之功。加白蜜与水共煮药丸，一则护胃，勿使过下伤正；二则缓甘遂峻下之势。本方为丸，主要在使药效流连于上焦胸肺等处，缓缓发挥作用，不致因下之过猛、过急，而有遗邪于上的弊端，驱邪而不伤正，为峻药缓攻之法。故谓之<u>下之则和</u>。本方名为丸，实则煮丸为汤。方后注云：<u>药后一宿乃下</u>，一般于服药后一昼夜见效而逐下水饮。与大陷胸汤之得快利相较，显然丸缓而汤峻。

【解析】

1. 大陷胸汤辨证应用关键

临床**辨大结胸证**，首要认识**脉沉而紧、心下痛、按之石硬**是大结胸证的三个主症，概称之为**结胸三症**，是临床辨证的重要标志。临床时**要抓住以下特征：一是脉沉紧有力；二是胸腹部位硬满疼痛，按之硬如石**。因为其病位比较广泛，<u>从心下至少腹硬满而痛</u>，所以称之为大结胸。从诊断角度看，仲景所谓的按之石硬<u>或不可近</u>，一方面说明了病证的严重程度；另一方面则提示医家，凡临证诊疾，有腹部疾病人，必须进行腹诊，亲手切按，以别病情。须知大结胸证与阳明腑实证，两者皆可出现高热、脘腹疼痛拒按及大便燥结不下等症状，但如果在腹诊中发现按其腹而石硬，就属结胸证，否则便是阳明腑实证。

2. 大陷胸丸与大陷胸汤服法

大陷胸丸较大陷胸汤增葶苈子、杏仁两药。两方皆同用甘遂一钱匕。大陷胸汤用水煮取二升，先温服一升，得快利，止后服，即是先服甘遂半钱匕（一半份量）；大陷胸丸名为丸，实则煮丸为汤，是顿服，则是服甘遂一钱匕之全剂量。其主药甘遂用量同于大陷胸汤。单从仲景原方用药之剂量而言，不能说丸方较汤方力缓。唯丸方增用白蜜二合和水煮服，与十枣汤用大枣之义相类似，有护脏腑、缓峻毒之作用。从方后注来看：大陷胸丸一宿乃下，一般于服药后一昼夜见效而逐下水饮。与大陷胸汤之得快利相较，显然丸缓而汤峻。

【鉴别比较】

1. 大承气汤与大陷胸汤

两方同用硝、黄，同属寒下之峻剂，其适应证都属于实热结于里，所不同者，其用有心下与肠中之分。**大承气汤**主肠中燥屎，用枳、朴，而**大陷胸汤**则主水饮与热互结于心下（胸胃），用甘遂。

（1）**大承气汤**：邪热与燥屎相结，燥结在肠中，以脐部为中心而膨满为主。用枳、朴推荡积滞，先煮枳实、厚朴，后纳大黄，治下者制宜急，大黄后下则药力发挥迅速。

（2）**大陷胸汤**：邪热与水饮相结，水结在心下，自心下至下腹坚硬，膨满而痛，而以心下为主，且其影响于下腹部，用甘遂峻逐水饮，先煮大黄，治上者制宜缓，大黄先煮则力缓。

2. 大陷胸汤证与大陷胸丸证

（1）**大陷胸汤证**：从心下至少腹硬满而痛，手不可近，脉沉紧，属热与水结，主以大陷胸汤逐水荡实。

（2）**大陷胸丸证**：项亦强如柔痉状，病势偏盛于上，治上宜缓攻之。

3. 大柴胡汤证与大陷胸汤证

两者在部位上有相似之处，但病症殊异。

（1）**大柴胡汤证**：**热结在里，胆胃热实**，少阳与阳明并病，气机受阻，疏泄不利。可见往来寒热，郁郁微烦，呕不止。本方的3条条文：**心下急，心下痞硬，按之心下满痛**，指出病位主要在心下。因此凡心下痞满拒按，并满于腹胸旁及两肋，皆可用此方加减。此方为外解少阳，内下阳明热结，表里双解之轻泻剂。用大黄并非重剂，也不后下，并不是攻下。

（2）**大陷胸汤证**：**热与水结于胸胁**，不往来寒热，体表无热（则非热结），故既有心下疼痛，又见按之石硬、胸满硬痛、手不可近。因其热在水中而被郁遏，不能向外透越，故仅见头微汗出，而周身无汗，论治当用大陷胸汤泄热逐水破结。

【辨证要点】不恶寒而恶热，从心下至少腹硬满而痛，拒按，心中懊恼，短气烦躁，但头汗出，日晡时小有潮热，大小便不利，口燥渴而不引饮，或项强如柔痉状，舌苔黄厚，脉沉紧或沉迟有力。

【临床应用】

脉沉而紧、心下痛、按之石硬为结胸三症。本方的应用多以腹部的石硬为目标。其主症可有胸腹剧痛，而他人不可接近，或按之坚硬如石者。本方系热实结胸之主方，对于其他胸部剧痛者亦颇有效。

大陷胸汤证中的心下痛、按之石硬及痛不可近，从临床实践来看，类似于一些急腹症。大陷胸汤现常用于治疗各种急腹症，如急慢性胃炎、急性胆系感染、胆囊炎、胆石症、胰腺炎、肠梗阻、腹膜炎等。从这些病所表现的上腹或全腹疼痛、压痛、反跳痛等症状、体征来看，与大结胸证条文所描写的内容很类似。

本方治疗胸膜病症胸腔积液较多者，如心包积液及肝硬变、肾炎等引起的胸水、腹水，痰饮停聚，而正气未虚或虚之不甚者。对缓解胃痉挛的疼痛，疗效较为满意。

大陷胸丸证之临床证候与大陷胸汤证类似，但兼见呼吸器官病变，如喘息咳逆，另有肩背疼痛症状，甚而牵引颈项强痛者。项背强者，并非都是葛根汤证。结胸而心下坚满者，也会项强而好像柔痉一样，这是应以大陷胸丸攻下之证，下后其项部的紧张便会随之缓解。

古今医家用本方治膈间留饮、感冒之后、饮食过量、胸脘结痛、孕妇大小便俱闭、呕哕、尸厥、癫狂等。

《古方便览》载本方治胸高起或驼背，成佝偻状者，或腹内陷下而濡，引连于背，因此小儿龟背及龟胸，宜早用此方。小儿脑膜炎及一些精神系统疾病也可用到本方。

大陷胸汤是治疗大结胸证的主方，泄热逐水的力量较为峻猛，临床施用时要注意药量宜轻，中病即止。尤其是甘遂一物，性猛有毒，难溶于水，不但要注意其用量，而且要用粉末冲服，才能发挥疗效。

九、小陷胸汤

【原文】小结胸病，正在心下，按之则痛，脉浮滑者，小陷胸汤主之。(138)

【要旨】本条论述小结胸的证治。

【释义】小结胸病，正在心下胃脘之部位，按之则痛，不若大结胸之心下至少腹硬满而痛，手不可近，近之痛剧。其脉亦浮滑，浮主在上，滑则主痰，其病之原因为胃中痰热互结所致，轻于水热互结，不若大结胸之脉沉紧。证较大结胸证为轻，故曰小结胸，治以清热、涤痰、开结，方用小陷胸汤治疗。

【病机】本方证病机为痰热互结、停于心下。伤寒表证误下，热邪内陷与痰饮结于心下，阻滞气机，升降不利，故心下硬满，按之则痛。脉浮为阳热盛，滑为痰，脉浮滑为热与痰胶结于心下。

【组方及用法】

黄连一两　半夏半升（洗）　瓜蒌实大者一枚

上三味，以水六升，先煮瓜蒌，取三升，去滓，纳诸药，煮取二升，去滓，分温三服。

参考用量：黄连 6g，制半夏 10g，瓜蒌实 15g（先煎），水煎服。

【方义】本方具有清热开结化痰的作用。方中以黄连苦寒泄热、清火涤痰、开胸散结；半夏辛温，和胃燥湿、化痰降逆止呕，两药合用，辛开苦降，消胸脘痞满。甘寒之瓜蒌化痰散结、宽胸除烦、利气润下。三药合用，能治疗痰热内阻、胸脘胀痛、胸满气结等证。

【鉴别比较】

1. 大结胸证与小结胸证

两证不论是疼痛的范围还是程度都有很大的区别。

（1）**大结胸证**

①病机：热与水结在胸腹。

②部位：大结胸证从心下至少腹硬满而痛，膈内拒痛。

③程度：大结胸从心下至少腹硬满而痛，手不可近，不按而自痛。

④脉象：脉沉紧，沉主在下，紧主水结，属热与水结。

⑤方药：主以大陷胸汤逐水荡实。水结宜下，故用硝、黄、甘遂等峻下之剂。

（2）**小结胸证**

①病机：痰热互结，停于心下。

②部位：正在心下，仅在胃中，病位较高而局限。

③程度：按之则痛，不按不痛，且无按之石硬之感。

④脉象：脉浮滑，脉浮为阳热盛，滑为痰，属热与痰结。

⑤方药：主以小陷胸汤消痰开结。痰结宜消，故仅用黄连、半夏、瓜蒌实等清润之剂。小陷胸汤黄连之下热，轻于大黄。半夏之逐饮，缓于甘遂。瓜蒌实之润利，逊于芒硝。

2. 大陷胸汤证与小陷胸汤证

表9-10　大陷胸汤证与小陷胸汤证比较

	病证	病机	病位	病势	脉	治法	方药
大陷胸汤证	大结胸	热与水结	心下至少腹	重，少腹硬满痛不可近	沉紧	水结宜下	芒硝、大黄、甘遂峻下
小陷胸汤证	小结胸	热与痰结	正在心下	轻，心下痞按之则痛	浮滑	痰结宜消	黄连、半夏、瓜蒌清润

按： 大结胸为不按而自痛，小结胸不按不痛，按压时疼痛。小结胸病状与痞略同，但按之痛，痞则按之不痛。

【辨证要点】临床上见胸部或胸下满闷、按之痛，但痛而不硬，脉浮滑，舌苔黄腻等痰热症状，即可加减用之。

【临床应用】

本方证之部位正在心下，按之则痛，脉浮滑，病为热与痰结（此方黄连清热，半夏、瓜蒌化痰，从组方可知为热与痰结）。

根据临床经验，小陷胸汤的适应证不仅是正在心下，按之则痛，也可以是心下痞满而无压痛；也可以是心下闷胀而痛；或是心下按痛，不按则不痛。

小陷胸汤主治小结胸证，主要病机是痰热互结胸中或胃脘，阻滞气机。临床应用于痰热停阻上焦胸脘所致的多种病证，收到满意疗效。

近代医家多应用小陷胸汤**治疗呼吸器官疾病**。《张氏医通》说：凡咳嗽面赤，胸腹胁常热，惟手足有凉时，其脉洪者，痰热在膈上也，此方主之。可见本方又可广泛用于呼吸系统疾病，支气管炎、肺炎、胸膜炎等，**若出现剧烈干咳或痰多黏稠而不易咳出者，尤为适用**。小结胸与悬饮之间似乎有某种联系，而这些都与西医呼吸系某些疾病关系密切。小陷胸汤合瓜蒌薤白汤治疗结核性胸膜炎及胸膜积液有效；小陷胸汤合旋覆花汤治疗渗出性胸膜炎有效；小陷胸汤与小柴胡汤合方，称为柴陷汤，常用于胸膜炎等胸胁部的炎症。

本方适用于消化系统疾病， 胃痛、胃灼热、急慢性胃炎、胃窦炎等呈痰热结于胸脘之证者。从临床上来看，"正在心下，按之则痛"与急性胃炎和慢性胃炎所表现的上腹部胀满、压痛等体征相同。上述疾病出现上腹部满闷而触痛，伴有恶心呕吐、大便秘结者，用之甚效。

本方亦常用于痰热结胸或湿热之邪犯上焦所致之其他疾病， 如痰热瘀阻型之心肌梗死、冠心病、肋间神经痛等。本方之瓜蒌为治胸痹要药，又可清热润燥化痰。胸痛、痰黄黏稠不易咳出、大便干结时此药必用。本方用于心绞痛时则多与四逆散合用。

本方合黄连解毒汤可治疗肝昏迷（热与痰结之精神恍惚）。

本方据各家经验用于治疗暑热结胸、气结脘痛、热郁胁痛、痰热咳喘、痰瘀肿胀、急性胃炎、急性黄疸型肝炎、慢性胆囊炎、冠心病、反流性食道炎、胆汁反流性胃炎、幽门螺旋菌相关性胃炎、慢性浅表性萎缩性胃炎、梅核气、肺痈、噎膈、悬饮、慢性肝炎、肝硬化等**属痰热阻滞者**，卓有疗效。

十、茵陈蒿汤

【原文】阳明病，发热汗出者，此为热越，不能发黄也。但头汗出，身无汗，齐颈而还，小便不利，渴引水浆者，此为瘀热在里，身必发黄，茵陈蒿汤主之。（236）

【要旨】本条论述阳明病湿热发黄热重于湿的证治。

【释义】阳明病，发热而汗出，就能透过毛孔排汗散热，里热能越出于体外，故不能发黄。但头汗出，身无汗，至颈而止，则热之能发越于外者极微，然而犹可从小便中排解而出。若湿热内阻，气机不畅，三焦决渎失司故小便不利；则热无从泄，而里热愈炽，必渴饮水浆以自救。小便不利又一直喝水，造成水液淤在体内，内热不能发散，热郁于里不得外泄，湿热内郁影响肝胆疏泄，进而胆汁溢散，身必发黄，治用茵陈蒿汤清热利湿退黄。

【原文】伤寒七八日，身黄如橘子色，小便不利，腹微满者，茵陈蒿汤主之。（260）

【要旨】本条论述湿热发黄热结于里的证治。

【释义】伤寒七八日，表邪入里化热内传，湿热内郁，气机不畅，肝胆疏泄不利，故身黄如橘，色润鲜明，即阳黄，反映了热大于湿。湿不得泻故小便不利；湿热郁积于里，肠胃之气壅滞不利，故腹微满。腹微满提示气滞不通，有便秘倾向。或可见大便秘结不爽。当用茵陈蒿汤清热利湿以退黄疸。

【病机】阳明湿热郁蒸，血行瘀滞，湿热蕴结，故身无汗、小便不利、腹满。胆汁疏泄不利，故见身黄。

【组方及用法】

茵陈蒿六两　栀子十四枚（擘）　大黄二两（去皮）

上三味，以水一斗二升，先煮茵陈减六升，纳二味，煮取三升，去渣，分三服。小便当利，尿如皂荚汁状，色正赤。一宿腹减，黄从小便去也。

参考用量：茵陈蒿 30g，栀子 12g，生大黄 9g（后入）。

【方义】本方为清热利湿之剂。方中茵陈蒿、栀子、大黄均为苦寒药，茵陈蒿为主药，清热利湿、疏利肝胆除黄，为退黄的主药。臣以栀子清热降火除烦、清利三焦湿热，引湿热自小便而出。佐以大黄泄热逐瘀、利胆通便，导瘀热由大便而下。上述三药合方，大小便畅通，使邪有出路，湿热得行，瘀热得下，则黄疸自退。本方茵陈重用达六两之多，并且先煎，有利于药物有效成分充分煎出，以达利湿除黄之效。

【解析】

1. 本方大黄之剂量及不后下

茵陈蒿汤之大黄非取其通腑、荡涤肠胃之用，而是以之泄热行瘀利小便，所以大黄不后入，所以方后注有"小便当利，尿如皂荚汁状，色正赤，一宿腹减，黄从小便去也"一说。诸承气汤大黄皆用四两，本方用二两，其区别甚明，所以用本方，大黄量不必太大，且不后入。

2. 化裁方

由本方化裁治发黄之方颇多，疗效亦佳。

（1）**茵陈五苓散（《金匮要略》）**：五苓散加茵陈，治阳黄湿重于热者。

（2）**茵陈四逆汤（《张氏医通》）**：由四逆汤加茵陈，治阴黄，黄色晦暗、神倦食少、肢体逆冷、腰以上自汗、脉沉细者。

（3）**茵陈术附汤（《医学心悟》）**：由茵陈四逆汤加白术、肉桂，治阴黄。

【鉴别比较】阳明病发黄三方治疗黄疸之鉴别（**参见麻黄连翘赤小豆汤**）。

【辨证要点】应用本方的基本指征：巩膜黄染，皮肤发黄，黄色鲜明如橘子色，小便黄赤，口渴，大便秘结，腹微满，懊恼，恶心，舌苔黄腻。

【临床应用】

黄疸分阳黄和阴黄，由湿热所致者称阳黄，茵陈蒿汤是治疗阳黄的专方，有清热利湿、促进胆汁排泄的作用，因此，对由湿热所致的阳黄，能达到退黄的目的。

本方适用于湿热黄疸，常用于急性黄疸型传染性肝炎、慢性肝炎、亚急性肝萎缩型肝炎、胆囊炎、胆石症（茵陈蒿汤加味：茵陈、栀子、大黄、柴胡、枳壳、黄芩、郁金治疗，疼痛消失，热度下降，结石排出和黄疸逐渐消退）及肝硬化等引起的黄疸，属湿热内蕴者均可用茵陈蒿汤加减收效。

其他传染性疾病如钩端螺旋体病、疟疾、肠伤寒，以及败血症、肺炎等伴发黄疸，也可随症加减应用。现代几乎应用于所有的黄疸疾病和无黄疸型肝炎，以及某些肝胆疾病和传染病。矢数道明以本方与小柴胡汤合用作为治疗伴有黄疸的急性肝炎之基本方。

肝昏迷有用茵陈蒿汤合安宫牛黄丸，也有用茵陈蒿汤随症加减而收效的。张步桃医师治疗急性黄疸用茵陈蒿汤加金钱草、白茅根，加熊胆每次 0.6g，一天 1~3 次，治愈多例。

蚕豆病，用茵陈蒿汤合二妙散取效，茵陈蒿汤合龙胆泻肝汤治疗亦取效。

新生儿溶血症，有以茵陈蒿汤去栀子加黄芩、甘草制成冲剂治疗有效的病例。

大冢敬节认为茵陈蒿汤有利尿、止血的效能，即使没有黄疸亦可使用。有时亦用于肾变病和痔疮出血、子宫出血等。

湿困身重，食欲不振，用本方可去湿热，促进胆汁分泌，进而促进胃液分泌而提高食欲。

十一、十枣汤

【原文】太阳中风，下利呕逆，表解者，乃可攻之。其人漐漐汗出，发作有时，头痛，心下痞硬满，引胁下痛，干呕短气，汗出不恶寒者，此表解里未和也，十枣汤主之。(152)

【要旨】此条论述太阳中风触发饮邪，水饮结于胸胁下之证治。

【释义】太阳病中风证，而兼有水邪结于胸下，发生下利呕逆之病，这是由于病者平素饮邪内伏，因中风的外邪，诱发动摇水饮，引起下利、呕逆。此时，水邪宜攻，但是须待其表证（头痛、发热、恶寒等）已解，乃可攻其水邪。如水气上下充斥，内外泛溢，则全身漐漐微汗出，发作有一定之时间，且头痛。水饮流聚胸胁，气机阻滞，则心下痞硬而膨满，牵引胁下疼痛、干呕（欲呕而呕不出来）而呼吸促迫，汗出不恶寒者，可知其表证已解，仅为水饮渍于胸腔肋膜之中，里气尚未和。当以十枣汤峻攻胸胁水饮。

【原文】①病悬饮者，十枣汤主之。②又云：咳家其脉弦，为有水，十枣汤主之。③又云：夫有支饮者，咳烦胸中痛者，不卒死，至一百日或一岁，宜十枣汤。(《金匮要略·痰饮咳嗽病脉证并治第十二》)

按：(《金匮要略·痰饮咳嗽病脉证并治第十二》) 提出：①病悬饮者；②咳家其脉弦，为有水；③有支饮者，咳烦胸中痛者，皆用十枣汤治疗。指出十枣汤主治**悬饮**、**有水**、**支饮**等水饮证。症状为咳家其脉弦、咳烦胸中痛，则知十枣汤善治咳家及咳烦胸中痛等呼吸系病证。

【病机】本方证之病机为外感风寒之后，表解而里未和（表邪已解见汗出不恶寒，仅是里有水饮，故云表解而里未和），致水饮内停，水饮注于下则见下利。水饮犯胃逆于上，则见呕逆。由于水饮之邪变动不居，故或见症颇多。水势泛滥，外走肌腠皮肤，影响营卫失和，腠理开阖失常，故漐漐汗出。水气上犯清窍蒙蔽清阳则头痛。水结胁下影响中焦气机不利则心下痞硬满，引胁下痛，心下痞硬满牵引胁下疼痛，类似结胸，但并非结胸。干呕，为水饮犯胃，胃气上逆；短气，为水饮迫肺，肺气不利。汗出不恶寒者，表证已解，仅为水饮渍于胸腔肋膜之中，里气尚未和。当以十枣汤峻攻胸胁水饮。

【组方及用法】

芫花（熬） 甘遂 大戟

上三味，等份，各别捣为散。以水一升半，先煮大枣肥者十枚，取八合，去滓，纳药末。强人服一钱匕，羸人服半钱，温服之，平旦服，若下少病不除者，明日更服，加半钱，得快下利后，糜粥自养。

按：①用量：因人而异，强人一钱匕（合今约 1.5g），羸人服半钱匕。针对体质不同，对药物的耐受力亦不同，应因人施量。

②煎服法：芫花（熬）、甘遂、大戟各等量，研成粉剂，另用大枣十枚煎汤，以枣汤平旦（清晨空腹）服送服粉剂 1.5g，中病即止。如服一次，水饮未能尽泻，可于次晨再服一次。泻后可服稀粥以调理脾胃。平旦空腹服，易使药力直达病所，攻逐水饮，而且白天服亦方便照料病人。

【方义】本方为攻逐水饮之峻剂。十枣汤中甘遂、大戟、芫花三药齐备，皆是苦寒泻水有毒之药，逐水之力峻猛。甘遂味苦性寒，善行经隧之水，尤其长于泻胸腹之积水；大戟、芫花较甘遂之泻力略次，亦为泻水逐水之药，芫花善治膈上之水，大戟能泻六腑肠胃之水。三药都有毒，皆易损伤脾胃，所以用量都甚轻，合用其性峻烈迅猛，可直达胁下水巢，故用大枣煎汤送服药末，健脾和中护胃缓和诸药之烈性，并缓解毒性，使邪去而正不伤。本方不以甘遂等三药为名，反名为十枣汤者，说明大枣在此方中是一味重要的辅佐药，以其名作方名，意在告诫人们，祛邪勿忘扶正，方能达到攻邪不伤正、扶正不留邪的目的。

【解析】

1. 下利之下字当是不字

原文有下利呕逆一症，《医宗金鉴》对本方证按语云下利之下字当是不字。验之临床，上呕下利岂有用十枣汤峻剂攻之之理？应是大便不利，痞硬满痛，始属里病；小便不利，呕逆短气，始属饮病，如此乃可攻之。此说有些道理，可作参考。

2. 扶正为何不用参、芪、甘草，而用大枣？

此方扶正，不用参、芪，因虑其甘温补气，而碍于攻下。不用甘草，盖甘草虽然甘平，但甘草补中益气，守而不走，不利于逐水，甘草量大反易形成停水，而且甘草与诸逐水药相反，不可为伍。最为相宜者，则莫过于大枣。《神农本草经》谓：大枣味甘平，主心腹邪气，安中养脾……补少气，少津液……和百药。大枣补中益气之功与甘草相似，凡水饮较盛、病势较急的，仲景在逐饮、利水方中皆用大枣而不用甘草，如十枣汤、葶苈大枣泻肺汤便是。原方要求大枣肥者十枚，大枣宜肥大者佳，若是瘦小者，则宜用至二十或三十枚。

【临床应用】

本方主治：①**悬饮**：即两胁停饮，症见咳唾胸胁引痛、心下痞硬、干呕短气、头痛目眩，或胸背掣痛不得息，脉沉弦。②**治疗水肿腹胀属于实证者**，一身悉肿，尤以身半以下为重，腹胀喘满，二便不利等。

凡是胸水都能治，也用来治腹水。《金匮要略》共有 4 条论及十枣汤（见前述**备考条文**），皆治悬饮、支饮。所谓悬饮、支饮即西医学胸膜炎、腹膜炎，只要炎性渗出之浆液停储于胸胁肋膜、腹膜之间，用十枣汤皆有效。对于水肿病及单鼓胀之腹满肠鸣同样有效。

现时常有报道，用本方治疗胸腹腔积液，如渗出性胸膜炎、胸腔积液、肝硬化腹水等病证，而正气不甚虚衰者，兼有大便秘结者尤宜。用十枣汤治疗腹水取得显著疗效，由于腹水容易再产生，因此必须以肾气丸作为巩固疗法。用十枣汤等治腹水，对血吸虫病肝硬化腹水的疗效，较肝炎后肝硬化及营养不良性肝硬化腹水更为显著。

此外，还有人用于治疗小儿肺炎、颅内压增高症、胃酸过多症、肾性水肿、流行性出血热少尿期、肾功能衰竭等。

虽常用本方治疗渗出性胸膜炎、胸腔积液、腹水等病证，效果比较满意，但本方毕竟药性峻烈，使用时必须慎重。大枣必须多用，原方只是用几分，就放上十个肥大枣，药如果多用，大枣也必须多用。

注意：对于慢性病而衰弱者、老人、幼儿等不可滥用。须谨慎地根据体格的强弱加减用量，一日只可服用一次，若无效果时，则于次日服用。服药后身体会疲倦，所以要吃些煮得糜烂的稀饭，以增强体力。

十二、三物白散

【原文】……寒实结胸，无热证者，与三物小陷胸汤，白散亦可服。（141）

【要旨】本条论述寒实结胸的证治。

【释义】寒实结胸，是对热实结胸而言。寒实之寒，是为里有寒的意思。热实结胸有热状，如口内干燥而渴，或舌有黄苔、身热、恶热、潮热等，寒实结胸系寒痰结实于胸中，而身无热证，口不燥渴。所以说寒实结胸，无热证，与三物小白散以攻之。

按：本条文说：与三物小陷胸汤，白散亦可服，各家皆认为有误，三物小陷胸汤应系三物小白散之误。陷胸汤为苦寒之剂，寒实结胸万不可服，因寒实结胸系寒饮凝痰结于胸中之故。

【原文】《外台》桔梗白散，治咳而胸满，振寒脉数，咽干不渴，时出浊唾腥臭，久久吐脓如米粥者，为肺痈。（《金匮要略·肺痿肺痈咳嗽上气病脉证治第七》）

【要旨】本条论述湿热火毒肺痈的辨证论治。

【释义】由于系寒痰结实于胸中，日久化热而腐溃气血，则见胸满隐痛，咳嗽吐黄痰腥臭，久久吐脓如米粥，成为肺痈。脓成于内，毒气外见，则振寒脉数。寒痰之邪，使津液不布，且身无热证，则咽干不渴。

【病机】寒实结胸系寒与痰水凝聚，互结于胸胁心下，无热证指无发热、烦渴、舌苔黄燥等症。水寒之邪阻结于内，胸中阳气不得向外宣发，气机不得流畅。在上则肺气不利，痰涩壅塞，胸部结满紧实，按之痛或疼痛拒按；在下则大便秘结。治以温寒逐水、涤痰破结。

【组方及用法】

桔梗三分　巴豆一分（去皮心，熬黑，研如脂）　贝母三分

上三味为散，纳巴豆，更于白中杵之，以白饮和服，强人半钱匕，羸者减之。病在膈上必吐，在膈下必利。不利，进热粥一杯，利过不止，进冷粥一杯。身热，皮粟不解，欲引衣自覆。若以水潠之、洗之，益令热劫不得出。当汗而不汗则烦。假令汗出已，腹中痛，与芍药三两如上法。

参考用量：桔梗 3g，巴豆 1g（去皮心，熬黑，研如脂），贝母 3g。上三味为散，合于白中杵之，以白开水和服。强人 1g，羸弱者减之。

按： 白饮即米汤。此药与温米汤同服则能助长效力，与冷米汤同服则能抑制效力。

服后不泻者，可服热粥一杯，能助药力催泻。泻利过多者服冷粥能止泻。故吞服本药散时，宜用温开水。

【方义】 本方为温通逐水之峻下剂。此方组成药物均为白色，且服量极小，所以称三物白散（**亦称桔梗白散**），色白入肺经。以巴豆为君，辛热化寒，开结逐水；桔梗、贝母为佐，开肺祛痰排脓，兼有助于通大便。

按： 巴豆为峻下药，宜慎用，必须如法炮制，太陈的巴豆没有功效，以放进水里会沉下者为佳。除去粗皮和胚芽，炒黑去尽油。用乳钵研如脂时，加入桔梗与贝母的粉末（去皮心，熬黑，研如脂）充分研和后，以白饮和服（即以米汤服下）。应视体质的强弱，妥为加减。成人内服一般用 0.1~0.3g，老幼酌减。必须注意服药反应：服本方能催吐致泻，但本方《金匮要略》注之所谓服后"病在膈上必吐，在膈下必利"不确，临床观察几乎全部病人都有泻下，但不吐，并在泻下后诸恙缓解。

【注意】 本方所主，确属寒实结胸方可应用，有热证者慎用。本方药力峻烈，故不可过量，中病即止。本虚及孕妇禁用。

【鉴别比较】

三物白散与小陷胸汤

热实、寒实之别。

（1）**小陷胸汤**：**热邪**与痰饮互结，治以瓜蒌，佐以半夏、黄连。

（2）**三物白散**：**寒邪**与痰饮互结，治以巴豆，佐桔梗、贝母。

【辨证要点】 咳喘，咽喉不利，呼吸困难，痰涎壅塞，胸满硬痛拒按，甚则手足逆冷，面色发青，额上汗出，大便秘结，舌苔白腻，脉沉迟有力，或咳痰腥臭如脓。

【临床应用】

桔梗开提肺气化痰，贝母清金化痰，巴豆温下沉寒之结，三物合用下寒去结、开胸排脓，甚适用于结胸和肺痈。《金匮要略》指出本方可治肺痈，《外台秘要》亦用本方治疗肺痈，现代亦常用本方治肺脓肿的溃脓期，作用是排脓，托毒外出。

白喉和肺坏疽（肺痈）：大冢敬节说：我曾把桔梗白散用于白喉和肺坏疽（肺痈）。都在服用后不到 5 分钟，便显现效果。白喉病人则咯出伪膜，肺坏疽病人则咯出病巢组织。30 分钟后便会开始下利。

不语症：有痰湿素盛而突然不语者，药后吐出甚多胶黏涎痰而逐渐苏醒。

注意：白散不可用于虚弱体质者和慢性疾病。宜于发病初期体力充实时，顿服使用。

拾　理中汤类

一、甘草干姜汤

【原文】伤寒，脉浮，自汗出，小便数，心烦，微恶寒，脚挛急，反与桂枝汤，欲攻其表，此误也。得之便厥，咽中干，烦躁吐逆者，作甘草干姜汤与之，以复其阳。若厥愈足温者，更作芍药甘草汤与之，其脚即伸。若胃气不和，谵语者，小与调胃承气汤。若重发汗，复加烧针者，四逆汤主之。（29）

【要旨】本条论述伤寒夹虚误汗的变证及随证施治法。

【释义】（在本书芍药甘草汤之释义中，已有对 29 条之详细解说，可参照）。

伤寒指感受风寒之邪。病本少阴阴阳两虚，阳虚（卫阳虚）不能固摄，则外见自汗出，汗出肌疏，不胜风寒则微恶寒。阳虚，摄纳无权，故小便频数。汗出又小便数，阴液亏虚，心失其养（汗为心液也），心火上炎则心烦。筋脉失于温煦濡养，故脚挛急。

此证见脉浮、自汗出、微恶寒，很像太阳中风，但不发热，又与小便数、心烦、脚挛急等症并见，显然不是太阳中风证。医者不加详查，误作太阳中风而反与桂枝汤发汗解表，必会使阳气与阴液进一步受伤，引起变证，这是误治。

因误治发汗则少阴阳虚愈甚，四肢失于阳气温煦，以致手足厥逆。汗出则阴液更亏，津不上承，邪热循经上扰，故咽中干。阴阳虚甚，中阳不足，浊阴上逆，则见心烦而吐逆。若是少阴亡阳致厥，必需先复阳，宜**甘草干姜汤**甘辛以缓，令阳气渐复则厥愈足温。但阴液未复，脚仍挛急，继之更作芍药甘草汤，酸甘化阴，以复其阴液，阴复筋濡则其脚即伸。

本病系阴阳俱虚，治疗当切合病机，若使用温药太过，则伤阴化热化燥成实，以致胃气不和，浊热上扰心神而发谵语。因系由虚转实，与阳明内实热盛有所不同，故仲景叮嘱应少与调胃承气汤调和胃气，泄热和胃，以止谵语。若发汗太过，甚至误以烧针劫迫使大汗出，则使初复之阳大伤，而造成亡阳者（可能有汗出、厥逆、脉沉微等症），又当用四逆汤回阳救逆。

【原文】肺痿，吐涎沫而不咳者，其人不渴，必遗尿小便数，所以然者，以上虚不能制下故也。此为肺中冷，必眩，多涎唾，甘草干姜汤以服之，若服汤已渴者，属消渴。(《金匮要略·肺痿肺痈咳嗽上气病脉证并治第七》)

【要旨】本条论述虚寒肺痿的辨证论治。

【释义】虚寒肺痿，多吐涎沫。其人不咳不渴，必遗尿，而且小便亦经常频数，是因于上焦阳虚，肺中寒冷，气虚不能敷布津液于诸经之故。这是上虚不能摄下的证候特点。由于上焦阳气不足，又必见头眩之症。治以甘草干姜汤温肺气，行津液，制约下焦之阴水。若服甘草干姜汤后，而反口渴者，说明此证，已属消渴，则按消渴病治之。

按：从《金匮要略》"其人不渴，必遗尿小便数"句看，即知《伤寒论》之"咽中干，烦躁吐逆"是假热之寒证。两书对本方证的论述是前后互承的。故两书宜相互参读。

【病机】本证为中焦阳虚，脾肺虚寒。由于脾阳虚不能温运故手足厥冷，阳不化气，水津失于布化，津不能上承则咽中干。肺寒则眩而口多涎沫，口不渴。浮阳上越，则见烦躁吐逆。肺虚不能制下，则膀胱失约，津液不藏故遗尿，小便频数。清阳不升，故目眩。此中症状，手足厥冷、遗尿小便数、不渴是真寒，咽中干、烦躁、吐逆是假热。

【组方及用法】

甘草四两（炙） 干姜二两

上二味，以水三升，煮取一升五合，去滓，分温再服。

参考用量：甘草（炙）12g，干姜6g。

【方义】此温中散寒、健脾化饮之温补剂。本方由炙甘草、干姜两味药组成。药味为理中汤之半，或谓为四逆汤去附子。甘草味甘补中益气，干姜辛热温肺脾之阳，辛甘合用为助阳之剂，然本证有脚挛急、咽中干等阴伤之象，在回阳时不能不加考虑。为此，本方甘草之剂量大于干姜一倍，取甘大于辛，既能扶脾阳而又不伤已受劫之营阴。用干姜而不用附子，扶阳而不耗阴。

【化裁方】

（1）甘草干姜汤加附子就成**四逆汤**，治四肢冰冷症。

（2）甘草干姜汤加人参、白术，则为**理中汤**，可用于食欲不振，食物停滞于胃，或口内多涎唾、大便湿溏等症状。

（3）甘草干姜汤加茯苓与白术即为干甘苓术汤（又名肾着汤），可治身重腰冷，腰以下至脚寒冷，小便频数而量多。

【辨证要点】恶寒无热，手足厥冷，**头眩，多涎唾**，或咽中干而不渴，小便频，甚至遗尿，肺寒咳嗽，痰涎多沫，舌淡润苔白。

【临床应用】

甘草干姜汤，《伤寒论》是以**厥逆、咽中干、烦躁、吐逆**等为适用目标；但在《金匮要略》则以"肺痿吐涎沫不咳者，其人不渴，必遗尿，小便数。所以然者，以上虚不能制下故也。此为肺中冷，必眩，多涎唾。甘草干姜汤以温之"为适用目标。综合可知，甘草干姜汤以口内有很多唾液、水往口内上涌、小便频数、遗尿、手足发冷等症状为适用目标。

用本方可以**复阳**，治疗素有阳虚又误汗误下后表里俱虚者。

用本方复阳能**治疗肺脾阳虚**引起的一部分疾患，胃脘痛、胃脘作胀、肠鸣腹泻、吐酸、痰饮咳喘（肺痿）属于虚寒者，并可治呕吐自利、吐涎沫、遗尿、头目眩晕等。总地来说，此方温肺、脾两太阴之寒，通阳气、行津液，临床疗效甚佳。凡属于肺脾（胃）之气虚寒者，用此方治疗均有一定的效果。

本方可治**脾虚肺寒之咳嗽**。其特征是咳少而痰稀多白沫，似唾液，另外可有短气、手足冷、小便自利而数等症状。

甘草干姜汤可治肺脾两虚不能制水之**遗尿**。用治**老年人尿频**，只要不是尿道感染，亦可用甘草干姜汤合桑螵蛸散，甚效。

亦治苦于口水多、短气、眩晕难以起步者，常能获效。一些病人中风或车祸脑损伤后，往往会口水甚多不能控制，服甘草干姜汤加益智仁、覆盆子，既缩小便，又能止口水。

此外，可治阴寒证之咽痛，以具有虚寒性全身症状、咽喉部淡红不肿者为使用指征。

本方可治脾阳虚不能统血之衄血、吐血、下血等出血证。唐容川《血证论》说：吐血之证……属虚者十中一二……阳不摄阴，阴血因而走溢，其证必见手足清冷，便溏遗溺，脉细微迟涩，面色惨白，唇淡口和，或内寒外热，必实见有虚寒假热之真情，甘草干姜汤主之。

余曾以此方加味治愈过敏性鼻炎、气喘、慢性气管炎、鼻衄、吐血、泄泻、痹证、痛经、遗尿、尿频等见本方证者，甚效。

二、理中丸（汤）

【原文】太阴之为病，腹满而吐，食不下，自利益甚，时腹自痛。若下之，

必胸下结硬。（273）

【要旨】本条为太阴病提纲。

【释义】太阴为病的主要表现是脾阳虚寒证。脾阳被寒邪所伤，脾虚不运，寒凝气滞，则腹满时而自痛，因属虚寒性疼痛，故时痛时止，喜温喜按，得温则减。脾胃虚寒，升降失常，胃气上逆则吐不纳食；脾虚气陷，寒湿下注则自利益甚；太阴病本属虚寒，法当补脾温中散寒。若误以腹满时痛为实，而妄施寒下，必更伤脾阳。阴寒内盛无阳以化，阴寒上逆而冷结于腹，则胸下结硬。

按：**本条为太阴病提纲**，指出了太阴病的典型临床症状，即：腹胀满，自利益甚，呕吐不能食，时腹自痛。反映了太阴病中阳不足，脾虚不运，寒湿内盛的基本病机。治疗当以温运脾阳为主。若误下，则胸下结硬；下利更甚，是为太阴病治禁。

【原文】霍乱，头痛、发热、身疼痛、热多欲饮水者，五苓散主之；寒多不用水者，理中丸主之。（386）

【要旨】本条论述霍乱兼有表证的治法。

【释义】霍乱，卒然吐利之症，如同时伴有头痛、发热、身疼痛、欲饮水者，是属霍乱兼表证而热多。因吐利，清浊不分，津液运行失常，既不能上承于口，又不能下输膀胱，故常兼见口渴、小便不利，宜用五苓散化气行水兼疏散外邪。如外无表证，又不欲饮水，此中焦阳虚，寒湿内阻，当伴见腹中冷痛，喜温喜按，纯属里证寒多，当用理中丸温中散寒健脾祛湿治疗。

按：此条是论述五苓散与理中丸的区别。有呕吐、下利而更有头痛、发热、身疼痛的症状，想喝水的，是为五苓散的主治；虽有呕吐、下利因里寒而不想喝水的，是为理中丸的主治。

【原文】大病瘥后，喜唾，久不了了，胸上有寒，当以丸药温之，宜理中丸。（396）

【要旨】本条论述大病瘥后肺脾虚寒的证治。

【释义】大病愈后，邪气虽去，但正气已伤。喜吐清冷唾沫或痰涎，此系胸中有寒，脾胃阳气不振，水湿内停，聚而生痰，津液不化，聚而为饮，故症见多唾。津液凝聚，久不得愈，即所谓久不了了。其治法当以丸药温之，用理中丸温中益气温中补虚缓缓调治。

【原文】胸痹，心中痞，留气结在胸，胸满，胁下逆抢心，枳实薤白桂枝汤主之，人参汤亦主之。（《金匮要略·胸痹心痛短气病脉证治第九》）

315

【要旨】本条论述胸痹虚实不同的证治。

【释义】胸痹为阳虚阴盛的虚实夹杂证，临床应分辨偏实或偏虚的差异进行治疗。本条所论除喘息咳唾、胸背痛、短气外，还有**心中痞闷、胸满、胁下之气上逆冲心等症状**，表明病势已由胸膺部向下扩展到胃脘两胁之间，且胁下之气逆而上冲，形成胸胃同病证候。如证偏实者（可兼腹胀、大便不畅、舌苔厚腻、脉弦紧），系阴寒邪气偏盛，停痰蓄饮为患，治当宣痹通阳、泄满降逆，方用枳实薤白桂枝汤。证偏虚者（可兼见四肢不温、倦怠少气、语声低微、大便溏泻、舌淡、脉迟无力），系中焦阳气衰减，寒凝气滞，治宜温中祛寒助阳，以消阴寒，方用人参汤（人参汤即理中汤）。

【病机】本方证为太阴脾阳虚寒。脾阳虚则寒湿不化，运化功能失常，纳呆腹满。升降失常，胃气上逆则吐。不能升清降浊，运化水谷精微，则时腹自痛下利而不渴，即形成太阴之病。若出现口渴，系阳不化气，水津失于布化，津不能上承之故。

【组方及用法】

人参　干姜　甘草（炙）　白术各三两

上四味，捣筛，蜜和为丸，如鸡子黄许大。以沸汤数合，和一丸，研碎，温服之，日三四、夜二服；腹中未热，益至三四丸，然不及汤。

汤法：以四物依两数切，用水八升，煮取三升，去滓，温服一升，日三服。

若脐上筑者，肾气动也，去术加桂四两；吐多者，去术加生姜三两；下多者还用术；悸者，加茯苓二两；渴欲得水者，加术，足前成四两半；腹中痛者，加人参，足前成四两半；寒者，加干姜，足前成四两半；腹满者，去术，加附子一枚。**服汤后，如食顷，饮热粥一升许**，微自温，勿揭衣被。

【方义】理中汤是治疗太阴脾气虚寒证的主方，以人参补气健脾，干姜温中祛寒，白术燥湿健脾，炙甘草益气和中，共成温中祛寒、健脾化湿之剂。诸药同用，则脾阳四达，阴寒自消，诸症可愈。服后片刻饮热稀粥一碗，可和胃养胃，腹中由冷转温，如觉全身回暖，是为对证，不可脱衣揭被。

按：本方可做丸服，也可用汤剂。治疗慢性疾病一般用丸剂，急性病以汤剂为佳。所谓"丸，缓也；汤，荡也"。用丸剂治疗，丸如鸡蛋黄许大，宜用沸水冲泡片刻，研碎温服，服后以腹中觉热为度，如腹中未觉热，可在较短时间内多服，然丸剂不及汤药。如改服汤药，服后过一刻钟，喝热稀粥一碗，以利药物吸收，如觉全身回暖，不可减衣揭被。

【化裁方】后世由本方化裁的新方不少，略举常用者如下：

（1）**附子理中汤**：本方加附子，兼温少阴肾阳，治下利寒甚、脾肾两虚者。

（2）**连理汤**（《张氏医通》）：本方加黄连、茯苓，治内伤生冷，外感暑热，上热下寒，上见呕吐酸苦，下有自利清稀等。用连理汤全方治疗慢性肠炎病人，临床显效。

（3）**枳实理中汤**：本方加枳实、茯苓，治素体脾胃虚寒，痰饮结于胸，胸膈满痛者。本方加治蛔虫药，治有蛔虫服杀虫药而不效者，常能获效。

（4）**理苓汤**：本方与五苓散合用，治脾虚腹胀、纳呆、便溏、小便不利、浮肿者。

后世以理中汤加味而命名为某理中汤者甚多，应用也极广，极大地发挥扩展了仲景理中汤的应用范围，不再一一举述。

【鉴别比较】

1. 阳明腹满与太阴腹满

（1）**阳明腹满**：病因为燥屎内结。症状为腹满不减，减不足言，程度重，拒按，大便利则腹满除。

（2）**太阴腹满**：病因为脾虚寒凝。症状为胃脘或腹部胀痛，但不甚或不痛，时轻时重，喜温喜按，有下利，虽下利而腹满不除。

2. 五苓散证与理中丸（汤）证

第386条：**霍乱，头痛、发热、身疼痛、热多欲饮水者，五苓散主之；寒多不用水者，理中丸主之**。则理中汤证与五苓散证同有吐泻。

（1）**五苓散证**：口渴，小便不利，脉浮，五苓散证为里热，尚有头痛、发热、身疼痛的表证。

（2）**理中丸（汤）证**：口不渴，小便通利。理中丸（汤）证为里寒。

3. 四逆汤证与理中丸（汤）证

两方皆温热之剂。两方证有类似处。皆可有吐泻。

（1）**四逆汤证**：本方证为心肾阳衰，症见四肢冷逆、困倦嗜卧、心中温温欲吐、小便清利、大汗出、脉微欲绝等。附子以温肾回阳为主，治在下焦。

（2）**理中丸（汤）证**：本方证病在脾胃而未及心肾，不口渴，小便清白，无上述困倦嗜卧、脉迟缓。白术以温脾守中为主，治在中焦。

【辨证要点】临床辨证的眼目是腹满而吐、下利、食不下、腹痛。**腹满**为满而不坚，**腹痛**而喜按，**吐势**则较缓而非食入即吐，其**下利**则清薄，质稀，臭秽不明显，或为便溏。

【临床应用】

理中汤是治疗太阴脾气虚寒证的主方，太阴病的基本病机以脾脏的虚、寒为特点。凡由中焦虚寒所致之各种杂证，均可治之。理中汤证即是太阴病的典型证候。**腹满、腹痛、下利、吐是太阴病的四大主症**，在临床的辨证意义尤为重要。腹胀满得温得按或可减轻，且时轻时重，不因矢气或泻下而减（实证腹满则多随矢气或泻下而减）。腹痛为时腹自痛，其痛绵绵不休，腹无硬结，不拒按，是虚痛。时作时止，得温或食温可缓解。

本方证可由外感或杂病失治，损伤脾阳而致，也可由风寒外感直中而来，或久食生冷而成。

理中汤证一般多为便溏，也有因失水过多出现便秘者，但多口中淡不渴，舌质淡苔白润。若出现口渴，系阳不化气，水津失于布化，津不能上承之故。原书说渴欲得水者，加术，足前成四两半，与三阳病之口渴加天花粉不同。

理中汤是临床慢性、虚寒性脾胃病的常用方药。根据经验常以本方治疗**腹痛、腹泻为主症**的虚寒性疾病，如胃脘部隐痛、虚寒胃病呕吐酸水、胃部胀满喘息、慢性胃痛久痛、慢性胃炎、急慢性肠炎、溃疡病、消化不良、胃下垂、腹痛下利、久虚腹泻、痛泻而兼外感、慢性痢疾、胃肠功能紊乱、肠易激惹综合征、慢性溃疡性结肠炎、肠吸收不良性腹泻、手术后长期腹泻等。

人参能促进饮食及补气津，所以理中汤对于腹痛、腹泻而有饮食减少和全身倦怠者疗效甚佳。

理中汤可以看作是甘草干姜汤加人参、白术而成，因此，其方证自然包含甘草干姜汤证的不渴、多涎沫、遗尿及小便频数清长。尤其适合治疗脾阳虚寒，阳不化气，运化升降功能失常，水津失于布化的虚寒性的脾不摄津，水液分泌过多的病证，如多涕、多涎、多尿、遗尿、多痰、妇人白带等。过敏性鼻炎、口腔炎、阴道炎、盆腔炎、湿疹、皮炎等渗出物较多时也可以应用理中汤治疗。

《金匮要略·胸痹心痛短气病脉证治第九》说：胸痹，心中痞，留气结在胸，胸满，胁下逆抢心，枳实薤白桂枝汤主之，人参汤亦主之。故**理中汤证之主治虽以脾胃为中心**，但用于治疗不以胃肠道为主要表现的内科杂病时，其主症亦可见胸痛、胸闷、胸下痞硬。**胸痹病人胸背疼痛，气结在胸，胸满，胁下逆抢心，一般治用枳实薤白桂枝汤**，如见四肢不温、面白少气、言语音低、口不渴、舌苔白、脉沉迟者，可用本方。因此理中汤亦常用治心绞痛、风湿性心脏病、冠心病等。

太阴脾气虚寒之影响是全身性的，所以**理中汤也用于胃肠道以外的疾病**，如慢性支气管炎、寒性气喘、肺源性心脏病、浮肿、多寐、宫寒不孕、小儿慢惊风、小儿浮肿下利、小儿口多涎便秘者。

治疗阳虚血证：如衄血、支气管扩张、上消化道出血、过敏性紫癜、血小板减少性紫癜、失血性休克、崩漏等病机属于脾胃虚寒，出血量不多，血色暗黑而质稀者。

其他：用**理中汤加减还治愈过**麻疹合并肺炎、风湿热心肌炎、过敏性紫癜等。

三、桂枝人参汤

【原文】太阳病，外证未除而数下之，遂协热而利。利不止、心下痞硬、表里不解者，桂枝人参汤主之。(163)

【要旨】本条论述太阴脾气虚寒兼太阳表邪不解下利的证治。

【释义】太阳病，发热恶寒之外证未除，当与桂枝汤解外。今医者屡用下药一再下之，致脾胃重伤而虚寒，夹表热而下利，脾阳下陷因而利下不止，心下水饮停滞而为痞硬。如此里虚痞、利不已，而发热恶寒之表证仍在，表里不解，当主治其里，兼固其表。以桂枝人参汤温中补虚解表治之。用理中汤温太阴之里为主，加桂枝解太阳之表为佐。

【病机】本证为太阳病表证未解，医者不用发汗治疗而误下，致成脾虚寒湿兼表。

由于表证未除仍发热恶寒，而数下之常易使疾病内传太阴，以致协热而利而利不止。此下利属于误下所致，由于下剂损伤脾阳，运化失职，气机阻滞，故胃中虚，客气上逆，而致心下痞硬。既有里虚痞、利，而发热恶寒之表证仍在，表里不解，当主治其里，兼固其表。

【组方及用法】

桂枝四两（别切）　甘草四两（炙）　白术三两　人参三两　干姜三两

上五味，以水九升，先煮四味，取五升；纳桂，更煮取三升，去滓。温服一升，日再夜一服。

参考用量：桂枝 12g，甘草 12g（炙），白术 9g，人参 9g，干姜 9g。

【方义】本方为表里双解之剂，系表里同治之法。本方是人参汤再加桂枝而成，即理中汤加桂枝。理中汤温补中焦虚寒，桂枝解散太阳表邪。先煮四味，取五升，纳桂，更煮取三升，**桂枝后下，煎煮时间较短**，使其不受人参、干姜之羁绊，易于解除表邪。本方证虽外证未除，但利下不止的危害较重，系以里证为主，故仅加一味桂枝解表。

【解析】

1. 关于表里同病的治法

张仲景治疗表里同病的治法有三种：

第一种，先解表，后治里。如第 106 条：太阳病不解，热结膀胱，其人如狂，血自下，下者愈。**其外不解者，尚未可攻，当先解外。**外解已，但少腹急结者，乃可攻之，宜桃核承气汤方。此条是论述太阳病的热与血相结，变成瘀血证的症状。此证如果兼有外证时，亦应先治外证，然后以桃核承气汤攻其瘀血。

第二种，先治里，后解表。如第 91 条：伤寒，医下之，续得**下利清谷不止，身体疼痛者，急当救里；**后身体疼痛，清便自调者，急当救表。本条论述表里先后缓急的治法。下利清谷是里证，身体疼痛是表证，里证为急，应先治里。因为下利清谷不止，正气已经虚弱，不但不能抗病祛邪，而且将有亡阳虚脱的危险，故当先救其里，里证基本平复，再从表治，祛其表邪。

第三种，表里同治。如本条（第 163 条）：太阳病，外证未除而数下之，遂协热而利。利不止、心下痞硬、表里不解者，桂枝人参汤主之。即是表里同治之法。

2. 痞利兼具为什么不用甘草泻心汤？

本方证原文协热而利，利不止，心下痞硬，痞利兼具，为什么不用甘草泻心汤呢？这是因为无里热兼见有表证，用桂枝人参汤，温里以解表。

【鉴别比较】

桂枝人参汤和葛根芩连汤

参看葛根芩连汤证之鉴别比较三。

【辨证要点】本方证的特点是既有外证未除的太阳表证，又有利下不止、心下痞硬的太阴里证。

【临床应用】

据临床经验，本方之主治不一定皆是经过误下，不必拘于太阳病之误下，而且不一定皆并发发热。

本方应用广泛，**平素胃肠虚弱者**如胃下垂、胃无力、慢性胃炎、消化性溃疡、功能性消化不良、慢性胆囊炎、慢性结肠炎之人罹患感冒而有胃肠症状（如胃胀满），即俗称之胃肠型感冒（以发热下利为主诉），或有下利者即协热利，疗效很好，是临床常用方剂。刘渡舟老师用本方温里散寒治疗没有表证的十二指肠球部溃疡所致的胃脘痛有效。

本方有时用于急性大肠炎的初期（故须与葛根汤、葛根芩连汤区别清楚），有时亦可用于胃肠虚弱者的习惯性头痛，应在理中汤证加桂枝的原则下应用。

虽然多用于治疗下利慢性腹泻，但临证如见便秘、腹胀、遇冷加重者，是属寒证，可用本方温阳散寒。

亦可归纳其药性功能而使用。本方也可以看作是桂枝甘草汤与理中汤的合方，桂枝甘草汤治心悸；人参汤则《金匮要略》有"胸痹心中痞，留气结在胸，胸满，胁下逆抢心，枳实薤白桂枝汤主之；人参汤亦主之"的条文，所以可参考两方证以扩大效用。将桂枝人参汤用于病毒性心肌炎、冠心病等心脏病出现气上冲或心下悸而便溏、不欲饮食者。

四、厚朴生姜半夏甘草人参汤

【原文】发汗后，腹胀满者，厚朴生姜半夏甘草人参汤主之。(66)

【要旨】本条论述脾虚腹胀的证治。

【释义】发汗后中虚，系发汗太过，损伤脾阳；或平日即脾虚，胃肠功能衰弱，一经发汗，脾阳更虚。脾虚运化升降失司，湿浊壅滞气机，故腹胀满。此为脾虚气滞引起的虚中夹实证，虚少实多。治宜厚朴生姜半夏甘草人参汤补行并施。

【病机】本方证之病机为因过汗损伤了脾胃之阳，阻碍气机，脾胃不能健运而胀满之脾虚气滞腹胀。因为未经误下，故此证属虚中夹实，为脾虚气滞引起，虚少实多。

【组方及用法】

厚朴半斤（炙，去皮）　生姜半斤（切）　半夏半升（洗）　甘草二两　人参一两

上五味，以水一斗，煮取三升，去滓。温服一升，日三服。

参考用量：厚朴15g，生姜15g，制半夏9g，甘草6g，党参6g。

【方义】脾虚不运，气机阻滞，发而为胀。方用厚朴下气开滞，宽中消胀除满。本方重用厚朴，且将其置于方名之首，可知当为君药。生姜辛温散寒以通阳气，健脾散饮。半夏开结燥湿化痰健脾散饮，人参、甘草补中健脾益气，资助运化，共同温运脾阳、宽中除满，为消补兼施之剂。

本方所主之证是虚实夹杂证。本方的配伍特点是消补兼施，行气药和补气药并用，若纯补则气滞腹胀愈甚，若纯攻则脾虚更剧。其证为虚多实少，要注意方中行气药和补气药之间的用药比例，**宜消大于补**。本方厚朴用量为八两（半斤），人参用量为一两，两者之比为8：1。虚胀的治疗一般可循此法。厚朴、半夏、生姜理气降逆消胀之用量，宜大于参、草补虚扶正之用量，成七消三补之剂。

【解析】

关于"发汗后，腹胀满者"

发汗后三字在《伤寒论》的条文中经常出现，一则是讲误治，提示致虚之原因，本方证发汗后就是说明腹胀满的来路和诱因。二则暗示病人本有体虚的存在。因

此发汗才会加重诱因。原文虽然说是发汗后，但用此方不一定要在发汗后，其他下后、吐后、病后之虚性体质，具有腹胀满者都可考虑应用本方。

【鉴别比较】

厚朴生姜半夏甘草人参汤证、理中汤证、承气汤证之腹胀比较

（1）**厚朴生姜半夏甘草人参汤证**：其腹虽胀，外观并不见满，按之柔软，不作痛，即使痛也很轻微，且喜按压，舌无苔或稍有薄白苔等；本方所主为体质虚弱者出现的腹胀满。

（2）**理中汤证**：病因为脾虚寒凝。症状为胃脘或腹部胀痛，但不甚或不痛，时轻时重，喜温喜按，有下利；虽下利而腹满不除。腹满为满而不坚，腹痛而喜按。

（3）**承气汤证**：腹坚硬，拒按而痛，有便秘，大便不顺。舌苔黄厚或滑腻。

【辨证要点】腹部胀满不拒按，食后更甚。属虚中夹实之证，或有便溏。

【临床应用】

本方证为虚中夹实之证，腹胀满，兼中阳虚者（脾虚气滞）。虽说其证虚中兼实，但以虚多实少者为多。腹胀满可以理解为腹的范围指从心下至少腹，相当于西医学的全腹范围。今用于消化不良、慢性胃炎、胃及十二指肠溃疡、胃扭转、胃扩张、慢性结肠炎、慢性胰腺炎，以及慢性肝病、肝硬化腹水等出现上述脾阳虚衰之腹胀满等症状者。

原文虽然说是发汗后，但不一定限定在发汗后，此条发汗后指出致虚之因。也可说病人本有体虚，推而引申，泻下后、吐后、产后、手术后之腹部胀满，都有应用本方的机会。《伤寒尚论篇》即说：以此治泄后腹胀，果验。

发汗后腹部胀满者，多由于胃肠的功能衰弱而呈现腹部胀满之虚满，不可攻下，故不用承气汤类，而与厚朴生姜半夏甘草人参汤，以散气滞，振奋胃肠功能，而能治胀满。《张氏医通》说：治胃虚呕逆，痞满不食。腹部如有停滞秽气而膨满，且食欲不振者，亦宜使用本方。

据观察治疗外感腹胀满、腹胀低热久不退、腹胀泄泻不寐、腹胀兼呕吐、小儿消化不良腹胀、菌痢泻止而腹满、肝硬化腹水腹胀、心力衰竭腹胀、充血性心肌病、胃扭转（胃痛、胃胀）等有效。

余曾治愈数十例饭后容易腹胀病人，服下即效，三五剂即愈。

拾壹　四逆汤类

一、桂枝附子汤、
桂枝去桂加白术汤（白术附子汤）

【原文】伤寒八九日，风湿相搏，身体疼烦，不能转侧，不呕，不渴，脉浮虚而涩者，桂枝附子汤主之。若其人大便硬，小便自利者，去桂加白术汤主之。（174）

【要旨】本条论述伤寒类证风湿相搏在表的证治。

【释义】伤寒经过八九日，风湿相搏于肌表、荣卫不调，故症见身体疼烦。湿为阴邪，其性重滞，致不能自转侧。不呕未入少阳、不渴未入阳明，表明病未入里，脉浮知风湿仍在表，虚涩知里阳不足，故用桂枝附子汤，于解肌和营卫中重用附子温阳除湿。湿之为病，照理应是呈现为大便溏、小便不利等症状。若经服用桂枝附子汤后，风寒湿痹表证缓解，大便转硬小便自利的，则宜去桂枝之走表，加白术之健脾以善其后。

一说系寒湿困脾，致脾虚不能为胃行其津液，不能输津入胃，而胃呈虚燥，故肠中大便硬；同时，脾阳不升，津液下渗，故小便自利。治当于前方去解表之桂枝，加白术补脾升阳，为胃行津，则二便自调。

【病机】本方证乃卫阳不足，复感风寒湿邪，风寒水湿相搏击于肌表，故身体疼烦、转侧困难。其人不呕为无少阳证，不渴为无阳明证，是知风寒湿邪仍在表，尚未入里化热。脉象浮虚而涩，浮而无力是**表阳虚**，涩为**里虚湿滞**之象。

大便硬，小便自利，系湿邪偏盛，寒湿困脾、脾虚不能行其津液入胃，而胃呈虚燥，故肠中便硬；同时，脾阳不升，津液下渗，故小便自利。

【组方及用法】

桂枝附子汤

桂枝（去皮，四两） 附子（炮，去皮，破，三枚） 生姜（切，三两） 大枣（擘，十二枚） 甘草（炙，二两）

上五味，以水六升，煮取二升，去滓，分温三服。

参考用量：桂枝（去皮）12g，附子（炮、去皮、破）15g，生姜（切）9g，大枣（擘）4枚，甘草（炙）6g。

桂枝去桂加白术汤

附子三枚（炮，去皮破）　白术四两　生姜三两（切）　甘草二两（炙）　大枣十二枚（擘）

上五味，以水六升，煮取二升，去滓，分温三服，初一服。其人身如痹，半日许复服之，三服都尽，其人如冒状，勿怪，此以附子、术并走皮内，逐水气未得除，故使之耳，法当加桂四两。此本一方二法，以大便硬、小便自利，去桂也。以大便不硬、小便不利，当加桂。附子三枚，恐多也。虚弱家及产妇，宜减服之。

参考用量：附子（炮、去皮、破）15g，白术12g，生姜（切）9g，大枣（擘）4枚，甘草（炙）6g。

注意：这里提到使用附子而引起的反应。最初一服后会觉得全身麻痹；若继续再服，会感觉如冒状（好像头上有戴着帽子般的感觉），不必担心，这是因为附子与白术，并行于皮肉，正在追逐水气尚未完全驱除所致。

这里虽然对于附子的中毒作用说得很轻，但是仍然不可忽视，**附子一定要久煎，不久煎有可能中毒，**若发生附子中毒，会引起头痛、呕吐、动悸、痉挛等症状，最终呼吸麻痹而死亡，故非慎重不可。

【方义】桂枝附子汤系祛风除湿、扶阳散寒之剂。以桂枝祛风通阳化湿，配附子温阳散寒湿止痛，生姜辛温散寒走外，炙甘草、大枣和胃顾护正气，姜、枣、草还能调和营卫。诸药配伍使表阳复振，风寒外解，经络疏通，营卫调和则身体疼烦自止。

桂枝去桂加白术汤因桂枝能利小便，实大便，今大便硬，小便自利，故桂枝去桂加白术汤去桂枝，病本在脾，故当君以白术，代桂枝以治脾，培土胜湿，土旺则风自平。本方所治为寒湿偏胜，所以术附并用。

方后注：此本一方二法，以大便硬、小便自利，去桂也。以大便不硬、小便不利，当加桂。附子三枚，恐多也，虚弱家及产妇，宜减服之。诚然，两方确为一法之加减，大便溏小便不利者，宜桂枝附子汤；大便转硬，小便自利，为风邪渐减，或已除去，湿邪偏盛，寒湿困脾，则宜桂枝去桂加白术汤。

【解析】

关于本方之"术、附合用"及"去桂加术"

白术、附子合用为治寒湿痹痛的要药，本方白术、附子剂量特大，且仲景在方后有"术附并走皮中，逐水气……"的自注，更可确知两药是除湿蠲痹的核心。例如附子汤、桂枝加术附汤等皆有白术、附子组合，皆为治寒湿痹痛常用之良方。

条文说大便硬，小便自利者去桂加白术，由此可见桂枝能利尿，而桂枝也能发汗，利尿发汗都可使大便硬，所以便溏有时就可加入桂枝。我治疗多例老人长期阳虚便溏者，用理中汤有效，但加入桂枝后成为显效。这条也印证了白术能通便，事实上白术有双向调节作用，既可以治大便硬，也可以治大便溏。

【鉴别比较】

桂枝附子汤与桂枝加附子汤

（1）**桂枝附子汤**：桂枝及附子之用量较桂枝加附子汤为重，此两药用量加重，祛风止痛之效较强。桂枝附子汤证属风湿相搏，阳虚不能化寒湿，身体疼痛酸烦较重，转侧困难。未耗液伤阴，故去芍药。

（2）**桂枝加附子汤**：四肢微急，难以屈伸，津伤不能养筋，故加芍药。

【辨证要点】**桂枝附子汤**证候为汗出恶风寒（或有发热），身体疼痛而烦，不能转侧自如，不呕不渴，大便溏，小便不利，脉浮虚而涩。

桂枝去桂加白术汤证候为有前述症状而大便转硬而小便利者。

【临床应用】

1. 桂枝附子汤

治风寒湿痹，身疼不能转侧、不呕、不渴、大便溏、小便不利、脉浮虚而涩者。

本方常用于治疗关节、肌肉的风湿痛证，如风湿性关节炎（因感受寒湿而复发）、类风湿关节炎、腰酸痛及肩腿作冷（脉象沉迟，舌苔薄白）、产后痹痛等。对于劳损性、退行性关节病变，如退化性膝关节炎、膝关节腔积液、颈椎病、慢性腰肌劳损等，本方加减亦有效。

本方组成与桂枝汤去芍药加附子汤相同［桂枝三两、附子（炮，一枚）］，本方不过增加桂枝、附子［桂枝四两、附子（炮，三枚）］的剂量而已。应用也可以参考太阳病（第21条）。

2. 桂枝去桂加白术汤

本方证为身体疼烦，不能自转侧，脉浮虚而涩。诚然，疼痛是本方的主症。本方适于桂枝附子汤证而兼见大便硬小便自利、脉浮虚涩者。风湿相搏，羁留肌肉，湿重于风，则宜本方。

临床上常用此方治疗长夏感受湿寒之气，而全身疼痛、四肢沉重、不能转侧，但不呕不渴、不发热、平素阳虚之人。或脾肾阳虚湿滞便秘、胃肠道消化不良者，见腹胀纳差、大便滞涩、先坚后溏、肢冷背寒、舌苔白腻、脉象虚弱等症，均可酌情加减使用。

桂枝去桂加白术汤，其方药的组成与《金匮要略》的术附汤相同，术附汤主治：治风虚，头重，眩，苦极，食不知味。暖肌补中益精气。本方亦能治风虚，头重，眩，苦极，不知食味。治阳虚眩晕，亦颇有效验。

二、甘草附子汤

【原文】风湿相搏，骨节疼烦，掣痛不得屈伸，近之则痛剧，汗出短气，小便不利，恶风不欲去衣，或身微肿者，甘草附子汤主之。（175）

【要旨】本条论述风湿相搏风湿留关节，骨节痛之证治。

【释义】风湿相搏日久深入于经络骨节，而疼烦甚；风湿相搏在里，血凝气滞，牵引作痛屈伸不得，痛不可近，稍按则痛剧。汗出为表阳虚；短气、小便不利属少阴阳气衰微，湿滞不化。证属表虚里寒，则其人恶风，不欲去衣；阳虚水湿不化，留着肌肉则身见微肿。故用甘草附子汤，以温里化湿、解表驱风。

【病机】本证为表里阳气皆虚、风湿相搏之证。风寒湿邪入侵筋骨留着关节，导致经脉痹阻不通，气血凝滞。气血闭阻，经脉不通，故骨节痛烦；寒湿痹阻，寒性收引，筋脉拘挛，故牵引疼痛（掣痛），屈伸不利，以手触压则疼痛更剧；里阳亦虚，气化不利，故见短气、小便不利；卫阳虚所以汗出，汗出肌腠稀疏，故恶风不欲去衣；阳虚不化，湿邪溢于皮肤，则身微肿。

【组方及用法】

甘草二两（炙）　附子二枚（炮，去皮破）　桂枝四两（去皮）　白术二两

上四味，以水六升，煮取三升，去滓，温服一升，日三服。初服得微汗则解。能食，汗止复烦者，将服五合，恐一升多者，宜服六七合为始。

参考用量：甘草6g，附子12g，白术6g，桂枝12g。

注意：方后服法中注明初服得微汗则解，仲景治风湿病原则是微发其汗，故应用时切记取微汗。又说：恐一升多者，宜服六七合为始，指出每次服药不应太多。意在缓而渐进，缓缓发挥作用。

【方义】本方为温经散寒、祛湿止痛之剂。附子温经助阳而祛风散寒湿止痛。桂枝温经解表而通经脉。白术健脾燥湿和中而运水湿。本方用甘草为君，使猛烈之药，得以缓和发挥作用（因为风湿之邪，留注关节，其来也渐，邪入较深，药力过于猛烈驱散，则风邪易去，而湿邪不易尽除）。药仅四味，配伍恰当，共奏温经祛风、逐寒胜湿之效。以甘草附子名方，即意谓治宜缓缓渐进。

【鉴别比较】

桂枝附子汤、桂枝去桂加白术汤（白术附子汤）、甘草附子汤

三方同为风湿相搏，身体或关节疼烦而设。但药物组成或剂量不同，主治病位各有不同，应注意区别选用。

（1）**桂枝附子汤**：乃为**风湿偏重于表**而设。病邪较轻，属风湿合邪滞于经络，导致气机不畅而然。从脉浮虚而涩，可以看出本方温阳达表，而重在疏通营卫。所以用桂枝去芍药以调和营卫，并用大量桂枝、加重附子来振奋表里之阳，驱风镇痛。

（2）**桂枝去桂加白术汤（白术附子汤）**：乃为**风湿偏重于肌肉**而设，桂枝附子汤证而大便硬、小便自利时，去桂加白术（去桂加术汤）即白术附子汤。

（3）**甘草附子汤**：为**风湿偏重于关节**而设。病邪偏重于里，从掣痛不得屈伸和身微肿可以看出乃寒湿胶结，故骨节烦疼，且加甚而为掣痛手不可近，寒湿胶结于里而为小便不利或身体微肿，所以不用姜、枣之调营和卫，而用大量附子温阳补肾，大剂白术以健脾散湿。三方以**甘草附子汤**疼痛最重，症状较前两方尤更剧。

表 11-1　桂枝附子汤、桂枝去桂加白术汤、甘草附子汤比较

	药味						主要脉症	治则	病势
	附子	桂枝	白术	生姜	甘草	大枣			
桂枝附子汤	三枚	四两		三两	二两	十二枚	身体疼烦，不能自转侧，不呕不渴。脉浮虚而涩。（**风胜于湿**）	祛风胜湿	偏重于表
桂枝去桂加术汤	三枚		四两	三两	二两	十二枚	前证加上大便硬，小便自利。（**湿胜于风**）	崇土化湿	偏重肌肉
甘草附子汤	二枚	四两	二两		二两		骨节疼烦，掣痛，不得屈伸，近之则痛剧，汗出短气，小便不利。（**湿流关节**）	缓祛风湿	偏重关节

【辨证要点】骨节烦痛，掣痛屈伸不利，痛处拒按，汗出恶风不欲去衣（极为怕冷），短气，小便不利，或身微肿，苔白。

【临床应用】

本方现代临床常用于风寒湿痹留着关节，表里阳气皆虚者，适用于阳虚风湿留着关节，骨节疼痛为主症之风湿性关节炎、类风湿关节炎、漏肩风、坐骨神经痛及肌肉萎缩等病。

本方可用于风寒湿痹兼有心脏病者，从条文"掣痛不得屈伸，近之则痛剧"来看，本方证疼痛剧烈的程度重于桂枝附子汤及白术附子汤。急性期风湿性关节炎的活动期，多有游走不定的特点，血沉、抗"O"等指标都会有相应升高，风湿性关节炎可并发风湿性心脏病，如见有汗出、短气、心悸、胸闷、背冷等症，多能获效。

本方用于急性风湿关节痛，适用目标为关节肿痛、疼痛剧甚，关节红肿，有灼热感，不能屈伸；患部触及手指、衣物则疼痛加剧，恶寒或恶风、多汗、动悸、呼吸促迫、小便减少者，往往能有显著的效果。

也有用于治疗慢性肾炎、过敏性鼻炎、支气管哮喘、久热不退、缩阴、胃脘痛、喘证、宫寒不孕、脱疽等。

按：以上三方证条文是讨论风湿留滞于经络骨节的证候，在《金匮要略·痉湿暍病脉证第二》亦载有此方，条文完全相同，实属杂病范围，但有时可出现太阳病的脉症。《伤寒论》中列出此方证，其用意是为了与伤寒互相鉴别，故后世注家视为太阳病类似证。

三、附子汤

【原文】少阴病，得之一二日，口中和，其背恶寒者，当灸之，附子汤主之。（304）

【要旨】本条论述少阴寒化证阳虚背恶寒的证治。

【释义】本条首冠少阴病，意味着有脉微细、但欲寐的脉症存在。少阴病，得之一二日，说明少阴病初起，表明其病尚浅。口中和指口不苦、不燥、不渴，不见吐利之症，此尚未传里也。背恶寒，因背为阳中之阳，为太阳、督脉所行。足太阳与肾为表里，肾阳虚不能温养太阳经及督脉，寒湿凝滞，故背恶寒。此是寒从内生而外现于背，属虚极之象，与寒从外来郁闭太阳之表的恶寒有别。《金匮要略》云：夫心下有留饮，其人背寒冷如掌大。少阴病本虚，病得之一二日即见此候，急当温中逐饮，止吐利于未萌，当用温灸助阳，并用附子汤温经扶阳、消阴散寒除湿。

【原文】少阴病，身体痛，手足寒，骨节痛，脉沉者，附子汤主之。（305）

【要旨】本条论述少阴阳虚寒湿身痛的附子汤证。

【释义】少阴阳衰，寒湿凝滞，气血不畅，则身体痛；阳虚不达于四末，则手足寒；阳气衰虚，水寒不化，寒湿留滞浸注致骨节痛；证属真阳不振，阴寒凝闭，故见脉沉。有水气亦主脉沉。治用附子汤温经扶阳、除湿止痛。

【原文】妇人怀娠六七月，脉弦发热，其胎愈胀，腹痛恶寒者，少腹如扇，所以然者，子脏开故也，当以附子汤温其脏。(《金匮要略·妇人妊娠病脉证并治第二十》)

按：症状表现如此，这是因为下焦阳虚寒甚所致，宜急用**附子汤**温壮肾阳。详见下面之解析。

【病机】本方证之病机为素体阳虚，脾肾不足，虽感受寒湿得之一二日，但正因为阳虚很重，水寒不化，阴寒之气凝结于背枢，阳气不得充达，而致阳虚阴盛，故背恶寒怕冷。阳气虚衰，不能充达全身，故四肢不温。寒湿留着于经脉骨节之间，气血运行不畅，故身体骨节疼痛。

【组方及用法】

附子二枚（炮，去皮，破八片）　茯苓三两　人参二两　白术四两　芍药三两

上五味，以水八升，煮取三升，去渣，温服一升，日三服。

参考用量：附子 15g，茯苓 9g，人参 6g，白术 12g，芍药 9g。水煎两次温服。

【方义】本方为温肾通阳、健脾祛湿之剂。本方为治疗寒湿疼痛之方，因此，附子、白术剂量皆较大。重用附子温补元阳、温经散寒、除湿镇痛。茯苓健脾利湿、兼益心气；重用白术益气健脾、祛寒除湿；芍药和血益阴，并监督附子之悍。人参温补壮元阳、益气生血，共奏温经通阳、除湿止痛之功。本方温阳补气、和营止痛之力较真武汤为胜。

按：本方名附子汤，这从方名的寓意和附子的用量上，都可以看出来。附子作为主药用了两枚之多（真武汤及桂枝加附子汤，都只用了附子一枚）。苓、术并用，善治水气。术、附同用，善治筋骨痹痛。参、附同用尤擅回阳复脉。参、芍合用可和营止痛。本方苓、术、参、附、芍同用，则去水气、治筋骨痹痛、回阳复脉、和营止痛皆备于一方也。大剂量运用附子则必须先煎、久煎。

【解析】

关于本方治疗妊娠胎胀

《金匮要略》以本方治疗妊娠胎胀。《金匮要略·妇人妊娠病脉证并治第二十》说：妇人怀娠六七月，脉弦发热，其胎愈胀，腹痛恶寒者，少腹如扇，所以然者，子脏开故也，当以附子汤温其脏。本条文有附子汤名而无记载其药，后世多数医家认为本方即是《伤寒论》少阴篇中的附子汤。附子汤中之附子用量颇重且有大毒，有堕胎之弊，为何仲景敢用于治疗妊娠病？一则本证为下焦阳虚寒甚所致，虚阳

外浮而引起发热，附子为温阳散寒之要药，有迅速祛寒复阳之功。日人矢数道明用本方治疗妊娠出血及少腹冷感。病人妊娠 5 个月，无任何原因而恶寒，伴有下腹部疼痛及膨胀，见子宫出血脉沉紧，舌无苔，未见胸胁苦满等症。少腹较妊娠 5 个月大，若以手触之无寒冷感，病人自觉下腹冷感，似有人以扇扇之。予本方 3 剂而愈（见《临床应用汉方处方解说》）。临床辨证确属妇人妊娠阳虚寒甚的腹痛证，方可投本方，而且应是用于妊娠晚期，在妊娠早期是不可应用本方的。

【鉴别比较】

1. 附子汤与真武汤

两方所主均属少阴阳虚水邪泛溢所致。两方只差一味之药，在于人参、生姜的有无。主症和组方均有别也。

（1）**附子汤**：本方增加了附子的用量，大剂量应用，白术的剂量也增加了一倍。无吐，去生姜，倍术附，用人参，在于温补以壮元气。与真武汤相比，此方所治重在阳虚外寒，水寒不化，阴寒之气凝结于背枢，阳气不得充达，故有背恶寒，身体痛，骨节痛等症，也有下痢。附子汤证身体和关节疼痛的程度，较真武汤证为重。

（2）**真武汤**：本方用姜而不用参，主要是温散以逐水气。真武汤有下痢、腹痛，有时也有四肢沉重疼痛，真武汤也有寒证，但不若附子汤之重，从真武汤各药的比例来看，苓、芍、姜各三两，药量均等，而白术只用了二两，真武汤所主的病证中，重在阳虚水饮，故有头眩、心悸、小便不利等症。

表 11-2　真武汤与附子汤比较

		真武汤	附子汤
药物及用量	炮附子	一枚	二枚
	白术	二两	四两
	人参		二两
	茯苓	三两	三两
	芍药	三两	三两
	生姜	三两	
主治	症状	少阴病二三日不已，至四五日，腹痛、小便不利、自下利、四肢沉重疼痛（316 条），心下悸、头眩、身瞤动，振振欲擗地（82 条）	少阴病，口中和，背恶寒，手足寒，身体痛，骨节痛，脉沉（304、305 条）
	病机	脾肾阳虚，水气内渍	肾阳虚衰，寒湿凝滞骨节

		真武汤	附子汤
功用	共同点	温阳散水镇痛	
	不同点	偏重于温散以逐水气（病重在里水）	偏重于温补，以壮元阳（病重在寒湿凝滞）

2. 附子汤与白虎加人参汤（另见白虎加人参汤之鉴别比较）

两方证皆有背恶寒。但有微甚寒热之不同，而一用附子，一用石膏，一实一虚，一寒一热，其根本要点全在**口中和与口燥渴为辨，**故病相同，必求其同中之异。

（1）**附子汤**：本方证**口中和而背恶寒**者属少阴，宜温之，附子汤主之。本方证为里有寒，所以口中和。是阳虚于里，无能温煦所致。

（2）**白虎加人参汤**：本方证**口舌干燥而背微恶寒**者属阳明，宜清之。白虎加人参汤主之。本方证为里有热，所以会口燥渴，是阳明热盛，热邪内陷所致。

3. 麻黄汤证与附子汤证（另见麻黄汤之鉴别比较）

两汤证皆有身体痛、骨节痛，一表一里，一虚一实，形症相似，差异甚大。

（1）**麻黄汤证：为太阳表实证**。太阳病的麻黄汤证属风寒束表，寒邪伤营，卫阳被遏，太阳经脉不利。症见身疼腰痛、骨节疼痛、恶寒发热、头项强痛、脉浮紧，而无手足寒。

（2）**附子汤证：为少阴里虚证**。少阴病的附子汤证属里阳不足，寒湿内盛，浸渍经脉骨节间。无发热，手足寒，伴见背部恶寒、口中和、脉沉。

【辨证要点】口中和，背恶寒，手足冷，身体骨节疼痛，头晕心悸，或下利，或浮肿，脉沉细，舌淡白而滑，或舌净无苔而水滑。

【临床应用】

本方治疗亦极广泛，下面略作叙述。

本方重用白术、附子配伍，散寒止痛作用很好，**是治疗寒湿痹痛常用方**。本方加减可治虚寒性之神经痛、肌肉痛和关节疾病。如风湿性关节炎、变形性膝关节炎、类风湿关节炎、慢性腰肌劳损、颈肌筋膜炎、强直性脊柱炎、腰椎间盘突出、腰椎间隙狭窄、尺骨茎突狭窄性腱鞘炎、肩周炎等。本方含人参，能助扶正，尤适于久治不愈及年老体弱者。

治疗冠心病等属胸阳不振、阴寒内盛所致的背恶寒常可获效。

本方加减可治疗外周血管疾病、冻疮见手足寒和脉沉者。

本方治胎胀及妊娠腹痛（寒凉隐痛），不限于少腹，对腹痛辨证属阳虚寒甚者，多能收效。

本方可治疗遗尿、带下、水肿、怔忡属肾阳不足或脾肾阳虚者。

本方还用于治疗慢性心功能不全、慢性肾炎、肝炎、慢性肠炎、盆腔炎、内耳眩晕症、脏器脱垂（如胃下垂、子宫脱垂）等属脾肾阳虚、寒湿内阻者。

四、真武汤

【原文】太阳病发汗，汗出不解，其人仍发热，心下悸，头眩，身𥆧动，振振欲擗地者，真武汤主之。(82)

【要旨】本条论述太阳病过汗伤阳而致阳虚水泛的证治。

【释义】**其人仍发热**，**一说**太阳表证没有尽解，故仍发热，是因外有表邪，内有停水之证，此时单用汗法，不但表证不解，反虚太阳之里。

一说汗出不解，并非表不解，乃是病不除，其人仍发热，并非表热，乃是虚阳外越之浮热。

也就是说：一说为表证没有尽解，故仍发热。一说乃是虚阳外越之浮热。

少阴阳虚，水不化津而泛滥，水气上凌心则心下悸；上泛蒙蔽清阳，则头目眩晕。阳虚不能温煦筋脉肌肉，又受水气之浸渍，故身体筋肉跳动，震颤不稳而欲跌倒于地。论治以里虚水泛危急，故用真武汤温阳化水以急救其里。

按：本条示人以救逆之法。是说其人素体本虚，患太阳病之后，发汗不当，伤其阳气，转入少阴，为救误而设。

【原文】少阴病，二三日不已，至四五日，腹痛，小便不利，四肢沉重疼痛，自下利者，此为有水气，其人或咳，或小便利，或下利，或呕者，真武汤主之。(316)

【要旨】本条论述少阴病阳虚水泛的证治。

【释义】少阴病，二三日不已，意味着"脉微细，但欲寐"等症状仍然存在，发展至四五日，病势深入，脾肾阳气更虚，水气泛滥，无处不至。水气停聚，浸淫于内外，而引起种种病症。

水寒停凝于内，故腹痛。肾之气化失调，气不化液，停于下焦膀胱，故小便不利，水寒之气外溢，水寒之气，外溢于皮表，故四肢沉重疼痛；内盛于里，下注于肠，就有腹痛、下利的症状出现。故仲景自注云：此为有水气，指出了本证病机的关键所在。

由于水气为患，变动不居，随气机升降，无处不到。如上射于肺则为咳；中逆于胃而呕吐，或少腹满；下趋于肠则下利更甚；停蓄于膀胱则小便不利尤重。以上这些或然症，都反映出水气为患，或上或下，或止或行等的不同形式。故用温阳化水的真武汤来主治。

【病机】本证为少阴肾虚及脾，**脾肾阳虚，水气泛滥之证**。

前者（82条）为太阳病**过汗伤阳**而引起阳虚水泛。水气凌心则心下动悸；上泛蒙蔽清阳，则见头目昏眩；脾主四肢、肌肉，脾虚阳不温煦筋脉肌肉，复受水气之浸渍，则四肢沉重疼痛，身体筋肉跳动，震颤不稳而欲仆地跌倒。

后者（316条）为**肾阳衰微**，致水气浸淫内外。寒盛于内则腹痛；肾之气化失调则水不下行，故出现小便短少；水溢于肠则为泄泻；水泛于外则可见四肢沉重疼痛、浮肿。**此中之腹及四肢为脾之所在，显示脾阳亦虚**。由于水气为患，变动不居，可到处泛溢而为患，因而或见之症甚多，如上凌于肺为咳；上逆于胃则气逆而呕吐；泛滥肌肤则肿；下趋于肠则下利更甚；停蓄于膀胱则小便不利尤重，究其病源，皆因于水，故原文说：此为有水气。

【组方及用法】

茯苓　芍药　生姜各三两（切）　白术二两　附子一枚（泡，去皮，破八片）

上五味，以水八升，煮取三升，去滓，温服七合，日三服。若咳者，加五味子半升，细辛一两，干姜一两；若小便利者，去茯苓；若下利者，去芍药，加干姜二两；若呕者，去附子，加生姜，足前为半斤。

参考用量：茯苓 9g，芍药 9g，生姜 9g，白术 6g，附子 9g。水煎 2 次温服。

【方义】真武汤为温阳化水之剂，真武为北方水神之名，有镇伏水泛之义。本证为脾肾阳虚、水气内停而四泛。用真武汤扶阳消阴、驱寒镇水。方中附子辛热温肾阳，使水有所主；白术燥湿健脾，使水有所制；茯苓淡渗，健脾渗湿，以利水邪外出；生姜宣散，助附子温阳祛寒，亦能消水气。妙在芍药，一药数用，白芍补阴和营可制约姜、附之辛燥而不伤阴，又可利尿去水。诸药相伍，温中有散，利中有化，脾肾双补，阴水得制。本方临床应用广泛，凡阳虚水停之病证，皆可应用，是历代医家用以治疗脾肾阳虚、水停水泛的代表方剂。

【简析】

1. 关于真武汤方名

真武汤，又称玄武汤。玄武为古代传说中的北方镇水之神，玄武汤的汤名，是藉守护北方之神玄武神的名而起的。玄为黑，黑色为北方水之正色。山田正珍说：宋本、成本、玉函等，是由宋儒林亿等校正，当时为避宋宣祖之讳，而将玄改为真，因此，以上诸本均将玄武汤作真武汤。因本方有扶阳祛寒、行水镇水之功，犹如真武之神，降龙治水，威慑水患，所以名为真武汤。

2. 关于附、姜之用（另参见桂枝加附子汤解析之二关于附子应用）

观仲景在四逆汤类方中，附子皆生用，且配伍干姜，真武汤温脾肾之阳，用炮附子、生姜。而不是生附子、干姜，其理何在？

盖附子生用则温经散寒。干姜守而不走，宜于亡阳之证；干姜能佐生附以温经，四逆白通诸汤以通阳为重，是以附子皆生用，且配伍干姜。

真武汤证用熟附子者，盖附子炮熟则温中去饮。生姜辛散走表，宜于夹水之证。阳虚夹水而身疼痛者，宜炮附子配生姜，真武以温阳利水为先，故用生姜佐熟附以散饮。

3. 关于真武汤君药的争论——真武汤以附子为君还是以茯苓为君？

本方以何为君药，历代医家见解不一。成无己、许宏等认为以茯苓为君，以附子为使；柯琴、汪琥等多数医家均认为本方应以附子为君。各家理由何在？

（1）**以茯苓为君之理由**：近代一些教材及《伤寒论》研究新者，多认为真武汤以附子为君。但亦有人认为应以茯苓为君，**成无己、许宏**等即持此见，认为以茯苓主君，以附子为使。理由为真武汤是以茯苓开头，以附子收尾，且茯苓用量之大(三两)占全方之首。又真武汤属补土利水法之范畴。补土者首推茯苓、白术、白芍，然术毕竟苦，芍终究酸，唯茯苓健脾土、利寒水、伐肾邪，独擅其功。再以真武汤证之心下悸来分析，心下悸所制者，茯苓也。复从寒与水来看，真武汤既有寒的症状，又有水的证机。水从湿化，水邪去则寒能温化，水邪既去，则诸药之温乃能使寒象移除，祛水邪者，数茯苓为最长。稍用附子者助温化之意也。

（2）**以附子为君之理由**：柯琴、汪琥等多数医家均认为本方应以附子为君。本方主治乃阳虚水泛之证，脾肾阳虚是其本，水气内停是其标。治当标本兼顾，而以治本为主，方用大辛大热之附子温肾助阳化气为主药，下能壮肾阳，中能运脾阳，为治本之药，若不以附子为君，本方恐不为治少阴寒水之剂。再以附子之量一枚来看，与四逆汤附子用量相同，可见其温阳作用之大，绝非仅承担使药之职也。从而可知，当以附子为君。

4. 关于真武汤之辨证

对于下利、小便不利、浮肿、身瞤动（肢体震颤）等几个主症的区辨，有助于正确及灵活应用真武汤。

（1）**下利**：多便溏而所下不多，且不畅，日约二三次，呈水样便或泥状便。

（2）**小便**：真武汤既**可治疗小便不利，又可治疗小便利**，就是因为其作用于肾阳虚膀胱气化不利这一机制，而非仅仅利尿。

（3）**浮肿**：一般浮肿病人多便秘而小便不利。如二便通利，其肿当减。**本证**

之浮肿不因二便通利而递减，甚或小便虽利，大便愈溏泄，肿愈加剧。

（4）**发热**：临床所见，本方证**以不发热或微发热者居多**；偶有发高热者，多为阳虚假热，非实热，病人多不自觉，其面部之望诊与发热之程度皆不一致。曾见发高热病人，服汗、清、下剂后，热不退，改服本方，始热退趋愈。

（5）**身𥆧动**：①身𥆧动一症，可类比于神经衰弱或高血压病人之眼缘、口鼻肌肉跳动，四肢震颤麻痹或手足徐动难以自控等证属于虚寒者。**高血压症**多由阴虚阳亢所致，治宜平肝泻火、滋肾养阴，或育阴潜阳。但**亦有阳虚所致者**，症见心悸、眩晕、肢冷恶寒、夜尿频数、头痛、四肢沉重酸麻或震颤，脉多沉而两尺无力。另有一特征，即其**舒张压之增高较收缩压之增高（低血压高）为显著，此种类型之高血压适用本方**。②身𥆧而动，既提示水气入络，又提示阳虚不能养筋，其**震颤多在用力之时，愈用力愈颤，可伴肌肤轻微抽动，与阴虚动风之愈放松愈抖动，常伴抽搐痉挛不同**。

【鉴别比较】

1. 真武汤证与苓桂术甘汤证（另见苓桂术甘汤条）

真武汤证与苓桂术甘汤证均为水气证，症状皆有眩、悸。两方皆有茯苓、白术健脾利湿和温阳化气，都有温阳利水的作用，都能主治阳虚水气内停之证。

（1）**苓桂术甘汤证**：为阳虚水泛轻证，属桂枝证类常伴水饮上泛者。水气上冲、心下逆满，身为振振摇。发病较急，常因精神刺激诱发，过后则相安无事。系病在心脾，多伴有脾阳虚弱的证候，用苓桂术甘汤培土以行水。以茯苓为君，健脾利水，配桂枝温阳化气。

（2）**真武汤证**：为阳虚水泛重证，属附子证伴水饮证者。水气泛滥，身振振摇欲擗地，常同时伴有恶寒、四肢发冷、身体沉重疼痛、腹痛、精神萎靡、疲劳倦怠等一系列阳虚的症状。舌质淡润，脉沉细微或无力，不因天气而变化。系病在脾肾，重点在肾，用真武汤温阳以制水。以附子为君，温阳散寒，配生姜助附子温散水邪。

2. 真武汤证与五苓散证

皆见小便不利之症状，皆为水饮停聚下焦，膀胱气化不行。但两方证有本质上的不同。

（1）**五苓散证**：**病在太阳腑膀胱**，气化不利，小便不利是其主症，伴有口渴，或发热等，病性系实邪，只要小便通利，膀胱气化一行，诸症皆除。

（2）**真武汤证**：**病在少阴肾脏**，为阳虚停饮，水饮可浸及上、中、下焦各部及体内外，以头眩、心悸、小便不利和自利为主症。病性为阳虚，单纯通利小便，病并不能除，必赖全身阳气恢复，水饮散化，小便不利诸症方能一起解除。

【辨证要点】证候有两大系统，**一是少阴阳虚症状，一是水气症状。**详见**临床应用。**

【临床应用】

真武汤是有附子的方剂中应用最多的处方。

本方是温阳利水剂，其临床证候及应用范围可分为两大系统：

①**少阴阳虚症状**：就是有虚寒之体及虚寒之症，或称脾肾阳虚。面色苍白或萎黄，气短神怯（精神状态较差），易倦，恶寒喜暖（纵然夏天亦然如此），自汗，手足冷，小便不利或清长自利，头晕身𣶴动，站立不稳，脉沉微或沉弦。

②**水气症状**：水气病作为全身性疾病，病人体内有过多水分停留，可因其不同病变部位而有不同的相关表现。水气冲上则头痛、眩晕；水气凌心则心悸；侵肺则咳嗽（水饮与里寒合而咳嗽），痰多而薄白；水气外渗则四肢沉重疼痛或浮肿，水性趋下则腹痛、下利（大便溏泄）、带下；水气内停则小便不利；水渍筋脉则筋惕肉𣶴、肢体震颤。

本方证多见舌淡苔白滑或边有齿痕，脉沉或微细。

对于发汗不得法，津液损伤引起的身𣶴动（肢体震颤），真武汤可作为发汗过多出现这些变证的救误剂。

临床运用时无论中西医的何种病，只要表现有肾阳虚水气泛逆的病证就可大胆运用，这样才能扩大该方的运用范围。本方适用于虚寒性有水气之各种病变。

从中医临床实际应用的成果来看，本方证适用于现代内科五大系统病证。我将其以五行归类，便于应用。

1. 消化系统病（土）

如慢性腹泻、肝硬化腹水等。夏季的肠炎腹泻，真武汤证并不少见，有些症状看似属热，口渴、脉虚数、用寒凉解毒药效果不显，属于假热真寒证，脉虽数，但按之无力，此时投以真武汤进行治疗，往往能力挽病势，病情转愈。此方加减得宜还可治肝硬化晚期腹水。

2. 循环系统及心血管病（火）

本方组成面面俱到，能治疗大汗而成亡阳之证，因能强心，能治心力衰竭、心力衰竭性浮肿、慢性充血性心功能不全等病。本方可治阳虚型高血压病人（其症型为舒张压之增高较收缩压之增高为显著），此种类型之高血压适用本方。

3. 泌尿系统病（水）

本方主治阳虚水泛证，人身制水者脾也，主水者肾也。真武汤能镇水，可治疗重度浮肿、慢性肾小球肾炎、肾病综合征、蛋白尿、肾功能衰竭、尿毒症、糖尿病肾病、肾盂积水、肝硬化腹水、肾上腺皮质激素副作用、甲状腺功能低下等。

本方亦能治阳虚而夹水气之疮疡及皮肤病，其特点为疮疡及皮肤病而有水气症状，皮肤色白不润，脓液色淡。

4. 呼吸系统病（金）

可治疗慢性气管炎、肺气肿、年高气弱久嗽、肺源性心脏病等。本方原文之加减方中就有咳嗽。以本方加减还可治支气管哮喘等。

5. 神经系统病（木）

如全身震颤、中风后遗症等。本方证有身𬇙动一症，相当于眼皮跳动或面肌痉挛、四肢震颤麻痹或手足徐动等身体不自主抖动证，属于虚寒者适用此方。

原文治头眩，所以以眩晕为特征的疾病，如梅尼埃病、高血压、低血压、颈椎基底动脉狭窄供血不足、脑部缺氧、老年性震颤，多有应用本方的机会。

本方还可治失眠。张路玉说：不得眠有数证，皆为阳盛，切禁温剂；惟汗、吐、下后，虚烦脉浮弱者，因津液内竭，则当从权用真武汤温之。也就是说，阳虚的失眠可以应用此方。

其他尚可用于痰饮、泄泻、虚劳、呃逆、喘证、腰痛、痹痛、自汗、眩晕、伤口不愈以及妇女经闭、白带等，只要辨证符合脾肾阳虚、水湿内停病机者，用之均有良好效果。

真武汤为临床最常用之方剂之一，由于脾肾阳虚所涉及的范围较广，水湿停滞的部位又可不同，其所治之病证，远不止上述这些。可相应扩大。

以本方合桂枝，称为桂枝加苓术附汤，可治桂枝汤及真武汤合证，我最常用此方加减治坐骨神经痛、腰腿痛，疗效甚好。

真武汤为我个人应用最多之方剂。余临床以本方治愈肾炎、下肢水肿、半身不遂、高血压、血小板过低、心力衰竭、尿毒症、甲状腺功能不足、坐骨神经痛等病例甚多。

五、干姜附子汤

【原文】下之后，复发汗，昼日烦躁不得眠，夜而安静，不呕不渴，无表证，脉沉微，身无大热者，干姜附子汤主之。（61）

【要旨】本条论述下后复汗致阳虚阴盛烦躁的证治。

【释义】下之后，复发汗，是说本应先发汗而后下，可是弄错了治疗的顺序，反先下而后发汗。下后复汗则重伤其阳以致病转阴寒。阳主昼，白天阳气旺，虚阳得天时相助，有力与阴邪抗争，故昼日烦躁不得眠，实为虚阳躁扰之假热证。

阴主夜，虚阳无力抗争故夜而安静。伤寒论常以呕说明病在少阳；以渴说明病在阳明；以表证说明病在太阳。不呕，是无少阳邪热；不渴，是无阳明邪热；无表证，是无太阳邪热。脉沉，是为病在里；微则为阳气微；脉沉微，乃病在里，阳虚阴盛之明证。身无大热者，即呈不明显的身热，意味着身有微热，为真阳欲脱虚阳浮越于外，阳将亡竭险候，宜急用干姜附子汤固本回阳。

【病机】本方证为阳气大虚，阴寒独盛，虚阳欲脱，外扰而发烦躁之证。因下后复汗，使阳气骤然大虚，阳气虚则阴气胜。已虚之阳，于白日阳旺时，借日间阳气尚能与阴相争，故昼日烦躁不得眠。夜晚阴气盛，阳气太虚无力与阴相抗，入夜反而安静。不呕不渴者非在少阳、阳明，无表证者亦不在太阳，盖病已入三阴也，脉沉主里，微主阳虚，脉沉微亦主少阴，可断为少阴阳虚。身无大热，则可有微热，此系阳虚阴盛、格阳于外之危候。

【组方及用法】

干姜一两　附子一枚（生用，去皮，切八片）

上二味，以水三升，煮取一升，去滓，顿服。

参考用量：干姜3g，附子（生用，去皮，切八片）9g。上二味，以水三升（600mL），煮取一升（200mL），去滓，顿服（一次服）。

【方义】此方证**阳气大虚**，阴寒内盛，虚阳欲脱，病情较急，故以四逆汤去炙甘草之甘缓守中，用干姜、附子辛热之药，则回阳救急之药力单刀直入，且浓煎一次顿服，使药力集中，收效迅速。生附子回阳救逆、温心肾之阳。干姜温中温脾肺之阳。干姜、生附同用回阳救逆之力尤大。故本方药性较四逆汤为峻。

【鉴别比较】

1. 干姜附子汤证与四逆汤证

（1）**干姜附子汤证**：因误治，而致阳虚，寒极发躁，故用急救回阳之味，而未取扶中。顿服，挽救一时之急。主症为昼而烦躁不得眠，夜而安静。因其病势较缓较轻，故不用甘草，且干姜之量亦较之减半两。

（2）**四逆汤证**：为阴极似阳，虚极而似实的证，主症为大汗出、恶寒、下利、厥逆。或渴，或呕，或假现表证，或呈体表假热，或有时出现洪大的脉。重在厥，故以甘草缓急救逆，调中而壮四肢之本，非为缓和姜、附辛烈而用，故甘草列于四逆汤之首。

2. 干姜附子汤与甘草干姜汤

皆是四逆汤减味方。同属里寒。

（1）**干姜附子汤**：为少阴病方。少阴之里寒属心肾，关乎全身。组成为附子、干姜两药，其中附子是主药，干姜为辅，以温心肾之阳为主。

（2）**甘草干姜汤**：为太阴病方。太阴之里寒在肠胃。组成为干姜、甘草两药，其中干姜是主药，甘草为辅，以温脾胃为主。

【辨证要点】昼日烦躁不得眠，夜而安静，身无大热，脉沉微，不呕不渴，无表证。舌淡苔薄白，或见面色赤。

【临床应用】

凡有少阴病见症，其中烦躁一症为昼甚夜安者，即可用之。

暴中风冷、久积痰水、心腹冷痛、霍乱转筋、一切虚寒证，亦可用之。

现代临床常用于各种急性病后期虚脱者，在急性传染病末期常见。对虚寒性之咽痛、胃绞痛、腹痛、腹泻等均有良效。

六、四逆汤

【原文】少阴病脉沉者，急温之，宜四逆汤。（323）

【要旨】本条言少阴虚寒脉沉者当急温之。

【释义】本条冠以少阴病，条文中未言症状，当是仲景举脉略症，应有脉微细、但欲寐、四肢厥逆等典型的少阴主症。也可以说是只见脉象，症状还未及出现，这种状况，不论症状出现与否，都应当急温之回阳救逆，宜用四逆汤治疗。

按：本条急温之，有见微知著、早治防变的意味。

（按：以下条文，本书将四逆汤主之者放于前面，宜四逆汤者放之于后）

【原文】脉浮而迟，表热里寒，下利清谷者，四逆汤主之（225）。

【要旨】本条论述表热里寒格阳的证治，

【释义】脉浮为表热，脉迟主里寒。脉浮而迟，见下利清谷者，为少阴阴寒内盛之象。脉浮而发热，乃阴盛格阳于外所致。是真寒假热证。法当舍表救里、温里回阳，宜四逆汤回阳止利、引阳归根，真寒除而假热自解。

【原文】大汗出，热不去，内拘急，四肢疼，又下利厥逆而恶寒者，四逆汤主之。（353）

【要旨】本条论述误汗致拘急肢痛与下利厥逆之治法。

【释义】大汗出，热不去，若是阳明里热外蒸，纵然热不为汗衰，不应见厥利恶寒等症。亦有别于表证发汗的热随汗解。今大汗出，热不去，又见下利厥逆而恶寒等症，可知是阴盛格阳、阳欲外亡的假热之象。虚阳外越，阳被阴格，故而大汗出，热不去。

医者误以发热为表邪而令其大汗出，致使阳气重伤，津液亦伤。阴寒内盛，则腹内拘急，阳亡不能温煦四末，故四肢疼痛；由于阴寒凝盛，阳气内虚，真阳下脱而下利；肾阳不足，则恶寒，阳气外亡不续则厥逆。故用四逆汤回阳固脱救逆。

【原文】大汗，若大下利而厥冷者，四逆汤主之。（354）

【要旨】本条论述阳虚阴盛而厥冷的治法。

【释义】大汗出或大下利，不仅伤阴，更可伤阳。大汗大下利大伤阳气，而引起四肢厥冷，为阳气大伤、阴寒内盛所致。当急以四逆汤回阳救逆。阳气得复，则气化行、阴液自生。

按： 大汗、大下利在这里可作为导致伤阳的原因，又可当作是阳虚不能固摄的病变结果，含有双重意义。

【原文】呕而脉弱，小便复利，身有微热，见厥者难治，四逆汤主之。（377）

【要旨】本条论述呕而手足厥冷属阴盛格阳的证治。

【释义】呕而脉弱，说明中焦胃阳已伤，胃不和则呕。小便复利，指小便清长而利。此下焦阳气亦虚也。身有微热而见四逆厥逆，是阴盛于里、格阳于外之象。本证阳气濒危又以呕为主，恐不为药力所及，故曰难治，在治疗上应急用四逆汤温里扶阳，挽其散越之虚阳，胃阳得复，呕自止也。

【原文】吐利汗出，发热恶寒，四肢拘急，手足厥冷者，四逆汤主之。（388）

【要旨】本条论述霍乱吐利以致亡阳脱液的证治。

【释义】吐利交作，更见汗出，说明真阳大伤，阳虚不固而外亡。弱阳被盛阴格拒而外浮，所以在畏寒的同时又见身热。此发热恶寒非为表证的发热恶寒，是为真寒假热。阳不温煦，筋脉失于濡养而四肢拘急。阳虚不温四末，则手足厥冷。因其液脱源于亡阳，故当先固散亡的阳气，以四逆汤急温回阳，俾阳生阴长。

【原文】既吐且利，小便复利，而大汗出，下利清谷，内寒外热，脉微欲绝者，四逆汤主之。（389）

【要旨】本条论述霍乱吐利后致里寒外热阴盛亡阳的证治。

【释义】既吐且利，即霍乱吐利交作。津液耗伤，小便当少而不利，但此处却小便复利，可知内无里热。因阳虚不能制水，所以小便复利（小便清长）；虚阳被阴寒格拒而浮越于外，故大汗出。真阳虚极，水谷失于腐熟温化，且阴寒内盛。不能固摄阴液，故下利清谷。阳衰无力鼓动血脉，故脉微欲绝。此为内真寒、外假热的严重证候，应急温回阳，用四逆汤回阳救逆以摄阴。

【原文】少阴病，饮食入口则吐，心中温温欲吐，复不能吐。始得之，手足寒、脉弦迟者，此胸中实，不可下也，当吐之；若膈上有寒饮，干呕者，不可吐也，当温之，宜四逆汤。（324）

【要旨】本条论述阳郁胸中痰实与阳虚膈上寒饮的证治。

【释义】饮食入口则吐，心中温温欲吐，复不能吐，属痰实胶着于膈上，由于胸中寒痰留饮的阻格，所以饮食入口则吐，但又不能畅快地吐出。脉见弦迟有力，反映胸中有寒实之邪。寒痰实邪阻塞胸阳，气机不畅，阳气不达四末，故见手足寒。病在上者，因而越之，不可下也，故治以瓜蒂散涌吐在上之实邪。

若少阴阳虚，胸阳不振，寒邪上犯入胃与饮合聚，寒饮不化上停于胸膈，其欲吐不吐的程度很轻，而现干呕欲吐之证，说明虚阳无力与阴争。自当有手足寒冷等症。治宜四逆汤回阳温中、散寒蠲饮。

【原文】伤寒，医下之，续得下利清谷不止，身疼痛者，急当救里；后身疼痛，清便自调者，急当救表。救里宜四逆汤，救表宜桂枝汤。（91）

【要旨】本条论述伤寒误下后表里先后缓急的治法。

【释义】伤寒意指表证，应从汗解，而医者反下之，此为逆。误下之后，其变证为续得下利清谷不止，此为邪从寒化，阳虚不能腐熟水谷，真阳下脱则见下利清谷不止。清，同圊，即厕所；清谷，即泻下不消化的食物；不止则指腹泻程度较重。此时虽有身疼痛之表证，但权衡缓急，虚寒里证为急，故应急当救里，用四逆汤；救，有急救之意，亦有指病不能阴阳自和而自愈，必须通过药物急温其阳以祛邪之意。服四逆汤后，待阳回利止，清便自调，里证缓解之后，如身疼痛之表证依然存在，才急当救表，用桂枝汤调和营卫，取微似汗以解表。

【原文】下利，腹胀满，身体疼痛者，先温其里，乃攻其表。温里宜四逆汤，攻表宜桂枝汤。（372）

【要旨】本条论述虚寒下利兼有表证的治法。

【释义】下利腹胀满，下利与腹胀满同见，是阳虚下陷、阴寒上逆、寒凝气滞于中的里虚寒证。中阳不运，浊阴不化则下利。身体疼痛是外有表邪。此为里寒兼表之证。宜四逆汤先温里，俟阳气恢复有抗邪之力，再以桂枝汤解表。

按：里虚寒盛虽有身疼痛的表证，但里虚之证为急，应先治里，而后再治表，此不易之定法。本条可与第91条（伤寒，医下之，续得下利清谷不止，身疼痛者，急当救里；后身疼痛，清便自调者，急当救表。救里宜四逆汤，救表宜桂枝汤）互参。

【原文】病发热头痛，脉反沉，若不瘥，身体疼痛，当救其里。宜四逆汤。

（92）

【要旨】本条论述太少两感，表实里虚，治之不瘥，应救其里的治法。

【释义】本条亦是论述表里同病里急救里的条文，发热头痛属太阳表证；脉不浮而反沉，乃是阳证见阴脉，故曰反，是表证而兼里虚的征象。脉症合参，本证属太阳与少阴两感为病，可用麻黄附子细辛汤温经散寒，内温少阴之阳，外散太阳之寒，表里两解。服汤后若不瘥，说明少阴阳气十分虚衰，里阳虚既重且急，非表里两解可愈。此时，虽有身疼痛等表证存在，亦当以里证为急，以四逆汤温阳固本为宜，不能再用辛温解表之品。

按：四逆汤的条文共 12 条，在此解说 11 条，另第 29 条释义见甘草干姜汤。

【病机】少阴阳虚至极，心肾虚衰，阴寒内盛。阳衰不能温煦，不能达于四末，故恶寒蜷卧、四肢厥逆。寒饮停聚膈上，故干呕欲吐。肾阳不足，损及脾阳，不能腐熟水谷，不能气化津液，因而见下利清谷、小便利而色白，甚则出现大汗等阳气暴脱之症。或见脉浮迟而发热，乃阴盛格阳于外所致，是真寒假热证。

【组方及用法】

甘草（炙，二两）　干姜（一两半）　附子（生用，去皮，破八片，一枚）

上三味，以水三升，煮取一升二合，去滓，分温再服。强人可大附子一枚、干姜三两。

参考用量：甘草（炙）6g，干姜 6g，附子（生用，去皮，破八片）6~10g，水煎服。

注意：仲景用生附子回阳，原方是生附子与干姜、甘草合用，而且是三药合煎，附子并不先煎。药理研究表明，三药合煎，其毒性比分煎明显减小。但根据临床经验，生附子要久煎煮透，较为安全。大剂量运用，煎煮时间要相应延长。煮沸时间愈久，毒性降低愈甚，但强心作用能基本保存。

【方义】本方为温肾回阳救逆、驱逐寒邪之代表方剂。肾为先天之本，附子辛热纯阳有毒，为补益先天肾阳命火之第一要药，能通行十二经表里，逐寒回阳，生用尤为迅猛。脾胃为后天之本，干姜辛温，能温中驱内里之寒而振脾胃之阳。干姜与附子同用，可减除附子之毒性，壮脾肾之阳，脾肾双健则全身振奋，阴霾可除。炙甘草温养心阳、益气补中，并缓附、姜辛烈之性，共奏回阳救逆之功。本方因可治四肢厥逆，故名之曰四逆汤。

【解析】

亡阳亡阴之别

（1）**亡阳证**：身恶寒，手足冷，肌肤冷，汗冷味淡微黏，口微渴而喜热饮，气微，舌润，脉微细欲绝，如四逆汤证等。

（2）**亡阴证**：身畏热，手足温，肌热，汗热味咸，口渴喜冷饮，气粗，舌干，脉细数无力或数大无力。《伤寒论》对亡阴证记述不详，后人有所补充，如《温病条辨》之加减复脉汤证、大定风珠等证之论治，可参阅。

阴阳互根，亡阳者可继之亡阴，亡阴者亦可继之亡阳，但主次不同，治有偏重，必须详加辨证。

【鉴别比较】

1. 瓜蒂散证温温欲吐与四逆汤证干呕的区别（详见后面瓜蒂散证之比较）

2. 干姜附子汤证与四逆汤证（参见干姜附子汤条之比较）

3. 四逆汤与理中汤（参见理中汤条之比较）

4. 四逆汤与四逆散（参见四逆散条之比较）

【辨证要点】全身发冷、**四肢厥冷**（或兼有拘急酸痛），**恶寒**（极怕冷），**汗出**（或大汗），或吐或利（**下利清谷**），或吐利并作，**但欲寐**（困倦嗜卧想睡觉，但却睡不着，表现为昏昏沉沉，没有精神），神情萎靡（懒于说话，懒于睁眼），面㿠唇淡，口中和，小便清白，**脉沉微细**（沉迟或沉弱），舌质淡润。

【临床应用】

归纳《伤寒论》论述，本方的适应范围主要用于以下四种病证。①少阴阳虚寒盛。②汗下误治亡阳虚脱。③脾阳虚衰。④虚阳外越，真寒假热。

现代多用本方治疗亡阳证，症见四肢厥逆、面色苍白、冷汗淋漓、呼吸微弱、脉微欲绝等。目前**常用于循环障碍性疾病**，常用以治疗心肌梗死、心力衰竭、各种休克、病窦综合征、血栓闭塞性脉管炎、急慢性胃肠炎、小儿泄泻、水肿、胃肠功能紊乱等属于阳气衰微、阴寒内盛者。对于阳虚发热、哮喘、白细胞减少症等证属阳衰阴盛者，也有临床应用的报道。

以腹泻下利清谷为主症之一的疾病，如急性肠胃炎、慢性胃炎、慢性结肠炎、夏季受凉后腹泻、小儿秋季腹泻等，也可见本方证。

用本方治疗的案例还有胁痛（急性胆囊炎、胆绞痛、慢性迁延性肝炎、肝硬化）、少阴伤寒、寒湿霍乱、心肌梗死、厥证、咳喘、脱疽、心悸自汗、宫寒不孕、腰膝酸软、手足逆冷。

对于本方之应用，善用附子之云南名医吴佩衡提出：无论为何病证，临证见身重恶寒、目瞑嗜卧、声低息短、少气懒言及口润不渴，或喜热饮而不多，口气不蒸手等症，尤其是舌淡或青，苔白或灰黑滑润，才投以四逆汤。吴佩衡提出辨识寒证十六字诀：身重恶寒，目瞑嗜卧，声低息粗，少气懒言。

七、四逆加人参汤

【原文】恶寒，脉微而复利，利止，亡血也，四逆加人参汤主之。（385）

【要旨】本条论述霍乱吐利致阳虚液竭的证治。

【释义】恶寒脉微，本为阳虚，复利是阳虚阴盛，必见下利清谷而利不止。今利止而不见阳复之脉症，可知非阳气来复，而系津液随下利而竭，已无物可下，此即所谓利止，亡血也。亡血即亡失津液，治以四逆加人参汤回阳兼救阴。

【病机】本证为少阴阳衰，阴寒内盛。阳虚阴盛，复因下利，津伤气耗，阳亡液脱。利止系津液内竭而无血，故云亡血。系在四逆汤证候基础上，亡阳兼见亡阴。

【组方及用法】

甘草二两（炙）　附子一枚（生，去皮，破八片）　干姜一两　人参一两

上四味，必水三升，煮取一升二合，去渣，分温再服。

参考用量：人参 6~9g，甘草（炙）6~9g，干姜 6~9g，附子（生用，去皮，破八片）6~10g。

【方义】此方用治阳气衰微、津液内竭。恶寒脉微而复利，阳气下脱已甚，故用四逆汤回少阴阳气为急。利止亡血乃津液内竭，加人参生津滋阴，又能大补元气。共奏回阳救逆、益气生津之效。

【辨证要点】在四逆汤证候的基础上，若大汗、大吐、大泄下等亡津液后，忽自止，**而恶寒、四肢厥逆、脉微**（脉仍不复）、**尿少甚至无尿**、面色苍白、舌质淡、渴不引饮、甚则躁扰不宁等，即是本方证。

【临床应用】

四逆加人参汤用于亡阳脉沉不起者，最为妥当。**凡是阳气虚脱，兼有阴液衰亡者，皆可用之。**下面几个症状是应用四逆加人参汤的要点。

（1）**虚寒下利，阳亡液脱**：下利虽止而恶寒、脉微等症仍在。若服药后厥回，脉渐起，呕停汗敛，安睡息匀者，属阳复好转。

（2）**大汗出**：此方加味常用来治疗循环系统疾病造成的休克期冷汗淋漓。参、附重用，浓煎、频服。

（3）**四肢厥逆**：以此方加减治疗心脏疾病和血栓闭塞性脉管炎、动脉栓塞、雷诺病等外周血管疾病所导致的四肢厥逆，服后能使四肢转温。

本汤证也或有皮肤干燥、眼眶凹陷、四肢拘急、屈伸不利或转筋等症状出现。

曾用此方治疗突然大出血陷于虚脱者，获得显著效果。用于生产时的子宫大出血亦有效果。

现代临床常用于心源性休克、中毒性休克、失血性休克、风湿性心脏病、肺源性心脏病、冠状动脉粥样硬化性心脏病、心功能衰竭、心动过缓、低血压、吐血及泄泻等见本方证者。

八、茯苓四逆汤

【原文】发汗若下之，病仍不解，烦躁者，茯苓四逆汤主之。(69)

【要旨】本条论述汗下之后阴阳两虚而烦躁的证治。

【释义】发汗若下之，妄汗误下，汗伤心阳，下伤肾阴，阴阳两伤，病仍不解，出现烦躁。众所周知，《伤寒论》中未经汗下，发生烦躁者，多属实证热证；若已经汗下烦躁者，则多属虚证寒证。汗下虚其阴阳，阴虚阳无所依则烦，阳虚阴无所化神气浮越则躁。阳虚兼有水气不化，水气凌心，则心悸不宁。水气上扰故烦躁较剧，不分昼夜，如此水火不交，阴阳两虚变证，用茯苓四逆汤回阳益阴行水治疗。

按：本汤证记述仅此一条，叙症过简，根据后世经验应具有少阴病主症，见症还应有恶寒、厥逆、体倦、脉沉微，甚至下利等。

【病机】汗下误治之后，阴阳俱伤，但以阳衰为主，阴虚阳无所依则烦、阳虚阴无所化则躁。且阳虚兼有水气不化。水气上扰故烦躁较剧，不分昼夜。以本方回阳益阴、兼顾利水。

【组方及用法】

茯苓四两　人参一两　附子一枚（生用，去皮，破八片）　甘草二两（炙）　干姜一两半

上五味，以水五升，煮取三升，去滓，温服七合，日二服。

参考用量：茯苓12g，人参3g，甘草（炙）6g，干姜6~9g，附子（生用，去皮，破八片）6~10g。水煎服。

【方义】本方为回阳益阴、扶元固本、强心利水、安神除烦、阴阳两顾之剂。系四逆汤加人参、茯苓。用干姜、附子回阳救逆；炙甘草补中益气。重用茯苓为君，宁心安神益脾，伐水邪而不伤阴；人参为臣，人参复阴生津液而大补元气，心气足则神自安而烦躁除。本方比之四逆汤较为缓和，而补益之功则大于四逆汤。

【解析】

关于烦躁

烦躁为临床常见症状，成因不同，而其临床分类繁多。

（1）三阳证之烦躁，皆发于汗、下之前；而三阴经之烦躁，每发于汗、下之后。

（2）烦躁有阴阳虚实之分。未经汗、下，汗、下之前之烦躁，多属于实证热证；若已经汗、下，汗、下后发生之烦躁，多属于虚证寒证。

（3）**大青龙汤证**有烦躁，为表寒内热烦躁；**承气汤证**也有烦躁，为腑实内热烦躁；**茯苓四逆汤证**的烦躁，不分昼夜，则为阴阳俱虚证的烦躁；**干姜附子汤证**昼剧夜减，为阳虚阴盛之烦躁；**黄连阿胶汤证**夜剧昼减，为阴虚阳亢虚火内扰之烦躁。

【鉴别比较】

干姜附子汤证与茯苓四逆汤证

（1）**干姜附子汤证**：**烦躁昼剧夜减**，系先下后汗，阳气大虚，阴寒独盛，虚阳欲脱，病势较急，治以回阳抑阴，而无扶中，顿服，简捷之剂，有单刀直入之势。

（2）**茯苓四逆汤证**：**烦躁不分昼夜**，系先汗后下，阴阳俱伤。病势较缓，治以回阳益阴、扶元固本、强心利水、安神除烦，大剂复方有阴阳兼顾之妙。

【辨证要点】四肢厥逆，烦躁，心悸，小便不利，脉微欲绝，舌质淡，苔白滑。

【临床应用】

凡是阳虚兼有阴虚而以阳虚为主，兼有水气不化者皆可应用本方，用之甚效。本方适用于阳虚阴伤厥逆烦躁之证。

年高、久病、体弱之人易见阴阳俱虚，兼有水气的证候，多用茯苓四逆汤。久病阳阴两虚，面及四肢微肿而烦躁者，用之颇为应手。

现代多用于治疗心力衰竭、心肌梗死、心律失常、胃炎、水肿（肾病综合征）、尿路结石伴感染、肾绞痛、神经衰弱、震颤麻痹等见本方证者。

临床还有用来治疗不寐、眩晕、怔忡、月经过多等病而效甚佳。

《赤水玄珠》用本方加芍药治血不充目之虚寒眼疾。

九、通脉四逆汤

【原文】少阴病，下利清谷，里寒外热，手足厥逆，脉微欲绝，身反不恶寒，其人面色赤，或腹痛，或干呕，或咽痛，或利止脉不出者，通脉四逆汤主

之。（317）

【要旨】本条论述少阴病里寒外热、阴盛格阳的证治。

【释义】本条是阴盛格阳，真寒假热，较四逆汤证更重的证候。下利清谷见于少阴病，为阳虚里寒已重，病至虚极。手足厥逆，说明了里阳衰微，不能温煦四肢。少阴病出现脉微欲绝，在程度上比微细更深一层，表明里虚寒盛，是真寒。少阴阳虚，脏气衰微，应该症见恶寒、蜷卧。然而本证却身反不恶寒，其人面色赤，此系内里一片沉寒，衰微之阳被里阴寒格拒于外的外热，是假热，是真寒假热。

以下或然症，皆是由于里寒外热，阴盛格阳，所出现的不同兼证。腹痛是寒盛于内，气机凝涩所致；阴寒犯胃，胃气上逆则干呕；虚阳上浮，假热郁咽则咽痛；利止而脉不出者，是阳气大虚，阴津内竭，阴阳之气不相顺接。急用通脉四逆汤生阳复脉、通达内外。

【原文】下利清谷，里寒外热，汗出而厥者，通脉四逆汤主之。（370）

【要旨】本条论述下利阴盛格阳的证治。

【释义】脾肾阳虚，阴寒内盛，完谷不化，故下利清谷。阴寒内盛，虚阳为里盛之阴寒格拒于外，阳不固而外亡，故见发热汗出。里寒为真，外热是假，故云里寒外热。阴阳之气格拒不通，阳虚不温四末，则见厥逆。治用通脉四逆汤回阳救逆，以挽欲脱之阳气。阴阳通则汗止厥回。

【病机】少阴寒化，阴盛格阳，格阳于外。阳气衰败，下利清谷，阳虚则四肢厥逆、脉微欲绝或无脉。里寒极盛，阴盛于下（内），逼阳于外，致微弱的阳气浮越于上（外），此为格阳，身反不恶寒，面赤。是里寒外热，真寒假热。

【组方及用法】

甘草二两（炙）　附子大者一枚（生用，去皮，破八片）　干姜三两（强人可四两）

上三味，以水三升，煮取一升二合，去渣，分温再服，其脉即出者愈。面色赤者，加葱九茎；腹中痛者，去葱，加芍药二两；呕者加生姜二两；咽痛者，去芍药加桔梗一两；利止脉不出者，去桔梗，加人参二两。病皆与方相应者，乃服之。

参考用量：附子（生用，去皮，破八片）12g，干姜9g，甘草（炙）6g。

【方义】本方与四逆汤药味相同。但倍加干姜（四逆汤中用一两半）、生附子改用大者（四逆汤中仅言附子，未言大者）。剂量大于四逆汤，乃因病势危急，取此大辛大热之剂，以速驱在内之阴寒，并合甘草甘温益气守中，以防大辛大热导致阳越。三者合用，除阴阳格拒之势，使外越之阳得返，欲绝之脉得复，故名之为通脉四逆汤，其破阴回阳力量比四逆汤更强，以别于四逆汤。

其兼证的加减方义如下：

（1）**面赤者**：为阴盛于下格阳于上的戴阳证，加葱白破阴逐寒，通上下之格，葱体空，味辛，能入肺以行营卫之气，引虚阳下行。

（2）**腹中痛者**：为寒凝气滞，血脉不和，去葱，另加芍药以利血脉，缓解拘挛止痛。

（3）**干呕者**：为胃气夹饮邪上逆而作呕，加生姜散寒化饮、和胃止呕。

（4）**咽痛者**：为上浮之虚阳郁阻喉痹，去芍药之酸敛，加桔梗开喉痹，利咽止痛。

（5）**利止脉不出**：是为阴阳俱竭，气血大虚。去桔梗以防耗气伤阴，加人参益元气，生脉复脉。

按：对本方药物组成，注家们有不同意见。方有执、钱天来均认为本方应有葱白，提倡方中加葱白，因为既有面赤色，不用葱白则不足以破阴通阳、招纳阳气，加葱白会增强温阳通脉的疗效。

【解析】

关于格阳

（1）**定义**：格者，隔也，拒也，格阳是阳气格拒于外的一种病理状态，阳气极虚，阳不制阴，偏盛之阴，逼迫衰极之阳浮越于外，使阴阳不相维系，相互格拒，谓之格阳。

（2）**症状**：格阳有两种状况。

①**戴阳**：格阳于上，面色赤而无光，微红或浅红，有医家形容其面色如妆并非气血充盈，称之戴阳。

②**格阳**：格阳于外，见身反不恶寒，或发热，脉微欲绝或脉不出称之为格阳。

两者常同时出现。虚阳浮于外，也会浮于上；不可截然划分，一般说的格阳常包括了戴阳。

（3）**病机**：由于阴寒内盛，阳气衰败，阴盛于下，下利清谷，阳虚则四肢厥逆，脉微欲绝或无脉。虚阳为里盛之阴寒格拒于外，阳不固而外亡，故见发热汗出。阴盛于内，致微弱的阳气浮越于上（外），身反不恶寒，面赤。此皆是里寒外热，为真寒假热。

（4）**治疗**：实属危重之候，用四逆汤已不能胜任，故用通脉四逆汤主治。

【鉴别比较】

通脉四逆汤与四逆汤

相同者：通脉四逆汤证之干呕、下利、厥逆、脉微与四逆汤证相同。

不同者：通脉四逆汤证阴盛于内较剧，逼阳于外，<u>面色赤而身反不恶寒</u>，此症之异于四逆者。另外脉微欲绝，为<u>脉</u>之异于四逆者。

【辨证要点】本方证之**主症**：汗出，四肢厥逆，下利清谷，烦躁，面色赤，身反不恶寒，脉微欲绝，舌苔白滑。

或然症：或厥冷无脉，或干呕、腹痛、或咽痛、或呕利而脉不出，或四肢拘急不解，舌质淡。

【临床应用】

从症、脉来看，本方证都远甚于四逆证，通脉四逆汤是用于较四逆汤证呈现更重笃的症状者。

本方用于四逆汤证而吐利厥冷更甚，出现身反不恶寒、烦躁、面赤、咽痛等假热现象者，此为格阳。体表虽然有热，但此为精气将欲消散的征象，所以呈现脉微而手足厥冷的状态。本应有恶寒，然不恶寒而面赤。又本方的下利，较为急迫而重笃。

本方常用于急性传染病高热后期。

有医家用治下列病证：暑泻、寒遏失音、经漏证、舌底疮疡、二便不通（喜热饮而恶寒，四肢厥冷，六脉沉细）、吐泻、吐泻止而阳外脱等，有虚阳外越真寒假热现象者。

十、通脉四逆加猪胆汁汤

【原文】吐已下断，汗出而厥，四肢拘急不解，脉微欲绝者，通脉四逆加猪胆汁汤主之。（390）

【要旨】本条论述吐利致阳亡阴竭的证治。

【释义】<u>吐已下断</u>，指不再吐利。今吐利虽止，更见汗出而厥、四肢拘急不解、脉微欲绝等症，说明吐利太甚，以致水谷津液涸竭，无物可资吐下而自止、自断。所以汗出而厥，是阳气外亡，既不能固表以止汗，又不能通达四末以温养。筋脉失于濡养，血脉不充，故见四肢拘急不解、脉微欲绝。是阳亡阴竭之险证，治以通脉四逆加猪胆汁汤，回阳救逆，兼以益阴和阳。

【病机】此证原为少阴寒证，因吐利交作不止，最后反体液大伤。<u>吐已下断</u>，更见<u>汗出而厥、四肢拘急不解、脉微欲绝</u>等症，说明吐利太甚，以致水谷津液涸竭，无物可吐而自止，无物可下而自断。津液匮乏之情，一目了然。阳亡欲脱，所以汗出而厥。阴阳气血虚竭，又兼无血以柔其筋，故四肢拘急不解。阴虚血脉不充，阳虚无推动之力，故脉微欲绝。此证不仅阳亡，更有阴液亏竭。

【组方及用法】

甘草二两（炙） 干姜三两（强人可四两） 附子大者一枚（生，去皮，破八片） 猪胆汁半合

上四味，以水三升，煮取一升二合，去滓，纳猪胆汁，分温再服，其脉即来，无猪胆，以羊胆代之。

参考用量：附子（生用，去皮，破八片）12g，干姜9g，甘草（炙）6g，另加猪胆汁。

【方义】本方由通脉四逆汤加猪胆汁组成。通脉四逆汤可破阴回阳散寒、通脉救逆。加猪胆汁有两个作用，一可益阴滋液，既可补益吐下之液竭，又可制姜、附辛热伤阴燥血之弊，此即所谓益阴和阳之法。二可借其性寒，以引姜、附热药入阴，可减少或制约阴寒太盛对辛热药物的格拒不受，甚者从之，此为反佐之法。

按：此证因吐利交作不止，体液大伤，津液匮乏。单用通脉四逆汤，难达既扶阳而又滋液之目的。仲景于原方加上猪胆汁半合，于扶阳之中，加入资阴增液之品，以有情之物，直补人之体液，故能药后即效，诚远非草木之药所能及。

【辨证要点】汗出，四肢厥逆，下利清谷，烦躁，面色赤，身反不恶寒，脉微欲绝，为通脉四逆汤证。若寒极格热，见干呕，服热药即吐者，为通脉四逆加猪胆汁汤证。

【临床应用】

通脉四逆加猪胆汁汤之治案，古今临床较为罕见。**治疗大吐大泻之后，汗出如珠、厥冷转筋、干呕频频者有效。治吐泻止而阳外脱**，程门雪、余听鸿皆有医案。

十一、白通汤

【原文】少阴病，下利，白通汤主之。（314）

【要旨】本条论述少阴寒证下利的证治。

【释义】少阴病虚寒性下利，当首选四逆汤温经回阳而止利。而本条下利尤其明显，此下利，必是阴寒内盛，真阳内虚，火衰极而水无所制引起。本条首冠少阴病，则脉微细沉、但欲寐等，当亦在其中。参考第317条通脉四逆汤方后加减法中说：面色赤者，加葱九茎。本方用了葱四茎，故可知主症还应见面色赤。本方证不但阳气虚微，且为阴寒所凝闭，阳气抑郁而不达。其势之盛，四逆汤亦不

能救，惟急取白通汤之性速，破阴通阳而散寒凝。

【病机】症见虚寒下利尤甚，乃阴寒大盛，真阳虚衰，阳气不但虚微，且为阴寒所凝闭，阳气不得通达上下，火衰无以制水温水于下而下利清谷；阴寒内盛于下，格虚阳于上，脉微面赤，而为真寒假热之戴阳证。

【组方及用法】

葱白四茎　干姜一两　附子一枚（生，去皮，破八片）

上三味，以水三分，煮取一升，去渣，分温再服。

参考用量：葱白四茎，干姜3g，附子9g（生，去皮，破八片）。

【方义】白通即为葱白的意思。本方为四逆汤去甘草之缓敛，加葱白之辛通组成。阳气衰微，阴寒内盛，阳为寒凝，致阳气抑郁不达，阳气不得通达上下，格阳于上。此非四逆汤所能奏效，故急取白通汤破阴以通阳。盖祛寒欲其速，所以取四逆汤去甘草之缓敛，加葱白性温之辛通，升散宣通上下阳气，引阳入肾，附子回阳，使浮越之火归元，干姜温中祛寒，斡旋阳气上下，故能破阴寒之结，扶阳而散寒凝。

【鉴别比较】

白通汤与四逆汤、通脉四逆汤

三方主治及组成类似。

（1）**白通汤**：白通汤证阴寒内盛于下，格虚阳于上，脉微面赤，而为真寒假热之戴阳证。白通汤系四逆汤去甘缓之甘草，用葱白辛以通阳组成。戴阳症状比四逆汤格拒证为急。临床治疗阳虚下利肢厥，而用四逆汤不效时，即可考虑改用白通汤治疗。

（2）**四逆汤**：主治阳气退伏，不能外达。本方能回阳救逆，但不能回阳通郁。

（3）**通脉四逆汤**：主治阴盛于内，格阳于外。通脉四逆汤证之或然症中有<u>若面色赤者，加葱九茎</u>，可知**白通汤证**症虽重，然而**是通脉四逆汤变证**。通脉四逆汤能通达内外之阳者也。

【辨证要点】下利清谷，或下利不<u>止</u>，四肢厥逆，脉微欲绝，或厥逆无脉，恶寒，干呕，面赤心烦，舌质淡，苔白滑。

【临床应用】

在第317条通脉四逆汤方后加减法说：<u>面色赤者，加葱九茎</u>。葱白可以通格上之阳，本方用了葱四茎，故可知主症应见<u>面色赤</u>。

吉益东洞说，白通汤是治下痢、腹痛而手足厥冷头痛者。

刘渡舟老师经验：<u>白通汤适用于少阴寒证，阴邪太盛不但伤阳，而且抑遏阳气，以致阳气既不能固于内，又不能通于脉，处于既虚且郁的状态。这种情况与单纯的阳虚证既有共同的一面，如下利、四肢厥冷；又有不同的一面，单纯阳虚脉见微弱欲绝，而阳虚且郁则表现为脉沉伏不起。四逆汤只能回阳救逆，却不能</u>

回阳通郁。所以，临床治疗阳虚性下利肢厥而用四逆汤不效时，即可考虑改用白通汤治疗。(《经方临证指南》)

现代临证有用于阴盛阳越之急性肠炎、腹泻、痢疾、感冒、冠心病、心肌梗死、妊娠晕厥、雷诺综合征、亡阳胸满、戴阳之高血压、头痛等。

十二、白通加猪胆汁汤

【原文】少阴病，下利，脉微者，与白通汤；利不止，厥逆无脉，干呕，烦者，白通加猪胆汁汤主之。服汤，脉暴出者死，微续者生。(315)

【要旨】本条叙述少阴下利为厥逆干呕而烦之治法。

【释义】本条前段再提到白通汤：**少阴病，下利，脉微者，与白通汤**，主要论述少阴病，阴盛戴阳，下利、脉微、面赤等症的治法，可以认为它是对前一条（第314条）的脉症补述。

利不止，厥逆无脉，干呕烦者，白通加猪胆汁汤主之。这是论述服白通汤后，不仅下利，而且是利不止；此非误治，这是因为阴盛寒凝过重，骤投大热之剂，无寒相佐。寒被热激而出现格拒，遂见利不止。**四肢厥冷无脉者**，系阳虚阴盛，阴液内竭，阳气不能达于四末。干呕为阴寒格阳于上，虚阳上越扰胃，胃气上逆则干呕。虚阳上扰胸膈则心烦。**干呕、心烦**，是阴寒在下，假热在上，真阴下脱，虚阳上越，阴阳形将离决之危候。这种情况当破阴回阳、宣通上下，兼用反佐法，就不会出现拒药不纳。方用白通加猪胆汁汤。大力温阳散寒，兼反佐咸苦，引阳入阴治疗。

服汤脉暴出者死，微续者生。说明服白通加猪胆汁汤后，可能出现两种反应：①脉暴出，即由原来的脉微或无脉，突然变为浮大而无根，是为阴液枯竭，孤阳离根，油尽焰高败象，病已不治，主死。②服汤后脉气徐徐渐复者，叫做微续，为阳气渐复，阴寒散去，阴液渐生的征兆，预后佳。

【病机】少阴病阳虚阴盛，用白通汤治疗，不见证情减轻反增下利不止、厥逆无脉、干呕烦等症状，因何如此？这种情况是因阴盛太甚，骤用热药，阴寒之证一时不耐阳药而被格拒，因格拒药物而出现干呕、心烦的症状。大热需寒相佐，用反佐法，就不会出现拒药不纳的现象，故仍用白通汤通阳，佐以猪胆汁、人尿性寒苦咸之品，引阳入阴。服汤后脉气徐徐渐复者为生；若脉暴出旋即停止，是为肾根已拔、油尽焰高之败象，病则不治。

【组方及用法】

葱白四茎　干姜一两　附子一枚（生，去皮，破八片）　人尿五合　猪胆

汁一合

上三味，以水三升，煮取一升，去渣，纳胆汁、人尿，和令相得，分温再服。若无胆，亦可用。

参考用量：葱白四茎，干姜 3g，附子 9g（生，去皮，破八片），另加猪胆汁。

【方义】本方是在白通汤内加入猪胆汁、人尿而成。仍用白通汤破阴回阳、通达上下。再加入猪胆汁、人尿之咸寒苦降以为反佐，以顺疾病阴寒之性，从其性而治之，如此则辛热药品中含苦降之品，得引阳药入于阴中，使热药不致被阴寒之邪所格拒。这种治法系从阴引阳之一种。若无胆汁，亦可用，说明本方反佐重在加人尿，而胆汁可有可无。

【辨证要点】本方主治少阴病格阳重证，以下利不止、全身厥逆、面浮红赤、干呕、烦躁不安、舌淡苔白、脉微细欲绝或无脉为辨证要点。

【临床应用】

白通汤与白通加猪胆汁汤的临床应用，只要抓住心肾阳虚，同时兼有阳气不通或者格拒的病机，就可以运用。

白通加猪胆汁汤，为《伤寒论》少阴病阴盛格阳之救逆要方，举凡阳气衰微、伤阴脱液皆有奇效。

日本目黑道琢认为：夏季的急性吐泻病，往往会出现心下膨满、烦躁等症状，有时也会呈现微脉而似有似无，或完全按不到脉。这是因为经过剧烈的吐泻之后，忽然胃力衰弱，而虚气、余邪乘虚结集于心下的关系，故用此方，挽回将欲飞散的元气。此方不仅可用于吐泻病，用于脑溢血猝倒、小儿脑膜炎等疾病，以及其他急激发生阳气虚脱者，亦能获得奇效。但应以心下膨满、痞闷为适用目标。

20 世纪 40 年代昆明发生真性霍乱，廖泉裕用本方大剂急救，治愈者数十人，无一人死亡。又如小儿慢惊、其他一切垂危之病（休克），皆建奇效。说明白通加猪胆汁汤，既有回阳救逆之功，又有益阴滋液之效。盖大多数垂危重病，莫不外乎阳亡阴竭两端。故本方之运用功效甚宏，难以尽述。

附：四逆汤类总鉴别

《伤寒论》称为四逆辈者共有 7 个汤证，方中皆有附子。四逆汤为此四逆辈的基本方，其余皆是根据轻重程度及兼杂症而组成。四逆辈者，基本病机相同，阳亡、阴竭、寒盛，且同姜、附相伍。

四逆汤主温守；白通汤及通脉四逆汤主温通；四逆汤偏重温阳，四逆加人参汤温阳之外兼有补阴液；白通汤及通脉四逆加猪胆汁、人尿既能反佐，又能降逆止呕除烦。

表 11-3 四逆汤类总鉴别

项目	四逆汤	四逆加人参汤	通脉四逆汤	通脉四逆加猪胆汁汤	茯苓四逆汤	白通汤	白通加猪胆汁汤	附子汤	真武汤
病因·相似	阳气衰微，寒气内盛								
病因·相异								阳气虚衰，阴寒凝滞	肾阳衰微，阴寒凝滞
病机·相异	或兼阳浮于外	兼阴竭于下	兼阴浮于外	兼阴浮于上夹阴竭于下	兼阳浮于上夹痰饮	格阳于上	阳浮于上更为严重	水寒浸渍筋骨节之间	水气内停
治则	回阳救逆	回阳固脱益气生津	逐寒回阳通达内外	逐寒回阳反佐苦寒从阴引阳	扶心阳止烦躁	逐寒回阳温通上下	逐寒回阳从阴引阳宣通上下	温补以壮元阳	温阳利水
症状·相似	脉微、下利，四肢厥逆、但欲寐							手足寒脉沉	脉细或弦细或沉微
症状·相异	无热恶寒汗出或身有微热热不去	利止亡血	里寒外热反不恶寒身面色赤或咽痛	吐已下断汗出，四肢拘急，脉微细	烦躁心悸，小便不利	下利甚，脉微甚	干呕心烦	身体痛，恶寒，口中和	身热自汗，心悸、头眩、身瞤动、下利
药味·相似	干姜、附子			干姜 附子				附子	附子
药味·相异	妙在甘草，以甘缓热之急总迫	加人参益阴固脱	重用姜、附，以通达内外阳气	加猪胆汁以从阴引阳通达内外	加茯苓利水止烦躁	加葱白通阳气	加猪胆汁、人尿从阴引阳宣通上下	人参、白术、茯苓补益元气，芍药散阴结止痛	白术、茯苓、生姜健脾利水，芍药致阴

拾贰　杂方类

一、当归四逆汤、当归四逆加吴茱萸生姜汤

【原文】手足厥寒，脉细欲绝者，当归四逆汤主之。（351）

【要旨】本条论述血虚寒厥的证治。

【释义】本条叙症极为简单，病机全凭脉象断测病机。足厥阴肝主藏血，厥阴血虚寒凝，血气不能充达四末，四肢失于温养，故见手足厥寒；言厥寒，寒者冷甚之谓。由于血虚寒凝血行不畅，故脉应之细小欲绝。治以补血散寒、温通经脉，用当归四逆汤主治。

【原文】若其人内有久寒者，宜当归四逆加吴茱萸生姜汤。（352）

【要旨】本条承上条，论述血虚寒厥兼内有久寒的治法。

【释义】厥阴血虚寒凝，血气不能充达四末，四肢失于温养，故见手足厥寒。血虚寒凝血行不畅，故应之脉细欲绝。用当归四逆汤养血散寒治疗。**内有久寒**者，指寒滞肝脉，日久累及脏腑。或平素胃中有寒者，呈现肝胃俱寒，可伴见呕吐涎沫、少腹冷痛等，则宜用当归四逆汤加强其散寒之力，再加上温中祛寒、止呕的吴茱萸、生姜暖肝和胃、降逆散寒。

【病机】本证为血虚寒厥。素体血虚，复因寒邪凝滞、气血运行不畅，四肢失于温养致手足厥寒。血虚而又经脉受寒，血脉不利，故其人手足常冷、脉细欲绝。

【组方及用法】

当归四逆汤

当归（三两）　桂枝（去皮，三两）　芍药（三两）　细辛（三两）　甘草（炙，二两）　通草（二两）　大枣（擘，二十五枚。一法，十二枚）

上七味，以水八升，煮取三升，去滓，温服一升，日三服。

当归四逆加吴茱萸生姜汤

当归（三两）　芍药（三两）　甘草（炙，二两）　通草（二两）　桂枝（去皮，

三两） 细辛（三两） 生姜（切，半斤） 吴茱萸（二升） 大枣（擘，二十五枚）

上九味，以水六升，清酒六升，煮取五升，去滓，温分五服。（一方，酒水各四升）

参考用量：当归 9g，桂枝 9g，芍药 9g，细辛 6g，甘草 6g（炙），通草 6g，大枣 25 枚（擘）。

按：当归四逆加吴茱萸生姜汤病情较当归四逆汤为寒，以水及清酒各半煎。清酒和水同煎，可以增强通血脉功能。

本方用的是通草，而非木通，木通含马兜铃酸较高。

【方义】本方是由桂枝汤加减化裁而成，以温经散寒、养血通络为治。由桂枝汤去生姜，倍用大枣加当归、细辛、通草而成。当归、白芍补血养营，桂枝、细辛温经散寒通血脉，甘草、大枣补益中气助营血，通草通利血脉，促进血液循环。诸药配伍，共奏温经散寒、养血和营、温通血脉、散寒去厥之用。

若其人内有久寒者，可再加入吴茱萸、生姜以加强散寒之力，加清酒用水酒各半煎药者，取其助诸药活血而散寒。

按：仲景方用生姜一般为三两。当归四逆加吴茱萸生姜汤用生姜半斤，仅次于当归生姜羊肉汤（《金匮要略》方）之用一斤。重用生姜皆取其伍当归以加强活血散寒之力，治血虚寒滞较久，气血运行不利。

【解析】

1. 关于本方应否加姜、附

柯韵伯认为本证汤方应是四逆汤加当归，就是说应有姜、附，就如同茯苓四逆汤为四逆汤加茯苓一样。由于本汤证条文记载过于简略，以致引起一些注家疑误。其实并没有错误。当归四逆汤证为血虚寒凝，从加吴茱萸、生姜来看，主治重点在厥阴肝寒血虚。吴茱萸走肝经配生姜，暖肝散寒、温胃化饮而不煽风火。不用干姜、附子则避免扰动厥阴风木。

2. 关于仲景方用大枣

仲景方一般用大枣为 12 枚。最多者为当归四逆汤及当归四逆加吴茱萸生姜汤，治手足厥寒、脉细欲绝，皆用大枣 25 枚，为仲景方用大枣次多者。炙甘草汤，治脉结代、心动悸，用 30 枚。**重用大枣之意**皆在养血和营、补血护津。

3. 关于仲景方用水酒合煮

仲景用水酒合煮者有三方，其余两方为炙甘草汤及《金匮要略》之芎归胶艾汤。当归四逆加吴茱萸生姜汤用酒水合煮，除散伏寒之结滞外，亦在加强温经通脉之力，养阴剂得此不致凝滞，后世用当归地黄丸，喜加酒，与仲景法有关。由于地黄有滞胃的倾向，所以用酒煎，便会容易被吸收，如八味丸亦用酒送下。炙甘草汤用酒，能起通经作用，尤其是通心经。

4. 本方用的是通草还是木通?

本方的通草，有的医家认为是木通，木通性味苦寒，与本方的功效相去甚远（例如龙胆泻肝汤用的就是木通）；木通的汤药味劣难以下咽，而且含马兜铃酸能伤肾。通草有散寒、通脉的作用，所以用通草较为适当。

5. 厥寒与厥冷

厥寒与厥冷有别，厥寒病人自己会说手足寒冷，他觉亦知。厥冷在他觉上可以知道其手足厥冷，但病人自己却不一定会觉得厥冷。此一厥寒可引申至颈肩腰腿等部位，甚至头痛、腹痛、痛经。其特点是多见冷痛，并多伴有遇寒则发或遇冷加重等现象。

【鉴别比较】

四逆散、四逆汤、当归四逆汤

三方以四逆命名，虽同名四逆，而三者用药、方证，差异甚大。

（1）**当归四逆汤**：脉细而厥。血虚不荣四末，手足厥寒。不是四逆汤加当归，而是桂枝汤加当归、细辛、通草。本方不用姜、附，用温血之剂温运血行，散寒通络以治手足厥寒。君药是当归，于今日临床而言，此汤证多与末梢血管循环障碍有关。

（2）**四逆汤**：脉微而厥。阳虚失去温布，手足厥冷。用四逆辈回阳之剂。君药是附子，于今日临床而言，此汤证多与心脏功能衰竭有关。

（3）**四逆散**：虽云四逆，但手足不甚冷，或指头微温，或自觉冷他觉并不冷，脉不微细。四逆散不用姜、附，但用和解表里法以治四逆。君药是柴胡，于今日临床而言，此汤证多与神经紧张及压力有关。

【辨证要点】**手足厥寒、脉细欲绝**是本方主症。手足厥寒，局部触诊时，温度较身体温度为低。且不伴有肢倦、冷汗、息短等体征衰弱情况。**脉细欲绝亦为主症之一**，病人多系局部血管供血不足。多伴有四肢发冷，或小腿肌肉疼痛屈伸不利，或经常出现腓肠肌抽筋痉挛。

【临床应用】

本方**适用于内、妇、儿、外各科**。**手足厥寒、脉细欲绝**，类同于现在末梢循环障碍、末梢血管狭窄或闭塞所致之血液循环障碍，手足厥寒只是浅显的表现，其症状可有**手足冰冷**，**重则青紫发绀**，或有疼痛。引申之，则头部、五官等部位亦可属末梢，如血管神经性头痛、耳部冻疮、鼻黏膜苍白等也可列入末梢循环不良，而能治之。外感病初期、发热误汗后、月经期或同房时（后）感寒受凉也容易出现本方证表现。

当归四逆汤**能促进全身血液循环**，改善局部缺血状态，解除血管痉挛，是现代中医临床**治疗冻疮、雷诺病的一张名方**。还能治疗诸多血循障碍病变，如肢端青紫症、血栓闭塞性脉管炎、红斑性肢痛、硬皮病、手足皲裂、周围神经炎、大动脉炎、无脉症、翼状胬肉、寒性齿痛等。

寒痹（遇寒就发作）、坏疽、脱疽、阴缩或疮口久不收口配合外敷（干姜石膏粉）可加强速愈。

本方善治疼痛，现代临床除用本方来治疗手足冻疮外，也常用治多种疼痛，尤其是冷痛。其疼痛多表现为病变部位冷痛，或刺痛，或遇寒发作，遇风冷加重，或局部颜色青紫。大多冬天发作或加重，但有夏天与寒凉接触而得病或加重者，吹冷气而发作者亦颇多见。寒痹关节疼痛、肩周炎、颈椎病、三叉神经痛、网球肘、风湿性关节炎、类风湿关节炎、各种骨质增生、腰椎间盘突出、腰肌劳损、腰股腿足痛、坐骨神经痛、头目牵引疼痛、寒疝腹痛、子宫附件炎、子宫内膜异位症、痛经、产后身痛等各种疼痛性疾病证属血虚寒凝者，常能获得满意疗效。

本方证之腹痛，多在下腹部，尤其是少腹挛痛，以肝经经脉所过部位的症状为多，尤其多见于生殖器、泌尿器方面有障碍者。也有从腹股沟沿侧腹髋关节至腰部疼痛者。亦有兼患背痛、头痛、四肢痛者。可用于古人所称的疝病中。

余以当归四逆汤治疗病例甚多，如妇女平素畏寒四肢发冷者、性冷淡、痛经、月经愆期、月经量少、寒腹痛、阵发性掣痛不休头痛、冻疮、肢体麻木、血栓闭塞性脉管炎、习惯性便秘、阴阳易、妇科血虚宫寒不孕等。

当归四逆加吴茱萸生姜汤，所主为内有久寒，其寒象要比当归四逆汤证更甚。系当归四逆汤加吴茱萸、生姜而成。其中所加两药药量均较大，皆能温里散寒，所治病证为寒象较重、病程亦较久者。

余以当归四逆加吴茱萸生姜汤治愈过长年偏头痛、痛经、坐骨神经痛之病患甚多。还用治过慢性盲肠炎、肾石症、男子血虚睾丸冷痛。因加入吴茱萸、生姜，含有吴茱萸汤之组合，也可治疗当归四逆汤证兼有头痛、呕吐、吐涎沫者。

二、吴茱萸汤

【原文】食谷欲呕，属阳明也，吴茱萸汤主之。得汤反剧者，属上焦也。（243）

【要旨】本条论述阳明中寒、食谷欲呕的证治，以及上焦有热呕吐之辨。

【释义】胃主纳谷，若食不能纳而欲呕，是胃虚有寒。属阳明，是说其属胃，属于中焦虚寒，主以吴茱萸汤温中降逆、温胃散寒，水谷得下，呕逆则止。若服吴茱萸汤呕吐更厉害，表明上焦胸膈有热，得汤以热助热，故呕反增剧，则非吴茱萸汤所能治疗。

【原文】少阴病，吐利，手足逆冷，烦躁欲死者，吴茱萸汤主之。（309）

【要旨】本条论述少阴病吐利烦躁的证治。

【释义】少阴阳虚寒盛，寒邪伤及脾胃，中焦虚寒，浊阴犯胃，升降失职，则吐利并作。联系方治，本证吐利当是以吐为主，利并不甚，阳气被寒邪所郁遏，不能温养四末，故手足逆冷。烦躁者以烦为主，烦躁欲死是因寒浊犯胃，呕吐剧烈，致心神烦乱。这里的所谓欲死，是形容烦躁至甚的状态，并非可能会死的意思。用温中散寒、降逆止呕的吴茱萸汤治疗。

【原文】干呕，吐涎沫，头痛者，吴茱萸汤主之。（378）

【要旨】本条论述肝寒犯胃、浊阴上逆的证治。

【释义】干呕者，有声而无物也。干呕无物，仅吐涎沫，为胃中虚寒，肝木夹浊阴之气犯胃则干呕，浊阴之气不化，夹饮上逆，往往随着干呕而吐涎沫，其所吐涎沫也必是清涎冷沫。头痛者，饮毒上攻头脑也，厥阴之脉夹胃，上巅，肝木夹浊阴之气上冲于巅则头痛。治用吴茱萸汤温胃暖肝降冲、通阳泄浊。

【原文】呕而胸满者，吴茱萸汤主之。（《金匮要略·呕吐哕下利病脉证治第十七》）

【要旨】本条论述呕而胸满之证治。

【释义】胸中为清阳之地也。呕而胸满，多因胃有停饮，夹肝气上逆所致，阳虚而浊阴乘之也，以吴茱萸汤益阳散阴、温胃补虚、散寒降逆。

【病机】此阴寒内盛、浊阴上逆之证。**病在阳明，胃寒呕吐。**肝寒是本，胃寒是标。肝胃虚寒，胃失和降，浊气上逆故欲呕也。**病在少阴，吐利，肢冷烦躁。**火不暖土，则见吐利频作、手足逆冷。阴盛于下，阳浮于上，则烦躁欲死，见阳烦而阴躁。**病在厥阴，头痛，干呕，吐涎沫。**厥阴经脉夹胃属肝，寒气由经脉上出与督脉会于巅顶则头巅痛。肝寒犯胃则干呕、吐涎沫。

【组方及用法】

吴茱萸一升（洗） 人参三两 生姜六两（切） 大枣十二枚（擘）

上四味，以水七升，煮取二升，去滓，温服七合，日三服。

参考用量：吴茱萸 6g，党参 9g，生姜 12g，红枣 6 枚（剖开）。

按：吴茱萸有毒，使用剂量不宜过大，较大剂量时要注意煎煮时间要长。从仲景此方以水七升煎取二升来看，时间显然较长。

【**方义**】本方在《伤寒论》之主治概有三证：一为胃寒呕吐；一为厥阴头痛，干呕，吐涎沫；一为少阴吐利，肢冷烦躁。症状虽殊，其病机却均属阴寒上逆所致。重点为肝胃虚寒、浊阴上逆。方中吴茱萸暖肝温胃、散寒降浊以治阴寒上逆；[许宏说：吴茱萸能下三阴之逆气为君（《金镜内台方议》)]。重用生姜辛温散寒、降逆止呕。人参益气健脾。大枣温补脾胃，又能甘缓调和诸药。四药合用，共成温中补虚、降浊止呕之剂。

【**解析**】

1. 第309条与第296条的症状颇相类似。第296条被认为是死证，而第309条却为可治，原因何在？

第309条叙症：**少阴病，吐利，手足逆冷，烦躁，欲死，吴茱萸汤主之**。

第296条叙症：**少阴病，吐利，躁烦，四逆者，死**。

以上两条症状颇相类似。第296条被认为是死证，而第309条却为可治，原因大致如下：

第296条所言之少阴病，吐利交作，系阳气大衰，阴寒内盛。若再见躁烦、四逆，为独阴无阳，残阳欲脱。**躁烦与烦躁不同**，一字之差，症状迥异。必是躁大于烦，以肢体的躁扰不宁为主；其**四逆**，亦是四肢厥逆不回。证情至危，故为死证。

第309条之所以列在少阴篇，并冠以**少阴病**三个字，即在于与少阴阴盛阳微的呕吐、下利、肢厥、躁烦之症作区辨，否则就不是吴茱萸汤所能治的了。

2. 关于吴茱萸汤的异病同治

吴茱萸汤虽在阳明、少阴、厥阴出现。病在**阳明**，胃寒呕吐。病在**少阴**，吐利，肢冷烦躁。病在**厥阴**，头痛，干呕吐涎沫。病机都体现了浊阴不化、阴寒内盛、肝胃不和、浊阴上逆的共同点。虽然表现有不同侧重，但**病机相同**，治疗即相同，体现了**异病同治**的精神。

【**鉴别比较**】

四逆汤证与吴茱萸汤证

两者皆有吐利。

（1）**吴茱萸汤证**：属肝胃虚寒。以头痛呕吐为主，下利为副。

（2）**四逆汤证**：为全身虚寒。以吐利为主，无头痛。

【**辨证要点**】结合吴茱萸汤的证治三条条文互参：食谷欲呕（第243条）；干呕，吐涎沫，头痛（第378条）；少阴病，吐利，手足逆冷，烦躁欲死（第309条）。

吴茱萸汤证病机为阴寒内盛、浊阴上逆。其症状虽或吐利交作，**但应以呕吐涎沫为主，下利次之**。其他手足厥冷、烦躁等则是附带症状。

【临床应用】

本方病机为阴寒内盛、浊气上逆。只要合此病机，投以吴茱萸汤，多有捷效。

临床**最常用于以呕吐清水、吐涎沫为主症的疾病**，以及**以剧烈头痛为主症**的疾病。

1. 干呕，或吐涎沫是本方的主症之一

现代临床多以本方治疗以呕吐清水、吐涎沫为主症的疾病。治胃寒之呕吐、清涎上涌、呃逆之机会极多。神经性呕吐、眼科一些疾病（眼胀痛伴呕吐者，如青光眼等）、胃炎、虚寒性胃痛、胃酸过多、胃神经官能症、消化性溃疡、幽门痉挛、瘢痕性幽门梗阻、慢性肠炎、厌食症、高血压病、疝痛、妊娠呕吐、慢性肾功能衰竭、克山病急性发作等属于肝胃虚寒、浊阴上犯者，应用本方亦能收效。有时即使没有明显的呕吐，而有口流涎沫者也可使用本方。呕吐同时伴有胃脘部疼痛者，以及以眩晕呕吐为特点的梅尼埃病（内耳眩晕症）也可参照使用。

2. 治腹痛下利为主症的消化系统疾病

慢性胃炎、消化性溃疡、溃疡性结肠炎、细菌性痢疾、慢性肝炎、慢性胆囊炎等，有时也可用本方。呕吐和下利同时出现也可使用本方，如休息痢（多兼口吐清水或呕吐吞酸）。

3. 治疗剧烈头痛为主的疾病

可治血管神经性头痛、习惯性头痛、顽固性头痛等。本方所主之头痛多半程度剧烈，部位以偏头痛（太阳穴周边）及巅顶痛（厥阴头痛：厥阴肝经循行路径为上入颃颡，连目系，上出腭，会督脉于巅，故厥阴头痛在巅顶）居多，常伴有手足冰冷。头痛几乎都伴有呕吐或欲呕，或仅是轻微的恶心，或吐涎沫，常在睡眠不足、疲劳、食量过多、妇女月经来时发病。（按：此为治疗严重偏头痛，痛甚则欲呕之特效方）

余之经验，久年头痛，痛甚则欲呕，不论痛在何经，皆可做厥阴头痛论治，以吴茱萸汤治疗甚效，数年病痛可数剂而愈。已治愈数十例。重者亦仅用十余剂即治愈。初服一二日常有头痛愈甚之现象，宜先告诉之，以免紧张。据经验，过去服止痛药愈多者，反应越激烈，系相互拮抗所致。但此种病例痊愈也较快，合入真武汤疗效更佳更快，并能减轻此种状况。

根据《伤寒论》所述：少阴病吐利，手足厥冷，烦躁欲死者，吴茱萸汤主之；干呕，吐涎沫，头痛者，吴茱萸汤主之；若不尿，腹满加哕者，难治。肾病、肾虚发展到无尿时，而有头痛、干呕、腹满、哕逆、肢厥、烦躁等症状，也可用此方。

余以此方合真武汤加减治疗多例慢性肾功能衰竭、尿毒症，有多例逾十年未透析。

三、黄连阿胶汤

【原文】少阴病得之二三日以上，心中烦不得卧，黄连阿胶汤主之。（303）

【要旨】本条论述少阴病阴虚火旺的证治。

【释义】少阴病本属阳虚阴寒证，水火不交，又可阴虚生热。少阴病得之二三日以上，未见但欲寐，反见心中烦、不得卧，且无厥逆、吐利等症，是肾阴不足，肾水不能上济于心，心肾不能相交，心火无制而化热独亢于上，因此出现心中烦、失眠不得卧寐，此即**少阴热化证**。治用黄连阿胶汤滋阴降火、交通心肾。

【病机】本方证病机为少阴阴虚火旺、心肾不交。少阴包括心与肾。心主火而位居于上，肾主水而位居于下，在正常的生理情况下，心火下降以温肾水，使肾水不寒；肾水上承以济心火，使心火不亢。水火上下交济，维持人体阴阳相对平衡。若少阴肾水亏虚而不能上承，心火独炽无制而上炎，就会导致心肾不交，产生心中烦，不得卧。

【组方及用法】

黄连四两　黄芩二两　芍药二两　鸡子黄二枚　阿胶三两

上五味，以水六升，先煮三物，取二升，去滓，纳胶烊尽，小冷，纳鸡子黄，搅令相得，温服七合，日三服。

参考用量：黄连12g，黄芩6g，芍药6g，鸡子黄2枚，阿胶9g，水煎服。

按：烊尽——溶尽的意思。

注意：本方先煎黄连、黄芩、芍药三味。阿胶烊化后兑入汤剂中；待汤稍冷，再加入鸡子黄，因为在很热的时候加入则会凝固，所以要在稍冷之后加入。

【方义】黄连阿胶汤为滋阴降火之祖方。方中黄芩、黄连苦寒以泻心火，除上焦心膈烦热；鸡子黄、阿胶血肉有情之品以滋肾水；芍药酸收安神敛阴、滋养心液。芍药与芩、连相配，酸苦涌泄以泻火。芍药与鸡子黄、阿胶相配，酸甘化阴，敛热安神和阴阳。芩、连入阿胶、鸡子黄，清热而不燥，滋补而不腻，因而能滋阴泻火、交通心肾。

按：黄连小剂量用一两能除痞满，如各泻心汤之治痞。大剂量用四两则除烦、安神，如本方所治的"心中烦，不得卧"。

【鉴别比较】

黄连阿胶汤证与栀子豉汤证所主之烦，有何不同？

（1）**栀子豉汤证**：是下后里已不实，但有热扰心胸，为虚烦不得眠，是**偏于热的虚烦**。

（2）**黄连阿胶汤证**：心中烦，乃上焦胸中有热扰，不得卧，是**偏于血虚烦甚**，不得安卧入睡。是真正的虚证，又有热扰心胸。本方治虚烦不眠兼有诸失血证者尤佳，栀子豉汤则无此功效。

【辨证要点】本方所治阴虚火旺证，以虚性的兴奋失眠为突出表现。为<u>少阴热化证</u>，多伴烦躁、唇红、便秘、尿赤、脉细数等。舌象多为舌质鲜红，无苔或少苔呈草莓样。

【临床应用】

黄连阿胶汤主治<u>阴虚火旺证</u>，或称<u>阴虚阳亢证</u>，多因消耗性疾病或内分泌失调，形成虚性的亢奋。

黄连阿胶汤临床主要运用于治疗精神方面的病证，尤其是失眠。精神方面的病证，如神经衰弱、自主神经功能紊乱、狂躁症、忧郁症、高热昏迷、心律失常、老年性痴呆、精神病等见心烦失眠者，以及神经衰弱导致的梦遗、早泄、阳痿等，均可使用。**只要掌握阴虚火旺、心肾不交的病机**，应用黄连阿胶汤就能取得理想的疗效。

黄连阿胶汤临床其次是用于血证。本方治疗出血证有较好的疗效，方中黄芩、阿胶、芍药止血和血之功甚佳。所治出血的部位比较广泛，如鼻衄、咯血、吐血、尿血、月经过多、崩漏、皮下出血、腹痛下血或下利便脓血等属阴虚火旺者，若再伴有烦热、不得眠、心下痞者，尤为适宜。本方治心中烦不得卧，颇似栀子豉汤证，但本方偏于治虚烦不眠兼有以上诸血证者，栀子豉汤则无此功效。

皮肤病方面可治颜面红疹干燥脱屑，面色红赤，日晒面色愈红，疹发愈剧，属血热者。妇女多见，用本方加味甚效。

本方还用于治疗甲状腺功能亢进、高血压病、脑出血、萎缩性胃炎、溃疡性口腔炎、顽固性失音、肝硬化、肝昏迷、各种皮炎、心律失常等属阴虚火旺者，以及其他温热病后期（例如麻疹后）所出现的虚性兴奋状态如手足心烦热、面热赤、烦躁、失眠、多梦、易怒、谵妄等。

余以此方治疗阴虚火旺诸症。失眠，尤其是烦躁难眠者，以及更年期综合征、神经官能症；血证如月经过多、崩漏、胎漏、大便出血、痢疾出血、支气管扩张咯血症；还有眩晕、慢性口舌生疮、牙宣牙痛、咽干等，均取得显效。

四、乌梅丸

【原文】伤寒，脉微而厥，至七八日，肤冷，其人躁，无暂安时者，此为脏厥，非蛔厥也。蛔厥者，其人当吐蛔，今病者静而复时烦者，非为脏寒。蛔上入其膈，故烦，须臾复止。得食而呕又烦者，蛔闻食臭出，其人当自吐蛔，蛔厥者，乌梅丸主之。又主久利。（338）

【要旨】本条论述脏厥与蛔厥，以及蛔厥的证治。

【释义】伤寒脉微，四肢厥逆，即脏气虚败之厥。真阳不足，感寒即见脉微，阴盛阳衰则厥，至七八日，阳气不回，更见肤冷，说明真阳虚极已外现于营卫；进而躁动不安，无暂时的安定，这是阳虚阴盛，虚阳上扰，脏气败脱的危候，称为脏厥。脏厥证属阳虚阴盛，与厥阴病寒热错杂的蛔厥不同。

蛔厥其人当吐蛔而外现厥冷。蛔虫上入其膈故烦；须臾烦因蛔下而复止；进食则引诱蛔虫闻食臭窜动上出，上逆胃气则呕；蛔因食动上窜入膈，故又见烦；其人必常吐蛔虫。蛔厥属寒热错杂，当以寒热并用、攻补兼施的乌梅丸治疗。同时，乌梅丸还主治慢性久利。

【病机】本方证属厥阴病机。为上热下寒、寒热错杂，致使蛔虫窜动上扰，胃气因而上逆，呕吐心烦。所谓蛔厥，即是因上热下寒，蛔虫扰动，气血逆乱，升降不调，阴阳失和，阴阳气不相顺接，而外现四肢厥逆。又主久利者，此种下利多系反复发作，长期不愈，常影响机体阴阳气血失衡，病机多有寒热交杂及虚实夹杂。厥阴病即是寒热交杂、虚实互见、气血失调。乌梅丸是厥阴病的主方，即含此种错综复杂病机。

【组方及用法】

乌梅三百枚　细辛六两　干姜十两　黄连十六两　当归四两　附子六两（炮，去皮）蜀椒四两（出汗）桂枝六两（去皮）人参六两　黄柏六两

上十味，异捣筛，合治之。以苦酒渍乌梅一宿，去核，蒸之五斗米下，饭熟捣成泥，合药令相得，纳臼中，与蜜杵二千下，丸如梧桐子大。先食饮服十丸，日三服，稍加至二十丸。禁生冷、滑物、臭食等。

按：出汗——蜀椒烤之，则会渗出油来，此谓之出汗。蜀椒为去内仁而用壳，内仁称为椒目。

乌梅丸的制法：是将乌梅以外的十味药物分别研成粉末，筛过之后充分捣匀，另外用醋将乌梅渍一夜，去核，然后以五升（五斗）许的米蒸，饭熟后与饭同捣

为泥状，加入前药混合均匀，入臼中与蜂蜜共捣二千下（此为大概数），做成好像梧桐子大的药丸，于食前服用十丸，一日三服，逐渐增为二十丸。不可吃生冷的食物、滑的食物、有臭气的食物。

乌梅丸的制作过程非常复杂，本方以丸剂为宜，亦可作汤剂使用，也有效果。使用本方病情缓者可用丸剂，病情急者多用汤剂，汤剂一般不用蜜及醋。

参考用量：乌梅 12g，细辛 3g，干姜 4.5g，黄连 4.5g，当归 6g，附子 6g，蜀椒 3g，桂枝 6g，党参 10g，黄柏 9g。水煎服。或乌梅丸，每次 15~20g，每日 3 次，吞服。

【方义】古人经验认为：蛔得酸则静，得辛则伏，得苦则下。本方从安蛔入手。酸辛苦甘同用，合酸收、苦泄、辛开、甘补、大温大寒各药于一炉，寒温并举，攻补兼施，兼治寒热错杂之病。方中重用乌梅味酸为主药，酸能平肝安蛔、解痉、熄风止痛，辅以川椒、细辛、干姜、附子味辛温脏祛寒、驱蛔止痛。黄连、黄柏味苦寒止利下蛔、安胃止呕、兼能清热，以制辛热药物过于耗阴之弊。人参、当归味甘，补气养血，扶正安脏。加蜜调和诸药，蒸之米下，资其谷气。作用甚为全面。所以本方能主治寒热错杂而兼里虚之证，为阴阳寒热虚实错杂之厥阴病主方。

【辨证要点】本方证的表现为**寒热错杂**，既有手足不温、额上汗出，畏寒、口流清涎、下利等**寒证**，同时又有心烦、欲呕、面热赤、目红赤、小便黄的**热证**。

【临床应用】

乌梅丸酸辛苦甘同用，寒热并用，攻补兼施，主治范围颇广。**有几个主治面，首先是主治胆道蛔虫或肠道寄生虫病**有较好的疗效；其次**又主久利**，较多地用于治疗慢性泄利，治疗久利证属寒热错杂者，往往会收到意想不到的效果。现代药理研究发现本方具有较强的抗过敏作用，**可治疗过敏性结肠炎**之类的病证；再者，从厥阴病提纲证（326 条）**"厥阴之为病，消渴"**出发，本方**治疗糖尿病**也有临床效用。

乌梅丸的使用范围十分广泛，应用时要联系厥阴病的病机**上热下寒、寒热错杂**来扩大运用。本方最多的是灵活应用于各种内伤杂病。现在临床多用本方治疗下述各病。

（1）**消化系统病**：胆道蛔虫症、蛔虫性肠梗阻（临床验证，本方对于胆道蛔虫、蛔虫性肠梗阻均有良效）、钩虫病、过敏性结肠炎、痢疾、慢性胆囊炎、胆结石、消化性溃疡、慢性胃炎、反流性食道炎、反酸、顽固呃逆、胃肠神经官能症、神经性呕吐、慢性结肠炎、溃疡性结肠炎、肠易激综合征、胃手术后综合征、胃肠功能紊乱、直肠息肉等，**以腹痛、呕吐为主症，或以慢性、顽固性腹泻为主症者，**

可使用本方。本方常用以治疗寒热错杂、脾寒肠热的慢性腹泻及慢性痢疾，以及寒热错杂、肝胃不和的呕吐、胃痛、腹痛等。对胆道系统以外的肠道疾病，如下利等，乌梅丸也具卓效。乌梅丸是较理想的慢性菌痢治疗剂。乌梅丸可作为驱虫剂用于蛔虫症，可治蛔虫所引起的腹痛、呕吐、下利（杀虫或驱虫，配用川楝、使君子等，安蛔驱虫并举，效果更好），也可用于与蛔虫无关的久利不止、妊娠恶阻等。

（2）**精神神志病**：原文有"病者静而复时烦"句，即显示精神不安症状。因此可治癫狂、痫证、癔症、梅核气等。

（3）**五官科疾病**：厥阴经行至眼与口，与少阳表里，与耳相关，本方能治慢性角膜炎、青光眼、角膜溃疡、复发性口腔溃疡、化脓性中耳炎等。

（4）**妇科病**：崩漏、带下、闭经、慢性盆腔炎、不孕症等。

（5）**男性病**：阳痿、前列腺肥大等。

（6）**其他疾病**：糖尿病、高血压病、梅尼埃病、干燥综合征、神经性头痛、痉证、老年皮肤瘙痒、顽固药疹、阴阳易等属寒热错杂证者。

五、白头翁汤

【原文】热利下重者，白头翁汤主之。（371）

【要旨】本条论述厥阴热利的证治。

【释义】厥阴下利有寒利及热利之分。本条明确提出是热利，则有别于寒利。热利是里有热而下利。它的典型症状是下重，即里急后重。厥阴经热邪下迫大肠，火郁湿蒸，秽浊壅滞，致使气机壅塞不畅，肠中秽物滞而难以畅出，热邪下迫灼伤络脉，故里急后重而利下脓血。治以清热燥湿、坚肠止利、疏达肝木之郁，方用白头翁汤。

【原文】下利欲饮水者，以有热故也，白头翁汤主之。（373）

【要旨】本条续论厥阴热利的另一证治。

【释义】白头翁汤证之热利，是厥阴化热，下注肠间，而厥阴包络之火夹热上炎灼津，又可见口渴欲饮水。渴欲引水者属里有热邪，下利而又兼渴欲饮水，表明里热炽盛。下利口渴必须与里急后重联系到一起，这样就构成了白头翁汤证，则以白头翁汤治疗。

【病机】肝主疏泄，厥阴肝经热邪下迫大肠，火郁湿蒸，秽浊壅滞，致使气机壅塞疏泄失常，肠中秽物滞而难以畅出则下重，热邪下迫灼伤络脉，故里急后重而下利脓血。厥阴包络之火夹热上炎灼津，又可见口渴欲饮水。

【组方及用法】

白头翁二两　黄柏三两　黄连三两　秦皮三两

上四味，以水七升，煮取二升，去渣，温服一升。不愈，更服一升。

参考用量：白头翁 6g，黄柏 9g，黄连 9g，秦皮 9g。

【方义】本方是治热利下重的主要方剂。本方以白头翁为方名，可知白头翁是君药。方中白头翁苦寒，入胃及大肠经，能清热解毒、凉血治痢。黄连清热燥湿、泻火解毒而厚肠胃，亦为清热解毒治利之专药，且能清上焦之火而止渴。黄柏善清下焦湿热，清热燥湿而止痢。秦皮苦寒而涩，清肝胆湿热、涩肠止利，四药合用，共奏清热化湿、凉血止利的功能。

【鉴别比较】

葛根芩连汤、黄芩汤、白头翁汤

三方皆主热利，详见葛根芩连汤之鉴别比较第四项。

【辨证要点】白头翁汤的下利，**是为热利**。腹痛，里急后重，肛门有灼热感，下利赤多白少，一天次数较多，可以有发热，欲饮水者，即口渴至甚。

【临床应用】

白头翁汤后世广泛应用于痢疾的治疗，是治疗热利的主要方剂，白头翁汤的下利，**是为热利**。凡利证初起，属实属热（欲饮水者，即口渴至甚，或肛门有灼热感者）者，用之效果明显。

本方适用于原虫性痢疾、细菌性痢疾、阿米巴痢疾、急性附件炎及某些产后腹泻。用本方加味治阿米巴痢疾引起之阿米巴肝脓肿有效。亦用于具有下利脓血特点的溃疡性结肠炎。

黄水疮，破流脂水、痒痛，多因暴感湿热所致，亦可用本方施治。

本方加入阿胶、甘草，即成《金匮要略》的白头翁加甘草阿胶汤，治产后下利虚极，用于产后下利而衰弱者，以及凡血虚而兼患热利者，效果显著。

对于**某些妇科病**，如崩漏（血热型）、赤白带下、上环后月经过多，凡症见少腹疼痛，白带增多或间有血丝，尿灼热、尿频、尿黄赤，月经量多色鲜红，舌质红，苔黄或黄腻，脉滑或数者，皆可以白头翁汤加减治疗。

下部湿热之病，如泌尿系感染、盆腔炎、痔疮、下肢皮肤发红、带下阴痒（湿毒型带下量多，色黄绿如脓）、霉菌性阴道炎、遗精、尿频短涩而赤者，可用本方主治。

也并非局限于下焦，应用白头翁汤治疗热毒上攻之**眼结膜炎**（目中涩痛羞明，红赤，或两目发红，畏光多眵，风泪不止），甚效，因肝开窍于目也。

也有用治严重鼻衄（证属湿邪外侵），以及热毒蕴结于肺胃口舌生疮。

淋巴结核、瘿病性震颤等也有应用本方的机会。

还有报道，应用白头翁汤治疗乳腺炎，红肿热痛，属于肝经火旺者。

六、桃花汤

【原文】少阴病，下利便脓血者，桃花汤主之。（306）

【要旨】本条论述虚寒下利便脓血的证治。

【释义】冠以少阴病，意味着阳虚无热，脉必沉微。少阴病，下焦阳虚，火不暖土则下利。下利日久，脾肾愈伤，阳虚里寒，统摄无权，滑脱不禁，而致便脓血。当用温阳散寒、涩肠固脱的桃花汤治疗。

【原文】少阴病，二三日至四五日，腹痛，小便不利，下利不止，便脓血者，桃花汤主之。（307）

【要旨】本条承上条再论下焦虚寒便脓血证治。

【释义】本条承第306条，再论下焦虚寒便脓血证治。是列举较前条为重为深的证，作为桃花汤证的补充。少阴病，表明下利属虚寒性质。少阴病二三日至四五日，则病程较长，虚寒更甚。阳虚阴盛，寒凝不解则腹痛。小便不利，是由于下利不止、利多伤液所致。若虚滑不固，久利不止，阳虚气陷，不能摄血，则大便脓血。证属虚寒滑脱，仍以桃花汤温阳散寒、涩肠固脱。

【病机】以上两条俱论述虚寒性下利便脓血的证治。少阴病下利，证属肾虚及脾，脾肾阳虚，统摄无权，大便滑脱不固。阳虚寒凝，气滞不通则腹痛。久利伤津，兼以阳虚不化，则小便不利。下利日久不止，久利伤络血溢肠中而便脓血。

【组方及用法】

赤石脂一斤（一半全用，一半筛末）　干姜一两　粳米一升

上三味，以水七升，煮米令熟，去渣，温服七合，纳赤石脂末方寸匕，日三服。若一服愈，余勿服。

参考用量：赤石脂30g，干姜3g，粳米60g。

【方义】本方为温中涩肠固脱之剂，治疗虚寒下利便脓血，滑脱不禁。方由赤石脂、干姜、粳米三味药物组成。方中赤石脂涩肠固脱止利、止血生肌，干姜温中散寒，粳米补益脾胃益气和中，共同组成温中固涩、补脾和中之剂。赤石脂色

赤，含有斑点，形如桃花，故名桃花汤。

方中赤石脂一半全煎，取其温涩之气；一半为末，少量冲服，使末留滞肠中，取其收涩气血固肠止利之效。

方后注：若一服愈，余勿服。有中病即止之意，不可久服，由于收敛作用颇强，恐有留邪之弊。

【鉴别比较】

1. 桃花汤证与白头翁汤证（虚寒下利与湿热脓血便）

桃花汤证与白头翁汤证皆为下利、便脓血。

（1）**桃花汤证**：为**虚寒下利**。脓血色暗淡，无里急后重，有也极轻，病已日久，滑脱不禁，腹痛绵绵或隐痛，时轻时重，喜温喜按，口淡不渴，或喜热饮，脉微细弱。

（2）**白头翁汤证**：为**湿热下利**。脓血色鲜，里急后重严重，便臭秽，滞下不爽，肛门灼热，腹痛较剧，口渴喜饮，脉滑数或数而有力，舌苔黄腻。起病急迫，病程较短。

2. 桃花汤与赤石脂禹余粮汤

两方的下利相似。

（1）**桃花汤**：主治虚寒性下利便脓血。少阴病下利，证属肾虚及脾，脾肾阳虚，统摄无权，大便滑脱不固。下利日久不止，久利伤络血溢肠中而便脓血。病变限于直肠的下利。

（2）**赤石脂禹余粮汤**：主治医者误下，脾胃气机升降失司，形成下利不止。本下利证病位在下焦，是因脾肾阳虚，下焦统摄无权，关门不固，用于因直肠弛缓而下利者。

【辨证要点】桃花汤主治虚寒滑脱之久利、久泄。以腹痛、下利脓血、舌淡苔白、脉沉细为辨证要点。

【临床应用】

凡病机属脾肾阳虚的久利、久泻、便血、月经过多、崩漏（下焦虚寒型功能性子宫出血）或其他滑脱病证，均可用本方加减治疗。

桃花汤常用于治疗一些腹泻，包括蓄便性腹泻、发酵性腹泻、腐败性消化不良之腹泻，大便稀含水多，投本方即能见效。

临床常应用于慢性菌痢、慢性阿米巴痢疾、伤寒肠出血或慢性肠炎等病，日久不愈，所下脓血色暗不鲜，腹痛喜温喜按，苔白，脉迟弱或微细，虚寒滑脱者，用之即效，有显著脱水现象者，用之亦佳。

此外，下利不禁，状如鱼脑，或胶胨之脓血便，无臭气亦可用本方。临床上，虚寒下利，不见脓血亦可用之。

临证见到桃花汤证，方中加入乌梅一味，效果更为显著。

注意：以下状况不可用桃花汤：①痢疾初起，里急后重者不可用，所谓痢疾初起无止法。②本方重点在下焦，病变以直肠的下利为主。下利而疼痛在上腹部者，不可用桃花汤。③赤石脂往往会碍胃，若有食欲不振、恶心、呕吐，则亦不宜。④若为热利便脓血，表现为血色鲜明，气味臭秽，里急后重感显著，肛门灼热者，此属热利下重，亦不可用本方。

七、猪肤汤

【原文】少阴病，下利，咽痛，胸满，心烦，猪肤汤主之。（310）

【要旨】本条论述少阴阴虚咽痛证治。

【释义】少阴病下利日久伤阴，阴液耗夺，阴虚经脉失濡。盖足少阴之脉，其直者从肾上贯肝膈，入肺中，循咽喉，夹舌本；其支者，从肺出，络心，注胸中。虚火循经上炎，故见胸满、心烦、咽痛。用猪肤汤清热滋阴润燥治疗，则少阴虚热自消，而咽痛诸症可除。

【病机】少阴经脉循喉咙，夹舌本。下利日久伤阴，阴液不足，导致虚火上炎，循经熏于咽喉而咽痛。少阴经之支脉从肺出，络心注于胸，沟通了"水火既济，心肾相交"的关系。虚火循经上扰，经气不利，则见咽痛、胸满、心烦。

【组方及用法】

猪肤一斤　白蜜一升　白粉五合

上一味，以水一斗，煮取五升，去滓，加白蜜一升，白粉五合，熬香，和令相得，温分六服。

白蜜：上好的蜂蜜。

白粉：粉为米粉。白米的粉。炒令香后混合，分为六次温服。

参考用量：猪皮(去毛之猪皮)60g。上1味，煨汤三四小碗，取汤，吹去浮油，加入白蜜30g、炒焦米粉15g，和匀，一日内分6次温服。

【方义】本方为甘平凉润、滋阴清热的平剂。猪肤就是外去毛及内去肥脂之猪皮，入少阴，咸寒黏腻多脂，能滋润肺肾之燥、清少阴虚火、解虚烦之热。白蜜甘寒，能缓中，生津润燥清上炎之火，除心烦而利咽缓咽痛。米粉，甘缓和中，养阴滋液，扶脾止利。三味合用，组方严谨，药味简而不杂，有清虚热、润肺肾、复阴液的作用，对少阴虚火上炎的咽喉肿痛甚为合拍。

按： 猪肤即外去毛及内去肥脂之猪皮，用时要把猪肤里面的油脂即肥肉刮干净，因为这类病人原本就有下利，若再服猪油多的汤，泄泻会更严重。

【辨证要点】 下利伤阴，虚火上炎，咽痛一般不甚，也不太红肿，以咽微红干痛、胸中满闷（热滞于胸）、心烦失眠多梦、舌红少苔、脉细数（阴虚之象）为辨证要点。

【临床应用】

本方主治虚火上炎之咽痛及失音症。临床用于治疗一些职业性咽痛（教师、讲员）或肺结核，或高温作业，肾精亏耗，虚火上炎，而咽干、咽痛、声嘶哑者，有显著效果。

本方清热而不伤阴，润燥而不滞腻，治疗阴虚而热不甚，又兼下利脾虚之虚热咽痛者最为相宜，为良好之食疗法。对热性病恢复期，阴分不足者，亦可酌用。

本方所治并不在治疗阴虚下利，若阴虚下利，则应另行加味。

临床亦有用猪皮胶治疗原发性血小板减少性紫癜和再生障碍性贫血、脾功能亢进、各种原因所致的贫血等病而见本方证者。治疗经行鼻衄亦获效。

临床运用本方治疗肾阴不足的消渴（包括今之糖尿病、尿崩证），亦有一定疗效。

八、甘草汤

【原文】 少阴病二三日，咽痛者，可与甘草汤，不瘥与桔梗汤。（311）

【要旨】 本条论述少阴虚火上犯所致咽痛的治法。

【释义】 少阴经脉循喉咙，少阴病初犯二三日见咽痛者，乃心火之热循少阴之经脉阻于咽喉，产生疼痛（本证应只是局部轻微红肿痛，热亦不甚），故用甘草汤（生甘草一味），清火利咽缓痛。若服药后病情不减，则是火气壅遏，肺气不宣，痰热为患（红肿较重），再加苦桔梗以开肺豁痰利咽。

【病机】 本方证属少阴客热咽痛证治。少阴经脉循咽喉，客热阻于咽喉，则少阴之经脉受扰，因而产生疼痛。本证症状较轻，只是局部轻微肿痛，热亦不甚，故用生甘草一味清热解毒缓痛，若服药后病情未见轻减，再加桔梗以开肺利咽。

【组方及用法】

甘草二两

上一味，以水三升，煮取一升半，去渣，温服七合，日二服。

参考用量：生甘草 6g。

【方义】《伤寒论》中甘草多炙用，唯独甘草汤、桔梗汤中的甘草生用。其他皆为复方，唯独甘草汤为单方。生甘草，味甘平，能清热解毒，泻少阴阴火而治咽喉肿痛。

【临床应用】

生甘草，味甘偏凉，能清热解毒，**可用于咽喉肿痛之初始以及其他肿疮之初始病轻者**，如急性咽炎、急性扁桃体炎、急性喉炎等。一般用治少阴阴中伏火，循经上犯，而致咽喉疼痛，在口腔、咽喉疾病中应用相当广泛。治疗咽喉病可采用慢慢呷服，以便药物与病灶充分接触，增强局部治疗作用。

感冒轻证而无发热，只有咽痛者，可用甘草汤。

使用甘草汤时，要注意甘草不可用炙。以含在口内、慢慢吞下为宜。

九、桔梗汤

【原文】少阴病，二三日咽痛者，可与甘草汤，不瘥，与桔梗汤。（311）

【要旨】见前面甘草汤之要旨。

【释义】见前面甘草汤之释义。

【原文】咳而胸满，振寒，脉数，咽干不渴，时时浊唾腥臭，久久吐脓如米粥者，为肺痈，桔梗汤主之。（《金匮要略·肺痿肺痈咳嗽上气病脉证治第七》）

【释义】风热壅肺，肺失肃降，则咳而胸满。风热郁肺，蕴热成痈，败腐为脓，故吐出腥臭稠浊之痰，久久待至脓溃则吐脓如米粥。痈脓已成，治用桔梗汤祛痰排脓、清热解毒。

【病机】本方证属少阴客热咽痛证治。少阴经脉循咽喉，客热阻于咽喉，则少阴之经脉受扰，因而产生疼痛。本证症状较轻，只是局部轻微肿痛，热亦不甚，故用生甘草一味清热解毒缓痛，若服药后病情未见轻减，再加桔梗以开肺利咽。

又风热壅肺而成肺痈。肺气不利，故咳而胸满；病邪热伤血脉，热毒蕴蓄，酿成痈脓，故咯吐脓血，且腥臭胸痛。治宜祛痰排脓、清热解毒。

【组方及用法】

桔梗（一两）　甘草（二两）

上二味，以水三升，煮取一升，去滓，温分再服。

参考用量：生甘草9g，桔梗6g。

【方义】本方为清热缓痛、祛痰排脓之剂。生甘草清火解毒缓痛，桔梗宣肺利咽开结，且有排脓功用，两者共奏祛痰排脓、清热解毒宽胸利气、清解咽喉之功，而治咽痛及肺痈。

【辨证要点】咽干红肿痛，面赤身热，咳而胸满。痰涎壅塞，吐脓如米粥，腥臭异常，或风热壅肺而成肺痈。

【临床应用】

本方适用于风热为患之喉痹肿痛及肺痈。

本方治疗**少阴咽痛及失音**，以疼痛为主症的咽喉部炎症，如急慢性咽炎、喉炎、扁桃体炎等，有时伴喉中介介如梗状、黏痰多者。

本方是治疗咽痛的基本方，虽然所主之咽痛为热证，以红肿热痛为主。但临床如不知咽痛如何治疗时，不妨考虑桔梗汤，往往有意想不到的效果。

又治**肺痈脓已成者**。凡临床确诊为肺脓疡者，不论有无腥臭脓痰见症，可早投此方。以胸胁疼痛或咳吐脓痰浊液为特征的肺部疾病，属风热郁肺者，如肺脓肿、支气管扩张、慢性支气管炎、大叶性肺炎等，可用此方。也可引申用于分泌物多而稠的鼻窦炎、鼻渊。桔梗汤解毒排脓，有利于肺痈的脓性痰液从呼吸系统排出体外，呼吸就可恢复正常。有很多呼吸系统的疾病用到桔梗、甘草，如止嗽散。

临床上，凡出现咽喉不利、咽痛、咽痒，均可在辨证的基础上加入桔梗、甘草。本方临床常用于呼吸道炎症痰液黏稠不易咳出的病人。

十、苦酒汤

【原文】少阴病咽中伤，生疮，不能语言，声不出者，苦酒汤主之。(312)

【要旨】本条论述少阴病咽中伤生疮的治法。

【释义】少阴心火循经上炎，灼炽肺金而痰火闭阻咽喉，致咽中（泛指咽喉）受到创伤，生疮（指破溃后化脓糜烂），以致不能语言，声不出者，当涤痰散结、消肿敛疮止痛，方用苦酒汤治疗。

【病机】本证为痰热阻闭咽痛。系由咽部受到创伤，或邪热夹痰客于少阴经脉，扰于咽喉，咽部生疮破溃，咽喉干燥，不能言语，甚则声音嘶哑。

【组方及用法】

半夏（洗，破如枣核）十四枚　鸡子一枚（去黄，纳上苦酒，着鸡子壳中）

上二味，纳半夏，着苦酒中，以鸡子壳置刀环中，安火上，令三沸，去渣，少少含咽之。不瘥，更作三剂。

按：破如枣核：是将半夏破成如枣核大小的意思。

鸡子：即鸡蛋。

去黄：即为去除鸡蛋黄而留鸡蛋白。

上苦酒：上好的醋。

刀环：头有环而如刀形的古钱，把鸡蛋放置在环上，则会稳定。

参考用量：半夏 9g，鸡子 1 枚，苦酒 60mL。以制半夏 9g，水一碗煎 20 分钟左右，去滓入米醋 60mL，待半冷时加入鸡子清二个，搅拌溶合，少少咽之，每日 1 剂。

【方义】本方为邪客少阴、虚火上炎咽喉生疮之治方。由半夏、鸡子清、苦酒共三味药组成。苦酒即米醋，苦酸涩入阴，解毒敛疮、活血消肿。甘寒之鸡蛋清养阴清热止痛、润燥利咽开音。半夏辛温滑利，开痹化痰以清除分泌物，消咽之肿痛，得苦酒，辛开苦泄，能增强劫涎敛疮之功。半夏得鸡子清，散结消肿利窍通声，而无伤津燥液之弊。三药合用，能散能收，燥润并行，开中寓降，相须相使，咽润肿消疮愈，语声自出。

服法：徐徐地含在口中后咽下，是取药汁直接持续浸渍作用患处，而提高疗效。名曰内服，实含外治之法。

【鉴别比较】

1. 苦酒汤与猪肤汤

（1）**苦酒汤**：本方主治少阴病**咽中伤，生疮，不能语言，声不出者**。本证为痰热阻闭咽痛。系由咽部受到创伤，或生疮破溃，或邪热夹痰客于少阴经脉，扰于咽喉，咽喉干燥，声音嘶哑不能言语。本方主药苦酒与鸡蛋清皆饮食之品。

（2）**猪肤汤**：本方主治**少阴病，下利，咽痛，胸满，心烦**。本证为虚热咽痛。下利日久伤阴，阴液不足，导致虚火上炎，循经上扰，而见咽痛、胸满，心烦。本方主药猪肤亦饮食之品。

2. 苦酒汤与桔梗汤

同治热性咽痛。

（1）**桔梗汤**：治热邪客于少阴经输之咽痛，咽喉肿痛明显，并见咽燥烦渴。

（2）**苦酒汤**：治痰火郁结于少阴之经，除有咽痛外，并见咽喉部溃烂，声嘶或声不出。本方证较桔梗汤证更重，不但咽部肿痛，而且生疮。故以本方豁痰消肿而治之。

【辨证要点】本方证的主症根据原文"咽中伤，生疮，不能语言，声不出者"，一是咽中伤，生疮，即咽部生疮溃疡；一是不能语言，声不出者，即声带无法发声。

【临床应用】

本方可用于痰热阻闭之咽痛、虚火喉痹、咽肿、咽部疮疡、喉癣等，频频含咽之。临床遇咽喉损伤，生疮溃疡有脓液及分泌物，嘶哑不能语言，声不出者，皆可使用。

苦酒汤不仅对治疗《伤寒论》中所述咽喉部生疮的声音嘶哑有效，而且可以普遍运用于失音的实证病人，即痰火互结，或咽部充血、水肿，影响发音，诸如演员、歌唱家的声音嘶哑属于实证者（突然发生失喑之暴喑多属实证），皆有疗效。多年来，余运用本方治疗实证失音病例，疗效颇为满意。

《肘后备急方》用鸡蛋清调半夏末，敷痛疮、发背、乳疮等，也是从苦酒汤衍化而成的。

此方很难饮服，宜少许一口一口地吞咽，以免被醋味呛到。宜用微温者，大热则无法饮服。

注意：虚证失音（如因久病而逐渐形成声音嘶哑）则不宜服用本方。

十一、半夏散及汤

【原文】少阴病，咽中痛，半夏散及汤主之。（313）

【要旨】本条论述寒客少阴咽痛的证治。

【释义】本条叙证过于简单，只有咽中痛一症。以方测证，可知本证为风寒客于少阴，寒凝痰阻，少阴经脉不利，咽中痛与火亢灼金者大有不同，是寒邪所伤，所以咽喉不甚红，然疼痛较甚，并兼见痰涎清稀、咳吐不利，声音不扬。治当以半夏散及汤涤痰开痹、散寒开结以止痛。

【病机】本条叙证略简，以方测证可知本方证为风寒客于少阴，少阴之脉上循咽喉，寒束痰凝，扰于咽喉，咽部气结，血脉不畅，致咽痛。

【组方及用法】

半夏　桂枝　甘草（炙）

上三味，等份，各别捣筛已，合治之。白饮和服方寸匕，日三服。若不能散服者，以水一升，煎七服，纳散两方寸匕，更煮三沸，下火令小冷，少少咽之。（半夏有毒，不当散服）

参考用量：半夏9g，桂枝9g，甘草（炙）9g。

【方义】本方为辛甘合用、辛温开散喉痹之剂。本证系由寒邪客少阴经脉，扰于咽喉所致。本方方名半夏散及汤，即指既可为散剂，也可作汤服。用散剂则名为半夏散；用汤剂则名为半夏汤，合称为半夏散及汤。方由半夏、桂枝、炙甘草三味药组成。半夏辛温滑利，散结降逆涤痰而消肿痛；桂枝通阳散寒疏风邪，助半夏散结气而止咽中痛；甘草炙用，仅取其补中益气、缓急止痛；故本方能治咽喉肿痛。用白米汤（白饮）来调服这个药散，便于吞咽，并保护胃气、津液，防半夏、桂枝之辛燥伤阴。诸药合用，成表里兼治之剂，可治客寒夹痰咽痛。

本方服法原书主张用散服。最好用米汤和服少许，日三服。若不能以散服者，则煎汤，令小冷，少少咽之，其意义在于药力持续地作用于患处。

【鉴别比较】

甘草汤、桔梗汤、猪肤汤、半夏散及汤、苦酒汤

五方皆为利咽剂，皆主治少阴咽痛证。由于受邪有轻重之殊，病因不尽相同，治法略有出入。

（1）**猪肤汤**：主治**虚火上炎**（阴虚火旺）之咽痛证。下利日久伤阴，阴液不足，导致虚火上炎咽痛，猪肤滋润清少阴虚火，白蜜生津润燥，利咽缓咽痛。米粉养阴滋液，扶脾止利。

（2）**甘草汤**：主治客热阻于咽喉，因而产生疼痛。本证症状较轻，只是局部轻微肿痛，热亦不甚，故用生甘草一味清热解毒缓痛，主治咽痛轻证；无夹痰夹寒之证。

（3）**桔梗汤**：主治风热犯咽之咽痛证。服甘草汤后病情未见轻减，再加桔梗以开肺利咽。

（4）**苦酒汤**：主治痰热阻闭咽痛，以豁痰消肿法治之。以咽中生疮、声不出者为特征。本方证较桔梗汤证更重，不但咽部肿痛，而且生疮。故取半夏开痹化痰，米醋解毒敛疮，鸡蛋清养阴清热，润燥利咽开音，防其过燥伤阴。

（5）**半夏散及汤**：主治寒邪客喉痰凝之咽痛证，以辛甘通阳法解阴阳气机郁结之喉痹。半夏辛温滑利，散结降逆涤痰；桂枝通阳散寒疏风邪，甘草炙用，仅取其补中益气、缓急止痛；白米汤（白饮）调服此药散，便于吞咽，并防半夏、桂枝之辛燥伤阴。

此外，半夏散及汤、苦酒汤都是<u>少少含咽</u>，如此可使药力持续作用于局部。

【辨证要点】本方以发热恶寒、咽喉微痛而红肿不显、有痰、舌苔白润、舌质淡嫩、口不渴、脉浮滑为辨证要点。

【临床应用】

本方现代临床常用于以咽喉疼痛或声音嘶哑为主症的疾病，对于咽喉肿痛、声音嘶哑有较好的疗效。

（1）本方主治**风寒初期之咽痛**，包括上部呼吸道感染所致之咽喉炎及上火咽痛。

（2）本方为开音效方，对于声音嘶哑有较好的疗效。因多语、用嗓过度，而有声音嘶哑或失音之症，常用本方治疗。现代临床常用于急慢性咽炎、扁桃体炎、扁桃体周围炎、感冒所致的声带水肿、声带小结、食道癌初期进食噎塞等。

（3）本方可扩大运用于急慢性胃炎、风湿性关节炎、痛经、冠心病、功能性消化不良、神经衰弱等。

十二、麻黄升麻汤

【原文】伤寒六七日，大下后，寸脉沉而迟，手足厥逆，下部脉不至，喉咽不利，唾脓血，泄利不止者，为难治，麻黄升麻汤主之。（357）

【要旨】本条论述误下后寒热错杂，唾脓血泄利的证治。

【释义】伤寒六七日大下，有两解：一为邪气内传之时，若表不解，则仍当解表。即使病已传里，若尚未构成阳明胃家实证，亦不能用攻下之法。今医者用大下之法，故实属误治。一说六七日值阴尽出阳之期，热象较显，医者不察阴阳而竟大下，欲出之阳遂即内陷。总之"伤寒六七日，大下后"系本证的病因，下后阳虚内陷，上焦阳热之邪内郁而不伸，气血运行不畅，故见寸脉沉而迟。正气受伤，气机逆乱，阴阳气不相顺接，阳虚不达四末，故而手足厥逆，下部脉不至（即尺部脉不起）。足厥阴肝主藏血，其脉上贯膈、循喉咙之后，上入颃颡，又注肺，下后津伤，阳热上干迫于喉，灼伤络脉，故咽喉不利、唾脓血。误下伤阳，下后虚寒愈甚，必见泄利不止。**上热下寒**是厥阴病的主要证型，厥阴病下本虚寒，即提纲证之所谓**下之利不止**。本证总归病机系**津伤热盛于上，阳虚寒盛于下**。此是上热下寒重证，证情阴阳混乱、虚实错杂、邪实正虚，诚为难治，故曰**为难治**。治以清上温下、发越阳郁、育阴扶阳，方用麻黄升麻汤寒热互投，虚实并治。

【病机】本方证是表邪由于误下后，呈现上热下寒、虚实互见的复杂证候。上热则咽喉不利，唾脓血。下寒泄利不止，手足厥逆。脉见沉迟，下部脉不至。

伤寒六七日，医者用大下之法。大下之后，正气受伤，导致变证。上焦阳热之邪内郁不伸，气血运行不畅，因此见寸脉沉而迟，尺部脉不起；气机既阻，则阴阳气不相顺接，故手足厥逆。津伤肺热干上，热邪灼伤肺络，则咽喉不利而吐脓血。误下伤正，下后虚寒愈甚，运化失职，因而出现泄利不止。此**上热下寒、寒热杂揉虚实互见**之证，因而属于难治之证。难治非不可治，仲景以麻黄升麻汤清上温下、寒热互投、滋阴和阳、发越阳郁、虚实并治，阴阳自和，错杂之邪尽解。

【组方及用法】

麻黄二两半（去节） 升麻一两一分 当归一两一分 知母十八铢 黄芩十八铢 葳蕤十八铢 芍药六铢 天门冬六铢（去心） 桂枝六铢（去皮） 茯苓六铢 甘草六铢（炙） 石膏六铢（碎，绵裹） 白术六铢 干姜六铢

上十四味，以水一斗，先煮麻黄一两沸，去上沫，纳诸药，煮取三升；去渣，分温三服。相去如炊三斗米顷，令尽，汗出愈。

参考用量：麻黄9g，升麻6g，当归9g，知母6g，黄芩6g，葳蕤9g，芍药9g，天门冬9g，桂枝6g，茯苓9g，甘草6g，石膏15g，白术9g，干姜6g。

【方义】 本方主要是通过宣发阳郁之邪、滋补脾胃之阴、温养下后阳气之虚达到治病的目的。**用麻黄宣肺透表为君、升麻清热解毒为臣，** 发越内陷之阳邪，升麻兼以升举下陷之阳气；用黄芩、石膏、知母清肺胃在上之热；用桂枝、干姜温中通阳；用当归、芍药滋润养血和阴；用天冬、葳蕤养阴生津、滋阴补液，以助汗源，并防止发越过甚；白术、茯苓燥湿利水；甘草健脾补中；桂枝、白芍、甘草为桂枝汤的主要药物，又有调和营卫之用；虽用药多至十四味，但杂而不乱，治疗寒热错杂之证，甚为精当。

全方用药麻黄最重，其次是升麻、当归，再其次是知母、黄芩、葳蕤，其余则很小量。本方虽主治寒热错杂，但偏重于宣发升散，方中用麻黄、升麻的剂量较大，故以麻黄升麻为方名。

方后注有汗出愈，本方主要是通过汗出宣散发越，使内陷之邪外透，达到治病的目的，突出了宣发为主的治疗特点。

【解析】

关于本方之争论

本方由于药味多，且较为复杂，因此，历代注家对此争议颇多。如柯韵伯《伤寒来苏集》、舒驰远《新增伤寒集注》、丹波元简《伤寒论辑义》、山田正珍《伤寒论集成》等均认为非仲景之汤证，乃后世粗工杜撰。理由：①方药与证候不符。②药味庞杂，不似仲景组方风格。这些虽有一定道理，但如加以分析，亦有可商榷之处。

尤在泾为之注解：麻黄升麻汤合补泻寒热为剂，使相助而不相悖，庶几各行其事，而并呈其效……是阴阳上下并受其病，而虚实冷热亦复混淆不清矣。是以欲治其阴，必伤其阳，欲补其虚，必碍其实，故曰此为难治。麻黄升麻汤合补泻寒热为剂，使相助而不相悖，庶几各行其事，而并呈其效。

　　麻黄升麻汤虽用药多至十四味，但杂而不乱，治疗寒热错杂之证，甚为精当。

　　方中 14 味药，药味多，但药量小。用量超过一两的仅仅有三味药，方中用麻黄、升麻的剂量较大。麻黄宣肺透表、升麻清热解毒为主药，全方用药麻黄最重，其次是升麻、当归，其他药大部分竟用六铢。再其次是知母、黄芩、葳蕤，其余则很小量。药味虽多，但并不是杂乱无序，而是井井有条。此方提示了临床治疗像麻黄升麻汤证这样寒热错杂、虚实夹杂的疾病，用药宜多，但用量宜小。麻黄升麻汤集汗、清、温、补于一方，然主次分明，攻补兼施，井然有序。

　　【辨证要点】本方主治**上热下寒证**。以咽喉肿痛、唾脓血、泄利不止、舌红苔白滑、脉沉微细为辨证要点。

　　【临床应用】

　　本方主治**上热下寒证**，这种复杂症状，较常见于自主神经功能紊乱、更年期综合征、热性病恢复期等，均可用本方加减治疗。

　　本方对胃阳素虚，或肺阴不足体质者，患风热外感或风寒外感郁久化热有卓效，另外对外寒肺热、胃阳素虚的喘咳、肺痈及咽喉诸疾也有较好疗效。

　　此方可治疗：①痰喘（慢性喘息性支气管炎）寒热错杂；②肺痿（自发性气胸），属虚实寒热错杂、阴阳上下并病；③膨满病人（结核性胸膜炎），因肝肾阴虚，阴损及阳，水湿瘀阻，蕴蓄不化；④自主神经功能紊乱，属上寒下热、寒热夹杂；⑤素有脾虚便溏病人（慢性肠炎），咽痛，属表里同病。

　　另用此方化裁治疗老年性口腔炎，亦获良效。

十三、赤石脂禹余粮汤

　　【原文】伤寒，服汤药，下利不止，心下痞硬。服泻心汤已，复以他药下之，利不止。医以理中与之，利益甚。理中者，理中焦，此利在下焦，赤石脂禹余粮汤主之。复不止者，当利其小便。（159）

　　【要旨】本条论述心下痞服泻心汤后，复误下致下焦不约，下利滑脱的证治。

　　【释义】伤寒服汤药见下利不止，则所服为泻下药可知，以致脾胃损伤，气机升降失常，出现下利不止、心下痞硬。服泻心汤（是总括半夏泻心汤、生姜泻心汤、甘草泻心汤而言）后，病并未除，医者误为里有结实而再行攻下，致里虚更甚，邪气内陷，于是利不止；医又认作是中焦虚寒下利，用理中汤温中，而下利益甚。屡经误下，脾肾阳损，下利过甚导致固摄无权，大肠滑脱失禁，而下利不止，即所谓此利在下焦，用赤石脂禹余粮汤收涩固脱止利。若固涩，利仍不止者，当利其小便，泌别清浊止利。

按： 此一条文提示误下致利者，可有心下痞作利、中焦虚寒作利、下焦滑脱作利、泌别失职作利等，临床当加以区辨。

【病机】伤寒，本应解表，医者误下，表邪内陷，导致脾胃气机升降失司，形成下利不止，心下痞硬，用泻心汤本为对证，但尚未起效，医者再度使用攻下药，进一步损伤了脾胃，而致下利不止。医者以为下利不止证候是中焦虚寒、脾阳不振，用理中汤治疗，服后下利更甚。为什么下利更甚，因为理中者理中焦，本证病位在下焦，药不对证。此系脾肾阳微，下焦统摄无权，关门不固，此时当用赤石脂禹余粮汤温涩固脱。用赤石脂禹余粮汤后，仍下利不止者，则应考虑为下焦气化失职，清浊不别，水液偏渗大肠，宜用分消法，导水利湿，下利则止。

【组方及用法】

赤石脂一斤（碎）　太一禹余粮一斤（碎）

上二味，以水六升，煮取二升，去滓，分温三服。

参考用量：赤石脂 15g，禹余粮 15g。

【方义】赤石脂因其色赤，细如脂粉，故名赤石脂。甘涩性温，能温中和胃、涩肠固脱止泻，为久利泄泻的固涩要药。禹余粮因其细粉如面，故曰余粮，味甘性涩，能实脾胃涩大肠，能固摄下焦滑脱失禁，治脾肾阳虚之久泻、久利。

本方药虽两味，相须为用，收涩以固下焦，为涩以固脱之妙法。

【辨证要点】本方证以下利日久不止或滑脱不禁、舌淡苔白、脉细缓为辨证要点。

【临床应用】

根据此 159 条条文的启示，依照《伤寒论》所说之基本治法：急性腹泻属（急性肠胃炎）可用葛根芩连汤；寒性腹泻可用理中汤；有心下痞硬，则用泻心汤（是总括半夏泻心汤、生姜泻心汤、甘草泻心汤而言）；寒性兼有感冒，可用桂枝人参汤。慢性腹泻，若用理中汤不愈，则应用收涩法，固下焦，可用赤石脂禹余粮汤收涩。如再不愈，则要利小便，可用五苓散。

本方为涩肠止利的要剂，主治下焦虚寒不固之滑脱证。

本方还具有收敛止血、固崩止带之功效，是治疗治崩中、漏下、白带、便血脱肛的良方。凡因脾虚下陷或肾虚不固所致疾患，可于方中加入此药，以求其效。

用本方加味还能治疗子宫脱垂、小儿秋季腹泻、慢性非特异性结肠炎、慢性痢疾、滑精、尿崩、自汗等。

注意： 本方属固涩之剂，下利初起证属邪实者，禁用本方。

十四、瓜蒂散

【原文】病如桂枝证，头不痛，项不强，寸脉微浮，胸中痞硬，气上冲喉咽不得息者，此为胸有寒也，当吐之，宜瓜蒂散。(166)

【要旨】本条论述痰实痞塞胸中的证治。

【释义】病如桂枝证，意味着有发热、汗出、恶风等状似桂枝汤的见症，但却不是桂枝汤证，因为头不痛，项不强，仅寸脉微浮。头不痛项不强，知邪不在太阳经中。脉独见于寸口微浮者，寸脉主上焦，知病位亦不在表而在上。胸中痞硬言其胸中憋闷之甚，为有形之痰邪内阻。气上冲咽喉不得息，为邪有上出之势。胸中痞硬，而气上冲咽喉，以致呼吸困难者，仲景自注此为胸有寒也，是为胸中有寒痰阻滞所致。在上者因而越之，治宜瓜蒂散酸苦涌泄痰实之剂治疗，顺势而出，则诸症可愈。

【原文】病人手足厥冷，脉乍紧者，邪结在胸中，心下满而烦，饥不能食者，病在胸中，当须吐之，宜瓜蒂散。(355)

【要旨】本条论述胸中痰实致厥的证治，即痰厥证治。

【释义】病人手足厥冷，脉乍紧者是实邪（寒痰）结于胸中，阳气不能布达于外所致。脉乍紧之乍字乃突然、偶尔的意思。脉乍紧者是由于痰聚胸中，气血流行不畅，则脉乍见一紧。痰实结在胸中，气机壅滞，手足阳气不能通达，故外见手足厥冷。邪结在胸中句是病机的自注，其中之邪指痰实。痰涎食滞，寒壅胸中，中焦气机升降受阻，故心下满而烦。病在胸中，胃气并未受损，故但饥而不能食，饥而痰阻食不下。由于病在胸中，病位较高，其高者，因而越之，当用瓜蒂散顺其势而越之，涌吐在上之实邪。实邪得去，则胸阳宣畅，气机通利，自然厥回烦清，诸症自解。

【原文】宿食在上脘，当吐之，宜瓜蒂散（《金匮要略·腹满寒疝宿食病脉证并治第十》)

【原文】瓜蒂散，治诸黄。(《金匮要略·黄疸病脉证并治第十五》)

【病机】寒痰或宿食，属有形之实邪阻滞胸中，病位偏上，而有欲涌、欲吐的趋势，根据《素问·至真要大论》"其在高者，因而越之"的治疗原则，因势利导地使用瓜蒂散涌吐痰实。

【组方及用法】

瓜蒂一分（熬黄）　赤小豆一分

上二味，各别捣筛，为散已，合治之，取一钱匕，以香豉一合，用热汤七合，煮作稀糜，去滓。取汁合散，温，顿服之。不吐者，少少加。得快吐，乃止。诸亡血虚家，不可与瓜蒂散。

参考用量：瓜蒂 3g，赤小豆 2g。上药捣为细末，每日清晨一次，温开水送服，得吐后停服。

【方义】瓜蒂性味苦寒涌泄，为吐剂中第一要品，单用本品即能取吐。能提胃中之气，除胸中实邪，用谷气以和之。赤小豆甘酸下行而止吐，取为反佐，制其太过也。香豉轻清宣泄，苦甘相济，引阳气以上升，驱阴邪而外出。以稀糜调散，虽快吐而不伤正，此仲景制方之精义。

【鉴别比较】

瓜蒂散证"温温欲吐"与四逆汤证"干呕"的区别

324 条：……**温温欲吐**……**当吐之（应是瓜蒂散）**……干呕者……宜四逆汤。欲吐和干呕两个症状相似，然而病机不同，虚实相反，治法有别。这两证都可能有手足寒、脉弦迟、欲吐干呕等症状。

（1）**温温欲吐**：……心中温温欲吐，为有形之实邪梗阻，胸中实满，以致气失和降，阳失敷布，而引起食入欲吐，但又不能畅快地吐出。恶心不已，脉见弦迟有力，反映寒痰实邪阻塞胸阳，气机不畅，阳气不达四末，故见手足寒。病在上者，因而越之，瓜蒂散证病在胸中，位高故不可下，故治以瓜蒂散涌吐在上之实邪。

（2）**干呕**：干呕者……宜四逆汤，属少阴阳虚，胸阳不振。为膈上虚寒，寒气上逆，欲吐不吐的程度很轻，而现干呕欲吐之证，说明虚阳无力与阴争。阳气不布，当有手足寒冷等症。病属虚寒，且无实邪，故不可吐。治宜四逆汤回阳温中、散寒蠲饮。

【辨证要点】胸中痞硬，而气上冲咽喉，以致呼吸困难，寸脉微浮。或四肢厥冷，心烦，饥不能食，脉乍紧。

【临床应用】

本方主治之病邪部位，比之心下痞硬处于更上位，所以用胸中痞硬的字句，是为胸中充满寒饮所致。宜用瓜蒂散吐之。

本方治疗下述各病：

治疗宿食、痰涎等壅塞在上脘，阻碍气机而胸中痞硬，气上冲胸不得息，胸中痞满等，以及实热顽痰蒙蔽心窍发为癫狂，而寸脉微浮者。

治疗痰饮、食积滞于胸中而四肢厥冷，心烦，饥不能食，脉乍紧者。

治疗太阳中暍，**身热疼重，而脉微弱，此以夏月伤冷水，水行皮中所致也**。

有报道毒物停留在胃内的中毒早期，用瓜蒂散涌吐。

《金匮要略·黄疸病脉证并治第十五》：**瓜蒂散，治诸黄**，也有报道用本方治疗病毒性肝炎高胆红素血症，但是用服汤药法，而非吐法。

有用瓜蒂散涌吐痰涎，治愈癫痫病人。还能治疗狂躁型精神病、胸中痰痞、痰热头痛、酒湿停聚、厥逆失语。

十五、文蛤散

【原文】病在阳，应以汗解之，反以冷水潠之，若灌之，其热被劫不得去，弥更益烦，肉上粟起，意欲饮水，反不渴者，服文蛤散；若不瘥者，与五苓散。寒实结胸，无热证者，与三物小陷胸汤，白散亦可服。（141）

【要旨】本条叙述表病误以冷水潠灌之变证与治法。

【释义】病在太阳之表当以发汗解表治疗，反以冷水喷淋浇身（灌，为以冷水浇浴），致使汗不得出，表热弥漫周身，阳郁之热不能宣散，更加心烦。皮毛腠理因冷激收敛，则肌肤上起如粟粒状的鸡皮疙瘩。阳郁热盛，意欲饮水，但热郁于太阳的体表尚未入里，津液未伤故不渴。治宜文蛤散渗散水热之气，清在表的阳郁之热，行皮下之水结。若仍未见愈，当考虑太阳经表俱病影响膀胱气化的问题，治宜五苓散散寒解表利水。

按：后段"**寒实结胸，无热证者，与三物小陷胸汤，白散亦可服**"已于三物白散说明，此处不再赘述。

【病机】本方证之病机为表证误用冷水潠灌，卫阳郁闭，阳郁之热不能宣散，水气侵袭肌表，以致皮下水结，弥更益烦，发热更重。本方证为湿邪阻遏，湿重热轻，治宜清在表的阳郁之热，行皮下之水结。若服药后病不愈，则宜五苓散散寒解表利水。

【组方及用法】

文蛤五两

上一味，为散。以沸汤和一方寸匕服，汤用五合。

【方义】文蛤，即有纹理之花蛤，学名海蛤壳，又称蛤蜊壳，其性咸寒，具有清肺化痰、清热利尿、止消渴、润五脏的功效，上能清肺化痰而治咳逆上气，下能利小便而治水气浮肿。本证为水热之邪闭郁体表，故用之既清在表之热，又行皮下之水。

【解析】

1. 关于本方之文蛤

文蛤为何物？历代名家有不同见解：

（1）认为本方应以文蛤为是，文蛤即海蛤之有纹理者，学名海蛤壳，又称蛤蜊壳。《神农本草经》列为上品，其性咸寒，归肺、胃两经，具有清肺化痰、软坚散结、制酸止痛、清热利尿之功效。海蛤有止消渴、润五脏的功效。

（2）五倍子别名亦有"文蛤"之称（或称蚊蛤），首载于《开宝本草》。《医宗金鉴》指出：尝考五倍子亦文蛤，按法制之名百药煎，大能生津止渴，故当用之，屡试屡验也。

不少医家宗《医宗金鉴》之说。但任应秋先生说：临床固可参考应用，但五倍子为汉以后药，本方仍以文蛤为是。如此看来，仲景之文蛤汤的文蛤应是**海蛤壳**。

2. 关于本方证是否误置

（1）认为误置之理由

柯韵伯认为本方是《金匮要略》文蛤汤之误。柯韵伯云：文蛤一味为散，以沸汤和方寸匕，服满五合，**此等轻剂，恐难散湿热之重邪**。弥更益烦者，审证用方，则移彼方而补入于此可也。柯氏认为本条病重方轻，一味文蛤，不能治益烦皮粟，因此主张把**《金匮要略》之文蛤汤（即麻黄杏仁甘草石膏汤加文蛤、生姜、大枣）**与本方对调则方证相符。

文蛤汤证贪饮是渴饮无度，饮不解渴，证情较重。文蛤汤可说是麻黄杏仁甘草石膏汤加文蛤、生姜、大枣，或是大青龙汤去桂枝加文蛤。大青龙汤有去水饮作用，麻黄能宣泄太阳肌表之水气，生石膏能泄阳明之烦热，两者可协同文蛤清热利湿。麻黄、杏仁解表宣肺止咳。大青龙汤具有解表清里之效。

（2）认为非误置之理由

1）《金匮要略·消渴小便不利淋病脉证并治第十三》说：渴欲饮水不止者，文蛤散主之，不是文蛤汤主之。《金匮要略·呕吐哕下利病脉证第十七》说：吐后渴欲得水而贪饮者，文蛤汤主之。柯氏所引，误散为汤，显系粗忽。

2）在《金匮要略》中，文蛤汤、散二方，虽然都主治渴欲饮水，但有区别。

①文蛤散主治渴欲饮水不止者，病机主要是痰湿留滞阻碍津液输布所致。不是热盛，就不用麻黄、石膏。只用文蛤一味，其清热的作用不大，主要作用是化痰湿，一味文蛤，少少频服，以缓渐达到湿化津生的目的。

②文蛤汤主治渴欲饮水而贪饮者，是痰饮已经化热，其热较文蛤散为重，所以渴欲饮水而贪饮不止，渴的程度严重。取麻黄、石膏以清透里热。

3）本条也可说是一证二方之法，犹如第100条"伤寒阳脉涩，阴脉弦，法当腹中急痛者，先与小建中汤，不瘥者，与小柴胡汤主之"的先用小建中汤后用小柴胡汤之例。仲景已考虑到此等轻剂，或难散湿热之重邪，所以预先提出补救办法，若不瘥者，与五苓散。就是若服药后病不愈，当考虑太阳经表俱病影响膀胱气化的问题，治宜五苓散散寒解表利水。因此本证之治，仍以一味文蛤散为宜。

【鉴别比较】

表 12-1　五苓散证与文蛤散证比较

	五苓散证	文蛤散证
病理	膀胱气化不行，微有表证	水寒外束，里有郁热
证候	发热汗出 渴而能饮，或饮水则吐 小便不利	发热无汗，弥益更烦，肉上粟起 意欲饮水，反不渴 小便自利
治疗	化气利水，兼解表邪	解热除烦，利水润中

【临床应用】

文蛤散解表清里、清肺化痰、生津止渴。主治表寒里热证。以形寒肢冷、咳嗽气喘、烦热口干欲饮、脉浮滑而数为辨证要点。

文蛤即海蛤之有纹理者，学名海蛤壳，又称蛤蜊壳。《医宗金鉴》指出：尝考五倍子亦文蛤，按法制之名百药煎，大能生津止渴，故当用之，屡试屡验也。五倍子别名亦有"文蛤"之称，生津止渴亦能用之。

十六、牡蛎泽泻散

【原文】大病瘥后，从腰以下有水气者，牡蛎泽泻散主之。（395）

【要旨】本条论述大病瘥后从腰以下有水气的证治。

【释义】凡大病瘥后，见腰以下肿者，为下焦膀胱气化失司，水湿之邪蓄于下所致。证属湿热壅滞，可见膝胫足跗皆肿、小便不利、脉沉实等症，当利小便、逐水邪，方用牡蛎泽泻散。

【病机】大病之后，下焦气化失常，湿热壅滞下焦，水气不行水气壅积，故但从腰以下，膝胫足跗皆肿。腰以下水肿者，根据"其下者，引而竭之"的治则，当洁净府、利小便。病后体虚，而此水肿当为实证。牡蛎泽泻散为峻逐水邪之方，说明本条属体虚邪实、虚中夹实水气证。

【组方及用法】

牡蛎（熬） 泽泻 蜀漆（暖水洗，去腥） 葶苈子（熬） 商陆根（熬） 海藻（洗，去咸） 栝楼根各等份

上七味，异捣，下筛为散，更于臼中治之，白饮和，服方寸匕，日三服。小便利，止后服。

参考用量：牡蛎15g，泽泻9g，蜀漆3g，葶苈子6g，商陆根4.5g，海藻9g，栝楼根9g。

【方义】 牡蛎为软坚散结之要药，主治胁下痞硬。海藻生于水，能润下利水，亦咸以软坚。蜀漆散癥消积，主治腹中癥积，亦为胁下癥痞而设。葶苈子泻肺行水，系下病上治，有利于水道之通调。商陆峻下水气，葶苈子配商陆专于行水逐饮而消肿满，使水邪自小便出。泽泻利水消肿。诸药相配，**为峻下逐水之剂**。峻下利水恐伤津液，用栝楼根甘寒生津润燥，滋水之源，使水去而津不伤。

【辨证要点】 一般而言系治大病瘥后，下焦气化失常，水气不行，而腰以下肿满，胸腹胀满，大便坚实者。小便多短黄或赤或浊，脉象以沉为主，可兼弦、紧、迟、滑。舌苔多白厚腻或兼黄。

【临床应用】

牡蛎泽泻散病机为水阻气滞，本方具有较好的利水消肿作用，且有一定的清热化痰、止咳平喘、活血行水功能。

临床治疗肺源性心脏病水肿、丝虫病下肢肿胀、渗出性胸膜炎等病收效，说明此方非专为大病新后，腰以下水气证设，乃针对水阻气滞之病机而立。本方不但不应局限于腰以下水肿，对心、肝、肾、脾、肺诸脏功能失调所致的多种全身性水肿或局限性水肿，只要证属水湿郁遏、津结痰阻气机不畅者均有效。临床运用只要正气不到虚衰不支之时，都可施用，且多于常规药物效力不逮之时收异军突起之效。

如果症见胁下痞硬、喘满烦渴、小便短赤、脉滑数有力，不必拘泥于腰以上或腰以下，凡阳水实证，均可用之。用其治疗肝硬化腹水亦有明显利尿效果。

本方之决逐利水，非仅对下焦水遏，乃系针对全身水津代谢而言。若脉沉而无力，或浮大无力者，慎不可与。舌净无苔亦不宜用。

本方是不得已而为之的治疗之方，应中病即止。在大病之后，要顾及正气，脾虚水肿或孕妇（商陆可以滑胎）禁用本方。

十七、烧裈散

【原文】伤寒，阴阳易之为病，其人身体重，少气，少腹里急，或引阴中拘挛，热上冲胸，头重不欲举，眼中生花，膝胫拘急者，烧裈散主之。（392）

【要旨】本条论述阴阳易的证治。

【释义】阴阳易是大病初愈，余邪未尽，便行房事，将邪毒传于对方而致的一种病。热病初愈，精力本已亏损，再行房事，耗伤精气，发病即见身体重、少气等精气不足之症。阴分被伤，筋脉失养，则见少腹里急、阴中拘挛、膝胫拘急等症。伤寒余热之邪由阴传入，毒热由下向上攻冲，则见热上冲闷，头重不欲举，眼中生花等症。治当以烧裈散导热下行，使邪毒从阴而出。

【病机】大病新瘥，血气未复，余热未尽，男女强合阴阳得病者名曰易。男女一交之后，元气空虚，其余毒相染着，如换易也。正气因邪而益虚，邪气因虚而益盛，真气损动，则其人病身体重、少气。阴气盛则少腹里急，引阴中拘挛，膝胫拘急站不稳。毒热攻冲，所易之气熏蒸于上，则热上冲胸，头重不欲举。虚火上炎，则眼中生花。

【组方及用法】

妇人中裈近隐处，取烧作灰。

上一味，水服方寸匕，日三服。小便即利，阴头微肿，此为愈矣。妇人病取男子裈烧服。

【方义】裈者，裤裆也，能导阴中邪热从小便而出。得阴浊最多，取以类相入、同气相求之义。治阴阳易，男病用女，女病用男。

【辨证要点】阴阳易为病，其人身重少气，少腹里急，或引阴中拘挛，热上冲胸，头重不欲举，眼中生花，膝胫拘急。

【临床应用】

劳动间外感，即行房事，之后出现身体沉重，少气乏力，阴中及会阴部牵引拘挛，小溲短急赤灼感，自觉有一股热气从下肢往胸膈上冲，头重不欲举，眼中生花，站立不稳，纳差，此即阴阳易，属津亏火炽之象，以烧裈散冲开水服即愈。

现代研究多认为阴阳易是神经系统的疾病，治疗上从神经官能症入手，疗效不佳者可用烧裈散服之。

此病多见于男性，服药后，以"小便即利、阴头微肿"为验。

　　学习此条给我们的启示是：伤寒大病瘥后，正气未复，邪气未尽，应忌房事，否则就有可能发生男女互相传染的病。无论伤寒、杂病，凡大病初愈，都应忌房事，否则常会有不良后果。病后慎养，不可忽视，医师也要叮嘱病人注意。

附　录　一

《伤寒论》六经证治串要

六经证治是《伤寒论》的核心，研究《伤寒论》首先要对六经证治及其相互关系，有一个概念性及整体性的了解与认识，然后才能深入临床应用。这里特就六经证治的基本意义、内涵及彼此的关系，**以串说的方式做一个全面的提要**，既有利于深入研究《伤寒论》，也有助于复习《伤寒论》。

（一）太阳病证治串要

太阳病是热性疾病过程中的最初阶段，病位在机体的最外层，因此说太阳主表，统一身之营卫。古人有太阳为诸经之藩篱的比喻，一切外感客邪的侵袭，太阳首当其冲。太阳既病，卫阳受邪，正气抗邪于肌表，就会出现脉浮、头项强痛、恶寒等一系列的症状，这条被作为太阳病的提纲，也就是一般所说的表证。由于感受病邪的不同及病人体质之差异，在这个总的提纲下又分3个不同类型的证候：①发热、汗出、恶风、脉缓为**中风**；②或已发热、或未发热、恶寒、体痛、呕逆、脉紧为**伤寒**；③发热、口渴、不恶寒为**温病**。这其中主要区别是中风脉浮缓，伤寒脉浮紧；中风有汗，伤寒无汗；中风恶风，伤寒恶寒（恶寒在程度上较恶风为重）；温病则以发热、口渴、不恶寒（即使恶寒，也仅在初期，极轻且为时短暂）作为与伤寒中风的主要区别，重点在渴与不渴之间，这是太阳经病的3个主要证型，临床上必须分辨清楚。

太阳病的病理机转虽然属于表证，但也有经腑之分。经证指邪气在表在经络，腑证则邪已随经入腑。膀胱是太阳之腑，多血少气，易有气化不足之蓄水证及实证瘀血之蓄血证。在经之邪入腑，热入膀胱气分，则水饮内停，气化不足，而为蓄水，其症状为小便不利，烦渴不解，或渴欲饮水，水入即吐。如热入膀胱血分，则瘀血内阻，而为蓄血，其症状为少腹硬满急结、小便自利、如狂发狂。蓄水证与蓄血证的区分，主要在小便利与不利，以及有无精神症状。

在经证、腑证之外，还有**风湿**（桂枝附子汤等三汤证）、**悬饮**（十枣汤证）、**痰实**（瓜蒂散证）等，他们有时出现某些类似太阳病的证候，称之为**太阳病类似证**。

太阳病的治疗在经证主要治法是汗法，麻黄、桂枝为其主药。无汗脉紧的表实证，要用麻黄汤开表发汗，有汗脉缓的表虚证则宜桂枝汤调和营卫，以解肌表之邪。如项背强几几、无汗，是表不解而筋脉失于濡养，须用葛根汤发表生津，以舒缓项背的强急，如汗出则去麻黄。至于外有表邪，里有邪热，不出汗而又烦躁，宜大青龙汤解表清热。外有表邪，内有水饮侵肺，而发热喘咳的，宜小青龙汤发表温化水饮，这些都是解表法。

在治疗腑证方面，如属发热、烦渴、小便不利的蓄水证，可用五苓散化气利水。如属少腹满急、如发狂但小便自利的蓄血证，可用桃仁承气汤、抵当汤（丸）等行瘀逐血。

解表发汗虽系治疗太阳表证经证之大法，但应适可而止。汗固为阴液，而出汗却必须依靠阳气的蒸腾，不当发汗而发汗，或过于发汗，会使阳气耗散，阴液损伤。疮家、淋家、亡血家，素体已津液荣血俱虚，不可发汗，若再发汗，必致营血更虚引起其他危证；平日多汗者或阳虚者，再发汗则可能汗出不止，甚至引起亡阳危候；中阳不足的病人，误用发汗则阳气被夺，可变为吐下不止或水饮停蓄。这些病人需要发汗时，须斟酌病情，或先治其虚，或发汗和补虚兼顾，不可草率从事。发汗若汗出不畅也会使邪留不去。

发汗要得法，汗后病不解，更怕冷，脉微细，则转为**虚证**（芍药甘草附子汤）；**也有**转为阳明**实证**的：汗后不恶寒、但热，并有便秘的调胃承气汤证；还有邪转阳明的：服桂枝汤，大汗出，大烦渴，不解，脉洪大的白虎加人参汤证；还有转为气分热证的：发汗后，汗出而喘，无大热的麻杏石甘汤证。

太阳病若汗出太过，或误用下法吐法等，皆能导致各种变证，以正伤及邪陷为主。

太阳汗出过多，容易伤正，伤正则有**阴虚**（气阴两虚）及**阳虚**（卫阳虚、心阳虚、脾阳虚、肾阳虚）之各种病变：①气阴受伤，而又表证未解，身体疼，脉象转为沉迟的，用桂枝新加汤以解未尽的表邪，兼以顾护气阴。②发汗太过，表未罢而卫阳已虚，以致汗漏不止、恶风、小便难、四肢微急难以屈伸，用桂枝加附子汤，在解表之中救护阳气。③发汗过多，心阳虚叉手自冒心以桂枝甘草汤温心阳。④脾阳虚腹胀满以朴姜夏参草汤助脾阳。⑤肾阳虚脐下悸欲作奔豚，以苓桂草枣汤行水平悸。⑥阴阳两伤：脉浮汗出，小便数、心烦、微恶寒、脚挛急，反与桂枝汤以攻其表，则有厥、咽干、烦躁吐逆，以甘草干姜汤复其阳，厥愈足温再用芍药甘草汤其脚即伸。本条非单纯桂枝汤，故为误治，治应扶阳益阴，先温阳，后养阴。阳虚重用甘草干姜汤。厥冷好了，再用芍药甘草汤，其脚即伸。若热化转阳明可用调胃承气汤，转少阴寒化用四逆汤。

太阳病误下，易于邪陷。由于正气内伤，邪气随之下陷，**邪陷**则会出现**胸满、协热利、结胸、痞满、虚烦**等症。

太阳误下损伤胸中之阳而有脉促**胸满**者桂枝汤去芍药主之，若微恶寒（或说脉微而恶寒）为表阳亦伤，还要再加附子。

热因误下内陷形成下利即是**协热利**。表未解而里热盛，喘而汗出的，可用葛根芩连汤；若有外证又心下痞硬的用桂枝人参汤治疗。

误下后，热邪内陷（**结胸**），**热与水结**则成**大结胸证**，其症为心下痛按之石硬；也有从心下至少腹皆硬满而痛不可近的（脉多沉紧），治以大陷胸汤。**热与痰结**则成**小陷胸证**，结仅在心下，按之始有痛感（脉多浮滑），证情较大结胸轻浅，治以小陷胸汤。若结在胸中偏上的则治以大陷胸丸。治疗结胸要注意分辨寒痰内结的寒实结胸，虽硬痛但无热象，可用温下的三物白散治疗。

误下若因胃气素虚，邪热内陷，升降失司成**为痞证**。病人自觉气痞，但按之则濡。若关脉浮为主者，主以大黄黄连泻心汤泄热消痞；兼有恶寒汗出之表阳虚证则加附子，即附子泻心汤治疗。

痞硬则按之较硬，但不是石硬。由于脾不升清，胃不降浊，就必兼有呕吐或泻泄，治宜辛开苦降、健脾和胃，治以**三泻心汤**。三泻心汤用药大部相同：①半夏泻心汤以半夏为君，重在破结止呕；②生姜泻心汤证兼伤食干噫食臭，以生姜和胃散痞为君；③甘草泻心汤证则吐泻急迫、干呕不止、心烦不安、下利频繁，以甘草为君，重在安中补胃缓急。

也有下后正气亏虚，邪热乘虚陷入胸膈，邪热内扰（**邪热内扰胸膈**），而出现**虚烦**不眠、心中懊憹、心中结痛的。或汗或吐而又下之进一步则胸中窒塞，治宜清热除烦，以栀子豉汤主治。兼呕者加生姜；兼少气者加甘草；兼腹满者，栀子厚朴汤主之；有身热不去者（上热下寒）主以栀子干姜汤。

也有变证是**汗吐下兼施所致**：若昼日烦躁不得眠，夜而安静，无三阳症的**少阴阳虚**则用干姜附子汤；烦躁不解，**阴阳两虚**则以茯苓四逆汤治疗。

误汗误下也有导致**阳虚水停及水动**的，有胃阳伤饮蓄于中，心下逆满气上冲胸，起则头眩的苓桂术甘汤证；也有肾阳伤而水动，头眩、身眴，甚而振振动摇，而欲擗地的真武汤证；还有仍头项强痛、翕翕发热、无汗、心下满微痛、小便不利的桂枝去桂加茯苓白术汤证。

此外，有因火逆而致惊狂、烦躁、发黄、衄血、亡阳、奔豚等。汗出太多而伤心阳，胸中阳虚，心神浮越，亡阳惊狂，卧起不安者用桂枝去芍加蜀漆龙牡汤；烦躁者用桂枝甘草龙牡汤；奔豚，气从少腹上冲心，则用桂枝加桂汤治疗。

总之，疾病是变化多端的，处理不当，每每容易造成坏病。以上这些汗出太多及下、吐、火逆造成的变证的治法，皆属救误之法。

太阳为六经藩篱，与其他各经皆有关系，能传入阳明，如汗后大汗出、烦渴之白虎加人参汤证，即是由太阳传入阳明，其他也可传入少阳，或直接传入三阴，尤其与少阴关系更为密切，如果阳气虚弱，卫外功能不固，则太阳表热证就可转为少阴的虚寒证，所以有"太阳之里即是少阴""实则太阳，虚则少阴"的说法。传变理论说明了疾病的动态性，因此治病也要有一定的灵活性、综合性。

（二）少阳病证治串要

少阳病属半表半里证，所谓半表半里，指病邪已经离开了太阳之表，尚未传入阳明之里，处于表里之间的相持局势，又流布于三焦上下，这种流动必须生发流畅。三焦为水火气机通道，不得郁结，郁则化火，而有**口苦、咽干、目眩**，胸中满烦，或头痛发热脉弦。郁结胁下，所以胸中烦满，木火犯胃就不欲饮食，却常作呕。邪气内迫便恶寒，阳向外就发热，因而有往来寒热。三焦气机不利则易停饮、生痰、积水。少阳所以郁结，主要因为外邪侵犯少阳，枢机失运，经气不利所致。

少阳不可发汗，亦不可吐下，只宜和之。误汗则伤其表，吐下则伤其里，病邪均可乘机而入，或里结阳明，或陷入三阴，或伤及气血而致心烦、惊、悸、谵语等，不可不慎。

少阳病的主脉为弦脉。少阳病的**治疗原则以和解为主**，小柴胡汤为其代表方。小柴胡汤适应证（少阳病正证）甚多，即：①口苦、咽干、目眩（此为少阳病提纲）；②寒热往来；③胸胁苦满；④嘿嘿不欲食；⑤心烦喜呕；⑥伤寒脉弦细，头痛发热。应用时但见一症便是。

少阳因处于表里之间，其病亦相持于表里之间，也有一些**变证、兼证**。

（1）**兼太阳表证**：少阳外邻太阳，内毗阳明，病邪每多传变，证情常有兼夹，兼太阳表证，出现发热、微恶寒、肢节烦疼、微呕、心下支结，宜柴胡桂枝汤发表和解兼施。

（2）**兼阳明里证**：①如兼阳明里证，出现呕不止、心下急、郁郁微烦、大便不通，宜大柴胡汤和解兼通下。②若少阳胆火内迫阳明，出现胸胁满而呕、发潮热、微利等，宜直清里热，可以柴胡加芒硝汤治疗。

（3）**兼太阴脾虚证**：少阳病若因决渎失职而兼水饮，出现胸胁满闷、小便不利、渴而不呕、头汗出、往来寒热、心烦等症，可和解与化饮并行，如柴胡桂枝干姜汤即是。

又有因误治失治而致表里俱病，虚实互见，出现胸胁苦满、**烦惊**、小便不利、谵语、身重等症，则用和解少阳、泄热和胃、重镇安神之法，柴胡加龙牡汤即是。

以上是少阳兼太阳或阳明、太阴之症状及治法。

妇人经水前后，血室空虚，一旦邪热乘虚陷入，与血相结而为病，谓之**热入血室**，轻者可以小柴胡汤治疗，重者则需刺期门。

又少阳与厥阴甚为密切。因为少阳和厥阴相为表里，在病理机转和证候上有相似之处，如少阳病的寒热往来、默默不欲饮食、心烦喜呕，与厥阴病的寒热胜复、饥不欲食、气上撞心、心中疼热，虽在病情方面有深浅的不同，但都是邪正相互交争的表现。因此，少阳的病势严重，可以转入厥阴；厥阴病邪减退，也可转出少阳。

综上所述，少阳病虽以和解为主，并有汗、吐、下之禁，但随着病情变化，仍有兼汗兼下等灵活变化，应细心辨证，则能随证立法，因法处方，运用自如。

（三）阳明病证治串要

阳明病为病邪向里发展的实热证候，其表现为高热自汗、大渴引饮、不恶寒、反恶热（这些是阳明**外候**），或大便燥结不通、潮热谵语等，这些症状多是肠胃燥热所致，所以论中以胃家实作为阳明病的提纲，突出一个实字。胃家指整个消化系统，包括手足阳明胃与大肠。

阳明病的成因主要有：①太阳病失治（汗出不彻）或误治耗伤津液，胃中干燥而成者，叫作太阳阳明。②少阳病误用汗、吐、下、利小便等法，致津伤化燥而成者，叫作少阳阳明。③燥热之邪直犯阳明或本有里热或宿食化燥而成者，叫作正阳阳明。④三阴病亦能转属于阳明。当三阴经病正气渐复，邪从燥化，可以从阴出阳，阳邪回腑。三阴病中都有可下之证，就说明了阴证转阳，回入阳明的机转。可见任何一经的病邪，都有转入阳明的可能。

阳明经多气多血，以实证为多，主要有经腑二证。

阳明经证：燥热亢盛，而肠中无燥屎阻塞，出现**身大热**、不恶寒、反恶热、**大汗**、**烦渴**、目赤鼻干、**脉洪大**等，叫作阳明经证。

阳明腑证：为燥热与肠中有形之糟粕相合，结为燥屎，影响腑气通降，出现燥热、谵语、腹满硬痛或绕脐疼痛、大便秘结、手足濈然汗出、脉沉实有力、舌苔黄燥或起芒刺等。甚如见鬼状，重则有精神症状，循衣摸床（动风现象），目睛不了了（无眼神），微喘直视，脉多沉迟而实，舌苔多黄燥垢腻，甚则焦黑起刺。称为阳明腑证。

经证与腑证相比，经证是无形之里热，腑证是有形之里实。

阳明病的治疗原则主要是清、下二法。

经证主要用清法：清法主方为白虎汤，如果炽热津伤（汗出过多）口干舌燥、烦渴大欲饮水的，则在前方中加入人参补气生津。

若邪热内扰胸膈，宜清宣郁热，可用栀子豉汤之类。栀子豉汤证为白虎汤证和承气汤之先着，热在心膈之间，尚未燥热亢盛传入胃腑和宿食相结，故称其烦为虚烦，与白虎汤、承气汤之实热心烦不同。

腑证用下法：如三承气汤及润下法或导法。

①**调胃承气汤**用于里虽有热（如心烦或谵语，汗后蒸蒸发热或吐后腹胀者）但不甚实，虽有结滞，大便并不太硬者。

②**小承气汤**用于里热不甚而大便已硬者。本方系调胃承气汤去芒硝、甘草，荡热之力逊于调胃承气汤及大承气汤，但加厚朴、枳实，通便之力则大于调胃承气汤，近于大承气汤。其主治证：谵语或心烦、便硬者；腹大满不通、热未潮者；虽有潮热，但脉弱、脉滑而疾者；宿食内结以胃为主，心下烦躁、硬满者；已服过大承气汤，又见便硬者，只宜此方。

③**大承气汤**为前者之合方去甘草之缓，可见里热较甚，大便亦硬，用之可泄热及下燥屎，其证既有潮热又有硬便，甚或燥屎。燥屎之见症：烦不解腹满痛；不能进食；闻食味则难耐；时而绕脐痛；小便不利，大便乍难乍易兼有喘促昏冒不能安卧；目睛不和或身热汗多，或汗后腹更满等，则宜急下。

④若为津伤之便秘，宜润下法或导法，如麻子仁丸、猪胆汁及蜜煎导等。

阳明病如无汗又小便不利，则热邪不能外越，滞而成湿，湿热郁遏乃成瘀热发为**黄疸**，是为阳明（主里热）兼太阴（主里湿）。

黄疸多有心中懊憹之症。若湿热熏蒸发黄，宜清热利湿为主，**栀子柏皮汤**之类；若兼腹满便秘，而有腑实见证的，可用**茵陈蒿汤，**一以泻实，一以清利湿热；假使兼见发热无汗，脉浮而有表证的，可用**麻黄连轺赤小豆汤**，使湿热之邪从汗而解。

总之，治阳明发黄，务宜去其湿热之邪，发汗利小便，使湿热有其去路，湿热净则发黄自愈。

由于阳明病燥热太甚，势必津液受伤，因此在治疗上必须注意保护津液，不可妄用发汗、利水等方法再伤津液。但是当病邪初传阳明，而仍兼表邪，可酌用麻桂二法先治其表，待表解以后，然后再治其里。**里热伤阴**，渴欲饮水，小便不利，可用滋阴利水之**猪苓汤**治疗。

阳明病热邪不解，也有阳明热甚，深入血分，而见口燥、但欲漱水不欲咽、鼻衄者。此外阳明亦有中风，不能纯下，宜清里透表。另有中寒，大便溏硬混杂而成痼瘕且小便不利，还有阳明蓄血，善忘、屎虽硬、大便反易，这些都应与燥屎鉴别。

有谓"阳明居中土，万物所归，无所复传"，是否果真如此呢？不一定。就常理而言，阳明实证，固然十九可以不再传变。若病人脾胃虚弱，中阳不振，那么虽然是阳明病，仍然可以传变的。如由阳明转入虚寒性的太阴病，即古人所说的"实则阳明，虚则太阴"；再进一步，甚至也可以转成少阴病。因此必须正确掌握转变的发病机制，才能灵活机变地应对疾病。

总之，阳明病在经者宜清，在腑者宜下。然发热无汗；脉浮表不解者；不渴，脉不洪者，禁用清法，不可用白虎汤。腑证未实，或胃中虚寒的，如呕多；心下硬满者；脸色发赤（郁热于经）等禁用下法。但如应下失下，而致劫烁津液，会累及少阴、厥阴引起变端。

（四）太阴病证治串要

太阴病为三阴之首，属于里证、寒证、虚证。太阴之热型为手足自温。太阴与阳明同居中焦，关系十分密切，其病变可在一定条件下相互转化，如阳明病因清下太过，可损伤脾阳，使病情向太阴方面转化。这是由于脾胃虚寒、湿邪内盛所致，或三阳病误治失治，均能损伤脾阳，以致运化失职，寒湿内盛。**太阴病之提纲**：腹满而吐，食不下，下利，时腹自痛。

太阴病治疗原则以温中散寒、健脾燥湿为主，**理中丸（汤）**是其代表方剂。严重者可用四逆汤类温补脾肾之阳。

太阴病常有兼夹证候，治法亦应随之而变，如太阴**兼太阳证**，则应表里同治，方用桂枝人参汤。太阴病若过用温燥之剂，或寒湿郁久化热可**转属阳明**，其治法为：太阴病腹满时痛一般用桂枝加芍药汤和脾止痛；太阴腹满而若大实痛者用桂枝大黄汤即可，故有"实则阳明，虚则太阴"之说。但在用芍药或大黄时，胃气弱者宜减量。

太阴也有常与阳明合邪的情况，或阳明燥热与太阴脾湿相合，或胃肠积滞与脾阳不振并见。这类病情其病机大致有如下三种转归：一为太阴之阳复太过，则湿邪易于化燥，因而转属阳明；二为治疗得当或脾阳自行恢复，运化正常，则原有之湿邪与积滞，自可从下利而解，叫做脾家实，腐秽当去；三为小便不利，湿热熏蒸，影响肝胆疏泄功能，而致发黄。

此外，太阴本身湿寒郁久，也能发黄，不过黄色晦暗，并无口苦发热等热象，即所谓阴黄，这与阳明病湿热蕴蒸的阳黄不同，在症状上不难区别，治疗上则以温阳化湿为主。

（五）少阴病证治串要

少阴病之提纲：脉微细，但欲寐，手足厥冷，可以说是阴阳两虚。微为无力，系阳虚，细为血脉不充，系阴不足。由于致病原因和体质的不同，故少阴病有从阴化寒、从阳化热两类证型。**阳虚寒化证**是由于心肾阳气虚衰，邪从寒化，阴寒内盛所致。**阴虚热化证**多由心肾阴液不足，虚热内生，邪从热化，以致肾阴虚于下，心火亢于上而形成。

阳虚寒化之症状为无热恶寒、身蜷、呕吐、下利清谷、四肢厥逆、精神萎靡、小便清白、脉沉微、舌淡苔白等，主以四逆汤。若阴寒之邪太盛，阳气被逼浮越于外，则会出现面赤、燥扰不宁、反不恶寒等真寒假热**阴盛格阳**征象，宜重用姜、附破阴化阳为主，佐以宣通阳气之品，或佐咸苦反治之法，如通脉四逆汤、白通汤之类。

阳虚兼脾虚土不制水，形成**水湿泛溢**之症，若背恶寒或身体痛、手足寒、骨节痛，宜**附子汤**温阳化寒湿；若少阴病腹痛、小便不利、四肢沉重疼痛、自利下利者，此为有水气，则以**真武汤**温振脾肾之阳逐散水气。

阴虚热化之症状有**失眠、咽痛**等。心烦不得眠，治宜育阴清热，以黄连阿胶汤主治。

由于手少阴心经上夹咽，足少阴肾经循喉咙，因此邪中少阴可以出现咽痛，二三日，咽痛者最轻，可用桔梗汤解毒开结；若咽中伤、生疮、不能语言、声不出者，用苦酒汤清热散结、润敛祛痰；若痛肿闭塞，病较重的，以半夏散及汤消痰散结；若由于下利而非客邪所致之咽痛，此为阴虚夹燥热扰，可用猪肤汤滋润补阴。

手少阴络小肠，寒湿郁滞小肠，出现**下利带血**和白脓似脓的症状，可与桃花汤温阳固脱。

若**寒浊**阻塞或**上逆**，则吐利、手足厥冷、烦躁欲死，可与吴茱萸汤。

阳郁于里，四逆、腹痛、泄利下重的，则用四逆散透郁通阳。

燥屎内结而致口燥咽干、自利清水、腹胀不大便，用大承气汤**急下**。

少阴病若兼表证，称之**太少两感**，治宜温经发汗。始得之可用麻黄附子细辛汤。得之稍久，则用麻黄附子甘草汤微发其汗。若虽太少同病，但以少阴证为重且急，则先用四逆汤急救回阳，然后再议解表。

少阴病属里虚的病变，不是阳气虚衰，即是阴虚火亢，故发汗与攻下等法，均属禁忌。误治以后的变证，不是心神浮越、肾液枯竭，便是阳虚于下、阴竭于上，阳亡则死，阴竭亦死，是少阴病危证的转归。

少阴病阳亡（恶寒身蜷而利，手足逆冷）阴竭（头眩、时时自冒、息高、吐利烦躁、不得卧寐），阴阳尽虚，则正不胜邪，当然是凶多吉少。

（六）厥阴病证治串要

厥阴为三阴中的最后层面，有两阴交尽之称（《素问·至真要大论》），是阴阳的转折点，有阴尽阳生阴中有阳的含义。厥阴病是正邪相争的最后阶段，因此所表现的症状一般比较错综复杂。**厥阴病的提纲**：消渴，气上撞心，心中疼热，饥而不欲食，食则吐蛔，下之利不止，就是**上热下寒**。

厥阴病基本上可分为以下四种类型：

一是**上热下寒证**，如厥阴病提纲所说的"消渴，气上撞心，心中疼热，饥而不欲食，食则吐蛔，下之利不止"，这一类型的病变，治疗亦宜寒热并用，如乌梅丸、干姜黄芩黄连人参汤等。

二是**寒热胜复**，即厥与热，互相胜复。如果厥多于热，是正虚邪胜，为病进的现象；热多于厥，是正复邪却，为病退的现象。从厥热时间的多少，可测知阴阳的消长、正邪的盛衰，这在诊断和治疗上都有重要的意义。

三是**厥阴寒证**：若因血虚寒郁而致手足厥寒、脉细欲绝，治宜当归四逆汤；寒饮上逆而呕吐涎沫头痛，以吴茱萸汤治之。

四是**厥阴热证**，热利下重，下利欲饮水，这是厥阴邪热下迫大肠所致，治以白头翁汤。

厥阴证还有蛔厥、水厥、痰厥等厥逆，可分别针对其原因治疗。因蛔虫致厥，乌梅丸治之；因水饮致厥，茯苓甘草汤治之；因痰致厥以瓜蒂散治之。

上述各项证候，虽有不同，变化多端，但皆有四肢厥逆的特点。其病机是阴阳之气不能相互贯通，即阴阳气不相顺接，其证可由阴寒内盛，热邪深伏，寒热错杂原因所导致。厥阴病四肢厥逆者不可攻下，也不可发汗。

有些厥证，未必皆是厥阴病，但病已至最后阶段，阴血两伤，有两阴交尽之意，也就收到厥阴篇了。

厥阴与少阳相表里，在一定条件下病情可互相转化，如果少阳陷入厥阴则为逆证，反之，厥阴转出少阳则为顺证。

（1981 年 10 月原刊于台湾中医文摘第二卷第四期，1998 年刊于台北市中医师公会年度特刊）

附　录　二

谈经方运用的思路及方法——辨症与辨机

所谓经方系指张仲景《伤寒论》《金匮要略》二书所载之方。《伤寒论》及《金匮要略》，合称《伤寒杂病论》，此二书实为医方之祖，它继承发展了古代医家的学说经验，是一部理论与实践紧密结合的中医典籍，为中医辨证论治之典范。其所载之方具有用药简少、组方结构严谨、配伍精当、功效卓著等特点，至今仍广泛用于临床。因此有"明仲景之理则万病皆通，明仲景之方万病皆愈"之说。在病情危急之际，仲景方投之对症，每有立竿见影之效，对疑难杂症，用之得当亦可收桴鼓之效。

研究仲景对于方剂的运用法则，其目的不仅只是古方今用，而且对指导临床使用后世时方，亦颇具意义。掌握《伤寒论》及《金匮要略》的辨证论治，熟悉其方药组成及功用，是用好经方的前提。笔者临床 40 年，应用及教授《伤寒论》与《金匮要略》，通过临床实践，深切体认，首应熟文晓义深思多用，更要不时验证，经常总结，才能圆机活法，有效发挥。

活用经方的思路及方法有很多，要想应用经方完全到位，首先必须掌握**辨症与辨机**；其次是掌握**药量及煎服**，还有**病程与病位**。辨病证与辨病机是核心，谨守药量及煎服是法度，认识病程与病位则应用会更灵活。**病程**包括发病日程及治疗过程。发病如二三日、五六日、八九日皆有意义；治疗过程如误汗则正虚、误下则邪陷等。**病位**则包括经络与各个部位。

下面分别谈谈个人**辨证与辨机**应用经方的主要思路、方法，以及临床实践的一些体会。

（一）辨症

辨症就是根据症状联系方药，也就是所谓的方证相应，这是仲景组方的一大特点。方证相应，强调的是某某方与证的对应性，即所谓"病皆与方相应者，乃服之"。病证是组方的主要标准与依据。只要病人之症状与《伤寒论》《金匮要略》中叙证相同，可直接联系，就用经方施治。

这个又可分为下述几个方面：

1. 辨一般主症

辨主症是方剂辨证的重要内容，因为主症是适应证中最主要的症状，是决定全局而占主导地位的证候。当症状纷杂呈现，无所适从时，要善于抓主症。因为只有主症才能反映病证的本质，才具有特异性的诊断价值。所谓本质，就是指疾病发生、发展的基本病机，是可靠的临床证据，是辨证的眼目；它又是相对稳定的证候的集合，与其相应之方有着特异性的联系。只有抓住方证的主症，临床才能掌握并灵活地应用该方。抓住主症，确定主方，然后再根据具体症状的不同，随症加减用药，是仲景方证相应组方原则的最好体现。主症，如果按六经来讲，有六经的主症，如果按病来讲，又有病的主症。

《伤寒论》中哪些是主症？基本上可以这样认为：《伤寒论》中各方条文所列举的症状，都是能反映疾病本质变化的症状。《伤寒论》中每个汤方都有各自的主症。首先是六经的提纲证基本上就是六经主症，也都有其相对应的方剂。

如太阳病之主症为脉浮、头项强痛而恶寒，其对应汤方据原文有桂枝汤及麻黄汤。**桂枝汤**的主症为头痛、发热、汗出、恶风（13 条）。**麻黄汤**之主症为头痛、发热，身疼、腰痛、骨节疼痛、恶风、无汗而喘（35 条），后世称之为**麻黄八症**。

少阳病主症为口苦、咽干、目眩，其对应汤方为第 96 条小柴胡汤，往来寒热、胸胁苦满、默默不欲饮食、心烦喜呕称**为柴胡四症**。余如阳明经证之以烦渴、汗出、高热、脉大为**白虎汤主症**；阳明腑证以不大便、腹满痛、潮热谵语**为承气汤主症**；太阴病以腹满而吐，食不下，自利益甚**为理中汤主症**；少阴病以四逆、下利清谷、小便清长、脉微细**为四逆汤主症**；厥阴病以消渴、气上撞心、饥而不欲食、食则吐蛔**为乌梅丸主症**，等等。六经方证的主症是辨证的关键，反映了疾病的基本规律，是最可靠的临床依据。是汤方应用的主要依据。

《伤寒论》全书 112 方各方证条文所列之症状，可说都是主症。如大黄黄连泻心汤的主症是心下痞、按之濡、其脉关上浮，病人如出现以上症群，就可辨为大黄黄连泻心汤证。他如脉结代、心动悸是炙甘草汤证之主症，脉浮、消渴、微热、小便不利等是五苓散证的主症，栀子豉汤的主症是虚烦不眠、心中懊憹，等等。

以临床主症为处方根据，仲景每一汤方皆有若干条文叙述其症，运用时掌握其典型条文或某些反应病情之主症，施以临床疗效甚好。

2. 辨关键主症

一些方证可能有多个主症，辨关键主症就是要在复杂的主症中善于掌握属眼目的关键主症，例如麻黄汤证以无汗恶风为眼目主症，葛根汤证以头项强为眼目主症，柴胡汤证以胸胁苦满为眼目主症，泻心汤证以心下痞为眼目主症。

怎样掌握属关键的眼目主症呢？一是从病人复杂的多个症状中抓住 1~2 个，最多不超过 3 个主要症状，明确某一方证条文中所具备的主症，以主症为纲，结合兼症来找寻方证的对应关系。如桂枝汤证之头痛、发热、汗出、恶风这 4 个症状中哪一个或两个症状为眼目主症？欲正确认识，可以从《伤寒论》的文体规律来探讨。《伤寒论》辨别主症，**基本上可以找出两大规律**；其一为大多以者的形式表现。一般说来，在方证条文中……者，……主之。其……者之前的 **1~2 个症状** 往往是最具有鉴别意义的关键主症。如太阳病、头痛、发热、汗出、恶风者，桂枝汤主之，此条文中之恶风、汗出，就是关键主症。又如太阳病，头痛发热，身疼腰痛，骨节疼痛，恶风无汗而喘者，麻黄汤主之，此条之恶风无汗而喘就是关键主症。**其二是而字下的症状尤为关键**。例如：大青龙汤之不汗出而烦躁者；小青龙汤之干呕发热而咳，咳而微喘；麻杏石甘汤之汗出而喘；五苓散之汗出而渴；小建中汤之心中悸而烦，这些而字后的症状，都是关键主症。

3. 但见一症便是

《伤寒论》辨主症的另一种方法就是不强调主症齐全，有时候只要出现一个主症，即可辨为是某某汤证。只要抓住其中最具有特征性的症状，便可以确定治疗的主方，如原文第 96 条说：伤寒五六日中风，往来寒热，胸胁苦满，嘿嘿不欲饮食，心烦喜呕，小柴胡汤主之。小柴胡汤证虽然有四大主症，但论中除第 96 条以外，其他条文中没有一条是四症俱全的，第 37 条只有胸满胁痛症，就用了小柴胡汤，所以张仲景说：伤寒中风，有柴胡证，但见一症便是，不必悉具。这是个非常重要的原则。这个原则不仅适用于柴胡证，也适合于桂枝证；不仅适用于伤寒，也适用于杂病。如原文第 26 条白虎加人参汤证以大烦渴不解为主症；第 173 条大渴，舌上干燥而烦，欲饮水数升者；第 174 条伤寒无大热，口燥渴，心烦背微恶寒者；第 175 条渴欲饮水无表证者，都可以用此方（白虎加人参汤）。又如大承气汤在《伤寒论》中应用的一共有 19 条，但没有一条是痞、满、燥、实四症具备的，如第 25 条腹满不减，减不足言，当下之，宜大承气汤，只见腹满一症就用大承气汤。如此这般，许多证若必待诸症俱全始肯用方，无异于守株待兔，徒劳无功。但见一症便是有几层深意：①提示早期诊断的意义。《伤寒论》中第 96、97、98、99、100、103、104、266 条均论述小柴胡汤的具体应用，大多条文列于太阳篇，而不在少阳，在向少阳转变时，就要早期截断。如果等到全部症状齐全，则已深入少阳了。②提出此观点的原因：一是扩大此方的应用范围。二是早期治疗效果较佳。疾病发展时，哪怕见到一个少阳症状就从少阳论治，其疗效迅速。所谓少阳证一见，即从少阳治法而病速已。其他方剂之意义亦在此。

4. 注意或然症

诊治疾病首先要抓住主要症状，但有些汤证也记述了不少或然症，有时也不可忽略。例如真武汤证：太阳病，发汗，汗出不解，其人仍发热，心下悸，头眩，身𠕋动，振振欲擗地者，真武汤主之（82 条）。少阴病，二三日不已，至四五日，腹痛，小便不利，四肢沉重疼痛，自下利者，此为有水气，其人或咳，或小便利，或下利，或呕者，真武汤主之（316 条）。除了主症"发热，心下悸，头眩，身𠕋动，振振欲擗地""腹痛，小便不利，四肢沉重疼痛，自下利"外，还要对次要症状"其人或咳，或小便利，或下利，或呕者"进行治疗。真武汤在脾肾阳虚的发展下，常会导致水气四溢，如水邪上犯于肺则为咳，水湿浸胃肠则为下利、为呕，这些症状有时也能以主要症状出现，决不可疏忽。又如四逆散诸证，临床极少针对主症四逆而施用，而是针对病机属肝脾不调、气血郁滞出现的或然症运用，特别是针对腹部病变的或然症使用频率极高。《伤寒论》中有或然症者，还有小柴胡汤、小青龙汤、通脉四逆汤、理中丸、枳实栀子豉汤等方。

5. 从副症另出机杼

有时，有些方子主治的副症也不能忽略。例如痞满证，大家都会先想到用泻心汤类来治疗，但若用泻心汤并不满意，就要想到五苓散也治痞。如 156 条：本以下之，故心下痞，与泻心汤。痞不解，其人渴而口燥烦，小便不利者，五苓散主之。以心下痞为目标，给予泻心汤后，痞不解而口渴、口燥、胸中烦苦，且小便不利者，是为五苓散的主治。

又如呕证，大家都会先想到用柴胡剂或半夏类的方剂来治疗，但若用了并不满意，就要想到猪苓汤也治呕，如 319 条：少阴病，下利六七日，咳而呕、渴，心烦、不得眠者，猪苓汤主之。用猪苓汤治疗反而有效。这里用了而呕，可见呕也可能是猪苓汤的重要症状。此条的少阴病，并非真的少阴病，其病状虽与少阴病的真武汤证相似，却不是由于里寒，而是由于里热所致。这条没有举述小便不利的症状，可能是省略或脱漏。这里有呕的症状而小便不利者，为猪苓汤的主治。这种用法就是治副症而解决主症。

参合副症，使辨证更全面而准确，更恰当地提出治疗方药，是颇具临床意义的。

6. 前后互参辨证

有的主症，在《伤寒论》中散见数条，必须前后归纳。例如吴茱黄汤在阳明（第246条：食谷欲吐，属阳明也）、少阴（第309条：少阴病，吐利，手足厥冷，烦燥欲死者）、厥阴（第378条：干呕、吐涎沫、头痛者）皆曾出现，综合以上3条，可以看出吴茱黄汤能治上、中、下三焦虚寒上逆犯胃所致的病证。

还有些条文在《伤寒论》及《金匮要略》都曾出现，《伤寒论》方在《金匮要略》重出者有37方之多，如桂枝汤、小青龙汤、苓桂术甘汤、五苓散、小建中汤、小柴胡汤、大柴胡汤等，更要前后互参，如此可以对主症有更深刻、更全面的认识，才能抓住其要点，也才能更广泛地应用，治疗更多的病证。以大柴胡汤为例：《伤寒论》第103条：太阳病，过经十余日，反二三下之，后四五日，柴胡证仍在者，先与小柴胡汤。呕不止，心下急，郁郁微烦者，为未解也，与大柴胡汤下之则愈。第136条：伤寒十余日，热结在里，复往来寒热者，与大柴胡汤。第165条：伤寒发热，汗出不解，心中痞硬，呕吐而下利者，大柴胡汤主之。这3条是少阳波及阳明，系为外感而设。《金匮要略·腹满寒疝宿食病脉证治第十》：按之心下满痛者，此为实也，当下之，宜大柴胡汤，此为胆热乘胃，胃气受乘则结实故按之心下满痛，是为杂病而设。《伤寒论》《金匮要略》两者合参，互相补充，对大柴胡汤之证治就更为完整。大柴胡汤广泛用于胆囊炎、胆石病、胰腺炎、胃食道反流病、胆汁反流性胃炎、糖尿病胃轻瘫、高脂血症及一些急性上腹痛，效果极佳，可以说都是这些主症的发挥。

又如《金匮要略·痉湿暍病脉证治第二》：太阳病，无汗而小便少，气上冲胸，口噤不得语，欲作刚痉，葛根汤主之，故本方可治口紧难开之颞颌关节病变及颜面神经麻痹等，扩大了葛根汤的应用范围。再如《金匮要略·痰饮咳嗽病脉证治第十二》说：假令病人脐下有悸，吐涎沫而癫眩，此水也，五苓散主之。脐下之水气上逆，而见涎沫多，很多人用此治疗有效。癫眩，包括水气病的癫痫及梅尼尔氏证，也常用五苓散有效，合并《伤寒论》所载条文之主症，则五苓散可治因水气不利之痞满、腹泻、癫痫、眩晕、水逆等多种病证。

7. 部分对症之运用

证候与仲景所述之症状大致相同或部分相同，即可以仲景方治之，谓之对症运用法。如瓜蒌薤白诸剂（含瓜蒌薤白白酒汤等）主治胸痹而用于冠心病；越婢加术汤治"一身面目黄肿小便不利"，目前常用于急性肾炎之头面肿及全身水肿；胶艾汤原文"妇人有漏下者，有半产后，因续下血都不绝者，有妊娠下血者。假令妊娠腹中痛，为胞阻，胶艾汤主之"，目前本方常用于崩漏及先兆流产；个人常根据胸满烦惊……谵语，用柴胡加龙骨牡蛎汤增减变化，治疗多例癫痫，疗效颇佳。

8. 合证合方之运用

两种证候群同时出现，并与仲景方证契合，则可分两方而用之，亦可称之合证（病）运用法。例如太阳、阳明合病用葛根汤；太阳、少阳合病用黄芩汤等。亦可按两经之证候各处一方合为一方，或以已有而能并治两经合病之方运用之。例如治一小儿疑似脑炎，发热恶寒，头痛项强，呕吐不止，脉浮紧，以其具太阳病之项背强及"太阳、阳明合病，……但呕者，葛根加半夏汤主之"之症，以葛根加半夏汤，1剂止吐，2剂痊愈。又如一病例发热恶寒，头痛腰痛，全身关节酸痛，口苦喉干略渴，胸胁闷胀，以其前半病属太阳，后半病属少阳，用柴胡桂枝汤加减，一剂病去十之七八，再服而竟全功。又治一例肺热咳喘并兼肠炎腹泻病儿，以麻杏石甘汤宣其肺热，合葛根芩连汤清其肠热，2剂即痊愈。此类病例不胜枚举，总之根据症状联系，多从原文玩味，临证前后互参，经方之运用机会即多，而效果亦好。

9. 经方辨症（抓主症）之运用举例

（1）曾治数例妇人，阴道出血多日，医院诊所治疗无效。据胶艾汤原文妇人有漏下者，有半产后，因续下血都不绝者，有妊娠下血者。假令妊娠腹中痛，为胞阻，胶艾汤主之。处胶艾汤一剂血出大减，数剂而血止全愈，就是抓住其主症妇人有漏下。

（2）曾治一妇人，精神恍惚，悲喜无常，常整夜难以入睡，容易惊醒，经常胃部胀满，喜嗳食臭，胃脘嘈杂，腹中鸣响，从其症状分析，前半部系《金匮要略》狐蜮之甘草泻心汤证（狐蜮之为病，状如伤寒，默默欲眠，目不得闭，卧起不安，蚀于喉为惑，蚀于阴为狐，不欲饮食，恶闻食臭，其面目乍赤、乍黑、乍白，蚀于上部则声喝（嗄），甘草泻心汤主之），后半部则系《伤寒论》甘草泻心汤［伤寒中风，医反下之，其人下利日数十行，谷不化，腹中雷鸣，心下痞硬而满，干呕，心烦不安。医见心下痞，谓病不尽，复下之，其痞益甚。此非结热，但以胃中虚，客气上逆，故使硬也。甘草泻心汤主之（158条）］。处以甘草泻心汤，年余之病，仅5剂即霍然而愈。

（3）曾治多名大学新生女生，因参加大学联考至为用功及紧张，数月或半年月经不来，精神恍惚，头痛烦躁，便秘腰痛。皆采用桃核承气汤治疗，数剂即愈。桃核承气汤是治疗太阳病蓄血如狂的主方。投以桃核承气汤而得速愈，就是抓住如狂这一主症，推导出闭经的病机与桃核承气汤证切合。

（4）曾治一中年妇女，4年前在一冬夜工作至很晚，两日后即颈部时时抖动，与长官讲话或紧张时抖动更剧，曾看过中西医师多名，仅获小效。经人介绍来诊，据其曾受寒而有痉急抖动之症，处以桂枝加葛根汤服之，并嘱其药后温覆取汗，1剂知，3剂而病除。这是从《金匮要略》用葛根汤治疗欲作刚痉、桂枝加葛根汤治疗表虚之证兼有太阳经气不利者所受到的启发。

（5）也可根据多个主症，多方合用，这里举一例说明。20世纪70年代初，河北某地工厂火灾，现场数十人吸入有毒烟雾，导致呼吸道、消化道黏膜水肿，症见胸脘疼痛、喘憋胸闷、发热呕吐，重者昏迷。西药无特效解毒药，对症处理疗效不显。适逢老师刘渡舟在当地讲学，遂受邀会诊。此类中毒，中医书籍未载，断为何病？辨为何证？颇费思神。但见刘老师诊看数十人症状相类，不加思索随口即云"呕而发热者，小柴胡汤主之""正在心下，按之则痛，脉浮滑者，小陷胸汤主之"，遂用小柴胡汤合小陷胸汤。大剂大锅，每个病患服上一碗，昏迷者由鼻饲灌入，日服四次，当天即有呕止热退者，仅2~3天，大多康复，这就是通常所说的"有是症用是方"的思路。

总之，在临诊中只要正确地抓住了主症，针对性地选择恰当的汤方，必能获得满意的疗效。

（二）辨病机

所谓病机，即疾病形成之机制，是疾病发生、发展之枢机，也是对证候**病因、病性、病位**的高度概括。患病常会表现出千变万化的症状，我们透过现象看本质，推论出得病的原因，得病的机制，这就是病机。

明辨病机是临床论治的前提，临床认识疾病，是以病机为中心的。《素问·至真要大论》曾说谨守病机，勿失其宜，喻嘉言也讲先议病，后议药，这个议病就是讲病机，可见掌握病机的重要性。临床治病掌握病机才能执简驭繁，直捣核心。

辨病机是《伤寒论》《金匮要略》汤方辨证的主要内容。通过条文及实际分析，找出每一个方证的病因病机，是方证辨析的重要方法。经方应用之辨病机，据本人经验可有如下几种方法。

1. 辨条文明载之病机

每一个汤证有其特定的病机，病机与汤证是否相符合，是方剂辨证的主要内容之一。《伤寒论》也不例外，绝大多数方证皆可通过脉证辨析来探讨其病因病机。如原文第12条"太阳中风，阳浮阴弱……**桂枝汤**主之"，即说明桂枝汤证的病机为营弱卫强、营卫不和。第53条"病常自汗出者，此为荣气和，荣气和者外不谐，以卫气不共荣气谐和故尔……"第64条"病人藏无他病，时发热自汗出不愈者，此卫气不和也……"第97条"太阳病，发热汗出者，此为荣弱卫强……"以上3条虽症状表现不尽相同，不一定为太阳中风表证，然营卫不和的病机相同，故均用桂枝汤。只要抓住营卫不和之特点，即可放胆施用桂枝汤，个人常以桂枝汤加荆芥、防风治冬日之感冒，合玉屏风散治冬日之皮肤过敏，并灵活加减治疗多种疾病，效果甚好。

小青龙汤证第40条指出其病机为"伤寒表不解，心下有水气"，故41条"伤寒心下有水气"亦用之。又如原文第124条"太阳病六七日，表证仍在，脉微而沉，反不结胸，其人发狂者，以热在下焦，少腹当硬满，小便自利者，下血乃愈。所以然者，以太阳随经，瘀热在里故也。抵当汤主之"，本条**抵当汤证**条文在辨别适应证时又对病机进行了辨别，认为是"热在下焦""太阳随经，瘀热在里"，"脉微而沉""少腹硬满""小便自利"等临床表现属抵当汤证无疑，提高了辨证的正确性。又第247条**麻子仁丸证**"趺阳脉浮而涩，浮则胃气强，涩则小便数，浮涩相搏，大便则硬，其脾为约，趺阳脉浮而涩，即概括说明麻子仁丸证胃热脾约、津亏肠燥的病因病机。**理中汤证**第277条指出其病机为以其脏有寒故也，所以第335条（霍乱…寒多不用水者）、395条（大病瘥后，喜唾久了了，胸上有寒者），皆以此汤治之。

这种以病机作为汤方应用的依据，只要病机相合，不论何经何病，症状表现如何，皆可辨为某汤证而投某方的方法，体现了《伤寒论》治病必求其本的精神。

2. 辨条文未载之病机

以上方证中有些条文本即含有病机在内，不难明了其病机，也有很多条文并未明写病机，这就要找出并理解病机。例如**桂枝加附子汤**条文：太阳病，发汗，遂漏不止，其人恶风，小便难，四肢微急，难以屈伸者，桂枝加附子汤主之，其病因为发汗太过，其主要之病机系由于**阳虚**皮腠不固，津伤筋脉失养。又如**苓桂术甘汤**条文：伤寒若吐，若下后，心下逆满，气上冲胸，起则头眩，脉沉紧，发汗则动经，身为振振摇者，其病机为**脾虚水停**或脾虚水气上冲，治宜温阳利水平冲。还有**真武汤**条文：太阳病……仍发热，心下悸，头眩瞤身动，振振欲擗地。少阴病……腹痛，小便不利，四肢沉重疼痛，自下利者，此为有水气。后条明言有水气的病机，前条未言病机，除需参看后条，两条综合而论，其病机可视为**阳虚水停或脾肾阳虚，水气泛溢**。又如，**五苓散**原文：若脉浮，小便不利，微热，消渴者，五苓散主之。病机为**膀胱气化不利**，水不上承故口渴，水不下渗故小便不利。可见，辨病机在方剂辩证中起着至关重要的作用。

3. 明病机一方多用

由于病机是立法选方的依据，一种病机必定具有与之相应的治法方剂。从方剂应用的角度看，方剂的适应证往往并不局限于一种病证，而是适用于多种病证。例如桂枝汤原治太阳中风、发热、汗出、恶风、脉浮缓，后世用之治头痛、背痛、坐骨神经痛、口眼歪斜、皮肤瘙痒、下利等，这些病证虽与太阳中风证的表现不同，但它们的主要病机相同，皆为风邪侵入太阳经脉，营卫不和，经气不舒所致。桂枝汤具有调和营卫之功效，故用之皆愈。又有医家从桂枝汤方义推考得出：桂枝汤不仅有解肌发汗、调和营卫的作用，尚有滋阴和阳之效，由此确认气血失调和阴阳违和实为桂枝汤证基本病机之一。运用这一规律，临床上又常用桂枝汤治疗内伤杂病，如胃脘痛、腹泻、失精、目眩等气血失调、阴阳不和所致之病证，扩大了桂枝汤的使用范围。又如第387条：吐利止而身痛不休者、当消息和解其外，宜桂枝汤小和之。本条身痛不休的病机也是营弱卫强，故可用桂枝汤治疗。又如小柴胡汤既治少阳证又能治热入血室，是因为其皆具有正邪纷争、枢机不利的病理机制。小柴胡汤能和解少阳、扶正达邪，故能治疗之。又如只要掌握了水气不化、水饮内停的病机，就可以用五苓散治疗蓄水证、水逆呕吐证、霍乱及眩晕等。又如掌握了肾阳虚水邪上犯的病机，对于临床上心源性水肿，水气凌肺的肺气肿、肺水肿，甲状腺功能减退的水肿，还有一些原因不明的水肿，都可以用真武汤治疗。

运用《伤寒论》及《金匮要略》中的方剂，只要抓住病机，就可以治愈很多病证，并不只限于《伤寒论》及《金匮要略》所指出的那些有限的病证。

4. 合乎病机即用是方

只要病人之病机与《伤寒论》《金匮要略》某一方证之病机相合，即可选用某方，而不论其症状表现如何。也就是说有是机即用是方，必须活于病机，而不可拘泥于症状。以下从汤方之病机谈其应用。

如**桂枝加附子汤**原文：太阳病，发汗，遂漏不止，其人恶风，小便难，四肢微急，难以屈伸者，桂枝加附子汤主之。其中遂漏不止之病机系由于阳虚。因此目前常用来治疗由于阳虚所致之多汗、多尿、崩漏、带下、出血等体液遂漏不止之症。

又如**当归四逆汤**原文：手足厥寒，脉细欲绝者，当归四逆汤主之。若其人内有久寒者，宜当归四逆汤加吴茱萸生姜汤。其病机在血虚寒盛，经脉阻滞，凡由此病机所致之手臂腰腿冷痛、腹痛、呕吐、痛经、寒疝等皆可运用当归四逆汤，有久寒者再加吴茱萸、生姜。余多年来以此汤治愈冻疮、盲肠炎及坐骨神经痛病患甚多。

又如**大承气汤**有通腑泄热、荡涤胃肠之效，只要病机合乎实热内结即可以之施治，目前临床常用于急腹症的治疗。此外如常用的五苓散，不论少尿或多尿，只要是气化不利，皆能以之治疗，又如**真武汤**能温阳利水，临床对于风湿性心脏病水肿、慢性肾炎水肿、梅尼埃病、高血压病，只要是阳虚水泛证型即可以真武汤治之。

再如胞宫**虚寒夹瘀**不孕者常用**温经汤**治疗而怀孕。根据肝寒犯胃、浊阴上逆之病机，以**吴茱萸汤**治疗久年头痛、痛剧则呕吐者甚效。

5. 同病异治与异病同治

由于病人体质不同，同一病机可出现不同部位的病变，形成不同的症，而许多不同的症，也常拥有相同的病机。临床上有什么症，就必然会有相应的病机，病机和证候相对统一，因此就可以用同一个方剂治疗，由此导出同病异治和异病同治方法的广泛应用。这两种法则贯穿于整个仲景学说之中，充分体现了中医辨证论治的灵活性。

例如五苓散与猪苓汤临床表现的症状同是口渴、小便不利，由于太阳蓄水所致则用五苓散，由于热伤津液，热与水结，则用猪苓汤，此即同病异治。这是因为症状虽同，但病因病机不同，因此处方也就不同。也有症状不同，但病机相同，可用同一方治疗，此谓之异病同治，也可称为一方治多病。例如：猪苓汤既治阳明病阴亏有热、水气内停证，又治少阴病热化证之下利心烦不得眠证。五苓散既用于太阳蓄水证，又治霍乱病热多欲饮水证。乌梅丸之治疗蛔厥证和久利证等，皆属异病同治之例，其关键都在于病机相同，故可一方通治之。

《金匮要略》中异病同治体现尤多，最为人熟悉者当属**肾气丸**。血痹虚劳病脉证治篇：虚劳腰痛，少腹拘急，小便不利者，八味肾气丸主之。痰饮咳嗽病脉证治篇：夫短气有微饮，当从小便去之，肾气丸亦主之。消渴小便不利淋病脉证治篇：男子消渴，小便反多，以饮一斗，小便一斗，肾气丸主之。妇人诸病脉证治篇：妇人病，饮食如故，烦热不得卧，而反倚息者此名转胞，不得溺也，以胞系了戾，故致此病，但利小便则愈，宜肾气丸主之。上述四症虽有不同，但其病机皆不外乎肾阳衰微，水不化气，因此均用肾气丸治疗。慢性肾炎、神经衰弱、阳痿遗精、前列腺肥大及糖尿病等肾阳虚亏之相关疾病甚多，以肾气丸治之疗效颇佳。

6. 经方辨病机之运用举例

下面再举述几例，看看从辨病机扩大汤方之应用。

例1　李某，女，21岁，失眠三月余，未经治疗。近因食后胃脘胀满（此心下痞也），伴前额疼痛（前额与胃经有关），始来就诊。舌质红，苔黄中带白而腻（舌红苔黄为热，白腻兼寒湿），脉细弦。诊为胃虚升降失常，寒热之邪壅塞于心下胃脘，为寒热虚实夹杂之证。盖胃不和亦卧不安也，用半夏泻心汤加减，服5剂，诸症解除，眠亦得治。3个月后随访未复发。

例2　陈某，女，33岁，患梅尼埃病已3年，多方治疗，从痰饮治疗，服半夏白术天麻汤及苓桂术甘汤疗效不佳。现症：头晕，头胀，不能回顾，回顾时眩晕加剧，动作稍大则眩晕发作并有呕吐（此为水气泛溢）。脉沉弦迟（脾肾阳虚也），舌润滑，边有齿印（脾肾阳虚之舌象）。诊系脾肾阳虚，膀胱气化无权，水气上冲，清阳不升所致，改以真武汤合半夏白术天麻汤及苓桂术甘汤而愈。（此例先前虽服半夏白术天麻汤及苓桂术甘汤，未顾及肾阳虚，疗效不佳。合入真武汤后始见大效）

例3　王某，女性，45岁，患偏头痛多年，每隔几日即发作一次，痛剧则时欲呕，甚至呕出涎沫，月经前后尤易发作，观其面色青暗，手足厥冷，脉沉舌润，诊系肝寒犯胃，浊阴上逆，其头痛为厥阴头痛，予吴茱萸汤加川芎，数剂而愈。（本病例完全合乎378条：干呕，吐涎沫，头痛者，吴茱萸汤主之。再加上头痛专药川芎，用之即见大效）

例4　男，颜某，22岁，五日来，喷嚏连连，鼻流清涕如水，时觉头热，眼泪亦时而不自主流出，脉沉弦数，舌质润胖，边有齿印，无苔，诊知病为水饮所致。处以小青龙汤加苍耳子、蔓荆子，服药2剂即各症消除。按：流清涕而兼流泪，日本汉方医师认系溢饮。再观其舌象（舌质润胖，边有齿印，无苔——水滑舌）亦知内有水饮，因此处以小青龙加味两剂病即告愈。

（1984年8月首讲于台湾中医文摘社《伤寒论》《金匮要略》研究讲座，之后再讲于洛杉矶美国中医文化中心、美国多所大学博士班）

参考书目

书名	作者	书名	作者
注释伤寒论	成无己	胡希恕讲伤寒论	胡希恕
伤寒来苏集	柯琴	临床应用伤寒论解说	大冢敬节
伤寒贯珠集	尤怡	伤寒论科学化新注及针法	承淡安
金匮要略心典	尤怡	伤寒论方运用法	张志民 周庚生
金匮要略浅注	陈修园	经方配伍用药指南	尚炽昌
医宗金鉴	吴谦	中医临床二十五年	朱木通
温病条辨	吴鞠通	名方广用	门纯德
医方集解	汪昂	经方发挥	赵明锐
经方实验录	姜佐景	经方100首	黄煌
伤寒论诠解	刘渡舟	伤寒论理论与实践	郝万山 李赛美
金匮要略诠解	刘渡舟	伤寒论方剂现代研究与临床应用	林立松
经方临证指南	刘渡舟	张步桃解伤寒	张步桃
伤寒论临证指要	刘渡舟	伤寒论应用讲座	杨维杰
伤寒解惑论	李克绍	伤寒论金匮要略精解	杨维杰
伤寒知要	万友生	杨维杰经方论丛	杨维杰